Hans Georg Brecklinghaus

Handbuch für STRUKTURELLE INTEGRATION

Band 1

ATMUNG BEWEGUNG

Lebenshaus Verlag

3., erweiterte und überarbeitete Auflage 2021

ISBN 978-3-9823709-1-0

Lebenshaus Verlag, Freiburg i. Br.
Herstellung: BoD - Books on Demand, Norderstedt

ÜBER DEN AUTOR

Hans Georg Brecklinghaus (Dipl.Päd.)

Certified Advanced Rolfer® und Rolf Movement ™ Practitioner. Praktiziert Rolfing® - Strukturelle Integration seit über 35 Jahren in eigener Praxis in Freiburg i.Br. und Karlsruhe. Zusatzausbildungen in Craniosacraler Therapie, Viszeraler Manipulation und Fortbildung in Somatic Experiencing (Trauma - Arbeit nach Dr. Peter Levine). Langjährige Lehrtätigkeit. Autor verschiedener Aufsätze in Fachzeitschriften und mehrerer Bücher.

Anschrift:
Stadtstraße 9 a
D - 79104 Freiburg
Tel.: 0761 / 42793
hgbreck@online.de
www.rolfing-praxis.de

Inhalt

Vorwort zur 3.Auflage

Das *Handbuch für Strukturelle Integration (SI)* ist bestimmt für *Strukturelle Integratoren*, d.h. für alle Praktizierenden der Methode, die im letzten Jahrhundert von Dr. Ida Rolf entwickelt worden ist.

Auf ca. 8 Bände angelegt, umfasst es die unterschiedlichsten Themen: Praktisch-theoretische Voraussetzungen von SI; Wahrnehmen von Struktur- und Bewegungsmustern; Prinzipien, Strategien und Techniken; Berührungsqualitäten; die 10 Grundsitzungen nach Dr. Ida Rolf; Bewegungsschulung; geistig-seelische Aspekte der Arbeit und des Umgangs mit Klienten/Klientinnen.

Bislang erschienen sind Band 1,2,3 und 5. Band 1 beschäftigt sich mit den Schwerpunkten Atmung und Bewegung im Kontext der Strukturellen Integration.

Das Handbuch basiert auf im Laufe von Jahrzehnten gesammelten praktischen Erfahrungen, ergänzt durch das Wissen anderer Kolleg(inn)en und durch diverse andere Quellen. Die Themen sind nicht erschöpfend abgehandelt, sicherlich finden sich auch Irrtümer. Darüber hinaus handelt es sich um eine Momentaufnahme, da sich unser Wissen und Können ständig weiterentwickelt und korrigiert. So haben sich beispielsweise unsere Kenntnisse über die Rolle der Faszien bei der Bewegung und ihr Zusammenspiel mit der Muskulatur innerhalb der letzten Jahre enorm erweitert

Das Handbuch ist kein Lehrbuch im klassischen Sinne, sondern eine Art Arbeits- und Nachschlagebuch. Davon ist auch der inhaltliche Aufbau bestimmt. Die Themen so angeordnet, dass sie unter Benutzung der Inhaltsverzeichnisse und der Querverweise schnell auffindbar sind. Außerdem habe ich manchmal Wiederholungen in Kauf genommen, damit man nicht ständig hin und her blättern muss.

Es ist leider nicht zu vermeiden, dass mancher Begriff oder praktische Hinweis einigen Leser(inne)n zunächst unklar bleiben wird, weil das nötige Zusatzwissen in anderen Bänden enthalten ist. Natürlich bestimmt auch der individuelle Erfahrungs- bzw. Wissenshorizont des einzelnen Lesers die Verwertbarkeit des Gebotenen mit.

Die beschriebenen Möglichkeiten zur Verbesserung der Atmung und der Bewegungsqualität sind im ganzheitlichen Kontext des Prozesses Struktureller Integration zu sehen.

Um den Textfluss nicht unnötig durch umständliche Formulierungen wie Klient/ Klientin oder Lehrer/Lehrerin zu stören, werden Personenbezeichnungen wahlweise mal weiblich, mal männlich verwendet. Wenn nicht offensichtlich ein bestimmtes Geschlecht gemeint ist, geht es also immer um beide Geschlechter.

Im Bewegungsteil des Buches spreche ich nicht vom *Behandler* bzw. *der Behandlerin*, sondern vom *Lehrer* bzw. der *Lehrerin*, um den pädagogischen Charakter der Bewegungsarbeit zu unterstreichen.

Für zahlreiche Hinweise möchte ich mich bedanken bei Brigitte Berendes, Ulrike Trescher und Adjo Zorn. Auch für Anregungen von Pete Egoscue, Ulf Eisenreich und Martha Elsässer bin ich dankbar. Ungeachtet dessen liegt die Verantwortung für den Inhalt selbstverständlich beim Autor.

Freiburg, den 31.Oktober 2021

Hans Georg Brecklinghaus

ATMUNG

Grundlagen

1. Anatomie und Physiologie

Der **Begriff des Atmens** umfasst im weitesten Sinne:

1. Primäre Atmung (cranio-spinal)
2. Sekundäre Atmung (Lungen)
3. Tertiäre Atmung (Zellebene)

Im Handbuch geht es um die sekundäre Atmung, also die Lungenatmung. Diese ist sowohl willkürlich als auch unwillkürlich.

Einige grundlegende Informationen zur Atmung

- Beteiligte Atem-Organe: Nase, Rachen, Kehlkopf, Luftröhre, Lunge und Haut (zu 2% an der Atmung beteiligt).
- Eine besondere Eigenart der Atmung liegt darin, dass sie zwar unwillkürlich abläuft, aber – wie die Körpermotorik – auch willkürlich vom Menschen zu steuern ist. Das (unwillkürliche) nervöse Atemzentrum liegt im Stammhirn.
- Bei der Atmung wird Sauerstoff (O_2) aufgenommen und Kohlendioxyd (CO_2) abgegeben.
- Im Ruhezustand beträgt der Atemrhythmus 16-20 Mal/Minute.
- Es bestehen Atmungsunterschiede je nach Erfordernis (Ruhe, Sport, Arbeit, Sex, Bewegungsart, Denken usw.) und nach Stimmungslage. So kommt es im Ruhezustand weitgehend nur zur Bauchatmung, nicht zur Vollatmung (Bauch- plus Brustatmung). Unterschiede gibt es auch bei der Länge der Atempausen.
- Wachsende Atemtiefe geht einher mit sinkender Atemfrequenz; bei steigender Atemfrequenz flacht die Atmung ab. Rationell ist es, wenn sich bei Arbeitsbelastung in erster Linie die Atemtiefe vergrößert und die Frequenz sich nur wenig erhöht. Flache Atmung mit hoher Frequenz ist unrationell (im Hinblick auf aufzuwendende Muskelarbeit und auf den schädlichen Tot-Raum der Atmung, d.h. den beim Durchzug der Atemluft nicht gasaustauschenden Raum, und auf das Herz-Kreislauf-System). Sehr starke, schnelle, willkürliche Atemzüge führen zu einem Luftstau vor den Bronchien, die sich nicht in gleichem Tempo weiten konnten.

- Die Luftmenge, die nach tiefster Einatmung durch stärkste Ausatmung entweicht, wird als Vitalkapazität bezeichnet. Sie umfasst Reserveluft (=Luftrest, der beim Ausatmen nur bei besonderer Anstrengung ausgeatmet wird), Respirationsluft (Atemvolumen) und Komplementärluft (=Zusatzluft, die nach gewöhnlicher Einatmung noch zusätzlich eingeatmet werden kann). Die Vitalkapazität nimmt ab, wenn man sich bei Anstrengung dem „toten Punkt" nähert. Nach Überwindung des Leistungstiefs nimmt sie wieder zu. Um die gesamte Luft in den Lungen auszutauschen, braucht es 60 Atemzüge.
- Die Qualität der Atmung hängt zu 50% von einer optimalen Beziehung des Organismus zur Schwerkraft ab. Dies besagen Untersuchungen über die tonischen Muskeln, die sowohl an der Einatmung beteiligt sind als auch an der Haltung des Körpers in der Schwerkraft.

Die Atemmuskulatur (klassische Einteilung):

Einatmen	**Ausatmen**
Zwerchfell (Diaphragma)	Quadratus lumborum
Intercostales externi	Intercostales interni
Levatores costarum breves u. longi	Transversus thoracii
Serratus anterior (bei fixiertem Schulterblatt)	
Subclavius	
Pectoralis major u. minor	
Serratus posterior superior	Serratus posterior inferior
Trapezius (oberer Anteil)	bei starker Ausatmung: Rectus abdominis, Obliqui externi/interni, Transversus abdominis
Scaleni (Hilfsmuskel)	
Rückenextensoren und Latissimus dorsi (stabilisieren die Wirbelsäule und spreizen die Rippen fächerförmig)	
Sternohyoideus	
(Sternocleidomastoideus)	

Das Zwerchfell

- Das Zwerchfell (zwerch=quer, also Querfell) als primärer Atemmuskel besteht eigentlich aus zwei Muskeln mit je eigener Innervation: 1) Zwerchfellkuppel mit Zentralsehne; 2) Crura.
- Senkung des Zwerchfells heißt *nicht*, dass die Form der beiden Zwerchfellkuppeln abflacht. Vielmehr bewegen sich die Kuppeln als solche nach unten. Grund: Verformungswiderstand der Lunge und der Bauchorgane. Abgesehen von der *tiefen* Einatmung sinkt das Zwerchfell – relativ zum aufsteigenden Rippenring! - hinten und seitlich stärker als vorn. (*J.L. Schmitt*)
- Das Zwerchfell braucht - vor allem bei tiefer Einatmung - die Bauchorgane als Widerlager für die Absenkung. Insgesamt hebt und senkt sich das Zwerchfell (beim Sternum) nur um 1,25 cm.

Die Atembewegung

Beim Einatmen senkt sich die Zentralsehne des Zwerchfells (Punctum fixum: Rippen) und führt zur Bauchatmung. Diese erste Phase der Inspiration macht etwa 25% unserer Atmungskapazität aus.

Ab einem bestimmten Punkt kann sich die zentrale Sehne des Zwerchfells aus zwei Gründen nicht mehr nach unten bewegen: Zum einen stößt sie gegen die darunter liegenden Eingeweide und zum zweiten erreicht sie den elastischen Endpunkt von einer Bindegewebskette, die vom Faszienring, der um die Basis des Foramen magnum bis zum Zwerchfell befestigt ist, bis zum Zwerchfell reicht. Diese durchgehende Faszienverbindung, die je nach ihren verschiedenen Anhängen unterschiedliche Namen trägt, verläuft vom Foramen magnum bis durch die mittlere Faszienschicht der Halsregion; dort wird sie zu den Perikardbändern, die das Perikard in das Brustbein und die Vorderseite der Brustwirbelsäule binden; und wird schließlich die faserige Basis des Perikards, die an der Oberseite der zentralen Sehne des Zwerchfells anhaftet.

Wenn sich die zentrale Sehne des Zwerchfells in der ersten Phase der Inhalation nach unten bewegt, dehnt sich diese Bindegewebslinie aus und erreicht schließlich ihre Kapazität, und zwar ungefähr zu der Zeit, zu der das Zwerchfell nicht weiter abfallen kann. In diesem Moment kehren sich Fixpunkt und Mobilpunkt der Zwerchfellbewegung um (Punctum fixum nun: zentrale Sehne des Zwerchfells). Die zentrale Sehne stabilisiert sich auf der Säule der Bauchorgane, und hier ist die Fähigkeit zur Stabilisierung des M. Transversus abdominis von wesentlicher Bedeutung. Die Fasern des Zwerchfells verkürzen weiter - jetzt mit dem anderen Fixpunkt. Während dieser zweiten Phase des Atems dehnt sich der Brustkorb in allen drei Dimensionen aus; und die Luft strömt nach oben in den Thorax.

Der Brustatem macht etwa 75% unserer Atmungskapazität aus und beinhaltet eine leichte Schwingung des autonomen Nervensystems in Richtung sympathischer Aktivierung.

Abgesehen von diesem generellen Ablauf des Einatmens muss jedoch berücksichtigt werden, dass manche Menschen eine Präferenz für die Bauchatmung haben, andere für die Brustatmung.

Eine Pause zwischen Ein- und Ausatmung ist nicht natürlich, weil dies die Einatem-Muskeln hypertonisiert.

Unter normalen Umständen geschieht die Ausatmung nicht durch Ausatemmuskeln, sondern durch Entspannung der Einatemmuskeln. Während des Ausatmens steigt und dehnt sich das Zwerchfell; die Lunge wird komprimiert und die Luft strömt aus. Eine *komplette* Entspannung des Zwerchfells tritt nur in der letzten Phase der Ausatmung ein. Die Ausatmung sollte im Normalfall doppelt so lang sein wie die Einatmung (bessere Sauerstoffaufnahme; beruhigende Wirkung).

Eine Pause zwischen Aus- und Einatmung ist wichtig für den Gasaustausch und für eine unwillkürliche Art der Atmung.

Bauchatmen und Brustatmen

- Im Ruhezustand überwiegt die Bauchatmung, es kommt nicht zur Vollatmung (Bauch- plus Brustatmung).
- Bei verstärkter Aktivität oder innerer Anspannung kommt es zu einer überwiegenden Brustatmung.
- Abgesehen davon haben manche Menschen eine Präferenz für die Bauchatmung, andere für die Brustatmung.
- Säuglinge sind Bauchatmer, da sich die Rippen nicht weiter heben können als sie es durch die Fassform des Brustkorbs ohnehin schon sind.
- Frauen (speziell in den letzten Schwangerschaftsmonaten) sind meist Brustatmer.

Wirkung des Atmens auf die Formen des Körpers

Wenn der Körper für Bewegung durchlässig ist und die Atmung im Ausdehnungsmodus abläuft, wirkt sie in folgender Weise auf die Form des Körpers ein:

- Einatmung:

  Beim Einatmen entspannen die äußeren Muskeln des Körpers (Nacken, Bauch und Brust, Rücken, Knie, Fußsohlen, Schultergürtel) und besonders die Muskeln vor der Wirbelsäule. Der innere Druck nimmt gegenüber dem atmosphärischen Druck von außen ab und so wird Luft in die Lungen gesogen. Dadurch verlängert sich der Rumpf.

  Weil sich die Wirbelsäule wegen der Knochenform der Wirbel mehr vorn als hinten ausdehnen kann, nimmt die Mittellinie des Rumpfes eine vorn konvexe Form an.

  Das bedeutet, dass die Wirbelsäule sich verlängert, weil sie sich oberhalb und unterhalb des mittthorakalen Übergangs, der um T6 / T 7 liegt, nach hinten biegt. Die sechs oberen Rippen gehen demnach nicht sehr weit nach vorn und die untersten Rippen gehen sogar etwas nach unten und hinten. Der Nacken geht leicht nach hinten und der Kopf kippt leicht nach vorn.

  Hals- und Lendenwirbelsäule stabilisieren beim Einatmen die tiefe Rückenmuskulatur (besonders M. Longissimus und Mm. Iliocostales lumborum). Wäre das nicht der Fall, so würden Hals- und Lendenwirbelsäule nach vorn gezogen, und die Atmung würde durch Flexion ablaufen, also konzentrisch, statt durch Extension, also exzentrisch.

  Das Becken kippt mit dem Kreuzbein leicht nach hinten. Die Arme drehen leicht einwärts.

- Ausatmung:

  Während des Ausatmens verkürzt sich die Wirbelsäule wieder, Becken und Kreuzbein kippen wieder etwas nach vorn.

  Die Mm. Scaleni halten die obersten Rippen aufwärts, um die Brustatmung zu ermöglichen und eine aufrechte Haltung zu gewährleisten.

Nasenatmung und Mundatmung

Die Nasenatmung weist gegenüber der Mundatmung verschiedene Vorteile auf:

- Die Luft wird beim Einatmen erwärmt, gefiltert und befeuchtet.
- Der Sauerstoff wird besser aufgenommen.

  Bei der Nasenatmung füllen sich die Lungen von unten nach oben. Das stellt sicher, dass die beruhigenden Eigenschaften des ersten Teils der Inhalation - der Phase des Einatmens des Abdomens -

nicht übersprungen werden. Das Atmen durch die Nase verlangsamt das Einatmen und verhindert so viele Muster des Überatmens, die zu Angstzuständen und zum Gefühl von Luftmangel führen können.

- Mundatmung begünstigt Allergien, Sinusitis, nächtliche Atemaussetzer, Müdigkeit, Libido-Mangel, Aufmerksamkeits- und Konzentrationsstörungen, Hyperaktivität.
- Die feinstoffliche Lebensenergie wird besser aufgenommen, weil sich zwei dafür wichtige Kanäle im oberen Teil der Nasengänge direkt unter dem Gehirn befinden.

Bei einem Menschen, bei dem ein Gleichgewicht besteht zwischen der Orientierung nach außen und nach innen, bleiben die **Nasenflügel** offen. Wenn die Luft nämlich zu sehr hereingezogen (statt empfangen) wird, schließen sie sich. Häufig geht dies mit einem Herunterziehen des Kinns einher, das den Mundboden blockiert und die Halswirbelsäule übermäßig streckt.

2. Funktionen des Atmens für Körper-Seele-Geist

Die Bedeutung der Atmung für die körperlich-seelische Gesundheit zeigt sich u.a. in folgenden Zusammenhängen:

- Sauerstoffmangel führt zu Ermüdung (u.a. durch Ansammlung saurer Stoffwechselzwischenprodukte), fördert die Schmerzentstehung und -intensität, begünstigt Tumorentwicklung und Muskelrheumatismus, Gedächtnisverlust, Depression, „idiopathische" seelische Erkrankungen und eine Abstumpfung von Sinnesempfindungen.
- Die Atmungsqualität wirkt sich auf das Herz-Kreislauf-System und das Blut aus:
  - Der venöse Rückfluss wird durch gute Einatmung gefördert (jedenfalls bei stärkerer Atmung).
  - Sauerstoffmangel trägt zu Bluthochdruck bei.
  - Einseitige Bauch- oder Brustatmung begünstigt Herzleiden.
  - Der PH-Wert des Blutes ist von der Atmung abhängig.
- Die Bedeutung einer funktionierenden Atmung für die Gesundheit der Bauchorgane umfasst mechanische, chemische und vegetative Gesichtspunkte. Beispiel: Wenn das Zwerchfell nicht zu tief steht, werden die Bauchorgane gut gehalten, weil beim Ausatmen ein ausreichendes Unterdruckgebiet entsteht, um durch Zugwirkung die von den Organen belastete Bauchdecke und den Beckenboden zu entlasten.
- Die Stoffwechselqualität ist von der Atmungsqualität abhängig. Denn die Nahrung im Körper ist wertlos, wenn die Zellatmung wegen Sauerstoffmangels die potentielle Energie der Stoffe nicht in kinetische Energie umwandeln kann. Die Materie (Stoff) darf also nicht überbewertet werden gegenüber der Bedeutung der Verarbeitung (Ideenwert des Stoffes).
- Atmung ist ein wichtiger Faktor der chemischen und physikalischen Vorgänge im Lymphsystem.
- Sauerstoffmangel führt zu Dysbalancen im Tonus des vegetativen Nervensystems, welches für das Wechselspiel zwischen Anspannung und Entspannung sowie für die Funktionen von Verdauung und Sexualität zuständig ist. Störungen der Atemfunktion führen zu strukturellen Fehlformen (z.B. des Brustkorbs, des viszeralen Raums und der Wirbelsäule).

- Die Atmung ist wichtig für die funktionale Kommunikation zwischen Mesoderm und Ektoderm, also zwischen Myofaszie und Nervengewebe.
- Die Beteiligung des Beckenbodens bei der Atmung stellt ein funktionelles Training des myofaszialen Gewebes des Beckenbodens dar.
- Atemstörungen führen zu Störungen der normalen gegensinnigen Spiralbewegungen der Wirbelsäule beim Gehen.
- Eine starre, gehobene Brustkorbstellung kann zu Schwindel und kalten Extremitäten führen.
- Das Atemgeschehen wirkt auf den Druck der Liquorflüssigkeit ein. Die Formveränderung des axialen Komplexes (Schädel, Wirbelsäule und Kreuzbein) während des Atmens wirkt wie eine Pumpe auf die zerebrospinale Flüssigkeit.
- Bauchatmung basiert (wegen der Lage der parasympathischen Ganglien des vegetativen Nervensystems entlang der Brustwirbelsäule) auf einer Dominanz des *Parasympathikus*, begünstigt also Reaktionen des Organismus wie Entspannung und Verdauung. Brustatmung basiert (wegen der Lage der sympathischen Nerven) auf einer Dominanz des *Sympathikus*, begünstigt also Reaktionen des Organismus wie Aktivitätssteigerung und Anspannung.
- Aufmerksam sein für das Atmen hilft die Aufmerksamkeit in den Körper und in die Gegenwart zu bringen.
- Die Atmung ist von allen vegetativen Abläufen das zuverlässigste und empfindlichste Reagens auf geistige und seelische Reizeinwirkungen. Atmung und (veränderte) Bewusstseinszustände sowie (veränderte) geistig-seelische Grundmuster stehen in einem engen Wechselwirkungsverhältnis. Deshalb spiegeln Atemmuster psychologische Muster wider.

  Beispiele:

  - Rasend-hektische Atmung tritt ein bei Furcht, Angst, Panik.
  - Eine vertiefte pressend-beschleunigte Atmung bringt der Zorn mit sich.
  - Trauer und Schmerz werden begleitet von vertiefter und verzögerter Atmung.
  - Starke Einatmung in schnellem Rhythmus, Luftanhalten und wenig bzw. auspustende Ausatmung gibt es bei emotionaler Erregung.

- Keine Pause zwischen Aus- und Einatmen *kann* ein Zeichen dafür sein, dass man sich nicht genug Ruhe zwischen Aktivitäten gönnt und oft nicht genügend „bei sich" ist.
- Zu wenig Einatmen *kann* bedeuten, dass es einem schwerfällt, Eindrücke oder Gefühle an sich heranzulassen, oder dass man nicht genügend für sich sorgt. In manchen Fällen kann es auch ein psychosomatischer Hinweis auf Lebensangst oder Depression oder Kontaktprobleme sein.
- Zu wenig Ausatmen *kann* ein Zeichen dafür sein, dass man schlecht Gefühle herauslassen kann, dass es einem schwerfällt, an andere abzugeben oder loszulassen. In manchen Fällen kann es auch auf Kontaktprobleme hinweisen.

Die Atem-Arbeit

1. Generelle Hinweise

Eine **willkürliche Veränderung bestehender grundlegender individueller Atemmuster** kann im jeweiligen Einzelfall:

- die autonomen Funktionen des Atemzentrums im Hirnstamm und im vegetativen Nervensystem stören;
- zu frühe/übereilte Transformationen im Nervensystem bewirken;
- Herzaktivität und Blutdruck ungünstig verändern sowie
- das muskuläre Zusammenspiel stören. So löst plötzlich forcierte Atemvertiefung reflektorische Verkrampfungen aus, weil der Organismus versucht gegenzusteuern.

Ida Rolf, Rudolf Steiner und bedeutende Yoga-Meister wie *Swami Rama* warn(t)en deshalb davor, ohne erfahrenen Lehrer die eigene Atmung willkürlich zu verändern. Diese Warnung betrifft fernöstliche Yogi-Atemübungen sowie bestimmte westliche Atemverfahren wie *Rebirthing*, *Holotropes Atmen* und das *solare/lunare Atmen* nach der *bipolaren Typenlehre*.

Auf jeden Fall sollte eine willkürliche Beeinflussung nur in Übereinstimmung mit gerade angemessenen vegetativen Impulsen, bei ausreichend entwickeltem Körpergefühl und bei genügend Aufmerksamkeit stattfinden. Dementsprechend zielen alle in diesem Buch vorgeschlagenen Atemübungen lediglich auf die Beseitigung von Atemeinschränkungen bei gleichzeitigem Respektieren persönlicher Atempräferenzen.

Bauchatmung und Brustatmung

- *Bauchatmung* basiert auf einer Dominanz des *Parasympathikus*; umgekehrt begünstigt sie parasympathische Reaktionen des Organismus. Deshalb sollte sie nicht stimuliert werden bei depressiven Personen oder solchen mit einem niedrigen Energieniveau. Sie hilft hingegen gestressten, überaktiven Klienten, die generell auf einem zu hohen Energielevel agieren.
- *Brustatmung* basiert auf einer Dominanz des *Sympathikus*; umgekehrt begünstigt sie sympathische Reaktionen des Organismus. Deshalb sollte sie nicht stimuliert werden bei Klienten, die generell auf einem zu hohen Energielevel funktionieren. Bei Depressionen oder niedrigem Energieniveau tut sie hingegen gut.

Die Hemmung freier Atmung hemmen

Die Hemmung der Hemmung bedeutet: In dem Moment, indem man entdeckt, dass die Klientin ihren Atem durch ein bestimmtes Gewohnheitsmuster, durch eine unvollständige Raumorientierung o.ä., macht man sie auf den Moment aufmerksam, in dem diese Hemmung auftritt. Von dort aus ermutigen wir sie, anstatt mit der gewohnten Koordinationssequenz fortzufahren, diese Sequenz zu sperren und dem System andere Informationen anzubieten, damit etwas Neues auftreten kann.

Atem-Tracking

Die Behandlerin übernimmt für sich die Atemweise des Klienten (Rhythmus, Tiefe, Atemraum usw.). Nach einiger Zeit verändert die Behandlerin den eigenen Atem langsam in ein verändertes Muster, das die Klientin nach einiger Zeit unbewusst übernimmt (Resonanz).

Hyperventilation und plötzlich forcierte Atemvertiefung

- Beides sollte man vermeiden. Dies löst reflektorische Verkrampfungen aus (Gegenregulation des Organismus). Diese verzerren die Diagnose und sind für die Behandlung kontraproduktiv.
- Willkürlich herbeigeführte Hyperventilation führt zur Tonussteigerung der Einatemmuskeln und zur Kontraktion der Eingeweide; das EEG zeigt Ähnlichkeiten zu Schlafzustand. Außerdem führt es zu einer Sauerstoff-Unterversorgung der Zellen, da der Körper aufgrund von Kohlendioxyd-Mangel einen Luftmangel empfindet und das Blut die Abgabe von Sauerstoff an die Zellen drosselt.
- Wenn ein Klient zur Hyperventilation neigt: Dehnungsgriffe nicht während des Einatmens, sondern eher während des *Aus*atmens oder über mehrere Atemzüge hinweg haltend.
- Bei akuter Hyperventilation: a) Die Mm. Rhomboidei bearbeiten (in Bauchlage); b) eine Ballwurfbewegung machen lassen ("dehne und atme durch die Bewegung hindurch"); c) Der Klient soll in Seitenlage das Ausatmen betonen; d) im schlimmsten Fall soll der Klient mit vor den Mund gehaltener Plastiktüte atmen (reduziert die Sauerstoffzufuhr).

Atem anhalten bzw. **zu flache Atmung** (aufgrund von Stress, traumatischem Erleben, Angst usw.) kann chronisch werden und führt dann zu einem ständigen Wechsel zwischen Überatmung (Hyperventilation) und mangelnder Atmung.

Zusätzliche didaktische Hinweise

- Der Lehrer sollte die eigenen Atemmuster kennen und während der Arbeit die eigene Atmung entsprechend harmonisieren (Resonanz).
- Die Sprache sollte nicht direktiv sein und das willkürliche Machen fördern, sondern das nichtkontrollierende Zulassen ermutigen. Beispiele: „Erlaube deinem Atem in deine Seiten zu fließen!" an Stelle von „Atme in deine Seiten!"; „Erlaube der Luft, deine Lungen zu füllen!" an Stelle von „Atme tief ein!".
- Nach Atemarbeit im Liegen die Ergebnisse, Bilder usw. in sitzende Atemarbeit übertragen.

2. Wahrnehmung von Atemqualität und Atemmustern

Atemmuster erkennt man am besten, wenn der Klient **in entspannter Situation** ist.

Die Behandlerin kann die **Atmung des Klienten imitieren**, um individuelle Eigenarten der Atmung zu erspüren.

Wahrnehmungs-Kriterien:

- Die Form des Brustkorbs (eng oder weit, vorn-hinten-Volumen, Sternales Syndrom?)
- Die Differenz des Volumens zwischen rechter und linker Seite? Rotationsmuster?
- Wo ist mehr Atembewegung, wo weniger? Differenziert Brustkorb, Bauch, Rumpf, Flanken, Rücken anschauen.
- Nasenatmer oder Mundatmer?
- Dominiert die Einatmung oder die Ausatmung?
- Einseitige Bauch- oder Brustatmung?
- Paradoxe Atmung? (Einatmen mit Hilfe der Brustmuskeln, verbunden mit Einziehen der Bauchmuskeln; Ausatmen mit Hilfe des Zwerchfells bei gleichzeitiger Vorwölbung der Bauchdecke.)
- Zu lange oder zu kurze oder gar keine Pause zwischen Aus- und Einatmen?
- (Unnatürliche) Pause zwischen Ein- und Ausatmen?
- Motilitäts-Tests aus der viszeralen Osteopathie für die Lungenhöhle (rechts-links, vorn-hinten)
- Freistehende Rippen sollten nach lateral und posterior gehen beim Einatmen.
- Für die anderen Rippen darüber sollte eine Ausdehnung des Rumpfes nach lateral spürbar sein (Hände anlegen).
- Bei Brustatmung sollte auch im oberen Rücken eine subtile Ausdehnung stattfinden (mit Hand spüren).
- Bei Bauchatmung sollte auch im unteren Rücken eine subtile Ausdehnung stattfinden (mit Hand spüren).
- Beim Einatmen in den Brustkorb sollten die Schultern sich nach oben und nach außen bewegen (Zeigefinger auflegen).

Folgende **Fragen an Klienten** sind hilfreich:

- Hast du ein Bild für deinen Brustkorb, deinen Bauch usw.?
- Wo spürst du die Atembewegung (vorn, hinten, seitlich usw.)?
- Spürst du die Rippenbewegung, die Bewegung des Beckenbodens usw.?
- Atmest du mehr ein oder mehr aus?
- Beobachte im Alltag, was du mit deiner Atmung in seelischen oder körperlichen Stresssituationen machst.
- Was geschieht mit der Atmung beim Gehen, Rennen, bei der Kontaktaufnahme durch Blick oder Hand geben usw.?

3. Allgemeine Übungen und Techniken

Befreiung der Atemwege

- Ausatmen und einatmen. Laut die Buchstaben I – E – A – O – U sprechen.
- Husten und sich räuspern, um die Atemwege frei zu machen.
- Gähnen öffnet den Nasen-Rachen-Raum.
  Wenn ein spontanes Gähnen gerade nicht möglich ist, kann man es willkürlich herbeiführen: Mit dem Mund ein „o" formen wie beim Daumenlutschen. Dann mit dem Zeigefinger die Oberlippe nach unten ziehen. Dies wird verbunden mit der Vorstellung, eine Luftkugel im Mund einzuschließen. Anschließend den Unterkiefer sinken lassen. Mit einiger Übung genügt schon der Gedanke daran, den Vorgang des Gähnens auszulösen.

Freie Nase und Nebenhöhlen

- Beim Nase schnäuzen den Bauch kurz und kräftig einziehen und jeweils *ein* Nasenloch ausschneuzen. Das Taschentuch sollte dabei nicht zu eng ans Nasenloch gehalten werden, weil der Naseninhalt sonst in die Nebenhöhlen *hinein* gepresst wird statt hinaus. Nach dem Naseputzen durch die Nase einatmen, Nase zuhalten und Luft für 5-10 Sekunden halten, langsam durch die Nase ausatmen.
- Gaumenenge wird begünstigt durch raffinierten Zucker, zu viel Salz und denaturierte Lebensmittel.

Atemfluss fördern

- Den Atem kommen lassen beim Einatmen, ihn gehen lassen beim Ausatmen und warten, bis er von selber wiederkommt.
- Stellen Sie sich vor, Ihr Atem fließt wie ein Fluss ohne Hindernisse.
- Stellen Sie sich vor, Ihr Atem fließt in Wellen wie Wasser. Die Rippen schwimmen in der Atemluft wie Holzstämme, die im Wasser auf und ab schwimmen und von den Wellen getragen werden.
- Während des Einatmens kleine *Aus*atmer zwischenschalten (diese Ausatmer sind kleiner als die Einatemschritte); während des Ausatmens kleine *Ein*atmer zwischenschalten (kleiner als die Ausatemschritte).
- Atmen Sie von *innen* heraus ein und stellen Sie sich dabei einen Ballon vor, der sich nach *allen* Seiten hin *gleichmäßig* ausdehnt.

- Folgende Atemsequenz durchführen:
  1. Die Muskeln in Nacken, Bauch und Brust, Rücken, Knie, Fußsohlen und Schultergürtel entspannen.
  2. Den Ein-Atem entlang der Wirbelsäule abwärts fließen lassen.
  3. Wenn der Ein-Atem Beckenboden und Füße erreicht hat, den Atem nach oben fließen lassen bis in den oberen Brustkorb
  4. Das Ausatmen passiv geschehen lassen.

Atem wahrnehmen und fördern (schrittweise durchführen)

1. Der Klient hat seine Augen geschlossen. Der Behandler berührt die Körpergegend des Klienten, wo der Klient die Ausdehnung am meisten spürt, wenn er seine Aufmerksamkeit dorthin bringt.
2. Die Behandlerin fragt den Klienten (verbal oder mit Hand auf einer wenig beatmeten bzw. angespannten Körpergegend), wo er Atmung nicht gut spürt oder als eingeschränkt empfindet.
3. Der Klient soll die Einschränkung verstärken und wieder loslassen. Oder der Behandler „übernimmt" die Einschränkung mit seiner Hand, bis sich die Atmung spontan in die nicht beatmete Körpergegend ausbreitet.
   Oder der Behandler behindert mit seinen Händen durch Druck auf die frei einatmende Körperregion das vorherrschende Muster und provoziert dadurch eine Beatmung der sonst nicht beatmete Körperregion.
   Oder der Behandler gibt mit seinen Händen über mehrere Atemzyklen hinweg einen Druck auf die eingeschränkte Körperregion, um schließlich genau während der Pause zwischen Aus- und Einatmen durch rasches Wegnehmen der Hände ein natürliches tiefes Einatmen hervorzurufen.
4. Klienten die Veränderung spüren lassen und fragen, wie es sich anfühlt.
5. Eventuell wiederholen oder andere der unter 3. aufgeführten Möglichkeiten wählen.

   Um das spätere Aufstehen in die Vertikalität vorzubereiten: Atmung am Kreuzbein checken und von der Klientin spüren lassen. Falls die Lendenwirbelsäule anterior ist, gibt die andere Hand dort eine Unterstützung und wartet auf spontanes Absinken der Wirbel. Spüren lassen, wie die Atmung erst in den Bauch geht und dann den Brustkorb erreicht. Die Atmung soll aber nicht stärker als gewöhnlich sein.

6. Der Klient öffnet die Augen, versucht aber einen Teil der Aufmerksamkeit innerhalb des Körpers zu belassen.
7. Der Klient setzt sich auf. Im Sitzen das veränderte Atmen spüren.
8. Der Klient steht auf. Schritt 8 im Stehen wiederholen.

Den Ausdehnungsmodus der Atmung fördern (schrittweise durchführen)

1. Die Muskeln in Nacken, Bauch und Brust, Rücken, Knie, Fußsohlen und Schultergürtel entspannen.
2. Den Ein-Atem entlang der Wirbelsäule abwärts fließen lassen.
3. Wenn der Atemfluss den Beckenboden und die Füße erreicht hat, den Atem nach oben fließen lassen bis in den oberen Brustkorb.
4. Das Ausatmen passiv geschehen lassen.

Fuß- und Handgelenke des Klienten rechtwinklig beugen. Das erhöht reflektorisch die **Atemvertiefung**.

Das Einatmen kombinieren mit einer Ausdehnung des Körpers

Während des Einatmens zieht die Behandlerin nacheinander an jedem der Extremitäten und am Kopf. Wenn ein Klient Brustatmer ist, dann vom Kopf her beginnen, wenn er Bauchatmer ist, dann an Beinen beginnen.

Zwerchfellbefreiung

- Sich kurze Zeit nach Beginn des Einatmens die Nase (und/oder den Mund) ein paar Sekunden lang zuhalten, um weiteres Einatmen zu verhindern. Dann die Nase wieder freilassen und das Einatmen vollenden. Langsam ausatmen. Einige Male wiederholen.
- Rückenlage, Beine aufgestellt [Abb. 1.1]. Einatmen und dann den Atem einige Momente anhalten, wobei man den „Atem-Ball" zwischen Bauch und Brustkorb hin- und herschiebt.
- Sitzend mit leicht vorgebeugtem Oberkörper. Forciert ausatmen und auf diese Weise so viel Luft wie möglich aus der Lunge pressen.

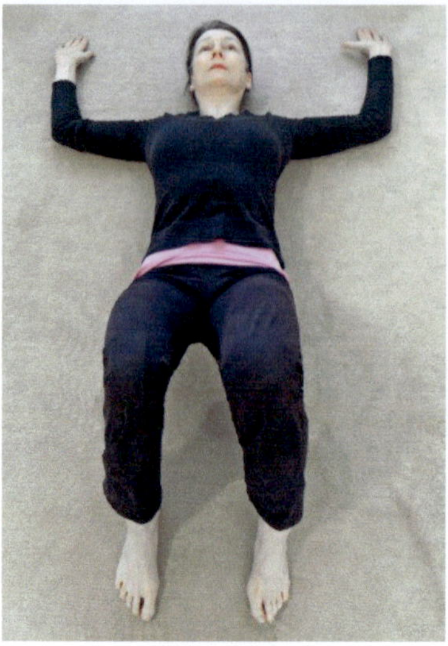

Abb. 1.1

Atemqualität und die Art des Sehens

Folgende Übung gibt ein Gespür dafür, dass das Potential des Atmens u.a. davon abhängt, ob das Sehen fokussiert ist oder auch die Peripherie miteinbezieht:

Der Klient schaut mit fokussiertem Blick auf einen Gegenstand, der sich in ca. 30 cm Entfernung vor ihm befindet. Nun wird er von rechts gerufen oder stellt sich vor, jemand rufe von rechts. Sobald er den Ruf hört, schaut er in die entsprechende Richtung und nimmt dabei wahr, wie er atmet. Dann derselbe Versuch, nur dass jetzt der Blick zunächst auf ein anderes, weiter entferntes Objekt und auf den peripheren Raum gerichtet ist. Wie wird jetzt die Atmung wahrgenommen?

Manuelle Atem-Arbeit nach *J.L. Schmitt*

Hinweise zur Durchführung

- Nach jedem Manöver eine Pause, bis die Klientin spontan tief durchgeatmet hat. Erst dadurch entfaltet sich die lockernde Wirkung im Gewebe und im Nervensystem.
- Tiefe reflektorische Ausatmung kann für gründliche Streckung und kräftig federnden Druck genutzt werden.
- Wenn durch Schmerz bei der Behandlung fehlerhafte Atmung entsteht oder sich verstärkt: Erst warten, bis der Atem sich wieder einreguliert hat, dann weiterbehandeln.

- Reaktionen des Klienten wie z.B. „Jetzt ist die Atmung durchgegangen." zeigen die Effektivität der Behandlung.
- Hyperventilation ist ein Zeichen dafür, dass der Klient zu gewollt agiert.

Ablauf

- Rücken:
  - Mobilisierung der Zwischenwirbel- und Wirbelrippengelenke nach der Bearbeitung zugehöriger myofaszialer Abschnitte.
  - Periphere Zwerchfellreizung durch Bearbeitung der vorderen, seitlichen und hinteren Zwischenrippenmuskulatur, besonders in Höhe des unteren Rippenbogens.
  - Klienten tief einatmen lassen unter Dehnung der gesamten Wirbelsäule.
  - Behandlung der Flanken (Mm. Obliqui) hilft gegen Zwerchfellhochstand und befreit den unteren Rippenring.
- Oberbauch: in allen Schichten
- Becken:
  - Flanken, lange Rückenstrecker in LWS-Gegend, Mm. Glutei (med. und min.) bearbeiten.
  - Der Klient kniet und stützt sich auf den Unterarmen ab, der Behandler versetzt die Kreuzregion rhythmisch-klopfend in Vibration.
  - Gegebenenfalls die Brustwirbelsäulen-Kyphose bearbeiten.
- Schulter:
  Mm. Rhomboidei, M. Trapezius, M. Levator scapulae, M. Serratus anterior
- Vorderer Rumpf:
  - Brustkorb spezifisch, M. Pectoralis major und minor
  - Intercostalmuskeln
  - Sternocostale Gelenke bearbeiten und federnd mobilisieren.
  - Trigonum sternocostale
  - Bauchorgane (viszerale Osteopathie)
  - M. Rectus abdominis am Schambein und das äußere Drittel der Leistengegend
  - Adduktoren
  - Flankendehnung
- Nacken:
  - Ligamentum nuchae und paravertebrale Muskeln
  - Atlanto-occipitaler Übergang

Spezielle Themen

1. Atemräume erweitern

Atemräume generell

Die Behandlerin leitet den Klienten an:

- Erlaube deinem Atem, den Raum zwischen meinen Händen zu füllen.
- Erforsche mit deinem Atem diese Gegenden zwischen meinen Händen (bzw. unter meinen Händen).
- Erlaube deinem Atem, soviel Raum zu benutzen, wie er will.
- Atme von *innen* heraus und stell dir einen Ballon vor, der sich nach *allen* Seiten hin *gleichmäßig* ausdehnt.
- Atemräume spüren (Ausdehnung seitlich, nach oben und unten, nach vorn und hinten).
- Stell dir vor, dass du deinem Atem erlauben kannst, in deine Füße, Knie, Becken, Achselhöhle usw. hinein zu kommen.
- Die Bewegung von Zwerchfell und Beckenboden spüren.
- In die Kopf-Nebenhöhlen atmen.
- Durch den Beckenboden einatmen, der Atem fließt die Wirbelsäule entlang aufwärts. Ausatmend nimmt der Atem denselben Weg zurück.
- Wenn der Klient nicht in eine bestimmte Gegend atmen kann: „Was denkst du, passiert hier?" oder „Was denkst du, ist hier?"
- Stell dir vor, die Augen würden auf einem Kissen im Hinterkopf ruhen; sodann öffne die Augen, wobei die Augen die Bilder aufnehmen statt sie zu ergreifen.

Bauch, Brust und Flanken

- Der Behandler oder der Klient selbst legt eine Hand auf die entsprechende Körpergegend und erzeugt so ein Gespür für die zu beatmende Region. Variation: Der Klient soll im Liegen seine Hand oder einen Gegenstand (z.B. einen Stein) auf die entsprechende Körpergegend legen und durch die Einatembewegung anheben.
- In Rücken-, Bauch- oder Seitenlage gegen die Unterlage atmen. So ist die Unterstützung von unten her spürbar und erlaubt dem Volumen des Körpers, sich von der Unterlage her auszudehnen.

Brustkorb

- Eventuell ist der Brustkorb nach hinten geneigt (führt meist zu abdominaler Atmung. Ausnahme: innenrotierte Schultern)
- Eventuell ist der M. Transversus abdominis zu inaktiv. Bei normaler Beckenstellung und normaler Lendenwirbelsäulen-Kurve wird der Abwärtsdruck, den das Zwerchfell ausübt, von diesem Muskel in der Unterbauchgegend aufgefangen. Wenn er das nicht leisten kann, wird der M. Rectus abdominis aktiv und verkürzt. Folge: Das Sternum wird nach unten gezogen und die Brustatmung ist behindert. (Da die Bauchwand hyperton ist, ist die kompensatorische Bauchatmung nur flach.)
- Eventuell liegt eine Restriktion des Schultergelenks oder zwischen Arm und Schulterblatt vor. Die Behandlerin hebt und hält den Arm passiv oder der Klient streckt seinen Arm aktiv. Während der Klient atmet, dehnt die Behandlerin verkürztes Gewebe.
- Eventuell sind M. Trapezius und/oder M. Levator scapulae und/ oder Mm. Rhomboidei in ihrer Aktivität als Teil der myofaszialen Balance des Schultergürtels auf dem Brustkorb gehandicapt, weil Nacken/Kopf vorstehen oder Schultern vorgezogen sind.
- Eventuell sind Rippenknorpel (besonders die obersten) am Sternum verknöchert und schränken so das Heben des Brustkorbs ein.
- Beim Morbus Bechterew wird wegen der Erstarrung des Brustkorbs fast nur in den Bauch geatmet.
- Atemrestriktion in den oberen Brustkorbseiten: Sich kleine Luftballons in den Achselhöhlen vorstellen, die sich beim Einatmen ausdehnen und beim Ausatmen wieder kleiner werden.
- Um die Atmung in den Brustraum zu lenken, sitzend beim Einatmen Großzehenballen und große Zehen auf den Boden drücken, während der Rest der Füße sich vom Boden abhebt.
- Sich vorstellen, in sagittaler Richtung verläuft ein Fächer durch den Brustkorb, dessen Spitze sich bei T 4 befindet (der Behandler kann einen Finger dort hinlegen). Beim Einatmen öffnet sich der Fächer, wobei T 4 ein wenig nach vorn gleitet, beim Ausatmen schließt sich der Fächer, wobei T 4 wieder etwas nach hinten gleitet.
- Sich vorstellen, der Brustkorb sei ein Regenschirm, dessen Griff sich im Becken befindet und dessen Spitze das obere Ende der Wirbelsäule ist. Beim Einatmen öffnet sich der Schirm nach allen Seiten, beim Ausatmen schließt er sich wieder.

- Den Spalt zwischen dem ersten Metatarsalknochen (Daumen) und der Vorderseite des Radius-Knochens (Speiche) erweitern, während die Klientin ein- und ausatmet.
- Siehe auch S. 33 ff. (Thema Ausatemfixierung)

Flanken

- Um die Atmung in den mittleren Raum zwischen Nabel und 5.Rippe zu lenken, drückt man sitzend beim Einatmen die ganze Fußsohle auf den Boden.
- Den Vokal E schweigend singen oder hören.
- Dehnung der Rumpfseiten: siehe S. 241 f.

Bauch

- Wenn der Thorax nach hinten geneigt ist und Schultern innenrotiert sind, führt das meist zu Atmung in Brustkorbseiten und angespanntem M. Rectus abdominis.
- Große Brüste engen die unteren Rippenabschnitte ein und führen zu forcierter Brustatmung.
- Mangelnde Bauchatmung kann durch einen hypertonen M. Rectus abdominis oder hypertonen Beckenboden verursacht sein.
- Zu weiche Bauchdecke: Mehr in den Rücken als in den Bauch atmen.
- In die Lendenwirbelsäulengegend zu atmen fördert die Unterbauchatmung.
- Oberkörper mit nach vornüber hängendem Kopf nach vorn beugen. Arme und Hände strecken sich dabei nach hinten/oben. Das ruft Bauchatmung hervor.
- Sich im Stehen so weit vorbeugen, dass sich der Scheitelpunkt des Kopfes unterhalb der Taille befindet. Ein wenig in die Knie gehen und die Arme locker herabhängen lassen. Langsam einatmen, ohne den Oberkörper anzuheben
- Sich vorstellen, das Zwerchfell (vorher Lage des Zwerchfells erklären) ist ein Fahrstuhl, der sich beim Einatmen abwärts bewegt und beim Ausatmen aufwärts.
- Um die Atmung in Bauchraum und Beckenboden zu lenken, sitzend beim Einatmen die Fersen auf den Boden drücken, während sich der Rest der Füße vom Boden abhebt.
- Siehe auch S. 29 ff. (Thema Einatemfixierung)

- Die in [Abb. 1.2 und 1.3] gezeigten Stellungen fördern die Bauchatmung.

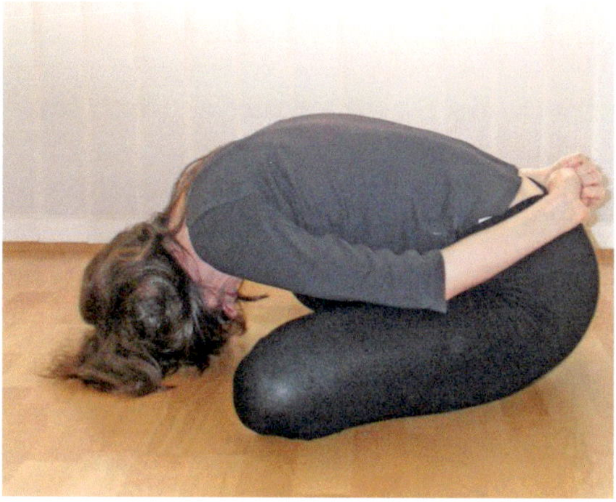

Abb. 1.2

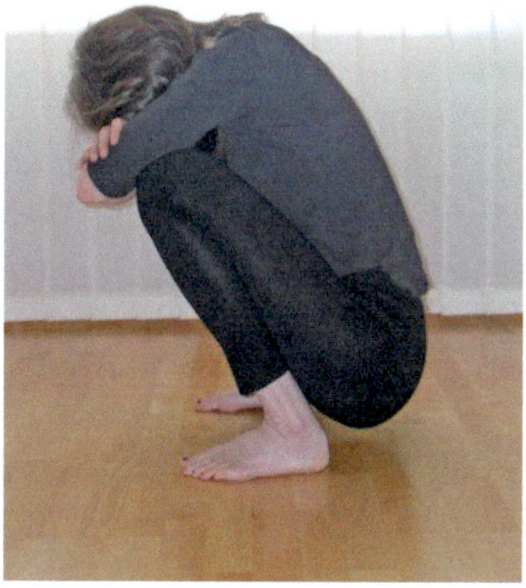

Abb. 1.3

Beckenboden

- Wenn die Hand des Klienten keine Einatmung zwischen den Sitzknochen spüren bzw. beobachten kann, ist die Atmung durch einen kontrahierten Beckenboden eingeschränkt.
- Um die Atmung in Bauchraum und Beckenboden zu lenken, sitzend beim Einatmen die Fersen auf den Boden drücken, während sich der Rest der Füße vom Boden abhebt.
- Sich einen Luftballon im Becken vorstellen. Beim Einatmen dehnt er sich nach allen Richtungen aus.
- Den Luftstrom beim Einatmen hinunter bis in den Beckenboden ziehen.

  Falls das Becken nach hinten gekippt und die Lendenwirbelsäule zu steil ist (fehlender Hohlraum), diese Übung nur liegend und nicht im Stehen machen. Sonst ergibt sich ein zu starker Druck auf die Unterbaucheingeweide (Enddarm, Gebärmutter, Prostata, Blase).
- Durch den Beckenboden einatmen, der Atem fließt die Wirbelsäule entlang aufwärts. Ausatmend nimmt der Atem denselben Weg zurück.
- Die in [Abb. 1.3] gezeigte Stellung lockert den Beckenboden.

Rücken
Den Spalt zwischen dem fünften Metatarsalknochen (kleiner Finger) und der Rückseite der Ulna (Elle) erweitern, während der Klient ein- und ausatmet.

Der Klient zieht beim Einatmen die Schulterblätter nach hinten zusammen
Mit vor der Brust überkreuzten Armen (Hände auf den Schultern), beugt er sich vornüber und richtet sich einatmend wieder auf.

Der Klient zieht beim Einatmen die Schultern nach oben
- Die Behandlerin drückt die Schultern während des Einatmens nach kaudal oder zieht die Arme nach kaudal.
- Der Klient soll Ellbogen beim Einatmen nach kaudal schieben oder die Hände nach kaudal streben lassen.

Tiefe Einzüge oberhalb der Claviculae
Der Brustkorb wird beim Einatmen zu sehr angehoben. Ursache ist die fehlende Bauchatmung und/oder die fehlende Weite im Brustkorb.

Chronische Nasenverstopfung (häufig bei **Mundatmern**)
- Auf den Ansatz des Nasenknorpels am Knochenrand drücken (Richtungen links und rechts miteinbeziehen). Eventuell muss man ein wenig nach der richtigen Stelle suchen, die dadurch spürbar ist, dass sich die Atempassage öffnet.
- Sich zunächst die Nase putzen. Nun durch die Nase einatmen, dann die Nase zuhalten und die Luft 5-10 Sekunden lang anhalten. Zum Schluss langsam durch die Nase ausatmen.
- Beim Nase schnäuzen den Bauch kurz und kräftig einziehen und jeweils *ein* Nasenloch ausschneuzen. Das Taschentuch sollte dabei nicht zu eng ans Nasenloch gehalten werden, weil der Naseninhalt sonst in die Nebenhöhlen *hinein* gepresst wird statt hinaus. Nach dem Naseputzen durch die Nase einatmen, Nase zuhalten und Luft für 5-10 Sekunden halten, langsam durch die Nase ausatmen.
- Gähnen öffnet den Nasen-Rachen-Raum. Willkürliches Gähnen herbeiführen: Mit dem Mund ein „o" formen wie zum Daumenlutschen. Dann mit dem Zeigefinger die Oberlippe nach unten ziehen. Dies wird verbunden mit der Vorstellung, eine Luftkugel im

Mund einzuschließen. Anschließend den Unterkiefer senken. Nach einiger Übung genügt schon der Gedanke daran, den Vorgang des Gähnens auszulösen.

- Das Atmen durch die Nase geschieht am natürlichsten, wenn wir zulassen, dass sich die Durchgänge an der Basis unserer Nase erweitern und öffnen, damit sich unsere Orientierung nach oben bewegen kann und unser Geruchssinn voll funktioniert. Der Klient kann sich vorstellen, im Frühling in einem Garten zu sitzen, mit all den Düften verschiedener Blumen, und sich dann vorstellen, dass er einfach die Düfte von den entferntesten Enden des Gartens kommen lässt. So bekommt er ein Gefühl dafür, wie sich ein natürlicher Atemzug durch die Nase anfühlt. Er kann spüren, wie sich die inneren Räume im Gesicht erweitern - entlang der Wangen, hinter den Augen und bis in die Stirn -, wenn die Luft in die Kiefer-, Keilbein- und Stirnhöhlen strömt.
- Durch den Mund einatmen. Beachten, wie sich die Luft in der Lunge bewegt. Die meisten Menschen haben das Gefühl, dass die Luft direkt in den oberen Teil der Lunge gelangt und sehr schnell ein Gefühl der Überfülle erzeugt. Nun durch die Nase einatmen. Man kann dann wahrnehmen, dass der Atem, wenn er durch die Nase einströmt, zum Boden der Lunge gelangt, die sich dann von unten nach oben füllt und einen tieferen und bequemeren Atem erzeugt.
- Gaumenenge wird begünstigt durch raffinierten Zucker, zu viel Salz und denaturierte Lebensmittel.

2. Fehlformen der Wirbelsäule

Halswirbelsäulen-Hyperlordose
Die Mm. Scaleni ziehen die Lungenspitzen und die oberen Rippen nach oben. Ihr funktionaler Ursprung dabei ist die Halswirbelsäule, ihr funktionaler Ansatz sind die oberen Rippen. Wenn die Mm.Scaleni chronisch verkürzt sind, werden Ursprung und Ansatz vertauscht, d.h. die Wirbel werden nach unten gezogen. Kompensatorisch wird der Kopf bei tiefem Einatmen nach hinten geworfen, was die Kehlkopf- und Gesichtsmuskeln verspannt.

Zu flache Brustwirbelsäule (BWS)
Sie ist oft unbeweglich und somit atembehindernd.

Brustwirbelsäulen-Kyphose

- Versteifung der Rippen-Wirbel-Gelenke, der Wirbelgelenke und der Rippen-Brustbeinverbindungen.
- Rippen und Atmung bei einer BWS-Kyphose:

obere BWS	***untere BWS***
Die obersten Rippen sind (kompensatorisch) in Einatemstellung fixiert	Die meisten Rippen sind (kompensatorisch) in Einatemstellung fixiert
Die Rippen unterhalb der Spitze (Apex) der BWS-Kurve sind in Ausatemstellung fixiert	Die untersten Rippen sind in Ausatemstellung fixiert
Die Atmung ist generell behindert	Besonders die tiefe Atmung ist behindert

Brustwirbelsäulen-Skoliose
Auf der Konkavseite vorwiegend Brustatmung und einatemfixiert, auf der Konvexseite vorwiegend Bauchatmung und ausatemfixiert.

Flache Lendenwirbelsäule und posterior gekipptes Becken
Nicht so sehr in Beckenboden atmen lassen. Denn bei diesem Strukturtyp entsteht sonst ein zu starker Druck auf die Unterbaucheingeweide (Rectum, Uterus, Prostata, Blase).

Atembeschwerden und Kurzatmigkeit
Sie werden nicht selten von Wirbelblockierungen verursacht, besonders im Raum T 1-3.

3. Einatemfixierung und Ausatemfixierung

Einatemfixierung

Beschreibung

- Meist handelt es sich um Brustatmer, das Atmen in den Bauchraum ist eingeschränkt.
- Das Ausatmen ist eingeschränkt. Das vollständige Ausatmen wird nicht abgeschlossen ist. Stattdessen wechselt der Betreffende nach der Hälfte des Ausatmens zum Einatmen. Die Pause nach dem Ausatmen fehlt.
- In manchen Fällen versucht die betreffende Person, den Atem hinauszudrücken. Wenn wir den Atem ausstoßen, ziehen sich die Interkostalmuskeln zusammen, anstatt zu erweichen und freizugeben. Die differenzierte Jalousiebewegung der Rippen beim Ausatmen geht verloren und der Brustkorb wird zu einer festen Einheit. Wenn wir den Atem herausdrücken, entspannen wir uns nicht.

  Es gibt eine einfache Möglichkeit zu erkennen, ob der Klient loslässt oder den Atem ausstößt. Jedes Mal, wenn der Atem herausgedrückt wird, werden wir es hören. Dies bezieht sich sogar auf ein sehr leises Seufzen. Wenn das Geräusch des Ausatmens hörbar ist, bedeutet dies, dass sich die Hilfsmuskeln eingerastet haben.
- Der Körper ist in einer Extensionshaltung fixiert.
- In Hochstellung fixierter Fassbrustkorb, der mehr Tiefe als Breite besitzt. Das Zwerchfell ist *vorn* nach oben hin fixiert.
- Das übertriebene Einatmen ist nur möglich durch zusätzliche Kontraktion der oberen Einatmungsmuskeln, also der Mm. Scaleni und der Mm. Pectorales (Konsequenz: Restriktion der Vorderseite der Schultergelenke).
- Abgesehen von oben erwähnter Verengung/Restriktion ist die Brustvorderseite nach vorn eher offen, wohingegen die Brustwirbelsäule oft flach ist.
- Die Schultern sind außenrotiert
- „Reach"-Typ, d.h. aufwärts orientiert. Die Orientierung zum Boden ist eingeschränkt. (siehe S. 52 f und 60)
- Dominanz der expropriozeptiven (Außenwelt-)Wahrnehmung (siehe S. 52 f und 60)
- Sympathikus-Dominanz; hohes Energieniveau; kann schlecht entspannen.

Behandlung und Übungen

- Der Behandler bewegt mit beiden Händen den Brustkorb des Klienten (im Atemrhythmus oder unabhängig davon). Das führt zu mehr Elastizität.
- Beim Ausatmen mit Händen sanften Druck auf den Brustkorb geben, bis der Klient vollständig ausgeatmet hat.
- Sitzend mit leicht vorgebeugtem Oberkörper. Forciert ausatmen und auf diese Weise so viel Luft wie möglich aus der Lunge pressen.
- Rücken- oder Bauchlage. Während der Klient einatmet („Atme in die Fußsohlen herunter!"), drückt der Behandler die Fußsohlen sanft kopfwärts. Beim Ausatmen zieht er die Füße sanft zu sich heran.
- Der Klient sitzt. Der Behandler legt seine Hände seitlich auf die Rippen des Klienten und „ermuntert" beim Ausatmen die Rippen, herabzusinken.
- Der Klient sitzt. Der Behandler steht hinter dem Klienten und hält den Klienten mit beiden Händen, dessen Achseln unterfassend. Der Klient soll sich beim Ausatmen durchhängen lassen, während der Behandler das Gewicht des Klienten übernimmt.
- Dehnungsgriffe während des *Aus*atmens ausführen.
- Noch stärker einatmen lassen (paradoxe Intervention).
- Ausatmung verlängern: „Stell dir vor, du atmest durch einen Strohhalm aus." Die Luft soll aber nicht hinaus*gepresst* werden.
- „Brustbein beim Ausatmen schwer werden bzw. sinken lassen!"
- Die Klientin sitzt zusammengesunken und atmet in den Rücken.
- Der Klient soll beim Atmen den Rücken wahrnehmen und/oder in den Rücken atmen. („Verliere beim Einatmen den Rücken nicht"). Der Behandler kann eine Hand an den Rücken legen.
- Dem Klienten helfen, sich in der Pause nach dem Ausatmen kurz auszuruhen, anstatt reflexartig sofort wieder einzuatmen.
- Die mangelnde Fähigkeit, sich nach innen und zum Boden hin zu orientieren, in jeder Art und Weise fördern. Das Gespür für Schwere und Unterstützung von unten und von innen her zieht ganz natürlich das Ausatmen nach sich. Beispiel: Der Behandler legt seine Hände unter den oberen Rücken des Klienten und ermutigt

Ihn, zu bemerken, wie das Gewicht seines Brustkorbs beim Ausatmen wieder in unsere Hände fällt.

- Einatmungsfixierte können vielfach nur dann ganz ausatmen, wenn sie die Luft aus*stoßen* (gleichzeitig ziehen sie den Bauch ein). Abhilfe dagegen:
  - Rückenlage: Der Klient stellt sich vor, dass das Brustbein beim Ausatmen zur Unterlage hin absinkt. Dabei soll er Brust- und Lendenwirbelsäule schwer werden lassen und den Bauch nicht einziehen.
  - Rückenlage: Der Klient hebt seine Hand oder einen Gegenstand (z.B. einen Stein) auf dem Brustbein durch die Einatembewegung an und lässt sie/ihn durch die Ausatmung wieder absinken.
  - Der Klient lässt sich beim Ausatmen aus dem Stand heraus fallen. Zuerst geben die Knie nach. Darauf erfolgt ein spiraliges Fallen, verbunden mit Raumwahrnehmung durch die Sinnesorgane. Nicht mit den *Knien* auf den Boden fallen lassen.
  - Bitten Sie den Klienten, den Atem freizugeben, ohne ein Geräusch zu machen, und bestätigen Sie sie dann, wenn ein weichmachender, freigebender Atem auftritt.
- Während der Klient in den Brustkorb einatmen will, gibt der Behandler mit seiner Hand einen sanften Widerstand, sodass der Klient notgedrungen in den Bauch atmet.
- Der Klient stellt sich vor, das Zwerchfell sei ein Fahrstuhl, der sich beim Einatmen abwärts bewegt und beim Ausatmen aufwärts.
- Die Vokale A, E, I, O, U sowie den Konsonanten M tönen lassen.
- Atmen im Sitzen, mit verschränkten Beinen und vornüber gebeugtem Rumpf, die Hände hinter dem Rücken [Abb. 1.4]. Das fördert die Bauchatmung.

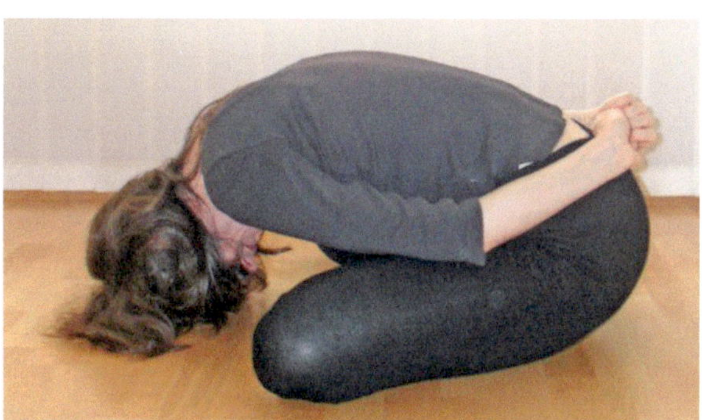

Abb. 1.4

- Bauchatmung fördern: Sich im Stehen so weit vorbeugen, dass sich der Scheitelpunkt des Kopfes unterhalb der Taille befindet. Ein wenig in die Knie gehen und die Arme locker herabhängen lassen. Langsam einatmen, ohne den Oberkörper anzuheben.
- Bauchatmung fördern und Beckenboden lockern: [Abb. 1.5]

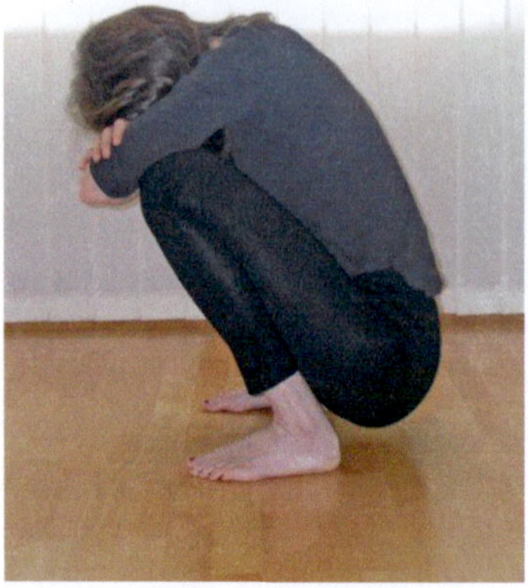

Abb. 1.5

- Übungen, die das Bauchatmen fördern (siehe S. 30 ff).
- Ausatemprobleme können auch ein Nierenproblem sein. Denn die Nieren haben auf der ätherischen Ebene Lichtäthercharakter. Über diesen Lichtäther organisiert sich die Ausatmung. Der Lichtäther ist ein Wesen, welches sich von der Tendenz her immer in die größtmögliche Peripherie begibt. Es wird von einem Zentrum in die Peripherie eine Kraft gesendet, die wir Ausatmung nennen. Richtiges Ausatmen heißt zugleich richtig entspannen. Und weil die Niere ein Ausscheidungsorgan ist, übernimmt sie auch die Ausatmung.

Ausatemfixierung

Beschreibung

- Meist handelt es sich um Bauchatmer.
- Das Einatmen ist eingeschränkt, besonders in den Brustkorb.
- Der Körper ist in einer Flexionshaltung fixiert.
- Der Brustkorb ist herabgezogen oder eingesunken. Das Zwerchfell ist *hinten* zu hochstehend fixiert.
- Obwohl der ausatemfixierte Klient Einatemprobleme hat, liegt auch bei ihm eigentlich ein Ausatemproblem vor: er ist nicht in der Lage, die Einatmungs-Muskulatur zu entspannen.
- Dies gilt besonders für die Mm. Scaleni: Der Fixpunkt hat sich geändert. Anstatt die oberen Rippen (Fixpunkt an den Halswirbeln) anzuheben ziehen die Scaleni den Nacken (und Kopf) nach vorn/unten (Fixpunkt an den oberen Rippen).
- Die Mm. Scaleni können auch beim Ausatmen nicht entspannen. Das wiederum macht eine verstärkte Arbeit der Ausatemmuskeln nötig, die beim normalen Atmen eigentlich passiv sind. Der Tonus von Ausatem- und Einatemmuskeln schaukelt sich gegenseitig hoch.
- Der Brustkorb ist nach hinten offen, oft ausgeprägte BWS-Kyphose.
- Die Schultern sind innenrotiert.
- Der Bauch wird bei jedem Einatmen nach außen gedrückt, anstatt sich rund um den Umfang des Lumbo-Sacral-Abdomens zu verbreitern. Dadurch wird der M. Transversus abdominis überdehnt, und die Eingeweide werden desorganisiert, die stark von der tonischen Präsenz des M. Transversus abhängen, um ihren Platz zu behalten.
- Drück/Schiebe-Bewegungen bedienen sich der gleichen Muskeln wie die forcierte Ausatmung. Daher ist der Ausatemfixierte meist ein „Push"-Typ, d.h. zum Boden hin orientiert (siehe S. 52 f und 60). Die Orientierung nach oben und in den Raum ist eingeschränkt.
- Dominanz propriozeptiver (Innen-)Wahrnehmung (siehe S. 52 f und 60)
- Parasympathikus-Dominanz; niedriges Energieniveau

Behandlung und Übungen

- Rückenlage: Beim *Ein*atmen hebt der Behandler Hals- und Lendenwirbelsäule der Klientin sanft an.

- Rückenlage: Der Klient soll in den Brustkorb hoch atmen. Die Hände des Behandlers komprimieren nacheinander spezifische Abschnitte des Brustkorbs. Mit jedem Ausatmen den Druck weiter verstärken und dann nach einigen Zyklen plötzlich wegnehmen („Rückstoßwirkung").
- Rückenlage: Während der Klient in den Bauchraum einatmen will, gibt der Behandler mit seiner Hand einen Widerstand. Das führt zum Einatmen in den Brustraum.
- Rückenlage, Füße gegen die Wand. Beim Ausatmen drückt die Behandlerin die Schultern der Klientin sanft stauchend Richtung Wand, die einen Widerstand bietet. Beim Einatmen zieht er die Schultern sanft zu sich heran.
- Rückenlage. Die Behandlerin hält die Fußgelenke des Klienten und zieht sie beim *Ein*atmen sanft zu sich heran.
- Anwendung von Dehnungsgriffen während des *Ein*atmens.
- Sitzend oder stehend: Der Behandler legt seine Hände auf die Brustkorbseiten und impulsiert das Anheben der Rippen, während der Klient bewusst in den Brustkorb atmet.
- Rückenlage. Der Behandler schiebt seine Hände unter den Rücken des Klienten und findet die Mm. Iliocostales. Am Ende der Pause nach dem Ausatmen, d.h. in dem Moment, in dem sich der Körper auf das Einatmen vorbereitet, hebt der Behandler die Mm. Iliocostales sanft in Richtung Decke. So wird der Kontraktionsimpuls der Mm. Iliocostales stimuliert, der den Atem in den Thorax zieht. In der Nähe des Höhepunkts des Einatmens (dem Moment, in dem der Körper beginnt, das Ausatmen vorzubereiten), lässt der Behandler seine Hände zurück auf die Liege sinken, wodurch ein Vakuum entsteht, in das der Rücken des Klienten fällt für die Dauer des Ausatmens und der Pause. Diese Stimulierung mehrmals wiederholen.
- Der Klient soll in Rückenlage paradox atmen (d.h. beim Einatmen den Bauch einziehen und in den Brustkorb atmen, beim Ausatmen den Bauch hinausdrücken). Die Behandlerin zieht die Halswirbelvorderseite (genauer gesagt: Lig. Mediastinum anterior/Lig. Phreno-pericardiac) sanft aber bestimmt „aus dem Brustkorb" heraus, während der Klient beim Ausatmen die Bauchdecke hinausdrückt. So entsteht eine Streckung in zwei Richtungen (nach kranial und nach kaudal).

- Rückenlage: Während der Klient in den Bauch einatmen will, gibt der Behandler mit seiner Hand einen Widerstand. Das führt zum Einatmen in den Brustkorb.
- Sitzend: Der Behandler legt eine Hand auf den Brustkorb des Klienten, die andere an den oberen Rücken. Der Klient lässt sich vom Steißbein her oder vom Kopf her in die Hände des Behandlers sinken. Dann richtet er sich einatmend vom Becken her wieder auf, während der Behandler mit seiner vorderen Hand mehr Raum „hervorruft".
- Brustatmung fördern: „Stell dir vor, der Brustkorb ist ein Regenschirm, dessen Griff sich im Becken befindet und dessen Spitze das obere Ende der Wirbelsäule ist. Beim Einatmen öffnet sich der Schirm nach allen Seiten, beim Ausatmen schließt er sich wieder zur Vertikalachse hin."
- Die Fähigkeit, sich nach außen und nach oben hin zu orientieren, in jeder Art und Weise fördern (z.B.: „Öffne dich beim Ausatmen der Außenwelt!"). Denn das Gespür bzw. die Offenheit für die Leichte nach oben und für die Unterstützung durch die Umgebung zieht ganz natürlich das Einatmen nach sich. Hilfreich sind dabei nach oben/außen gestreckte Arme.
- Die Klientin steht und schaut auf den Boden. Wenn sie einatmet, soll sie wahrnehmen, wie weit sich ihr Atem in den Brustkorb bewegt. Wenn sie beim Einatmen weiter nach unten schaut, wird sie wahrscheinlich das Gefühl haben, dass sich nur der Boden ihres Brustkorbs füllen kann.

  Danach sollen ihre Augen die Höhe des Horizonts finden und leicht über den Horizont blicken. Und wieder soll sie beobachten, wie weit sich ihr Atem in ihrem Brustkorb bewegen kann. Sie wird feststellen, dass Luft jetzt ohne zusätzliche Anstrengung bis zu den oberen Rippen eindringen kann.

  Oft reicht es aus, in dem Moment, in dem sich der Körper auf das Einatmen vorbereitet, die Augen zu öffnen und die Aufmerksamkeit in den Raum zu heben, um die Luft nach oben in den Brustkorb zu bewegen.
- Manchmal, z.B. beim Klarinettenspiel oder für das Aufblasen eines Balles ist verstärktes Einatmen nötig. Wenn das für den Klienten schwierig ist, dann ist der M. Transversus abdominis zu wenig aktiv. Übung hierzu auf S. 251.
- Das Atemmuster verstärken, d.h. noch stärker ausatmen lassen (paradoxe Intervention).

- Beim Einatmen den gesamten Bereich der Lendenwirbelsäule, des Kreuzbeins und des Bauchs erweitern. Dadurch wird der M. Transversus abdominis sanft gedehnt. Dies löst wiederum einen Dehnungsreflex aus, der bewirkt, dass er sich sanft zusammenzieht (gerade genug, um den Bauchbereich zu stabilisieren), so dass die zentrale Sehne des Zwerchfells auf die notwendige Unterstützung durch die Eingeweide des Abdomens und den Fixpunkt des Zwerchfells trifft.
- Der Klient stellt sich einen Fächer vor, der sagittal durch den Brustkorb geht (die Spitze des Fächers befindet sich auf der Höhe der Spitze (Apex) der Brustwirbelsäule, also etwa bei T 4). Beim Einatmen stellt sich der Klient vor, wie der Fächer sich nach oben und unten öffnet; beim Ausatmen schließt der Fächer sich wieder.
- „Hängebrücke"-Übung im Knien [Abb. 1.6]. Dabei in die *Vorder*seite des Brustkorbs einatmen, nicht in die Rückseite. Die Übung flacht die Brustwirbelsäule ab und weitet den Brustraum.

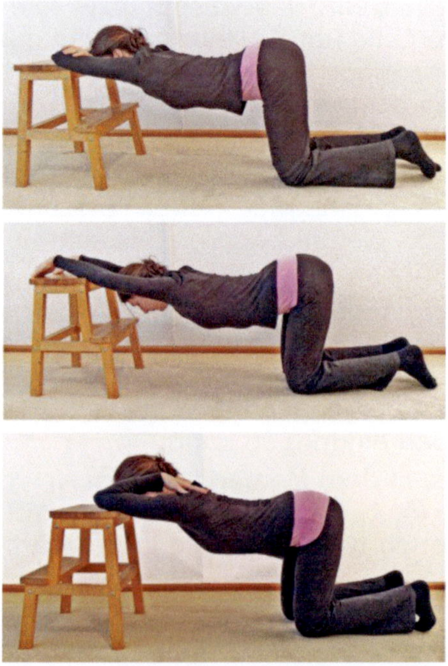

Abb. 1.6 *Hängebrücke (3 Versionen)*

- Sitzend die Atmung in den mittleren Rumpfteil, in den Bereich zwischen Nabel und 5.Rippe fördern: Beim Einatmen drückt der Klient die ganze Fußsohle gegen den Boden.

- Sitzend die Atmung in den Brustkorb fördern: Beim Einatmen drückt der Klient Großzehenballen und große Zehe auf den Boden.
- Kniend [Abb. 1.7] in die *Vorder*seite des Brustkorbs einatmen. Die Übung flacht die Brustwirbelsäule ab und weitet den Brustraum.

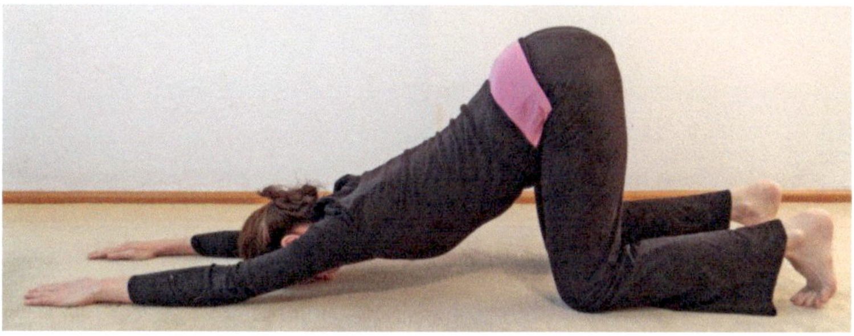

Abb. 1.7

- Rückenlage [Abb. 1.8]. Die Klientin atmet von außen „durch die Finger/die Arme" ein („Lass dich von außen inspirieren!").
- „Verliere beim Einatmen nicht die Körper*vorder*seite!" Der Behandler kann eine Hand auf den Brustkorb des Klienten legen.
- „Lass das Brustbein vor dir her schweben und lass den Brustkorb dem Brustbein folgen!"
- Stehend oder sitzend: Wenn der obere Brustkorb beim Ausatmen einsinkt: „Lass die Atmung *hinter* dem Brustbein heruntergehen!"
- Körperliche und seelische Präsenz spüren, wenn das Brustbein etwas weiter vorgeschoben (aber nicht hochgereckt) ist.
- In Rückenlage auf einem Gymnastikball liegend atmen.
- „Kobra"-Übung [Abb. 1.9]

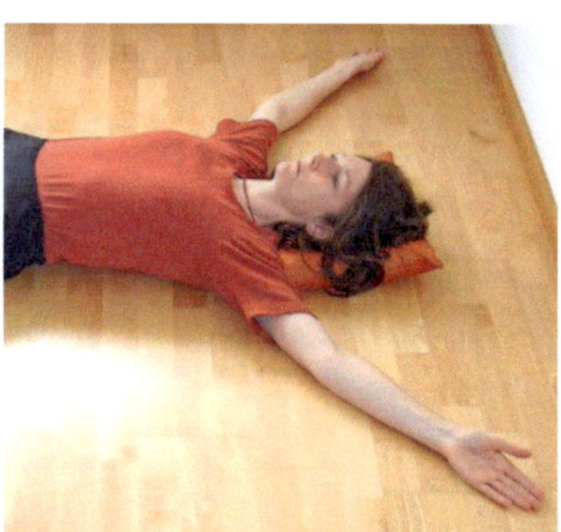

Abb. 1.8

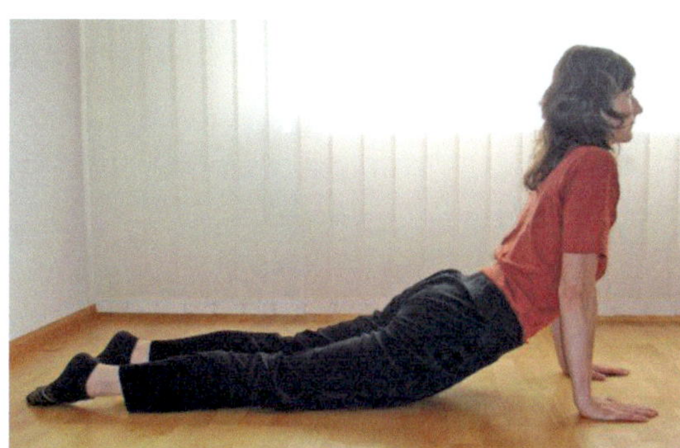

Abb. 1.9

4. Zwerchfelldysfunktion, paradoxe Atmung, Asthma

Zwerchfellhochstand (Hypotonie)

- Bauchatmer
- Kurzatmig
- Bauchformen (Bezeichnungen nach *F.X.Mayr*):
  - eingezogener Bauch („Kahnbauch")
  - der Bauch ist in der Nabelgegend spitz („Spitzbauch")
  - dicker Oberbauch („Gasbauch")
  - dicker Ober- und Unterbauch („Gaskotbauch")
- Rumpf kompensatorisch nach hinten gekippt
- Brustkorb unterentwickelt, aber unterer Rippenring weit

Zwerchfelltiefstand (Hypertonie)

- Brustatmer
- M. Transversus abdominis ist unfähig die Lendenwirbelsäule zu stabilisieren, wodurch diese zum Fixpunkt für das Zwerchfell wird, und infolgedessen der proximale Anteil der Crura herabgezogen wird.
- Häufig paradoxe, angestrengte Atmung. Sekundäre Atemhilfsmuskulatur ist aktiv.
- Manchmal Überdehnung der Lunge infolge Lungenemphysem.
- Bauchformen (Bezeichnungen nach *F.X.Mayr*):
  - kleiner Oberbauch (oft eingezogen)
  - Unterbauch hängend („Kotbauch")
- Brustkorb überentwickelt, aber unterer Rippenring eng/kollabiert
- Überlasteter Beckenboden, der entweder hypoton oder kompensierend hyperton ist. Letzteres ist besonders dann der Fall, wenn das Becken nach hinten gekippt und die Lendenwirbelsäule zu flach ist.

Zwerchfelllähmung führt meist zu einseitiger Brustatmung rechts oder links. Vitalkapazität sinkt, Atemfrequenz steigt.

Zwerchfellverwachsungen/-verschwartungen nach Pleuraentzündung oder Operation schränken die Zwerchfellbewegung ein.

Motilität des Zwerchfells fördern (schrittweise)

1. Brustkorb zwischen die Hände nehmen (Sandwich) oder beide Hände auflegen.
2. Die *Motilität* des Zwerchfells aufnehmen und ihrem Rhythmus sowie ihrer Bewegungsrichtung folgen, bis sie wieder nachlässt.

Mobilisierung des Zwerchfells 1
Rückenlage, Beine aufgestellt [Abb. 1.10]. Einatmen und dann den Atem anhalten, wobei man den „Atem-Ball" zwischen Bauch und Brustkorb hin- und herschiebt.

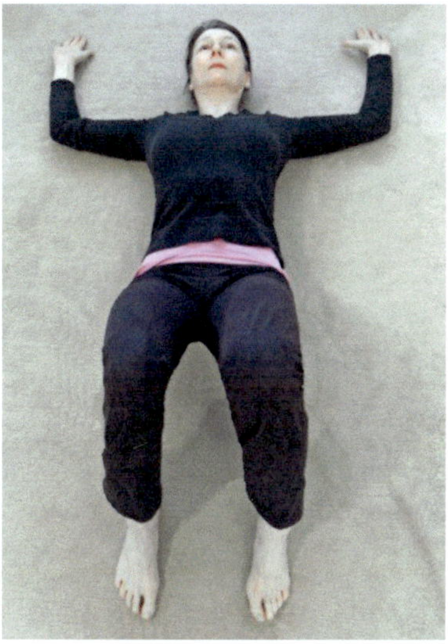

Abb. 1.10

Mobilisierung des Zwerchfells 2 (schrittweise)

1. Brustkorb zwischen die Hände nehmen (Sandwich).
2. Die Fixierung haltend übernehmen, also in das Muster hineingehen. Wenn das Muster in die Tiefe geht: folgen. Falls der Behandler das Muster verliert, nicht mehr spürt: Hände weicher machen.
3. Wenn die Behandlerin einen Release spürt, weiter folgen. Der Klient wird meist sehr still, sein Nervensystem organisiert sich neu. Hände weich werden lassen und warten. Meist erfolgt dann ein tiefer spontaner Atemzug.
4. Wenn eine Gegend sich so geöffnet hat, kann an anderer Stelle oder in tieferer Schicht eine weitere Fixierung vorliegen. Diese ebenfalls behandeln.

Zwerchfellbefreiung

- Postisometrische Technik: Kurze Zeit nach Beginn des Einatmens sich die Nase (und/oder Mund) ein paar Sekunden lang zuhalten, um weiteres Einatmen zu verhindern. Dann die Nase wieder freilassen und das Einatmen vollenden. Langsam ausatmen. Einige Male wiederholen.

- Klientin in Rückenlage, Beine gestreckt. Ein Arm liegt nach kranial ausgestreckt. Die Behandlerin zieht und schiebt den Arm sanft, um so eine Verbindung zwischen Arm und Brustkorb bis ins Zwerchfell hinein zu öffnen. Die Klientin lässt beim Ausatmen den Rücken schwer werden. Gleichzeitig mit dem Ziehen und Schieben kann die Behandlerin den Arm manuell bearbeiten (z.B. Zwischenknochen-Membran des Unterarms, Handgelenk, Ellbogen).

Befreiung der oberen Zwerchfellgrenze
Klient in Rückenlage, Beine aufgestellt. Der Behandler legt beide Hände auf die rechte oder linke Zwerchfellkuppel des Klienten, lateral vom Sternum. Mit langsam steigerndem Druck wird die Thoraxhälfte Richtung Sternum geschoben. Während sich vom Brustkorbinneren ein Gegendruck aufbaut, den Druck aufrechterhalten. Wenn der Gegendruck zum Stillstand gekommen ist, lässt der Behandler seinen Druck schwächer werden und folgt der zurückfedernden Bewegung des Brustkorbs nach lateral.

Befreiung der unteren Zwerchfellgrenze
Klient in Rückenlage, Beine gestreckt. Der Behandler hebt mit der einen Hand den unteren Thoraxbereich des Klienten leicht an, während er mit der anderen Hand von oben-lateral einen federnden Druck auf den Brustkorb ausübt, und zwar in Richtung 12.Brustwirbel. Der federnde Druck wird verstärkt, bis eine starke Bewegung beim Einatmen erfolgt. Dann nimmt der Behandler den Druck langsam zurück, während er den unterschiedlichen Bewegungsrichtungen folgt, die sich an der Thoraxwand abzeichnen.

Paradoxe Atmung

Ablauf

- Bei tiefer Einatmung stoppt die Zwerchfellbewegung abwärts auf halbem Wege oder das Zwerchfell wird sogar nach oben gezogen. Die Bauchmuskeln werden eingezogen. Es kommt zu einer kompensatorischen Brustatmung. Beim Ausatmen senkt sich das Zwerchfell und die Bauchdecke wölbt sich vor.
- Beim Einatmen gehen infolge der Aufwärtsbewegung des Zwerchfells und der Bauchdeckeneinziehung Brustwirbelsäule (BWS) und Brustkorb in Beugung statt in Streckung, die Spitze der BWS geht nach posterior. Beim Ausatmen gehen BWS und Brustkorb in Streckung statt in Beugung, weil der Bauch rausgedrückt wird. Der Brustkorb ist unflexibel.

Strukturelles Ergebnis

Paradoxe Atmung führt zur Verkürzung der Bauchwand. Dadurch wird der Thorax herabgezogen. Infolgedessen muss der M. Sternocleidomastoideus die Mm. Scaleni beim Einatmen unterstützen. Folge: Die Halswirbelsäule wird überstreckt, wodurch die Mm. Suboccipitales nicht mehr richtig arbeiten können.

Behandlung

- Zwerchfell behandeln
- Die Spitze der Brustwirbelsäule beim Einatmen nach anterior drücken.

Asthma

Atemmuster

- Einatemfixierte Brustatmung, eventuell paradoxe Atmung.
- Asthmatiker ziehen beim Atmen Schultern hoch und die Brustmuskeln arbeiten zu stark.
- Eventuell liegt ein Verkrampfen des Zwerchfells vor, das die Erschlaffung des Zwerchfells beim Ausatmen behindert.

Behandlung

- Dehnungen während des Ausatmens fördern diese.
- Zwerchfellverkrampfung bearbeiten.
- Sprunggelenke halten. Eine Dehnung der Gelenke fußwärts während des Ausatmens fördert Ausatmung und Erdung.
- Die manuellen Techniken für den Nasenraum und den hinteren Anteil des Gaumens.
- Atlanto-occipitale Verbindung behandeln.
- Temporalknochen mehr in craniosacrale Extensionsbewegung bringen (= Rotation nach hinten-oben um Querachse plus Innenrotation um Sagittalachsen).
- Brustkorb mit Intercostales bearbeiten.
- Manuelle Arbeit im Raum T 1-6, besonders T 3.
- Einatmen provozieren: Kompression des Brustkorbs von vorn, den Seiten und von der Rückseite her, gefolgt von leichtem Rütteln und Release.

- Viszeral: Leber, Lunge Magen, Dickdarm bearbeiten
- ANS ausbalancieren und Entspannung fördern
- Bei akutem Anfall: Atemhilfsmuskeln unterstützen für Ausatmen, indem der Behandler den Klienten unter den Achseln unterfassend anhebt.

Hinweise und Übungen

- Dem Klienten klarmachen: Man kann nur so viel einatmen, wie man vorher ausgeatmet hat.
- Das Atmen durch die Nase verlangsamt das Einatmen und verhindert so das Überatmen, das zu Angstzuständen und zum Gefühl von Luftmangel führt.
- Sich mehr Zeit für das Ausatmen nehmen. Man kann dafür die Herzschläge als Zeitmaß nehmen, indem man sich den Puls fühlt: 7 Herzschläge lang einatmen, 9 Herzschläge lang ausatmen.
- Beim Atmen die Schultern nicht hochziehen.
- Bauchatmen üben: siehe S. 20 und 22 f.
- Mit geschürzten Lippen ausatmen. Das fördert einen langen, gleichmäßigen Ausatemfluss
- Kalte Luft meiden.
- Stop and Go Sportarten wie Tennis oder Squash können einen Asthmaanfall hervorrufen.
- Visualisieren von Bewegungsabläufen vor der Bewegung helfen, Atmung und Bewegung besser zu koordinieren sowie die Angst vor Atemnot zu verringern.
- Bei Angstattacken:
  - In die Gefühle hinein *aus*atmen.
  - Sich mit dem Rücken an die Wand setzen und sich mit den Armen umarmen. Dann drückt man sich beim Einatmen mit den Füßen gegen Boden und mit dem Rücken gegen die Wand.

Siehe auch: *Handbuch für SI, Bd. 5*

5. Seelisch-geistige Aspekte

Atemmuster können auch situationsbedingte seelische Befindlichkeiten reflektieren.

Beispiele:

- rasend-hektische Atmung bei Furcht, Angst;
- vertiefte pressend-beschleunigte Atmung bei Zorn;
- vertiefte verzögerte Atmung bei Trauer, Schmerz;
- keine Pause zwischen Aus- und Einatmen bei Panikgefühlen;
- starke Einatmung in schnellem Rhythmus, Luftanhalten und wenig bzw. auspustende Ausatmung bei emotionaler Erregung.

Wenn bestimmte Atemmuster chronisch geworden sind

Dann können sie mit zugrundeliegenden seelischen Problemen verbunden sein, die gegebenenfalls in einer Psychotherapie bearbeitet werden können.

Beispiele:

- Chronische Einatmenprobleme können bedeuten, dass es der Person schwerfällt, Eindrücke oder Gefühle in sich hereinzulassen, oder dass der Mensch nicht genügend für sich selbst sorgt. Es kann auch ein psychosomatischer Hinweis auf Lebensangst, Depression und Kontaktprobleme sein.
- Chronische Ausatemprobleme können bedeuten, dass ein Mensch wenig Gefühle herauslässt, dass es ihm schwerfällt, an andere abzugeben oder loszulassen. Eventuell liegen Abgrenzungsprobleme vor.
- Keine Pause zwischen Aus- und Einatmen kann ein Zeichen dafür sein, dass der Klient sich nicht genug Ruhe zwischen Aktivitäten gönnt und oft nicht genügend „bei sich" ist.
- Asthmatiker hatten in der Kindheit nicht selten zu wenig Körperkontakt. Manchmal wird die Krankheit auch benutzt, durch das Erzwingen von Rücksichtnahme mehr Aufmerksamkeit zu bekommen (sekundärer Krankheitsgewinn).

Eigenwahrnehmung von Atemmustern

Der Klient kann in seelischen bzw. körperlichen Stresssituationen beobachten, in welcher Weise diese seine Atmung verändern. Dementsprechend kann er geeignete Atemübungen zu Hilfe nehmen, um Stress besser zu bewältigen.

Brustatmung begünstigt Energiesteigerung

- Wenn eine Person zu depressiven Stimmungen neigt oder auf einem sehr niedrigen Energieniveau lebt, ist die Förderung der Brustatmung hilfreich.
- Bei Menschen mit zu hohem Energielevel sollte man die Brustatmung nicht zusätzlich stimulieren.
- Einatmen: Die Luft abwärts durch Brustkorb und Bauch hindurch bis in den Beckenboden atmen. Ausatmen: Die Luft aufwärts durch die Wirbelsäule hindurch bis zur Kopfspitze schicken.

Vegetative Entspannung, Stresslösung, Blutdruck senken

- Wenn der Klient zu einem überaktiven stressigen Lebensstil neigt, fördert die Bauchatmung das Entspannungsvermögen. Wenn er dagegen auf einem eher niedrigen Energieniveau agiert oder zu Depressionen neigt, ist es besser, die Bauchatmung nicht zusätzlich zu stimulieren.
- Wechselatmung: Abwechselnd durch ein Nasenloch einatmen, während man das andere Nasenloch zuhält. Dauer: 10 Minuten.
- Vier Sekunden lang einatmen, sechs Sekunden lang ausatmen. Bei sechs Atemzügen pro Minute. Dauer: 10 Minuten.

Vegetative Eigenregulation fördern durch Atem-Tracking

Die Behandlerin legt ihre Hand auf den Unterarm des Klienten und folgt dessen Atmung mit Aufmerksamkeit. Beim Einatmen des Klienten leicht drücken und beim Ausatmen loslassen. Vegetative Reaktionen beobachten. Entspannungssignale abwarten, besonders einen unwillkürlichen tiefen Atemzug. Dies kann unter Umständen bis zu 20 Minuten dauern. Die Behandlerin muss währenddessen darauf achten, dass sie mit ihrem eigenen Atemmuster nicht das Atemmuster des Klienten beeinflusst oder selbst das Atemmuster des Klienten übernimmt.

Mit sich selbst (im Hier und Jetzt) in Kontakt kommen

Einatmen: Die Luft aufwärts durch die Rückseite der Wirbelsäule hindurch bis zur Kopfspitze atmen. Ausatmen: Die Luft abwärts an der Wirbelsäule entlang bis zum Steißbein schicken. Den Atem dabei beobachten bzw. spüren. Alle begleitenden Gedanken, Gefühle, Bilder und Körperempfindungen wahrnehmen.

Atemübungen, die mehreren Zwecken dienen

Ziele

- Bei sich und im eigenen Körper sein
- Spüren des Kernbereichs, der inneren Achse
- Eigene Körpergrenzen spüren (auch bei Abgrenzungsproblemen)
- Leichter Nähe zu anderen Menschen herstellen (ohne den Kontakt zu sich selbst zu verlieren)
- Sich für die eigenen Gefühle öffnen

Übung 1: sitzend (schrittweiser Ablauf)

1. Die eigenen Körpergrenzen an der Haut in verschiedenen Körperregionen wahrnehmen und den Bodenkontakt spüren.
2. Den Körperinnenraum spüren in verschiedenen Regionen.
3. Den äußeren Raum des Zimmers und gegebenenfalls die Person des Behandlers wahrnehmen.
4. Sich vorstellen, wie der Atem beim Einatmen von den Körpergrenzen her nach innen, und beim Ausatmen von innen her bis zu den Körpergrenzen strömt.
5. Schrittweise den Atem von außerhalb der Grenzen einströmen und wieder nach draußen ausströmen lassen (erst ein kleines Stück über die Körpergrenzen hinweg, dann langsam weiter). Währenddessen Vorstellen oder Spüren von Außenraum, Grenzen und Körperinnenraum.

Übung 2: stehend

Der Klient steht etwa zwei Meter vor dem Behandler. Dann geht er mit dem Behandler in Blickkontakt, immer noch seine Atmungsweise beibehaltend. Der Behandler fragt den Klienten nach seinen Körperempfindungen, seinen Gefühlen und ob er bei sich und *gleichzeitig* mit dem Behandler sein kann.

Übung 3: umhergehend (schrittweiser Ablauf)

1. Den Atem von außerhalb des Körpers einströmen lassen. Und zwar schrittweise. Dann den Atem – ebenfalls etappenweise – wieder dorthin ausströmen lassen. Dabei Vorstellen oder Spüren von Außenraum, Körpergrenzen und Körperinnenraum.
2. Mit Händen und Füßen oder mit dem ganzen Körper Kontakt aufnehmen zu Raumgegenständen, zur Wand und zum Boden.
3. Das Gefühl für die Atmungsweise beibehaltend aus dem Fenster in die Weite schauen. Nun den Atem von weit her kommen lassen und in die Weite zurückkehren lassen.

BEWEGUNG

Intro

Die Paradoxie der Bewegung besteht darin, dass sie ein Gleichgewicht finden muss zwischen Aktion (Intention) und dem Loslassen der Aktion (Bewegung nicht behindern durch Verstand, Emotionen oder verspannte Muskeln). Es gibt zwei Voraussetzungen für dieses Gleichgewicht: die Aufmerksamkeit der Sinne entwickeln und die Prinzipien verstehen, auf denen Bewegung beruht.

Erick Hawkins (Tänzer und Choreograph, 1909-1994)

Ziele und Grundlagen

1. Historische Skizze der strukturellen Bewegungsarbeit

Dr. Ida Rolf, die Begründerin der Methode der Strukturellen Integration, hat zu Beginn ihrer praktischen Tätigkeit viel mit Bewegungen aus dem Yoga gearbeitet. Als sie dann mehr und mehr zu myofaszialen Behandlungsformen übergegangen war, geriet der Bewegungsaspekt zunächst in den Hintergrund. Wenngleich sie einige Übungsformen einführte, die als Ergänzung der manuellen Arbeit gedacht waren. Dabei stützte sie sich auf die Arbeit der Osteopathin *Amy Cochran* („Physio-Synthesis") sowie auf das Zusammenwirken mit *Judith Aston*, die später eine eigene Methode entwickelte („Ashton Patterning").

In den neunzehnhundertsiebziger Jahren arbeiteten verschiedene Movement Lehrer(innen) an der Entwicklung eines eigenständigen Bewegungs-Konzeptes („Rolf Movement").

In den achtziger Jahren brachten, unabhängig voneinander, zwei Rolfer™, *Dr. Hans Flury* und *Hubert Godard*, eigene Ansätze hervor, „Normal Function" (Flury) und „Tonic Function" (Godard), die heute das Rolf Movement entscheidend prägen.

Hans Flury orientierte sich konsequent an den Eckpfeilern der Strukturellen Integration, deren wechselseitige Beziehung das Originäre der von Ida Rolf kreierten Methode darstellt: die strukturelle Betrachtung des menschlichen Körpers, die konsequente Beachtung und Nutzung der Schwerkraft sowie die Plastizität des Bindegewebes, der Faszien.

Hubert Godard, der als ehemaliger Tänzer einen breiten Erfahrungshintergrund unterschiedlichster Bewegungsschulen besaß, erweiterte die strukturelle Sicht- und Arbeitsweise des Rolf-Movement um neurologische, sozial-psychologische und künstlerische Gesichtspunkte.

Die Schwerpunkte beider Konzepte im Überblick:

Normal Function (*Flury*)	**Tonic Function (*Godard*)**
Physische Struktur	Sensorische Struktur
Elastizität der Faszien	Tonische Funktion der Muskulatur
Physikalische Gesetze von Schwerkraft und Stützkraft	Hirn-Nerven-Physiologie

Beide Ansätze ergänzen sich sehr gut und können je nach Situation und Klientel spezifisch angewendet und kombiniert werden. Interessante Ergänzungen zu Flury und Godard lieferten in jüngster Zeit die beiden Rolfer *Dr. Adjo Zorn* und *Monica Caspari*, die sich mit dem Thema schwingender Bewegung auseinandergesetzt haben.

Das vorliegende Handbuch fügt diesen Ansätzen einige Gesichtspunkte zur Bedeutung der Aufmerksamkeit und zur Bewegung als gestischem Ausdruck hinzu. Die Anregungen hierzu verdankt der Autor vor allem einer mehrjährigen praktischen Arbeit mit dem argentinischen Rolfer *Carlos Repetto* (1947-2002), der als Regisseur, Schauspieler und Lehrer eines *Theaters der Gestik und Körpersprache* die Sprache des Körpers mehr als zwanzig Jahre lang praktisch erforscht hatte.

2. Ziele

Von manchen Vertretern der Bewegungspädagogik wird – unabhängig von der jeweiligen Methode – die Forderung erhoben, dass der Lehrer nicht von einem Konzept „richtiger" oder „falscher" Bewegung ausgehen sollte.

Wenn man sich den Bewegungsunterricht von Vertretern dieser Auffassung anschaut, stellt man jedoch schnell fest, dass Anspruch und Wirklichkeit mehr oder weniger auseinanderklaffen. Das liegt vor allem daran, dass jeder Bewegungslehrer bewusst oder unbewusst selbstverständlich Ideen von Bewegungsqualität hat, die in bestimmte Bewegungsideale einmünden. Es ist daher realistischer, seine Auffassungen von „günstigen" und „ungünstigen" Bewegungsformen offenzulegen und zu vertreten. Gleichzeitig ist es erforderlich, beweglich und offen zu bleiben für Veränderungen und Modifikationen der eigenen Vorstellungen.

Darüber hinaus werden der Prozess der Zielfindung und die Unterrichtsarbeit selber gestaltet durch die Voraussetzungen und Bedürfnissen des Klienten, seine Persönlichkeit und seine konkrete Lebenssituation.

Dies vorausgesetzt, können vier qualitative bzw. quantitative Ziele struktureller Bewegungsarbeit benannt werden:

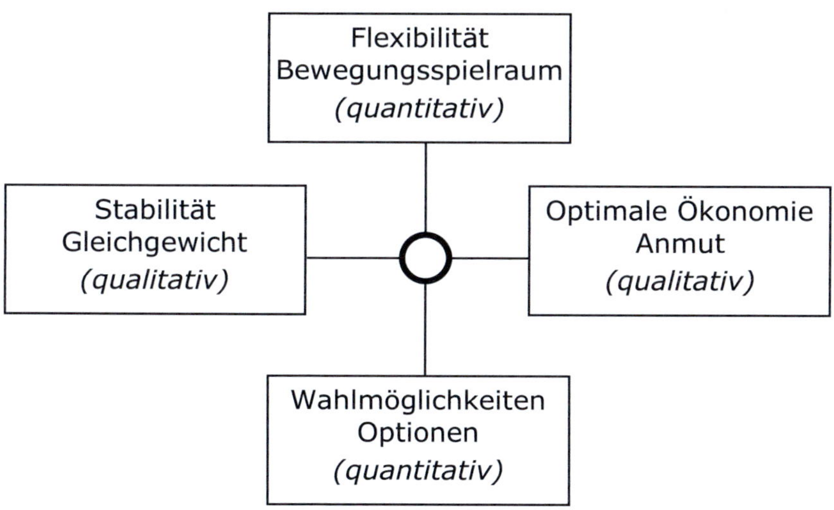

Diese Ziele sind unlösbar miteinander verbunden, wenn eine verbesserte Bewegungsqualität erreicht werden soll.

3. Grundlagen

Rahmenbedingungen der Bewegung

Vorbemerkung
Im Folgenden sollen die Rahmenbedingungen der menschlichen Bewegung unter verschiedenen Gesichtspunkten umrissen werden. Dabei handelt es sich nicht um schematische Definitionen, sondern die begrifflichen Aspekte werden immer wieder charakterisierend eingekreist, um ein dem Gegenstand der Darstellung angemessenes, d.h. flüssiges, bewegliches Verständnis zu erreichen.

Drei Arten von Ursachen sind an der Bewegung beteiligt:
1. Endzweck-Motivation (Wille)
2. Wirk-Ursache (Physiologie)
3. Gegebenheiten, Umstände (Struktur, Lebenskräfte, Umwelt etc.)

Man kann bei Bewegung von **vier Dimensionen** sprechen, die den **vier Wesensgliedern des Menschen** entsprechen:

Dimension der Bewegung	Wesensglied des Menschen
Körperstruktur	Physischer Leib
Physiologie: Fluss, Elastizität, Rhythmus	Lebenskräfte
zwischenmenschlicher (sozialer) und kultureller Kontext: Intention, Gefühle, Gedanken	Seele
Selbst-Bewusstsein, Aufmerksamkeit, Freiheit	Ich

Eine Bewegungsanalyse und -pädagogik, die reduktionistisch nur von abstrakten „objektiven" physiologischen Bewegungsabläufen ausgeht, wird der Lebenswirklichkeit nicht gerecht. Untersuchungen zeigen, dass bei Bewegungsanalysen unterschiedliche Ergebnisse herauskommen, je nachdem, ob Bewegung mit oder ohne Berücksichtigung des räumlichen und seelisch-sozialen Kontextes untersucht wurde. Es macht z.B. einen Unterschied, ob eine Person einen

Ball tatsächlich wirft oder nur eine werfende Armbewegung macht. Im ersten Fall verkürzen sich die beteiligten Muskeln während der Kontraktion weniger stark als im zweiten.

Es ergeben sich folgende **Rahmenbedingungen** von Bewegung:

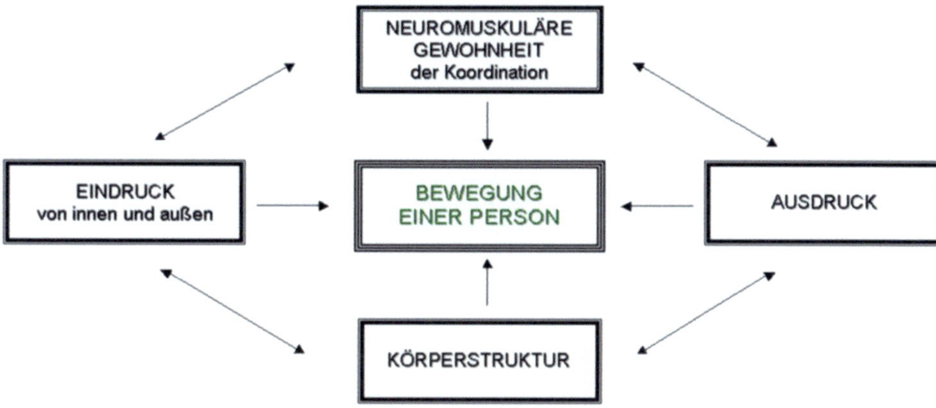

Die verschiedenen **Bewegungs-Schulen** setzen schwerpunktmäßig an jeweils einer dieser Rahmenbedingungen an:

Feldenkrais beschäftigt sich z.B. vor allem mit erworbenen Automatismen von neuromuskulärer Koordination, *Sensory Awareness* mit den durch das Leben gefärbten Eindrücken, *Strukturelle Integration* mit der Körperstruktur und *Körpertheater* sowie *Psychodrama* mit dem Ausdruck.

Aufgrund dieser Rahmenbedingungen ergeben sich **vier Strukturarten**, die die persönliche Bewegungsweise des individuellen Menschen prägen:

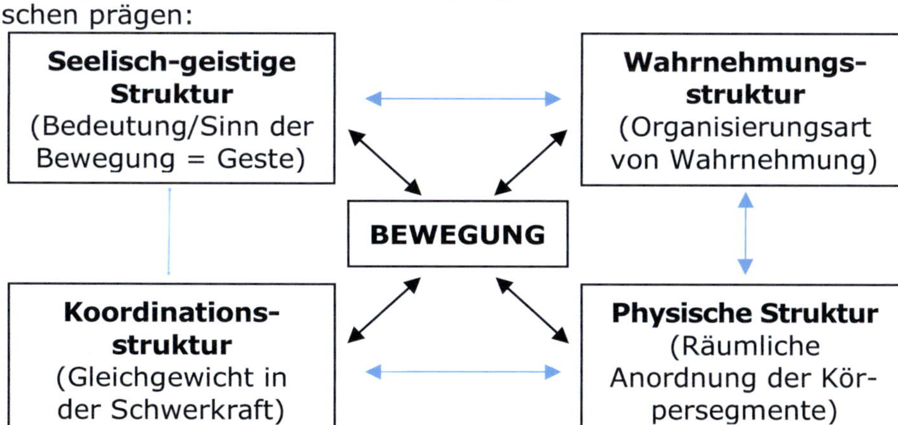

Motorische Zentren und Körpersegmente

Wir können **zwei Schwerkraft- bzw. motorische Zentren** unterscheiden:

	oberes Zentrum	**unteres Zentrum**
Ort	um T 4 / T 5	um L 3
Segmentbezug	Kopf, Nacken, Thorax, Arme	Becken, Beine
Energie	väterlich	mütterlich
Raum / Zeit	Zeit	Raum
Musikalische Referenzen	(tertiärer) Rhythmus (1-2-3, 1-2-3,...) Fähigkeit, den Grundrhythmus zu wechseln	Melodie und (binäre) Pulsation (1-2, 1-2,...) Pulsation liegt als Grundrhythmus dem Rhythmus zugrunde
Bewegungsinitiierung	Ellenbogen Die Bewegung geht vom Ellenbogen als Fixpunkt hin zu Hand und Schulter.	Knie Die Bewegung geht vom Knie als Fixpunkt hin zu Hüft- und Fußgelenken.
	Bei exzentrischer Bewegung sind Ellbogen- und Kniegelenke Fixpunkte. Bei konzentrischer Bewegung sind sie Semi-Fixpunkte.	

Die Verbindung zwischen beiden Zentren ist die innere Vertikale.

Abhängig von Intention und Kontext der Bewegung ist mal das eine, mal das andere Zentrum dominierend

Für Kampf und Auseinandersetzung ist die vom Grund her kommende Bewegung angemessen, für Flucht oder Zärtlichkeit ist die von oben her kommende Bewegung adäquat.

Davon abgesehen kann man folgendes idealtypische Dominanz-Verhältnis formulieren:

Die Beinbewegung wird *impulsiert/unterstützt* vom oberen motorischen Zentrum aus (Beispiel Rennen: dem Abstoßen der Beine geht eine Armbewegung Richtung Ziel voraus). Die Armbewegung wird *impulsiert/unterstützt* vom unteren motorischen Zentrum aus (z.B. unterstützen die Beine im Stehen die Armbewegung, bevor der Arm sich hebt).

Die **Beine** sind mehr als die Arme der Schwerkraft unterworfen und bewegen den Körper durch den **Raum**. Gleichzeitig schwingen sie beim Gehen pendelartig mit dem Becken von L 3 her.

Die **Arme** – relativ unabhängig von der Schwerkraft – balancieren den Körper während einer Bewegung. Ihre Pendelbewegung legt deshalb die Analogie ihrer Verbindung mit der **Zeit** nahe. So wie ein Dirigent die Zeit für das Orchester „hält''. Gleichzeitig sind sie frei für den gestischen Ausdruck im Raum, da sie – anders als die Beine – keine Stützfunktion haben.

Das obere Schwerkraftzentrum ist insofern bedeutsam, weil die erste Vertikale, die der Mensch als Kind erlebt, das aufrechte Sitzen ist. In dieser Haltung bewegt sich das Kind vom oberen motorischen Zentrum aus, macht seine Erfahrungen mit greifenden und empfangenden bzw. aufnehmenden Gesten.

Bei aller Bedeutung der beiden motorischen Zentren darf aber nicht übersehen werden, dass **Koordinationsmuster im *gesamten* Organismus** vorhanden sind. Die individuelle Art, eine bestimmte Bewegung auszuführen, ist nicht nur lokal vorhanden. Beispiel Schreiben: Wenn man einen Stift mit dem Fuß nimmt und schreibt, zeigt der Fuß immer noch die gleiche wesentliche Form wie die Handschrift. Intelligentes Arbeiten an der Bewegungsqualität der unteren Extremitäten wirkt sich also auf die Koordination der oberen Extremität aus und umgekehrt.

Die Diaphragmen zwischen den Körpersegmenten [Abb. 2.1]

Die Diaphragmen sind „Türen" zu den Lordosen der Körpersegmente. Diese Türen können geöffnet oder geschlossen sein.

Jede Lordose hat einen Übertragungspunkt zwischen den Diaphragmen:

- C 3 bzw. Os Hyoideus in der Halswirbelsäulenlordose
- L 3 in der Lendenwirbelsäulenlordose
- die Kniekehle in der Beinlordose

Deshalb hängen die Beziehungen zwischen den Diaphragmen u.a. von den Übertragungspunkten ab:

- L 3 ist wesentlich für die Spannungsverhältnisse zwischen Zwerchfell und Beckenboden.
- Das Knie ist wesentlich für die Spannungsverhältnisse zwischen Beckenboden und Fußsohlen.
- Os Hyoideus und C 3 sind wesentlich für die Spannungsverhältnisse zwischen Mundboden und Zwerchfell.

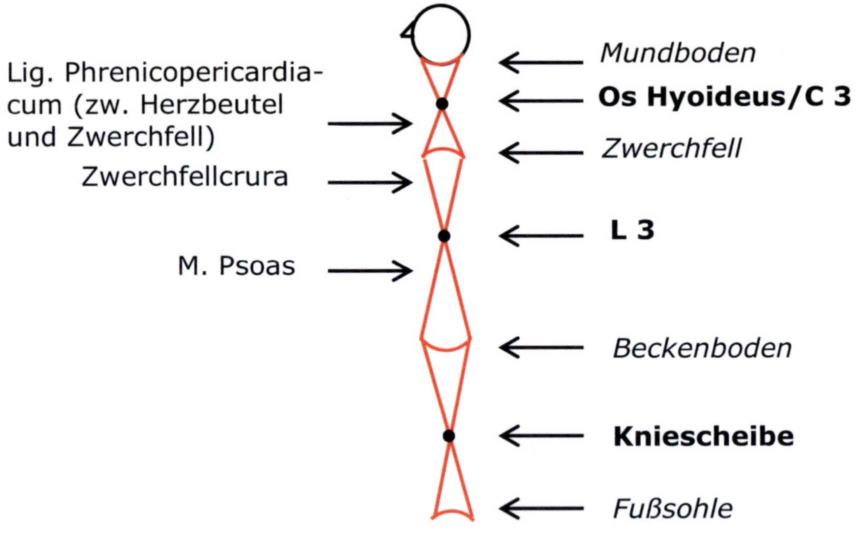

kursiv=Diaphragmen; fett=Übertragungspunkte

Abb. 2.1

Wahrnehmung und räumlicher Kontext

97% des Motor-Kortex haben eine sensorische Funktion, d.h. sie verarbeiten sensorische Informationen für die Bewegung, nur 3% haben eine motorische Funktion. (*M.Wiesendanger*, in: Journal de physiologie 4/1976, p.535)

Im Motorkortex sind alle Körperregionen repräsentiert, allerdings in unterschiedlicher Gewichtung: 1/3 des Motorkortexes nimmt der Kopf ein, 1/3 die Hand und 1/3 der Rest des Körpers. 1/3 dieses Restes wiederum nehmen die Füße ein. Das bedeutet: Die Wahrnehmungen von Händen und Kopf sind für die Wahrnehmung des gesamten Körpers überproportional wichtig.

Bewegungsprobleme sind also vor allem **Wahrnehmungs- bzw. sensorische Probleme**.* Gewohnte Bewegungsmuster sind dementsprechend vor allem gewohnte Wahrnehmungsmuster.

Wahrnehmung und Koordination sind zwei Seiten einer Medaille. Denn wenn sich die Wahrnehmung des Kontextes einer Bewegung verändert, ändert sich auch die Koordination, und umgekehrt. Wenn also einem Menschen ein Kontext der Bewegung „gegeben" wird, kann er Koordination lernen, obwohl diese eigentlich schwer lehrbar ist.

Koordination ermöglicht den Bewegungsfluss

Bewegungsfluss umfasst die Dimensionen von Raum und Zeit. Raum im Sinne von Raum und Gestalt im Raum, Zeit im Sinne von Zeitorganisation.

---

* Den Hafenarbeitern der ersten Hälfte des 20.Jahrhunderts, die überwiegend Stückgut (oft in Form von Säcken) zu zweit oder dritt verstaut haben, war das noch bewusst. Sie drückten es so aus: „Die Arbeit ist zur Hälfte eine der Augen. Sich selber, die Bewegung des Sackes und des Arbeitskollegen zu sehen ist ebenso wichtig wie die Muskelkraft." (Hafenmuseum in Bremen)

Räumlicher Kontext von Bewegung (Körperschema)

Eine entscheidende Rolle bei der Bewegung spielt neben dem Körperimage, das ein Mensch von sich hat (siehe S. 82), das innere Körperschema, ein inneres Körperbild über räumliche Beziehungen. Es beeinflusst lokal und global die Muskelkoordination und basiert auf Wahrnehmung, d.h. auf propriozeptiven und Sinneseindrücken (vor allem auf peripherem Sehen). Es ist nicht durch die Körpergrenzen begrenzt, sondern schließt den umgebenden Raum mit ein. Das beinhaltet Projektionen von Richtungen und Grenzen in den Raum hinein. Das Körperschema funktioniert oft unbewusst und automatisch.

Ein partieller Verlust der Fähigkeit zur räumlichen Projektion und zur Wahrnehmung des umgebenden Raums führt zum Verlust des stimulierenden Input. Umgekehrt bewirkt der fehlende Input eine mangelhafte Raumwahrnehmung und die (partielle) Unfähigkeit, räumliche Richtungen bzw. Grenzen zu projizieren, wodurch die Bewegungskoordination gestört wird. Die Ursachen können organisch oder/und seelischer Natur sein - z.B. in Form traumatischer Verletzungen oder seelischer Entwicklungsstörungen. Wenn ein Klient etwa eine mangelhafte Orientierung des Kopfes im Raum zeigt und/oder wiederholt sich den Kopf stößt, so ist das unbewusste innere Körperschema in Bezug auf den Kopf unvollständig, weil seiner „innere Karte" im Gehirn eine funktional adäquate Repräsentation dieses oberen Poles fehlt.

Aus diesen Gegebenheiten ergibt sich als Konsequenz bezüglich Wahrnehmung und Bewegung eine Dreiecksbeziehung:

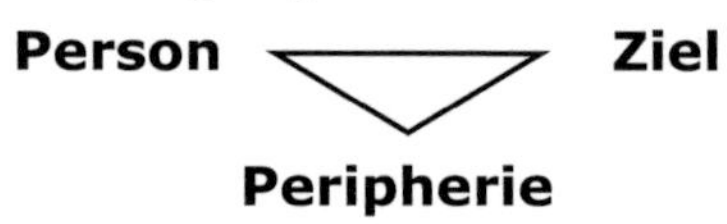

Feedforward und Feedback einer Bewegung

Vorbewegung – das ist der Moment, in dem sich unser Körper auf die Bewegung vorbereitet, die wir beabsichtigen. In diesem Moment organisiert sich der gesamte Körper von Kopf bis Fuß, um das Gleichgewicht zu halten, während die Bewegung ausgeführt wird. Sobald diese Ganzkörper-Orchestrierung stattgefunden hat, braucht es viel Energie, um die Bewegung umzuleiten. Beispiel: Ein Junge hat seine Hand erhoben, um einen nervigen kleinen Bruder zu schlagen. In diesem Moment kommt seine Mutter herein. Dem Jungen ist fast unmöglich, die Vorbewegung eines Schlags als etwas

Harmloseres zu tarnen, wie z.B. sich am Kopf zu kratzen. In der Gewichtsverlagerung und der tonischen Vorbereitung von Kopf bis Fuß wird die Bewegungsabsicht des Körpers zum Ausdruck gebracht. und die Bewegung selbst ist bestimmt.

Bevor die Bewegung beginnt, findet also eine Vor-Bewegung statt. Diese entsteht durch die Bildung einer Wahrnehmungsbeziehung mit der inneren oder äußeren Welt (Feedforward). Feedforward ist eine Vorstellung bezüglich der räumlichen Orientierung von Aufmerksamkeit und Intention sowie eine Vorstellung der Beziehung zur Schwerkraft. Feedforward ist antizipatorisch, d.h. es nimmt die Bewegungsausführung mental vorweg. (Siehe S. 56 ff.)

Das Feedback (Nachkorrigieren) einer Bewegung ist verbunden mit einem Gefühl für die Bewegung, während sie abläuft.

Weil Bewegung in 60 Prozent der Fälle so schnell ist, dass sie nicht durch Feedback-Informationen gesteuert werden kann, hat das Feedforward eine enorme Bedeutung für die Bewegung.

Wenn es gelingt, ein günstiges Feedforward zu etablieren, indem die Wahrnehmung (von Eigengewicht und Orientierung im Raum) sich verbessert und die Fähigkeit zur Projektion von Vektoren im Raum wächst, so ermöglicht dies eine Vorbewegung, die nicht von Kontrolle, Verstand, Gewohnheit und Automatismen behindert wird. Eine überschüssige, unbewusste Aktivität von Haltungsmuskeln wird minimiert. Darüber hinaus kann Feedforward das Feedback verbessern. Praktische Hinweise dazu auf S. 92 f. und 189.

Im Laufe des Lebens, besonders in der Kindheit, lernt der Mensch Situationen im Gegenüber von Objekten (Menschen, Gegenständen usw.) zu bewältigen, indem er sie zunächst sinnlich wahrnimmt und sich ihnen gegenüber verhält. Dieses Bewältigen kreiert in ihm Bilder der Objekte, die er abgrenzt von seinem Selbstimage. Denn mit der Zeit werden die Objekte vertraut und deshalb bei neuerlichen Begegnungen nicht mehr frisch wahrgenommen, sondern aus der Erinnerung heraus vorgestellt. Dieses Vorstellen erzeugt nun gleichzeitig die Art und Weise einer Vor-Bewegung, die bei früheren Begegnungen mit den Objekten entstanden ist; gefärbt von bestimmten Gefühlen und Gedanken.

Im Endeffekt heißt das aber, dass Bewegungen mit einem erinnerten Image von einem Objekt beginnen und die Vor-Bewegung mehr auf dem Image beruht als auf einem unvoreingenommenen aktuellen sinnlichen Eindruck von dem Objekt. Dieser Umstand behindert – in der aktuellen Beziehung zu Objekten - eine optimale Koordination und ein freies Fließen von Bewegung. Dies äußert sich etwa in einer ungünstigen Art der Vor-Bewegung, bei der kurz vor der intendierten Bewegung spezifische (parasitäre) Anspannungen erfolgen. Beispielsweise, indem vor dem Aufstehen die Gesäßmuskulatur angespannt, der Nacken verkürzt, und der Bauch eingezogen wird.

Der Mensch hält lieber an bekannten Images festhält, selbst wenn das unangenehme Gefühle oder körperlich-seelischen Schmerz hervorruft, als sich dem Unwohlsein auszusetzen, das mit dem Unbekannten, dem Neuen verbunden ist. Das äußert sich auch darin, dass er sich oft unsicher oder gar verängstigt fühlt, wenn er neue Bewegungen zu lernen versucht, was zu einem Vermeidungsverhalten durch zusätzliche Muskelaktivität und derart eingeschränktem Bewegungsfluss führt.

Um Bewegung zu ändern müssen wir die Vorbewegung ändern. Die Abhängigkeit aktueller Vor-Bewegung von alten Eindrücken kann jedoch nur aufgelöst werden durch die Herstellung einer sensiblen sensorischen Wahrnehmung in Bezug auf die Objekte und das eigene Verhältnis zu diesen Objekten. So kann die Vor-Bewegung adressiert und eine optimalere Bewegungskoordination hergestellt werden. In gewisser Weise „verschwindet" der Körper und es gibt nur noch Bewegung im Raum.

Wenn unsere Fähigkeit, sich an der Schwerkraft und am Raum zu orientieren, ausgeglichen ist, sind auch die Informationen, die unser Körper erhält, um Bewegungen zu organisieren, ausgeglichen. Dann verlängert sich in der Vorbewegung die Wirbelsäule, die Gelenke öffnen sich und die Bewegung, die entsteht, zeigt Anmut und Leichtigkeit.

Arten der Wahrnehmung

Unser „Bewegungssinn" (*Rudolf Steiner*) ist ein komplexes System, welches verschiedene Arten der Wahrnehmung beinhaltet:

<table>
<tr><th colspan="2">Interozeption
(Innenwahrnehmung)</th><th>Exterozeption
(Außen-wahrnehmung)</th></tr>
<tr><td colspan="2">Zweck: Orientierung des Körpers im Raum</td><td>Zweck: Beziehung zur Umwelt</td></tr>
<tr><td>Propriozeption
Wahrnehmen innerer Sensationen, die vermittelt werden durch:
- das Innenohr
- Rezeptoren im myofaszialen Gewebe (80% der Rezeptoren befinden sich im Fasziensystem, 20 % in den Muskelfasern)
- Rezeptoren in Haut und Gelenken
- Rezeptoren in Gefäßen und Drüsen</td><td>Expropriozeption
Wahrnehmen innerer Sensationen, die vermittelt werden durch:
- Menschen und umgebenden Raum (z.B. Temperatur, berührt-werden)
- die räumliche Stellung der eigenen Körperglieder und zugehöriger Gegenstände (z.B. Klaviertasten, Werkzeug))</td><td>Wahrnehmen der Umwelt
durch die Sinnesorgane
- Haut
- Ohr
- Auge
- Nase
- Mund</td></tr>
</table>

Die **Kopfstellung** ist für das Gleichgewichtsorgan im Ohr und für das Blickfeld von eminenter Bedeutung.

Es gibt zwei Typen sensorischer Wahrnehmung, sensorischer Struktur:

	„Reach"-Typ	„Push"-Typ
Orientierung	nach oben, raumorientiert	nach unten, bodenorientiert
Art der Innen-Wahrnehmung (siehe S. 59)	Expropriozeption	Propriozeption
dominantes Schwerkraft-zentrum / Motorisches Zentrum (siehe S. 52 f)	oberes Schwerkraftzentrum bei T 4	unteres Schwerkraftzentrum bei L 3 – S 2
Atemmuster	Einatmung dominiert	Ausatmung dominiert
Führende Körperregion bei Bewegungen	Kopf oder Schultern führen beim Gehen und beim Wenden	Füße oder Becken führen beim Gehen und beim Wenden
seelischer Typ	extrovertiert	introvertiert
seelische Ressource	Unterstützung durch Beziehung	Autonomie durch Abstand

Reach-Bewegungen sind greifen, sich ausstrecken nach etwas/jemandem, geben und nehmen, umarmen usw. **Push-Bewegungen** sind drücken, stoßen, wegschieben usw.

Insofern Bewegung mit Berührung verbunden ist, spielt der **Tastsinn** eine wesentliche Rolle. Dabei ist zu bedenken, dass der Mensch beim Tasten nicht nur berührt, sondern auch berührt wird. Die innere Reaktion auf das berührt werden färbt simultan Art und Qualität der Berührung.

Muskulatur, tonische Funktion

Doppelsinnige Muskeln: Ursprung und Ansatz können sich vertauschen. Besonders bei Becken- und Schultergürtelmuskeln können sich Ursprung und Ansatz an Gliedmaßen und Rumpf vertauschen (z.B. bei Armbeuge durch Klimmzug oder beim Gehen durch Rumpfbeugung).

Aktive Muskelverkürzung: Muskelfasern verkürzen sich, z.B. bei hochgezogenen Schultern.
Passive Muskelverkürzung: Faszien in und um den Muskel herum verkürzen sich, z.B. bei verkürzten ischiocruralen Muskeln.

Isometrische Muskelkontraktion = statische Tätigkeit. Der Muskeltonus ist erhöht bei gleichbleibender Muskellänge. Beispiel: Halten
Isotonische Muskelkontraktion = dynamische Tätigkeit (vorher ist meist eine isometrische Kontraktion notwendig). Die Muskellänge vergrößert sich bei gleichbleibendem Muskeltonus.

Konzentrische Muskelkontraktion = Bewegung mit Muskelverkürzung. Beispiel: Gewicht anheben.
Exzentrische Muskelkontraktion = Bewegung mit Muskelverlängerung oder gleichbleibender (isometrischer) Muskellänge. Beispiel: Gewicht absetzen.

Muskeln wirken (auch bei eingelenkigen Muskeln) nicht nur auf ein Gelenk, sondern **auch auf fernerliegende Gelenke**. Und das in unterschiedlicher Weise, je nach Gesamtzusammenhang.
Das bedeutet umgekehrt: **Die Funktion eines Muskels ist abhängig von der Stellung der beiderseits ferner liegenden Gelenke.** Beispiel: Die Beugung des Unterarms durch den M. Biceps brachii ist nur möglich bei fixiertem Schulterblatt und fixiertem Schultergelenk.

Bewegungsabläufe bestehen aus **muskulären Gliederketten**

- An den Enden **geschlossene Ketten**. An dem einen Ende können sie geschlossen sein durch einen Widerstand (z.B. Erde, Kugel). Am anderen Ende durch das Eigengewicht (z.B. an der Kletterwand). Der Widerstand am Ende einer geschlossenen Kette kann eine „Kraftquelle" sein (z.B. fester Untergrund im Unterschied zu aufgeweichtem Boden).
- An den Enden **offene Ketten**.

Eine vorhergehende Dehnung kann die Muskelkraft verstärken. Voraussetzung: Der Muskel ist elastisch genug. Bei kalter Muskulatur besteht die Gefahr von Faserrissen.

Die **Muskeln des oberen Nackenbereichs** im Übergang zwischen Occiput und Halswirbelsäule **beeinflussen die Muskelspannungen des gesamten Körpers**.

Tonische und phasische Muskeln

Die „tonischen" Muskeln sind vor allem Haltungsmuskeln (= Antigravitationsmuskeln) und sorgen für das notwendige Gleichgewicht bei Bewegungen. Darüber hinaus sind sie eher für kleine, langandauernde oder isometrische Bewegungen zuständig. Sogar während des Schlafens gibt es tonische Muskelaktivität. Nervensystem, tonische Muskeln und die dazugehörigen Faszien bilden das „tonische System".

Wichtige Antigravitationsmuskeln sind: M. Soleus, ischiocrurale Muskulatur, M. Triceps surae, M. Quadaratus lumborum, M. Transversus abdominis und Mm. Erector spinae.

Die „phasischen" Muskeln führen eher große, kurze und intensive Bewegungen aus.

Wichtige phasische Muskeln sind: M. Serratus anterior, unterer Anteil des M. Trapezius, Mm. Rhomboidei.

Die meisten Muskeln können sowohl phasische wie tonische Funktionen übernehmen, sie gehören aber dennoch überwiegend einer der beiden Gruppen an.

Die Körper-Diaphragmen sind eher phasische als tonische Muskeln. Bei vielen Bewegungen (z.B. beim Springen) agieren sie als eine funktionale Einheit. Wenn die Diaphragmen (z.B. der Beckenboden) längere Zeit als Stabilisatoren (also tonisch) benutzt werden, verlieren sie ihre Fähigkeit zur Dynamik.

Tonische Muskulatur und tonische Funktion

Vor (!) und bei jeder Bewegung werden die tonischen Muskeln mehr oder weniger aktiv. Schon die gedankliche Vorwegnahme einer Bewegung führt zu einer Aktivierung der tonischen Muskeln So erhöht sich z.B. der Tonus des M. Soleus, bevor der Arm (!) angehoben wird.

Die tonische Funktion arbeitet auf der Ebene des Hirnstamms und der Gamma Motor Neuronen. Sie kann deswegen nicht willentlich (über Kortex und Alpha Neuronen) beeinflusst werden.

Alpha Motor Neuronen	*Gamma Motor Neuronen*
Sie bewirken die Muskelarbeit durch direkte willentliche Kontrolle oder durch indirekte Kontrolle via Gamma Motor Neuronen (Gamma loop). Die meisten Alpha Neuronen haben sensorische Funktion. Insofern ist die gebräuchliche Bezeichnung dieser Neuronen als *Motor*-Neuronen irreführend.	Cerebellum und Medulla beantworten räumliche Orientierung mit dem Befehl zum Feuern der Gamma Motor Neuronen. Diese bewirken eine Muskelaktion durch einen Stretchreflex der Agonisten. (Gamma loop) Dieser Vorgang hemmt die Antagonisten, wodurch die Agonisten weniger Kraft aufwenden müssen.

Via Stretchreflex in den Muskelspindeln wird die Entspannung der Muskulatur insgesamt und speziell der tonischen Muskeln sowie der Antagonisten mehr oder weniger stark beeinträchtigt bzw. gehemmt. Je nachdem, wie hoch oder niedrig die Erregungsschwelle ist. Ist die Schwelle hoch (= niedrigere Ladung in den Muskeln), dann ist der Körper weicher; ist sie niedrig (= hohe Ladung in Muskeln), dann ist der Körper fester. Es entwickelt sich eine Schleife: Entweder führt hohe Ladung zu einem schnell und stark auftretenden Stretchreflex bei weiterhin hoher Ladung. Oder niedrige Ladung führt zu einem verringerten Stretchreflex und weiterhin niedrigerer Ladung. Im ersten Fall wird Bewegung energieaufwendiger und weniger flüssig, allerdings auch stabiler.

Der Stretchreflex in den tonischen Muskeln und den Antagonisten kann jedoch indirekt gehemmt werden durch Feedforward (siehe S.56 ff. und 100 f.), d.h. durch den Einsatz des räumlichen Orientierungssinnes (Sinneswahrnehmungen in Bezug auf Ziel und Objekt der Bewegung, aber auch der Umgebung, des Windes auf der Haut usw.) und durch den Einsatz des Sinnes für die Schwerkraft, für den Boden. Die notwendige Muskelaktivität der Agonisten erfolgt dann (mit dem geringst möglichen Energieaufwand) durch den Stretchreflex der Agonisten. Folge: Die Bewegung erfolgt im Ausdehnungsmodus (siehe S. 69 ff.) und von innen heraus, d.h. vom Stammhirn her.

Beispiel: Wenn die suboccipitalen Muskeln und der M. Erector spinae durch die Wahrnehmung zweier Richtungen (Boden einerseits und Raum bzw. beabsichtigte Bewegungsrichtung andererseits) entspannen, dann kann das beim Gehen den Stretchreflex in der ischiocruralen Muskulatur hemmen und einen Stretchreflex in der Iliopsoasmuskulatur hervorrufen, der das Knie reflexartig nach vorn führt.

Die Faszien (Lebendige Matrix)

Faszien (Lebendige Matrix)		
Extrazelluläre Matrix	**Zytoplasmatische Matrix (Zytoskeleton)**	**Kern-Matrix (Karyoskeleton)**
Bindegewebe * mit Grundsubstanz	Mikroskeleton der Zelle	Mikroskeleton des Zellkerns

Die Elemente der drei Arten der lebendigen Matrix befinden sich in einem wässrigen Milieu als Grundlage der Kommunikation und Regulation.

Die lebendige Matrix formt ein kontinuierlich in sich verbundenes System durch den lebendigen Körper. Es besteht aus einer Kombination von festen Druckkomponenten und flexiblen Spannungskomponenten (Tensegrity). Dieses Netzwerk besitzt die Fähigkeit, Vibrationen als Signale zu erzeugen und weiterzuleiten. Diese Vibrationen erfolgen in Form von mechanischen Tonwellen (Phonons), elektrischen Signalen (entlang der Proteine), magnetischen und elektromagnetischen Feldern, Hitze, Licht und solitären Wellen. Letztere bedeuten einen Transport ohne Energieverlust und sind hochsensibel für „Störungen" durch kleinste externe Energiefelder.

Die lebendige Matrix ist ein kontinuierliches Ganzes, das es ermöglicht, dass die Teile des Organismus koordiniert zusammenarbeiten und jede Zelle weiß, was jede andere Zelle tut.

Das Fasziensystem ist also ein eigenständiges Informations- bzw. Kommunikationssystem, welches das Nervensystem auf verschiedene Weise ergänzt. Funktionelle Probleme - etwa der Bewegung - und Erkrankungen des Organismus sind vielfach besser verständlich, wenn sie als Verlust bzw. Beeinträchtigung der systemischen Kooperation des Organismus aufgefasst werden.

Die Faszien sind ein wesentlicher Faktor des Bewegungssystems und seiner funktionalen Qualität. (Siehe auch S. 69 ff.)

---

* Bis vor einigen Jahren bezeichnete der Begriff *Faszien* nur die bindegewebigen Anteile der Muskulatur als eine Untergruppe des Bindegewebes. Inzwischen werden in der wissenschaftlichen Nomenklatur die Begriffe *Faszien* und *Bindegewebe* mehr und mehr synonym verwendet.

Umgekehrt werden die Faszien von der jeweiligen Bewegungsqualität beeinflusst. So führt z.B. eine mangelnde oder dysfunktionale Bewegung in der Grundsubstanz des Bindegewebes zu einer Verringerung des Flüssigkeitsvolumens, zur Verfestigung und zum Ansteigen körperfremder Partikel und Gifte.

Neuere Untersuchungen haben nachgewiesen, dass die Faszien Myofibroblast-Zellen enthalten und deshalb in der Lage sind, sich aktiv zusammenzuziehen. Diese Fähigkeit drückt sich zum einen in chronischen Gewebskontraktionen aus, die strukturverändernd wirken können; zum anderen in muskelähnlichen zellulären Kontraktionen von einer Dauer zwischen Minuten und Stunden, welche die Biomechanik beeinflussen können. (*Schleip, R.* u.a., Veröffentlichungen in: *Med Hypotheses* 65 und 66 (2005 und 2006)

Der Zusammenhang zwischen der lebendigen Matrix der Faszien und dem Nervensystem stellt sich wie folgt dar:

Zum einen beeinflussen die bindegewebigen Gliazellen der Nerven die neuronale Signalübertragung entscheidend mit. Zum anderen stellt die lebendige Matrix – wie bereits erwähnt - ein eigenständiges lokomotorisch-sensorisches Kommunikationssystem dar.

Die Matrix der Faszien ist 10-20 mal so schnell wie das Nervensystem. Auf diesen Umstand sowie auf die Tatsache, dass 80% der sensorischen Nervenendungen sich im Fasziensystem befinden, führen Wissenschaftler folgende Phänomene zurück:

- Die unmittelbare Reaktion von Sportlern sowie das intuitiv perfekte Reagieren von Meistern asiatischer Kampfsportarten auf die Aktionen des Gegners laufen um einiges schneller ab als die senso-motorischen Ströme des Nervensystems, die selbst bei den (relativ schnellen) Reflexen an den Synapsen verzögert werden.
- Manche Tänzer bewegen sich in Trance scheinbar mühelos, wobei keinerlei elektromyographische Signale messbar sind.
- Praktizierende von SI und anderer Arten von Körperarbeit stellen immer wieder fest, dass die manuelle Arbeit mit dem Bindegewebe bei Klienten Erinnerungen (Engramme) aus ihrer Biografie hervorruft. Offensichtlich bildet die lebendige Matrix einen eigenständigen Erinnerungsspeicher neben dem Gehirn, eine Art Gewebe- und Zellgedächtnis.
- *Emilie Conrad* erzielt erstaunlichen Erfolge durch ihre Bewegungs-Arbeit (*Continuum*) mit paralysierten Menschen.

Struktur und Funktion

> „Die Antithese zwischen Struktur und Funktion, zwischen Morphologie und Physiologie basiert auf einem statischen Verständnis des Organismus. Bei einer Maschine gibt es ein fixiertes Arrangement, das in Bewegung gesetzt werden kann, das sich aber auch im Ruhezustand befinden kann. Auf lebendige Organismen trifft diese Trennung zwischen einer vorgefertigten Struktur und Prozessen, die in dieser Struktur ablaufen, nicht zu.
>
> Denn der Organismus ist der Ausdruck eines andauernden, geordneten Prozesses. Andererseits wird dieser Prozess aufrechterhalten durch zugrundeliegende Strukturen und organisierte Formen. Was in der Morphologie als organische Formen und Strukturen beschrieben wird, ist in Wirklichkeit ein momentaner Querschnitt durch ein räumlich-zeitliches Muster.
>
> Was wir Strukturen nennen, sind langsame Muster von langer Dauer, Funktionen sind schnelle Prozesse von kurzer Dauer. Wenn wir sagen, dass eine Funktion wie etwa die Kontraktion eines Muskels von einer Struktur ausgeführt wird, bedeutet dies, dass eine schnelle und kurze Prozess-Welle auf einer lang andauernden und langsamen Welle reitet."
>
> *Karl Ludwig von Bertalanffy* (Biologe, 1901-1972)

Die sichtbare Bewegung/Haltung besteht aus einem strukturellen und einem funktionalen Element. Die Muskulatur mit ihrer Spannung (Tonus) ist materieller Träger des funktionalen Aspekts, die Faszien/das Bindegewebe sind Träger des strukturellen Aspekts von Bewegung. Den – unsichtbaren – Hintergrund bildet die Schwerkraft/Stützkraft. (siehe Grafik auf S. 68)

Es ist sinnvoll, zu unterscheiden zwischen dem funktionalen Element und dem strukturellen Element, zwischen *Haltung* und *Struktur*. Denn unsere Haltung ist willentlich beeinflussbar, jeden Moment können wir sie verändern. Die Struktur dagegen ist willkürlichen Veränderungen weitgehend unzugänglich.

Obwohl der funktionale Anteil einer Bewegung komplexer ist als der strukturelle Anteil, ist er bei der Wahrnehmung von Bewegung einfacher festzustellen als der konstantere und weniger komplexe strukturelle Anteil. Denn die Körperstruktur enthält stets Haltungselemente, die bei der Analyse von Bewegung nicht ganz herauszuhalten sind.

Am ehesten und reinsten sichtbar zu machen ist das strukturelle Element bei einer stehenden Haltung. Voraussetzung ist, dass der Körper möglichst entspannt steht, ohne entweder der Schwerkraft nachzugeben oder überkompensierend gegen sie anzukämpfen.

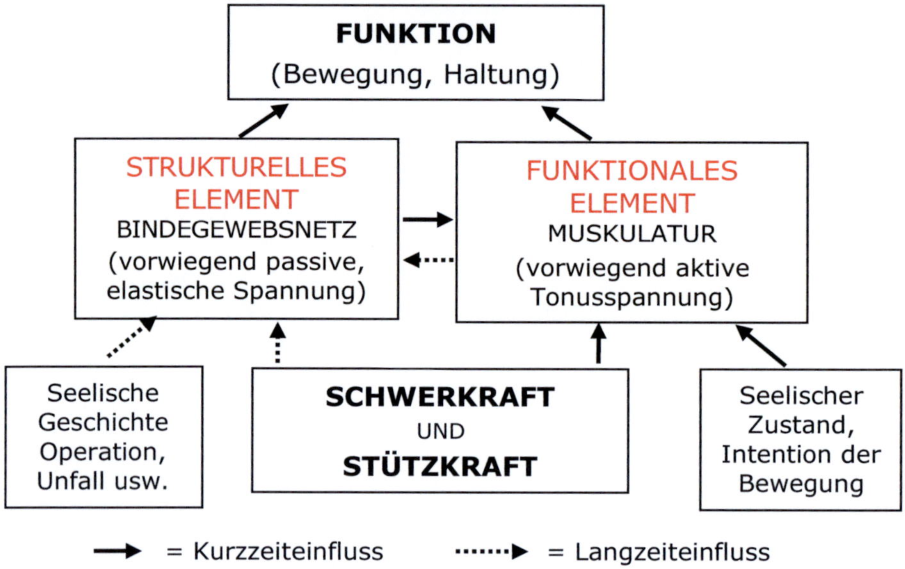

Ökonomie der Bewegung

Vorbemerkung

Der Begriff der Ökonomie der Bewegung im engeren, physischen Sinne beinhaltet eine minimale Erzeugung *thermischer* Energie (= kinetische Wärmeenergie der Moleküle) sowie eine maximale Umsetzung der verbrauchten *chemischen* Energie in Bewegungsenergie. Daneben gilt es, eine Überlastung mechanischer Strukturen (Gelenke usw.) zu vermeiden.

Im weiteren Sinne schließt der Begriff die *seelische Dimension* von Bewegung als Ausdrucksmittel des Menschen mit ein. Ökonomie könnte man auf dieser Ebene als innere Kongruenz und Authentizität charakterisieren.

Zwischen physischer und seelischer Ökonomie bestehen enge Wechselwirkungszusammenhänge.

Obgleich es in Fragen der Bewegungsökonomie Gesetzmäßigkeiten gibt, kann es immer nur *individuelle* Lösungen geben, d.h. Ökonomie der Bewegung kann in der Arbeit mit dem konkreten Einzelmenschen immer nur aus seiner Einzigartigkeit und seiner Lebenssituation heraus verstanden und gefördert werden.

Fokus der Bewegungsökonomie ist vor allem die **Bewegungsinitiierung**, da diese mehr Energie erfordert als die Verstärkung einer bereits begonnenen Bewegung (Trägheitsgesetz).

Bewegung wird stets initiiert durch Herbeiführen eines Ungleichgewichts der **Kräfte**. Die Kräfte sind: Schwer- und Stützkraft, Faszienspannung sowie Muskelkraft/-tonus.

Daraus ergeben sich 2 Möglichkeiten der Bewegungsinitiierung:

- **Verkürzungsmodus:** Muskeltonuserhöhung (insgesamt und speziell bei den Agonisten, d.h. den Muskeln, die die Bewegung aktiv ausführen) oder
- **Ausdehnungsmodus:** Tonusreduzierung (insgesamt und speziell bei den sogenannten Gegenspielermuskeln (Antagonisten), die sich verlängern, wenn die Agonisten sich verkürzen)

Der **Bewegungsvorgang beim Ausdehnungsmodus** sieht folgendermaßen aus:

1. *Bewegungsinitiierung*: Durch Tonusreduzierung wird ein Ungleichgewicht der Kräfte herbeigeführt.

   Die dabei benutzten Kräfte sind:
   - Schwerkraft und Stützkraft der Erde
   - Elastische Kraft gedehnter Faszien

2. *Ablaufende Bewegung*: Sie geschieht durch Muskeltonuserhöhung.

   Die dabei benutzten Kräfte sind:
   - Die tiefliegende Muskulatur des Körperinneren (intrinsische Muskulatur) nimmt die Bewegung auf.
   - Die äußere Muskulatur (extrinsische Muskulatur) verstärkt und übersetzt die Bewegung in Arme und Beine.

     Erläuterung: Die äußeren Muskeln ziehen über mehrere Gelenke, haben daher größere Hebel und sind weiter von den Gelenkachsen entfernt. Somit haben sie die Tendenz, den Körper zu stauchen und die Gelenkgeometrie zu stören. Die tiefliegenden Muskeln, die meist nur über ein Gelenk ziehen, halten die Gelenke zentriert. Intrinsische Bewegungen sind eher langsam, klein und wellenförmig; extrinsische Bewegungen sind eher schnell, groß und eckig.

Es gibt allerdings einige Arten von **Bewegungen, für die der Ausdehnungsmodus ungeeignet ist**:

1. Ein statisches Beispiel: Beim „Armdrücken“, wenn der Arm so gedreht ist, dass die gegnerische Kraft seitlich (also quer zu den Muskeln Bizeps und Trizeps) zielt. Dann ist es nötig, sowohl den Bizeps wie den Trizeps maximal anzuspannen. Solche Situationen kommen – wenngleich etwas schwächer - auch im Alltag vor.
2. Ein dynamisches Beispiel: Nach dem Hochspringen, bevor man landet, spannen die Beinmuskeln Tibialis anterior und Gastrocnemii an (=Vorspannung durch Kontraktion von Agonisten und Antagonisten). Das wird z.T. sogar bindegewebig vermittelt durch die Membrana interossea zwischen den Knochen des Unterschenkels, so dass der Landungsruck klein bleibt gegenüber der Eigenspannung; d.h. der Fuß verändert seine Stellung beim Landungsruck nur wenig.

   Der Effekt ist besonders stark, wenn man vorher nicht sehen kann, was passiert, wenn also kein Feedforward möglich ist. Beispiele:

Es ist dunkel; man weiß nicht, wie der Untergrund ist; man trägt ein Gewicht und hat sich noch nicht angepasst).

3. Bei rhythmischen Bewegungen bremsen Muskeln oft die Bewegung.

Vier **Kennzeichen des Ausdehnungsmodus** bei der Bewegungsinitiierung**:**

1) Tonusreduzierung am Beginn einer Bewegung (allgemein und spezifisch) → elastische Kraft der Faszien wird nutzbar, weniger Muskelkraft ist nötig

↓ Dekompression des Körpers und der Gelenke

↘ der Körper „setzt sich" (Schwer- und Stützkraft)

↕

2) Verlängerung der Mittellinie(n) des Körpers | **3) Gleichgewicht des Körpers verbessert sich**

↓ Elastische Kraft der Faszien wird nutzbar | ↓ wenig ausbalancierende Muskelarbeit im Körper nötig

↕

4) Optimale Geometrie des Körpers im Raum macht **Scharnierfunktion der Gelenke** möglich

↓ Bewegung nimmt den kürzesten Weg

Erläuterungen zu den Kennzeichen des Ausdehnungsmodus

❖ **Verlängerung der Mittellinie des Körpers bei der Bewegungsinitiierung**

Die Konvexseite (Streckseite) des Rumpfes verlängert sich, die Konkavseite (Beugeseite) verkürzt sich nur soweit, wie unbedingt nötig ist. Geometrisch heißt das, dass die jeweilige Rotationsachse einer Bewegung sich auf der Konvexseite (Streckseite) befinden muss. Funktional heißt das, dass der Tonus der Muskeln auf der Konvexseite reduziert wird. Strukturell heißt das, dass die Faszien der Konvexseite in eine Dehnungsspannung gehen.

❖ **Nutzung der elastischen Kraft der Faszien**

Für ein erweitertes Verständnis des Zusammenspiels der physikalischen Kräfte und des myofaszialen Gewebes bei Bewegungsabläufen ist das Schnur-Pendel als Modell für gleichförmig-rhythmische Bewegung hilfreich. (Die folgenden Ausführungen hierzu verdanke ich Adjo Zorn und Monica Caspari.)

Bei der gleichmäßigen Pendelbewegung eines Schnurpendels handelt es sich zwar um eine mehr oder weniger schnelle Bewegung. Da sie aber in einem gleichmäßigen Rhythmus abläuft, ist sie „quasi-statisch", d.h. abgesehen von der Bewegungsauslösung braucht sie wie die (optimal ausbalancierte) statische Ruhehaltung - abgesehen von der Bewegungsauslösung - keine zusätzliche Energie, sondern lebt vom Zusammenspiel zwischen Schwerkraft (gravity) und Trägheit (inertia).

Am Punkt des größten Pendelausschlags kommt es ganz kurz zum Stillstand, weil die Trägheit gleich null ist. Die Schwerkraft bringt nun das Pendel zur Mitte, wo die Schwerkraft nicht mehr angreifen kann und deshalb das Trägheitsmoment am größten ist. Die Trägheit bewegt das Pendel nun zum anderen Pendelausschlag und das Spiel beginnt von vorn. [Abb. 2.2]

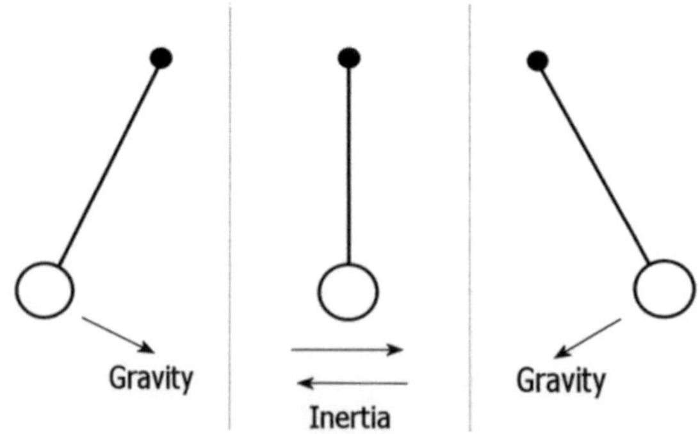

Abb. 2.2

Beim Gehen wirken Arme und Beine als Pendel zusammen [Abb.2.3].

Jedes Pendel hat seine eigene Frequenz, d.h. eine bestimmte Anzahl von Zyklen pro Minute [Abb. 2.4].

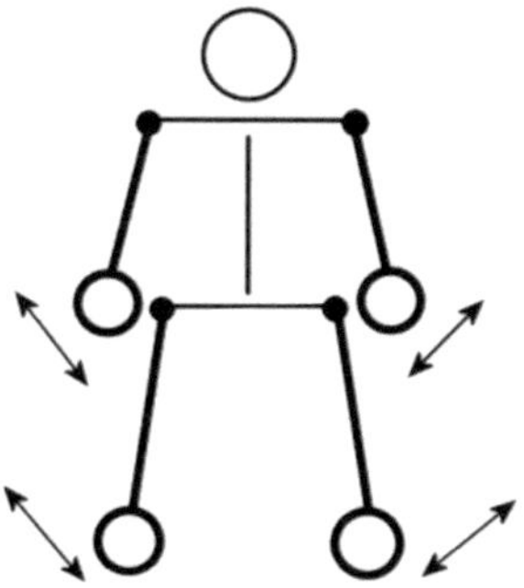

Abb. 2.3

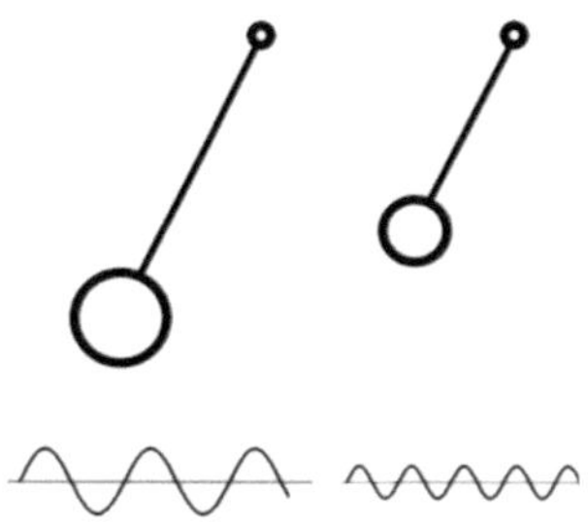

Abb. 2.4

Zwei miteinander verbundene Pendel mit der gleichen Frequenz wirken harmonisch zusammen, sie sind in Resonanz [Abb. 2.5].

Zwei miteinander verbundene Pendel mit unterschiedlichen Frequenzen bewirken irreguläre und chaotische Bewegungen, Energieverschwendung und Schäden [Abb. 2.6].

Ein Pendel kann (wie beim Metronom oder einer Uhr) durch Veränderung der Hebellänge justiert werden: je kürzer der Hebel, desto höher die Frequenz und desto größer mithin die Geschwindigkeit; je länger der Hebel, desto tiefer die Frequenz und desto geringer die Geschwindigkeit [Abb. 2.7]. Deshalb winkelt ein Läufer beim Rennen den Unterarm an. Denn so passt der die Frequenz (Geschwindigkeit) des Armschwingens der Frequenz des Beinpendelns an. Im Unterschied zu festen Körpern kommt beim lebendigen Körper dem Spannungszustand des myofaszialen Gewebes der Gliedmaßen (Hebel) eine mindestens ebenso große Bedeutung bei der Frequenzanpassung zu wie der Länge der Gliedmaßen.

Das in Abb. 2.8 und 2.9 gezeigte Feder-Pendel bewegt sich primär auf und ab. (Andere Pendel können horizontal oder im Kreis schwingen.) Eine gleichmäßig-rhythmische Bewegung des Spring-Pendels weist dieselben Charakteristika auf wie das Schnur-Pendel: es handelt sich zwar um eine mehr oder weniger schnelle Bewegung. Da sie aber in einem gleichmäßigen Rhythmus abläuft, benötigt sie - abgesehen von der Bewegungsauslösung - keine zusätzliche Energie, sondern lebt vom Zusammenspiel zwischen Federkraft (spring force), Schwerkraft und Trägheit.

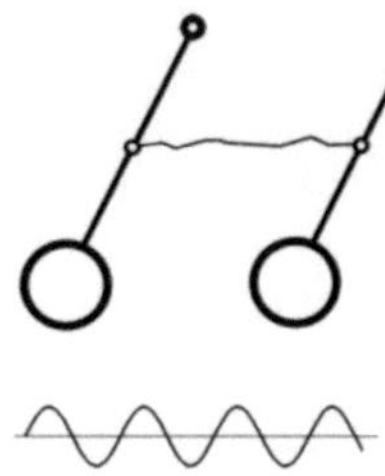

Abb. 2.5

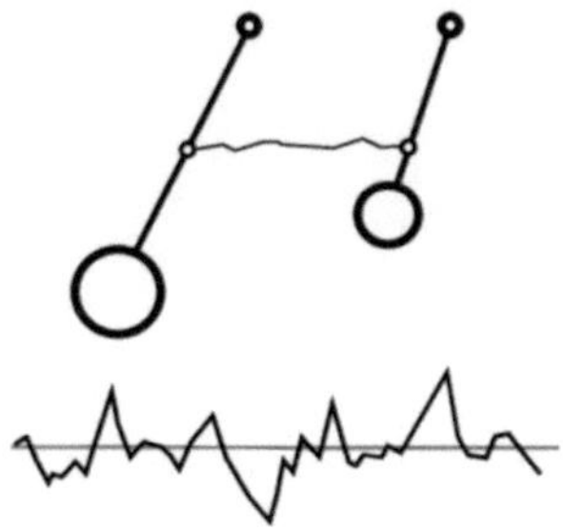

Abb. 2.6

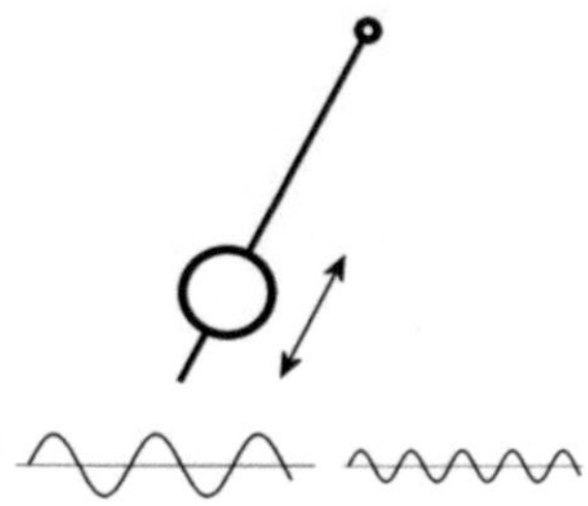

Abb. 2.7

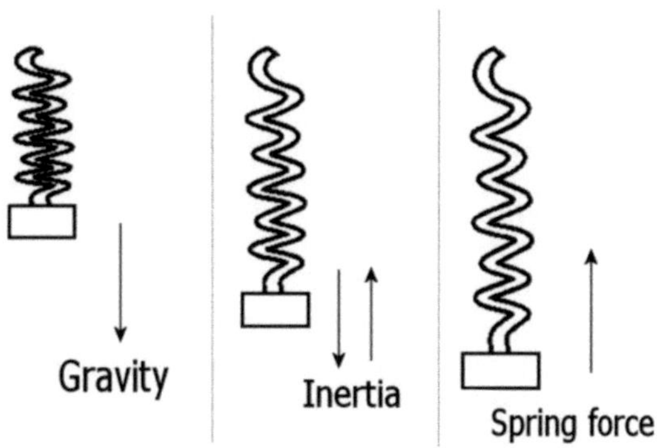

Abb. 2.8

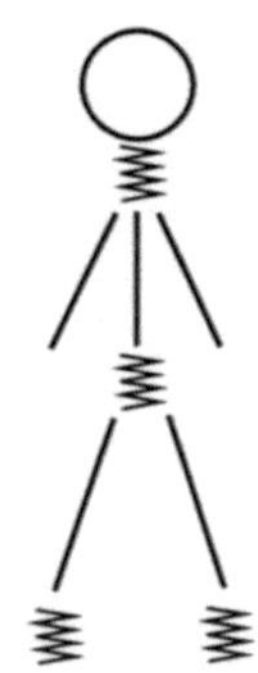

Abb. 2.9 *Feder-Pendel*

Wenn das Gewicht sich abwärts bewegt, dehnt sich die Feder aus. Gleichzeitig hat das Gewicht an Geschwindigkeit zugenommen, und deshalb verstärkt das Trägheitsmoment die Wirkung der Schwerkraft. Allerdings widersteht die Feder der Schwerkraft zunehmend, bis sie die Schwerkraft ausgleicht. Ab einem bestimmten Zeitpunkt hat die Feder durch die starke Ausdehnung so viel potentielle Energie gespeichert, dass diese größer ist als die Schwerkraft. Die potentielle Energie verwandelt sich in Bewegungsenergie (spring force), die das Gewicht beschleunigt, d.h.

mit zunehmendem Trägheitsmoment, nach oben schnellen lässt. Wenn das Trägheitsmoment sich erschöpft hat, beginnt das Spiel von neuem.

Beim Gehen und besonders beim Rennen spielt das Feder-Pendel-Prinzip eine große Rolle. Die Federn sind im menschlichen Körper das Bindegewebe mit all seinen Eigenschaften der Elastizität, der Schwingung (Frequenz) und somit des Rhythmus.

Wenn z.B. ein Läufer mit dem Fuß aufsetzt und im Knie einfedert, dehnen sich Achillessehne und Patellarsehne an der Kniescheibe beinahe wie Gummibänder und laden sich mit Energie auf. Beim Abdruck mit dem Fuß wird sie wieder freigegeben - und katapultiert den Sportler in die Höhe.

Die Muskeln kontrahieren beim Gehen überwiegend isometrisch, was viel weniger Energie erfordert als aktive konzentrische oder exzentrische Kontraktionen.

Dies erklärt z.B. die enorme Ausdauer von Menschen ursprünglicher Kulturen beim Gehen und Rennen (Wasserträgerinnen und Läufer z.B. in Afrika).

Die Bandscheiben sind im Wesentlichen vom Feder-Pendel-Prinzip bestimmt, hinzu kommt bei ihnen aber – ebenso wie bei Schultern und Rippen – ein rotierendes Element, das ebenso nach dem Feder-Pendel-Prinzip funktioniert (Torsionspendel).

Das Feder-Torsionspendel-Prinzip spielt bei Bewegungen häufig eine Rolle, nämlich immer dann, wenn es zu spiraligen Verschraubungen (Torsionen) kommt. So wird beim Handballsportler unmittelbar vor dem Wurf der Rumpf zwischen Kopf und Becken wie eine spiralige Feder aufgezogen. Im Moment des Ballwurfes wird die gespeicherte elastische Energie der Faszien freigesetzt, indem sich die Verschraubung explosionsartig löst. Der Rumpf schnell wie eine losgelassene Feder in die Mittelstellung zurück und über diese hinaus.

❖ Scharnierfunktion der Gelenke

Energiesparend ist eine Bewegung im Allgemeinen dann, wenn sie den kürzesten Weg vom Ausgangs- zum Endpunkt einer Bewegung(sphase) nimmt, weil: Energie = Kraft **x** Weg.

Deshalb ist eine geordnete Bewegung mit Hilfe der Scharnierfunktion wichtig. Beispiel: Eine geradeaus Beinbewegung beim

Gehen verbraucht weniger Energie als eine schlingernde Bewegung.

Der Begriff des Scharniers ist funktional, nicht anatomisch gemeint. Das anatomische Gelenk ist eine spezifische Knochenverbindung, erlaubt Bewegung und stellt die Beziehung zwischen den Knochen her. Das funktionale Gelenk (Scharnier) ist ein Resultat verschiedener anatomischer Verbindungen und der Ort, an dem die Bewegungsrichtung sich ändern kann. Manchmal sind anatomisches und funktionales Gelenk identisch, manchmal nicht. Beispiele für nichtidentische Gelenke: Im Fall des Kopfneigens nach vorn verläuft die horizontale (funktionale) Scharnierachse durch die Ohren; beim seitlichen Armheben befindet sich das funktionale Gelenk unterhalb vom anatomischen.

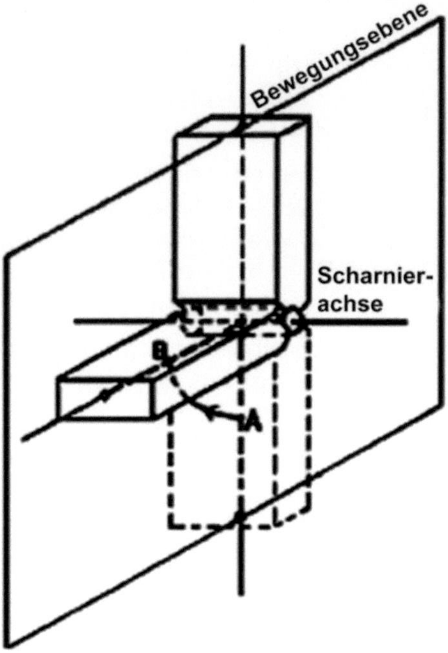

Abb. 2.10

Die Scharnierachse sollte sich zur Bewegungsebene in einem Winkel von 90° befinden, sodass die Bewegung nicht von der intendierten Richtung abweicht [Abb. 2.10].

Zuvor entfernt sich die Scharnierachse durch Reduzierung des Muskeltonus etwas nach distal, also weg vom Körperzentrum, wodurch das Gelenk dekomprimiert und ein müheloses Körpergleichgewicht aufrechterhalten werden kann. Beispiel: Vor dem Neigen des Kopfes nach unten bewegt sich die Horizontalachse, die durch die Ohren geht, etwas nach oben.

Diese Zusammenhänge gelten auch für komplexere Bewegungen mit mehr als eine Bewegungsebene. Aus einem Arrangement von Bewegungsrichtung, Bewegungsebene und Scharnierachse wird eine Kombination mehrerer bis unendlich vieler Arrangements. Dies lässt sich dann allerdings geometrisch nur noch schwer darstellen.

Weitere Aspekte eines ökonomischen Bewegungsablaufs

❖ Bewegungsfluss

Bewegungsfluss kann in zweierlei Hinsicht betrachtet werden:

1. als *gestaltformender Bewegungsfluss (shape flow)*:
   Ausdehnung und Zusammenziehung des Körpers (ein- und ausatmen, aufnehmen und ausscheiden, sich ausstrecken bzw. greifen nach angenehmen Stimuli und sich zusammenziehend wegbewegen von unangenehmen Stimuli).

   Der Bewegungsfluss kann dabei eher frei oder gebunden sein. Beide Formen können positiv sein (z.B. gebunden bei präziser Arbeit oder frei beim Improvisationstanz) oder negativ (z.B. gebunden aufgrund seelischer Hemmungen und frei aufgrund der Unfähigkeit für kontrollierte Bewegungen mit klarer Richtung).

freier Fluss	gebundener Fluss
unkontrolliert	kontrolliert
keine feste Richtung	Richtung
Antagonisten und Antigravitationsmuskeln arbeiten *nicht* aktiv mit	Antagonisten und Antigravitationsmuskeln arbeiten aktiv mit
Bewegung: exzentrisch	Bewegung: konzentrisch
Aufmerksamkeit: peripher	Aufmerksamkeit: fokussiert

2. als *Spannungsfluss (tension flow)*, d.h. als Bewegungsfluss zwischen freier und gebundener Bewegung

❖ Das Prinzip zweier Richtungen

Bei jeder Bewegung wird ein Teil des Körpers vom Rest des Körpers weg oder zu ihm hin bewegt (Aktion). Der Rest des Körpers erfährt eine Massebeschleunigung in entgegengesetzter Richtung (Reaktion auf die Bewegung). Durch diese Reaktion hebt sich das Drehmoment auf. So wird beim Gehen der Impuls des nach vorne schwingenden Beines, der das Gleichgewicht stört, durch das Zurückschwingen des Armes z.T. neutralisiert. Ein Rest der Bewegungsenergie wird in die Erde abgeleitet und geht dort durch „Reibung" verloren. So kann ein müheloses Gleichgewicht in einer offenen Bewegung, ohne Verkürzungen im Körper entstehen.

Die sensomotorische Orientierung des Menschen in zwei Richtungen (intendierte Bewegungsrichtung und weg davon) bewirkt eine ausgeglichene Spannung zwischen beiden Bewegungsrichtungen, und der Körperschwerpunkt besitzt selbst bei mehrfacher Neigung der Vertikalachse eine optimale Position. Ein Beispiel zeigt Abb. 4.9 auf S. 152.

❖ **Durchlässigkeit für Bewegungsenergie**

- Um den Energieaufwand zur Wahrung des Gleichgewichts minimal zu halten, sollte auch die für die Reaktion aufgewendete Energie minimal sein. Hierzu müssen bei der Bewegung alle Teile des Körpers mit der beabsichtigten Bewegungsrichtung harmonieren, indem sie durchlässig - d.h. ohne Blockierung - für die Bewegungsenergie sind, sonst arbeiten verschiedene Körperteile gegeneinander statt miteinander. Ein Negativbeispiel: Ich strecke jemandem die Hand zur Begrüßung entgegen, ziehe dabei aber die Schultern nach oben und den Brustkorb zurück.
- Die Gelenke, die konzentrisch oder exzentrisch bewegten Gelenken benachbart sind, bleiben relativ offen während der Bewegung. So sollten bei Bewegungen des Ellbogens Hand- und Schultergelenke und bei Bewegungen des Knies Hüft- und Fußgelenke nicht unnötig komprimiert werden.
- Ausholen zur Bewegung, Bewegung mit Schwung. Die Bewegung wird also eingeleitet durch ein subtiles Schwingen in die Gegenrichtung der intendierten Bewegungsrichtung, beispielsweise vor dem Anschlagen der Klaviertasten.

❖ **Unterstützung durch tieferliegende Segmente**

Integrität der inneren Linie im Sinne eines dynamischen Gleichgewichts des Körpers. Wenn die innere Linie optimal ausbalanciert ist, haben die jeweils oberen Segmente bei jeder Bewegung genügend Unterstützung durch die tiefergelegenen Segmente, d.h. das Gewicht der involvierten Segmente ist vorn und hinten gleich bzw. angemessen verteilt.

❖ **Balance durch unbehinderte Bewegung in drei Ebenen** [Abb. 2.11]

Jede Bewegung durch Becken und/oder Schultergürtel beginnt optimalerweise im oberen oder unteren motorischen Zentrum (siehe S. 52 f. und 60) und wird „kontrolliert" durch Ellbogen und Knie als Fixpunkte oder Semi-Fixpunkten sowie durch den Kopf mit seinen raumorientierten Sinnesorganen. Kopf, Ellbogen und Knie repräsentieren damit die Bewegungsebenen im dreidimensionalen Raum: aufwärts (Kopf), vorwärts (Knie), seitwärts (Ellbogen).

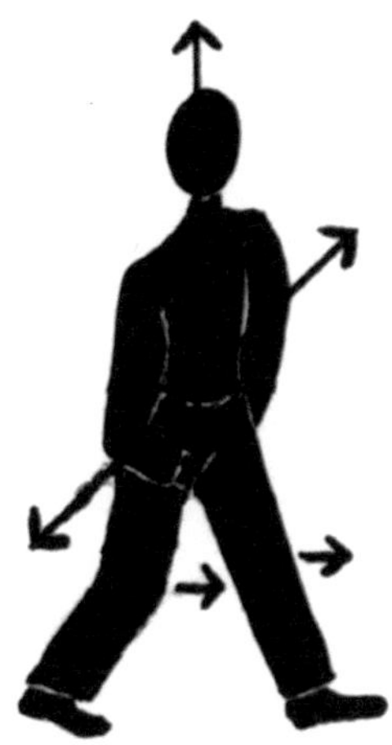

Abb. 2.11

❖ **Modulieren der tonischen Funktion** (Hemmen der Hemmung)

Vor (!) und bei jeder Bewegung werden die „tonischen" Muskeln (= Antigravitationsmuskeln) mehr oder weniger aktiv. Schon die gedankliche Vorwegnahme einer Bewegung (z.B. Armheben) führt zu einer Kontraktion der tonischen Muskeln (z.B. des M. Soleus). Nervensystem, tonische Muskeln und die dazugehörigen Faszien bilden das „tonische System".

Die tonische Funktion kann nicht willentlich beeinflusst werden (siehe S. 62 ff.).

Via Stretchreflex in den Muskelspindeln wird durch die tonische Funktion die Entspannung der Muskulatur insgesamt und speziell der tonischen Muskeln sowie der Antagonisten mehr oder weniger stark gehemmt. Damit wird Bewegung energieaufwendiger, extrinsisch - weil kortexabhängig - und weniger flüssig.

Der Stretchreflex in den tonischen Muskeln und den Antagonisten kann jedoch indirekt gehemmt werden in dem Sinn, dass der räumliche Orientierungssinn und der Sinn für die Schwerkraft eingesetzt werden. Die notwendige Muskelaktivität der Agonisten erfolgt dann (mit dem geringstmöglichen Energieaufwand) durch den Stretchreflex der Agonisten. Folge: die Bewegung erfolgt im Ausdehnungsmodus und von innen heraus, d.h. vom Stammhirn her.

Beispiel: Person A legt mit ausgestrecktem Arm die Rückseite ihres Handgelenks auf die Schulter einer vor ihr stehenden Person B. Person C versucht, den Ellenbogen von Person A nach unten zu drücken, also zu beugen. Person A kann dem Druck besser widerstehen, wenn sie nicht mit dem Muskel Trizeps brachii gegenhält, sondern sich stattdessen vorstellt, dass Energie aus den Fingern der Hand weit in den Raum nach vorn strömt. Grund: der Muskel Bizeps brachialis (Antagonist) bleibt so entspannt.

Umgekehrt beeinflusst die geschilderte Modulierung der tonischen Funktion die Sinne für Orientierung und Schwere günstig, weil die Möglichkeit von Störreaktionen der Gefühlsebene (limbisches Gehirn) verringert ist.

Beim Mittel der Modulation der tonischen Funktion ist die Rolle des Hirnkortexes also nicht, zu fragen: „Wie kann ich die Bewegung machen?'', sondern: „Was hindert mich daran?''

Neben den funktionalen Voraussetzungen, die tonischen Muskeln zu disengagieren, spielen natürlich die strukturellen Voraussetzungen der Balance eine wesentliche Rolle (z.B. Spannungsgleichgewicht zwischen Vorder- und Rückseite des Rumpfes).

Seelisch-sozialer Kontext

Neben der biomechanischen Ebene muss die Ebene subjektiver Bedeutung einer Bewegung (= Geste/Gebärde) beachtet werden (*phänomenologischer Ansatz*). Das heißt, sozialer und seelisch-gefühlsmäßiger Kontext sowie die Intention der Bewegung sind mit zu berücksichtigen.

Der aktuelle psycho-soziale Kontext einer Bewegung wirkt vor allem auf das funktionale Element (Muskulatur), die Biografie eines Menschen hingegen prägt das strukturelle Element (Faszien).

Anknüpfend an den Biologen *Bertalanffy* kann man sagen: Wenn wir die im Verlaufe eines Menschen-Lebens sich langsam verändernde Körperstruktur in einem räumlichen Gesamttableau anschauen könnten, würden wir eine einzige große Geste dieses Menschen sehen.

Seelische Entwicklung und Bewegungsentwicklung sind also nicht voneinander zu trennen. Beide funktionieren durch Imitation [Abb.2.12] und Übertragung.

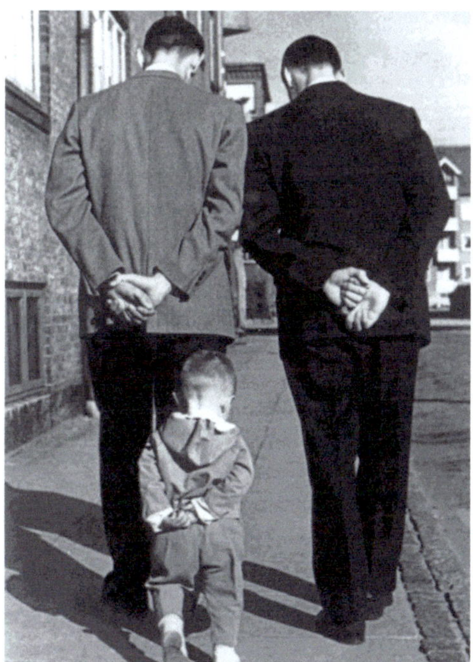

Abb. 2.12

Körperimage

Neben dem auf S. 56 beschriebenen Körperschema spielt in diesem Zusammenhang das jeweils bestehende Körperimage eine große Rolle. Dieses basiert auf der Biografie, auf Tabus, Idealen, Glaubenssätzen und Lebenshaltungen. Es beinhaltet die seelischen Bedeutungen, die der jeweilige Mensch seiner Wahrnehmung des eigenen Körpers gibt und die von daher seine Bewegung (Gestik) bestimmt.

So können Minderwertigkeitsgefühle ästhetischer Natur eine verkrampfte Haltung und Bewegung verursachen, z.B. das Verbergen eines „zu dicken Bauches" oder einer Skoliose.

Im Spiegel ist der Körper nicht *direkt* sichtbar. Denn zwischen dem Körper und dem Spiegel ist derjenige, der sieht, der ein Körper-Image bildet.

Das Körperimage funktioniert vom Großhirn her, indem es den sensorischen Input, die Wahrnehmung filtert und damit natürlich auch die Bewegungskoordination beeinflusst. Während das Körperschema mehr mit dem peripheren Sehen verbunden ist, ist das Körperimage mehr mit dem fokussierten Sehen verbunden.

Raum und Zeit

- Die Art, sich durch den Raum zu bewegen, hat auch etwas mit der Art der zeitlichen Orientierung zu tun. Menschen, die mehr zukunftsorientiert sind, haben eine Präferenz für den Raum *vor* ihnen und gehen eher schnell. Menschen, die mehr vergangenheitsorientiert sind, orientieren sich räumlich mehr nach *hinten* und haben einen eher langsamen Gang.
- Haltung und Bewegung eines Menschen ändern sich,
  - wenn der umgebende Raum als bedrückend oder weitend empfunden wird;
  - wenn der umgebende Raum nur eingeschränkt wahrgenommen wird in Bezug auf die Seiten, in Bezug auf vorn/hinten oder auf oben/unten [Abb. 2.13]. Dies führt zu Verlust an stimulierendem Input, wodurch die entsprechende Gegend im Motorkortex sich verkleinert. Dies wiederum schränkt die Raumprojektion noch mehr ein. Und so weiter. Ursache einer räumlichen Einengung der Wahrnehmung kann ein Trauma sein. So kann ein Unfall, verursacht durch ein von links kommendes Auto, eine nachhaltige Vermeidung der linken Raumseite beim Sehen und bei Bewegungen bewirken.

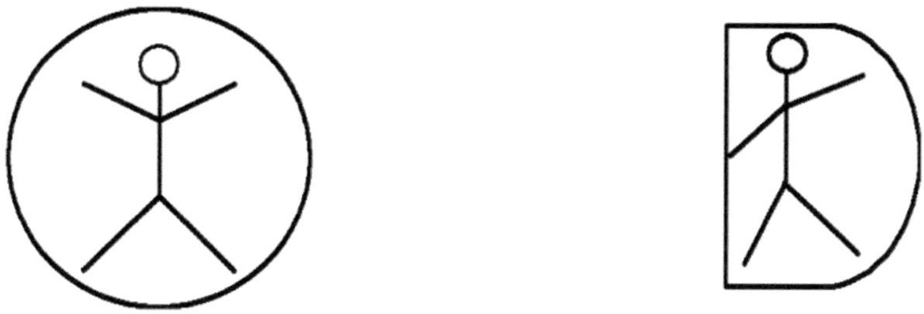

Abb. 2.13

Links: Gleichmäßige Projektion der Bewegung im Raum
Rechts: Die Projektion der Bewegung im Raum ist teilweise eingeschränkt.

Schwerkraft

Sicherheit in Bezug auf die Schwerkraft ist ein wesentlicher integrierender Faktor für Bewegung, Haltung, Struktur und Gleichgewicht. Unsicherheit, hervorgerufen z.B. durch Kaiserschnitt-Geburt, nicht gehalten werden von der Mutter, Trauma usw., führt zu Problemen bei den erwähnten menschlichen Funktionen.

Körpersprache

Der Umstand, dass 80% unserer Entscheidungen das Ergebnis nonverbaler Kommunikation sind, ist ein weiterer Hinweis auf die Bedeutung, die unserer Körpersprache zukommt. Denn: Der Leib antwortet immer auf innere und äußere Eindrücke. Diese Antworten manifestieren sich in der Körpersprache als Ausdruck von Empfindungen und Gefühlen.

Drei Eigenschaften dieser Körper-Antworten sind bemerkenswert, weil sie den Leib für die Rolle eines Lehrmeisters prädestinieren:

1) Die Antworten sind immer authentisch, denn „der Leib kann nicht lügen".

   Selbst wenn mein Verstand oder mein Gefühl mich selbst und/oder andere täuschen will, spiegelt meine Körpersprache (Haltung, Mimik, Gestik) nicht nur das wieder, was ich vorzutäuschen versuche, sondern auch den Täuschungsversuch selbst. Es braucht nur eine geübte Beobachtungsgabe, um beides wahrzunehmen. (Siehe S. 199 f.)
   Auch innere Konflikte spiegeln sich in Körpersprache und -struktur. So kann es sein, dass eine Person einerseits gern auf andere Menschen zugeht, gleichzeitig jedoch aus Angst vor Nähe keine tiefere Beziehung zulässt. Diese Widersprüchlichkeit kann sich

z.B. dadurch ausdrücken, dass der Körper einerseits Kontaktfreudigkeit signalisiert - durch nach außen gedrehte Arme und Beine sowie einen vorgeschobenen Kopf. Andererseits wird der Brustkorb aber eingezogen und nach hinten verschoben als Ausdruck eines „verschlossenen Herzens".

Es dient also einer ehrlichen Selbsterkenntnis in Bezug auf Denken, Fühlen und Wollen, mit den oben geschilderten Qualitäten der Aufmerksamkeit seine Körpersprache wahrzunehmen und ernst zu nehmen.

2) Die Antworten, die der Leib körpersprachlich auf innere und äußere Eindrücke gibt, sind schneller und vollständiger als die gefühlsmäßigen oder verstandesmäßigen Antworten. Wiederum ist es das aufmerksame Gewahrwerden der Antworten meines Leibes, das hilft, mir selbst und anderen Menschen unmittelbarer, ehrlicher und sensibler zu begegnen.

3) Die Veränderung der Körpersprache und der damit verbundenen Gewohnheiten ist eine Möglichkeit, seelische Veränderungen zu bewirken. Dies geschieht durch eine systematische Ent-Identifizierung von dem eigenen Rollenrepertoire und führt zu einer Veränderung des Selbstbildes und der Reaktionen der sozialen Umgebung. Der Mensch wird in seinem Denken, Fühlen und Wollen freier und spielerischer. Je reicher das Verhaltensrepertoire eines Menschen, umso schwerer ist es, ihn von außen zu manipulieren, denn er ist weniger vorhersagbar und weniger leicht in ein Schema zu pressen. Umgekehrt gilt: je ärmer das Repertoire eines Menschen, desto leichter ist er zu manipulieren.

Gestik

Der Begriff der Gestik umschreibt die subjektive Bedeutung von Bewegung, seine Intention und seinen psychosozialen Kontext.

Die Geste eines Menschen kann aus dem Kernbereich seines Leibes entstehen oder von der Peripherie (Gliedmaßen) her erfolgen. Der Kernbereich entspricht dem Sein des Menschen, die Gliedmaßen entsprechen seinem Tun. Wenn die Bewegung von Armen/Händen oder Beinen/Füßen direkt aus dem Kernbereich kommt, dann kommt sie direkt vom Sein her ,getragen vom „weichen" Willen (siehe S. 93 und 199), ohne psycho-soziale Maskierungen, ohne aufgeblähtes Ego und ohne den „harten" Willen des „Machens".

Vom Kleinkind bis zum Erwachsenen können wir von drei Grundgesten sprechen, die sich unendlich ausdifferenzieren können:

- sich nach etwas ausstrecken (nach Kontakt, nach Nähe)
- heranholen (sich etwas nehmen)
- wegstoßen (etwas ablehnen, Distanz suchen)

Vereinfachend können wir die drei Grundgesten auf zwei reduzieren: Stoßen (Push) und Greifen (Reach). Diese Grundgesten sind von biografischer Bedeutung. Sie werden entwickelt und individuell geprägt durch den Kontakt mit Eltern/Bezugspersonen während der ersten Lebensjahre.

Die seelischen Themen, die mit diesen Grundgesten verbunden sind: Unterstützung bekommen durch greifen nach (halten und gehalten werden) und Autonomie erwerben durch Wegstoßen (absondern, sich abgrenzen).

Als Konsequenz gestörter Autonomie-Entwicklung können die eigenen Grenzen zu schwach oder zu stark ausgeprägt sein. Im Fall der Grenzschwäche ist der Mensch schlecht in der Lage, Grenzen zu setzen und zu halten in seinem Ausdruck ebenso wie bei den Eindrücken, die er von seiner Umgebung empfängt. Im Falle zu starker Abgrenzung ist der Mensch unfähig, Kontakt aufzunehmen, in Beziehung zu gehen oder sich „berühren" zu lassen von außen.

Wenn ein Mensch zu wenig Autonomie besitzt, kann dies auch ein Ausdruck für den Verlust der beiden vertikalen Richtungen (nach oben und unten) sein. Ihm fehlen Urvertrauen, Wurzeln und Erdung ebenso wie Vorbilder, Ideale und Orientierung. In dem Fall sucht er Unterstützung durch klammernde Beziehungen. Um im Bild zu bleiben, könnte man sagen, er flüchtet in die Horizontale.

Eine Folge mangelhafter Unterstützung in der Kindheit kann sein, dass ein Mensch resigniert in Bezug auf Unterstützung durch Kontakt/Beziehung. Dies zeigt sich häufig in einer allgemeinen oder spezifischen Hypotonie der Muskulatur. Manche dieser Menschen neigen auch dazu, immer „ja" oder immer „nein" zu sagen. Dieses „ja" oder „nein" erfolgt nicht aus einer bestimmten Situation heraus und gegenüber einer konkreten Person, sondern eher stereotyp und zwanghaft.

Muskuläre Aspekte

- Die extrinsischen Muskeln „beherbergen" die Idealvorstellungen, die ein Mensch von sich hat; also die Art, wie ein Mensch sich selber gerne sieht.
- Die tonischen Muskeln manifestieren mögliche seelische Konflikte eines Menschen und das Gedächtnis des Körpers in der Schwerkraft. Indem man die tonische Funktion (und damit das Stammhirn) in der Bewegungsarbeit adressiert, kann man durch die Wahrnehmung von Gewicht und Orientierung die Bewegung verbessern und auf die Seele wirken, ohne notwendigerweise die Emotionen (das limbische System) zu involvieren.
- Wenn Mensch etwas will, aber ein seelisches Hindernis besteht, äußert sich diese Einschränkung des Ausdrucks in einem Mangel an flexibler Reaktion der tonischen Muskeln, und zwar in Bezug auf den Wechsel zwischen Anspannung und Entspannung. Diese Begrenzung des Ausdrucks ist oft der tiefere Grund für unökonomische Bewegungen. Beispiel: Beim Armausstrecken wird die volle Projektion der Geste in den Raum oft seelisch beeinträchtigt, weil (unsichtbare) Menschen „im Weg stehen".

Das Nervensystem

- Vor allem die unwillkürlich bewegten Gelenke (Handwurzel-, Fußwurzel-, Schädel- und Iliosakralgelenke) sind intim verbunden mit dem limbischen System (Gefühle), dem ANS und dem Stammhirn (grundlegende Lebensfunktionen wie z.B. das Atemzentrum).
- Im Motorkortex des ZNS gibt es eine Repräsentation des Körpers mit unterschiedlichen Proportionen für die verschiedenen Körperteile: 1/3 des Motorkortexes wird vom Kopf eingenommen, 1/3 von der Hand und 1/3 vom Rest des Körpers (1/3 dieses Restes besteht aus den Füßen). Das bedeutet: Entspannung und Wahrnehmung in Händen und Kopf sind für Entspannung und Wahrnehmung des gesamten Körpers wichtig.

Methode

1. Kontext und Aufbau

Bewegungsarbeit im Kontext der Strukturarbeit

- Movement-Sitzungen können vor der Zehnerserie manueller Strukturarbeit hilfreich sein. Oder es zeigt sich im Bewegungsunterricht die Notwendigkeit zusätzlicher manueller Arbeit.
- Movement-Sitzungen können während der Zehnerserie erfolgen, wenn die Bewegungsarbeit hilft, strukturelle Veränderungen zu befördern, die durch die manuelle Arbeit allein nicht erreichbar waren. Generell ist Bewegungsarbeit für die Nachhaltigkeit der manuellen Arbeit nützlich oder sogar notwendig.
- Movement-Sitzungen können nach der Zehnerserie das Erreichte festigen, erweitern und vertiefen.
- Wenn manuelle Arbeit aus irgendwelchen Gründen nicht möglich oder kontraindiziert ist, kann sie u.U. durch eine entsprechende Bewegungsarbeit teilweise ersetzt oder ergänzt werden.

Aufbau einer Movement-Sitzung oder einer Sitzungsabfolge

Unabhängig davon, wie viele Sitzungen stattfinden, besteht der Prozess immer aus drei Phasen:

1.Einstieg

- Arbeitsbeziehung etablieren
- Allgemeine Wahrnehmungsschulung
- Einstieg in die zentralen Probleme

2.Vertiefung

- Durcharbeiten der zentralen Probleme

3.Abschluss

- Integration (lokale Veränderungen in den Zusammenhang mit Ganzkörperbewegung bringen, Kontinuität von Körper-Seele-Geist, Alltagstransfer)
- (Vorläufiges) Beenden der Arbeitsbeziehung

2. Didaktik und Kommunikation

Grundhaltungen und Eigenschaften des Lehrers

Ida Rolf hat stets betont, dass es sich bei der von ihr entwickelten Methode um „education" handelt, um Pädagogik also. Dies trifft natürlich besonders auf den unmittelbaren Movement-Unterricht zu.

Dieser wird dem Menschen am meisten gerecht und langfristig erfolgreich sein, wenn er von zwei **Grundhaltungen** des Lehrers geprägt ist: dem liebevollen Interesse für den Klienten und einem künstlerischen Vorgehen.

Auch wenn die Verbindung zwischen Lehrer und Klient eine Arbeitsbeziehung auf Zeit ist und freilassenden Charakter besitzen sollte, so beruht sie idealerweise darauf, dass der Lehrer sich liebevoll und authentisch für seinen Klienten als Menschen interessiert. Diese innere Haltung kann nicht gelernt, sondern nur in einem persönlichen Prozess erworben werden. Die erforderliche Professionalität eines Lehrers sollte nicht verstanden werden als ein persönlich distanziertes und auf „sachliche" Effektivität reduziertes Verhältnis. Auf der anderen Seite darf die liebevolle Zuwendung von Mensch zu Mensch nicht ohne Abgrenzung sein, weil sie sonst seelischen Übertragungs- und Gegenübertragungsmechanismen Tor und Tür öffnet.

Jeder Mensch ist in seiner Biografie, seiner Leiblichkeit, seiner Lebenssituation und seinen Bedürfnissen so einzigartig, seine Bewegungen sind so komplex und die zu berücksichtigenden Variablen im Arbeitsprozess mit dem Klienten sind dementsprechend so zahlreich und vernetzt, dass kein rein intellektuell erarbeitetes Unterrichtskonzept diesen Faktoren gerecht werden kann. Auf diesem Hintergrund ist eine „evidence-based" Didaktik nur eingeschränkt tauglich. Ein Bewegungslehrer sollte sich vor allem als Methoden-Künstler verstehen. Mit dieser Grundhaltung geht er intuitiv, erfahrungs- und situationsorientiert vor; er improvisiert, spielt und experimentiert; er ist lebendig und damit – beweglich.

Voraussetzung einer erfolgreichen Arbeit mit Klienten ist die **Eigenerfahrung** der Lehrerin. Nur was sie selbst erfahren und erprobt hat, kann sie an Schüler weitergeben.

Das Lernen neuer Bewegungsformen

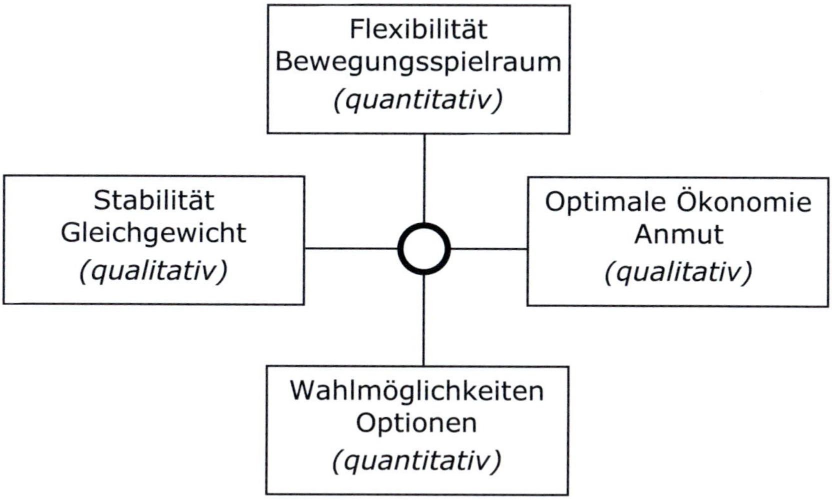

Diese Teilziele der Arbeit an der Bewegungsqualität sind gleichzeitig die methodischen Mittel zu ihrer Umsetzung. Diese Mittel sind voneinander abhängig, keines kann vernachlässigt werden. Um z.B. optimale Haltungs- und Bewegungsmuster zu erreichen, braucht es ein hinreichendes Maß an Beweglichkeit und Stabilität. Diese logische Abfolge bedeutet aber nicht unbedingt eine zeitliche Reihenfolge.

Lernen zwischen Erfahrung, Nachahmung und Reflexion

Zuweilen wird in der Bewegungspädagogik ein Lernen durch Imitation recht kritisch gesehen. Denn, so wird geltend gemacht, wenn der Klient Bewegung imitiere, greife er stets auf seine gewohnten etablierten Bewegungsmuster zurück, die auf persönlichen Wahrnehmungsdefiziten und entsprechenden Fehlspannungen beruhen. Neue Bewegungsmöglichkeiten seien so nicht nachhaltig zu erzielen. Um Schematismus und Künstlichkeit der Bewegung zu vermeiden, solle das Lernen ausschließlich durch geführte Aufmerksamkeit und Ausprobieren geschehen, aus dem sich dann dem Individuum gemäße neue Bewegungsmöglichkeiten ergeben.

Diese Einschätzung ist jedoch zu undifferenziert und deshalb teilweise irreführend. Wir müssen vielmehr von einem Spannungsfeld zwischen Wahrnehmungsveränderung, Nachahmungslernen und Reflexion ausgehen, das sich meines Erachtens so darstellt:

Bewegungslernen ist ein Erfahrungslernen auf der sensorischen, der leibempfindenden und der seelischen Ebene. Der Klient wird nur das wirklich verinnerlichen und umsetzen können, was durch seine Erfahrung gegangen ist. Ein lediglich *äußerliches* Nachahmen biomechanischer Abläufe und ihre *schematische* Umsetzung im Alltag sind langfristig tatsächlich uneffektiv, weil sie keine neuen Fähigkeiten hervorbringen. Außerdem behindern sie tiefgreifendere Transformationsprozesse des Klienten.

Dies schließt jedoch Imitation als eine Lernmöglichkeit nicht aus. Kinder erlernen ihre individuellen Bewegungsformen durch Imitation. Allerdings tun sie dies unbewusst, indem sie sich mit dem Vorbild – meistens einem Elternteil - identifizieren. Erwachsenen steht neben dieser unbewussten Ebene der Gestaltung von Bewegungsformen eine mögliche Vielfalt von Lernmethoden zur Verfügung. Dazu gehört neben der aufmerksamen Wahrnehmung der verschiedenen Dimensionen von Bewegungsqualität auch eine verinnerlichte und reflektierte Nachahmung, besonders bei Menschen mit einer visuellen Präferenz (siehe S. 111 f.).

Mit verinnerlichter Imitation von Bewegung ist gemeint, dass die Klientin von der Lehrerin gezeigte Bewegungen im eigenen Körper spürt (kinästhetischer Sinn). Neuere Beiträge der Hirnforschung können dies neurologisch erklären: Die Spiegelneuronen („Nachahmerzellen" des Nervensystems) sorgen dafür, dass ein Mensch Bewegungen und damit verbundene Gefühle, die er am anderen Menschen wahrnimmt, in sich so erfährt, als wären es seine eigenen. Der Unterschied zur Erfahrung eigener Bewegungen/Gefühle liegt nur in der Intensität des Erlebens.

Es ist wichtig, dass beim Nachahmungslernen von einer jeweils möglichst neutralen, d.h. entspannten Ausgangsstellung her begonnen wird. Des Weiteren sind während des Bewegungsablaufes (individuelle) parasitäre Muskelanspannungen zu vermeiden.

Abgesehen von körperlichen Ursachen sind mögliche Gründe für diese parasitären Muskelspannungen: Mentale Widerstände (z.B. „um den Rücken zu schonen, muss man den Bauch anspannen" oder „das habe ich aber anders gelernt") oder (oft unbewusste) emotionale Hindernisse wie biografisch begründeter Ängste. Hinzu kommt die allgemeine Neigung des Menschen, Neues mit gewohnten Erfahrungen und Konzepten abzugleichen (z.B. „das kenne ich schon") oder von vornherein abzuwerten, damit das eigene Selbstbild und das gewohnte Sich-Fühlen nicht in Frage gestellt werden müssen (z.B. „das fühlt sich fremd und ungewohnt an").

Solche Widerstände gilt es gegebenenfalls ins Bewusstsein zu heben, damit es möglich wird, unvoreingenommen Neues zu erleben, zu erproben. Wenn ein Mensch Widerstände loslassen kann, ist er in der Lage, seine Aufmerksamkeit ganz auf die Bewegung(sübung) zu richten. Man kann geradezu von einer erforderlichen „Selbstvergessenheit" sprechen.

Der Begriff der verinnerlichten Imitation beinhaltet außerdem: Nachdem die gewohnten Bewegungsmuster in die bewusste Wahrnehmung gehoben worden sind und auf die angedeutete Weise alternative Möglichkeiten erlebt und gegebenenfalls reflektiert wurden, ist es anschließend nötig, die Ergebnisse mittel- bis langfristig wieder in einen Zustand von gewohnheitsmäßigen Fähigkeiten zu überführen. An diesem Punkt des Lernprozesses nimmt man Bewegungen nur noch wahr, ohne einzugreifen; d.h., es wird der Intelligenz des Leibes überlassen, die Bewegungen auszuführen. Neurologisch ausgedrückt: Der Bewegungsablauf wird nunmehr über *sub*kortikale Neuronengruppen ausgeführt, im extrapyramidalen System, besonders den Basalganglien und dem Kleinhirn. Dadurch werden neue Bewegungsformen zu integrierten Anteilen des persönlichen Bewegungsrepertoires. Der ganze Prozess ähnelt dem, was sich beim Lernen eines Instrumentes abspielt.

Lernen durch Nachahmung bietet sich vor allem dann an, wenn ein Klient indirekteren Formen des Lernens - differenzierter Exploration usw. - nur schwer zugänglich ist oder einen schnelleren Weg des Umlernens vorzieht. Ein Mindestmaß an kinästhetischer Eigenwahrnehmung, räumlicher Orientierung und mentaler Mittel (Vorstellungen/Images, Reflexion) ist allerdings auch beim Imitationslernen erforderlich.

Prozessorientierte Arbeit an und mit der Bewegung besteht in jedem Fall nicht aus einem mechanischen Üben, es werden nicht einfach alte Gewohnheitsmuster durch neue ersetzt. Vielmehr geht es um ein Wahrnehmen

- der Existenz gewohnter Muster,
- *wie* sie zustande kommen,
- der Gefühle und geistigen Einstellungen, die das Verhalten beeinflussen und
- alternativer Möglichkeiten und ihrer seelisch-sozialen Bedeutung für den Menschen.

Hierbei spielt die ***Aufmerksamkeit*** als Instanz bzw. Qualität der Wahrnehmung eine große Rolle.

Wenn wir von organischen Schäden absehen, ist die mangelnde Wahrnehmungsfähigkeit von inneren – also auch kinästhetischen - Phänomenen, eigentlich eher eine mangelnde Fähigkeit, die Aufmerksamkeit auf etwas zu lenken, weil man in einem gegebenen Augenblick nicht weiß, auf was man sie lenken kann bzw. weil man das, was man wahrnehmen könnte, nicht kennt. Ich kann nur das finden, worauf ich meine Aufmerksamkeit ausweite. Wenn ich aber nicht weiß, wonach ich suche, kann ich nicht darauf stoßen.

Aufmerksamkeit unterscheidet sich von der *Konzentration* auf mancherlei Weise:

- Konzentration ist weniger geeignet, Neues zu entdecken, weil sie dazu neigt, verengt, angestrengt und mit fertigen Vorstellungen zu arbeiten. Aufmerksamkeit ist eher freischwebend, entspannt und freilassend in den Vorstellungen.
- Konzentration ist fokussiert auf das Objekt der Wahrnehmung. Aufmerksamkeit hingegen ist eine Haltung, welche auch die Peripherie, die Umgebung, in der die Wahrnehmung erfolgt, wahrnimmt.
- Konzentration beinhaltet die Trennung des Objekts der Wahrnehmung vom wahrnehmenden Subjekt, während bei der Aufmerksamkeit sich das wahrnehmende Subjekt als Teil der Gesamtsituation wahrnimmt.
- Der Mensch spürt bei der Konzentration auf ein Objekt gewöhnlich nicht, dass er sich selbst *nicht* spürt, wohingegen er sich bei der Aufmerksamkeit als wahrnehmend wahrnimmt.

In Bezug auf Bewegung bedeutet Aufmerksamkeit: Ich bemühe mich nicht nur darum, die Art meiner Bewegung wahrzunehmen, sondern auch meine die Bewegung begleitenden Leibesempfindungen, Gefühle und Gedanken, sowie den Raum und den sozialen Kontext, in dem ich mich bewege. Der Wahrnehmende kann so lernen „sensibel zu werden für seine Sensibilität" (*Carlos Repetto*). Dieser Prozess ist jedoch keine „Nabelschau", denn der Mensch erfährt sich selbst als Teil eines gelebten Momentes, und nicht getrennt davon.

Das Gegenteil von aufmerksamkeitsbegleiteter Bewegung sind automatisch ablaufende Bewegungen. Das Problem einer Veränderung von Bewegungsmustern besteht zuallererst darin, eine automatisierte Bewegung *nicht* zu tun. Um das zu erreichen, kann man vor Bewegungen (Aktionen) innehalten, einen Stopp einlegen. So besteht die Chance, statt unbewusst einer Gewohnheit zu folgen bewusst das Ob und Wie einer Bewegung zu entscheiden.

Der weiche Wille

Die eigene Intention (der Wille) wirkt merkwürdigerweise dann am effektivsten (und mühelosesten), wenn die Person als Willensträger sich wenig oder gar nicht mit ihrer Absicht identifiziert, also innerlich frei bleibt. Im Gegensatz zu diesem „weichen" Willen bewirkt die Identifikation des Menschen mit seinem Tun einen „harten" Willen, der in der Regel weniger effektiv und kraftaufwendig oder sogar erfolglos ist. Beispiele für das Gemeinte: siehe Test auf S. 150.

Wieviel Veränderung in welcher Zeit ist möglich?

- Die Kapazität des Nervensystems, neue Bewegungsmuster stabil zu etablieren, ist begrenzt. Dies betrifft sowohl die Anpassung des Gesamtorganismus als auch die Anpassung von Körperimage und -schema. Es deutet einiges darauf hin, dass innerhalb von vier Stunden nur *ein* neues Bewegungsmuster integriert werden kann. (*Nature*, Juli 1996)
- Der sensorische Kortex des Gehirns erneuert seine Muster alle 15 Tage. Bewegungsmuster können innerhalb dieser Zeit verändert werden.

Werden Bewegungen nicht wirklich ausgeführt, sondern lediglich **(detailliert) vorgestellt**, so reagieren Nervensystem u.a. Systeme des Organismus unter bestimmten Umständen ähnlich wie bei einer realen Bewegung. Diese Tatsache erklärt, warum z.B. ein längeres Krankenlager deutlich weniger Muskelatrophie als gewöhnlich nach sich zieht, wenn der Rekonvaleszent die zukünftigen Bewegungsabfolgen mental immer wieder durchgespielt hat.

Verändern von komplexen Bewegungsabläufen

Es gibt relativ einfache Bewegungen (z.B. stehen, sitzen, aufstehen, bücken) und komplexe Bewegungen (z.B. gehen, rennen, springen,

Klavier spielen). Ein *absichtsvolles* Verändern von Bewegungsmustern, d.h. durch intellektuelle Anweisungen, die der Neokortex an den Körper gibt, ist in der Regel nur sinnvoll, wenn der Bewegungsablauf nicht zu komplex ist. Bei komplexen Bewegungen bringt das willentliche Verändern eines Teilaspekts (z.B. beim Gehen mehr mit den Füßen abzurollen) den subkortikal gesteuerten Gesamtablauf durcheinander. Eine unkoordinierte und/ oder verkrampfte Gesamtbewegung ist die Folge.

Komplexe Bewegungsabläufe können besser durch bestimmte Vorstellungen (Bilder etc.) oder das Spüren bestimmter Körperempfindungen (Schwere, eine bestimmte Körperregion usw.) beeinflusst werden, weil der Organismus auf diese Weise ohne weitere Störungen durch den Neokortex die angesprochenen Bewegungsaspekte eleganter in eine kongruente Gesamtbewegung integrieren kann.

Anwendung auf unser obiges Beispiel: Wenn eine Klientin beim Gehen seine Fußballen im Kontakt mit dem Boden spürt, spricht sie den Körper auf der kinästhetischen Ebene an. Erfahrungsgemäß wird diese Wahrnehmungsveränderung zu einem veränderten Bewegungsmuster (stärkerem Abrollen) führen.

Vermeintliche Sinnestäuschungen

Klienten haben während neuer Bewegungserfahrungen oft Empfindungen, die sie selbst als befremdend erleben und die der Lehrer eventuell geneigt ist als Sinnestäuschungen zu beurteilen.

Beispiel: Der Klient lernt, seinen Brustkorb nicht mehr nach hinten zu neigen. Unter Umständen hat er das Gefühl, als sei er nun nicht mehr aufrecht, sondern zusammengesunken.

In diesem und ähnlichen Fällen handelt es sich jedoch nicht um Sinnestäuschungen, wie man vielleicht vermutet, sondern um falsche Urteile. Die Sinneswahrnehmung gibt dem Menschen nämlich nicht – wie oft fälschlicherweise angenommen wird – Kenntnis von einem Ist-Zustand, sondern vom Übergang zwischen unterschiedlichen Zuständen. Die Sinneswahrnehmungen der Klientin sind absolut zutreffend, da sie dem Übergang, dem Werden geschuldet sind. Die Klientin spürt die Differenz zwischen aufeinanderfolgenden Ist-Zuständen. Wenn sie ihre (befremdenden) Erfahrungen in Kenntnis dessen, *was* sie da eigentlich erfährt, beurteilt, so sind sie zwar immer noch neu und ungewohnt, aber sie kann anders mit diesen Empfindungen umgehen.

Barrieren auf Seiten des Klienten, die zu Schwierigkeiten in der Arbeit führen können:

- Der Klient weiß nicht, was er in der Movement-Arbeit erreichen will, weil er keine alltagsbezogenen Ziele hat.
- Der Klient ist nicht bereit, eigenverantwortlich mitzuarbeiten.
- Der Klient neigt dazu, Probleme zu marginalisieren oder zu verdrängen.
- Es mangelt an Einsicht in Wechselwirkungen zwischen Bewegungsproblemen und seelisch-sozialen Zusammenhängen.
- Wahrnehmungsfähigkeit bzw. Aufmerksamkeit sowie Körpergefühl sind wenig entwickelt.
- Der Klient traut seinen eigenen Wahrnehmungen nicht („Vielleicht täusche ich mich ja nur.").
- Fehlende Entspannungsfähigkeit beeinträchtigt die volle Umsetzung des Angestrebten.
- Das körperliche Spüren/Wahrnehmen droht den Klienten mit schmerzhaften Gefühlen zu konfrontieren.
- Der Klient hat im Laufe seines Lebens die Einstellung erworben „Nimm dich nicht so wichtig!" und blockiert durch diese Einstellung unbewusst seine Eigenwahrnehmungsfähigkeit.
- Es liegt ein Übertragungsphänomen vor und der Klient geht in den Widerstand.

Eine neue Art sich zu bewegen ist häufig eine kinästhetische und seelisch-geistige Herausforderung

Neue Bewegungsarten stellen - gemessen an mechanisch-unbewussten Gewohnheiten - eine neue Erfahrung dar und fordern Klienten, wie bereits erwähnt, nicht selten auch seelisch-mental heraus.

Beim Ausdehnungsmodus der Bewegung beispielsweise fällt es manchen Menschen zunächst schwer, folgende scheinbar paradoxe Erfahrung zu machen und zu verstehen: Es fällt umso leichter, sich aufzurichten und sich in der Umgebung zu orientieren, je mehr man sich der Schwere anvertraut.

Mit der Schwerkraft zu gehen, sich dem Erdboden und seiner Stützkraft anzuvertrauen bedeutet darüber hinaus für viele von uns eine Konfrontation mit subtilen Ängsten biografischen Ursprungs, z.B. Existenzangst. Diese Ängste sind oft nur subtil wahrnehmbar und äußern sich in übermäßiger Muskelarbeit und vegetativen Reaktionen wie Schweißausbruch und Herzklopfen. Im Verlauf des Praktizierens kann jedoch über das Erforschen von Körperempfindungen und Ich-Wahrnehmungen eine neue Erfahrung möglich werden, die nicht nur das Leibesgefühl einer leichten Bewegung, sondern auch seelisch-geistige Aspekte erfasst.

Ein Beispiel: Die Klientin erlebt sich in einer körperlich und/oder seelisch stressigen Situation und nimmt wahr, dass sie in ein altes Muster zurückfällt. Wenn sie in dieser Situation das neue Muster bewusst ausprobiert, um „alte" Gefühle in der neuen Haltung zu erleben, merkt sie, dass das nicht geht. Die neue Haltung verbindet sich mit einer neuen Selbst-Erfahrung. Dadurch kann sie effektiver zu einem Teil der Persönlichkeit des Klienten werden.

Es kann ein inneres Loslassen von alten Fixierungen und Identifikationen erlebt werden.

Für manche Menschen ist es wichtig, zu realisieren, dass die Öffnung zum Spirituellen (Leichte) voraussetzt, dass Mensch sich dem Erdendasein (Schwere) stellt. Es ist dies das Paradox des Leibes: „Man kann nicht über den Körper hinausgehen, bevor man ihn nicht befreit hat." (*Ida Rolf*). Je freier der Körper wird, desto unwichtiger wird er; er beginnt auf eine Art zu „verschwinden". Es kann sein, dass Mensch auf diese Weise zu ahnen beginnt, dass sein Geist vom physischen Körper nicht vollständig abhängig ist.

Didaktik

Prozessorientiertes Arbeiten

In der Arbeit an Einzelzielen sollten Lehrerin und Klient das Erreichen dieser Einzelziele immer wieder auf den Kontext, d.h. die Hauptziele des Gesamtprozesses beziehen.

Schrittweise hin zu einer optimaleren Bewegungsqualität

1. *Jetziges Bewegungsmuster spüren, also den Ist-Zustand.*

   Dazu gehört, dass der Klient praktisch erfährt, *wie* er eine bestimmte Bewegung macht und was dem zugrunde liegt (Bilder, Gefühle, Gedanken, Schonhaltung usw.).

   Das beantwortet gleichzeitig die wichtige Frage: Was hindert mich an einer Veränderung? Die Antwort darauf ist gerade dann wichtig, wenn das Muster symptombedingt ist (Schmerz z.B.). In jedem Fall sollte der körperlich-seelische Nutzen, den dieses Muster in der Vergangenheit gebracht hat, anerkannt werden.

2. *Alternatives Bewegungsmuster erarbeiten.*

   Dem Klienten nicht nur zeigen oder erklären, wie es geht, sondern ihn schrittweise heranführen durch sein eigenes experimentelles, praktisches Tun. Denn nur so wird er auch hierbei darauf aufmerksam, *wie* er das macht und womit (Bild, Gefühl, Gedanke usw.).

   Wesentlich ist also, dass der Klient spürt (und nicht nur intellektuell einsieht), *was* sich jeweils *wo* und *wie* verändert, was anders ist in Bezug auf die räumliche Beziehung der Körperregionen zueinander und/oder in Bezug auf Bilder/Analogien, die ihm dabei einfallen, und/oder in Bezug auf seine Gefühle/Empfindungen.

3. *Zwischen altem und neuem Muster hin- und hergehen.*

   Was muss ich tun, um wieder in das alte Muster zu kommen? Und wie finde ich von da aus das neue Muster wieder? Dieser dritte Schritt stabilisiert das Gelernte, macht es nachhaltig wirksam, verhilft zu echter Wahlfreiheit und sichert die Selbständigkeit des Klienten für die Zukunft.

Wahrnehmungsebenen einer Erfahrung
Erfahrungen können auf körperlicher, emotionaler, intellektueller und spiritueller Ebene stattfinden. Die Klientin ermuntern, zu wechseln:

- von intellektueller zu körperlicher Ebene oder umgekehrt
- von emotionaler zu körperlicher Ebene oder umgekehrt
- von spiritueller zu körperlicher Ebene oder umgekehrt
- von intellektueller zu emotionaler Ebene oder umgekehrt

Stellungsebenen einer Erfahrung
Wenn der Lehrer mit dem Klienten in liegender Stellung etwas erarbeitet hat, die Empfindung anschließend ins Sitzen und schließlich auch ins Stehen bzw. in die Bewegung transponieren. Dabei soll der Klient sich vor dem Aufstehen/Aufsetzen vorstellen, dass er das erlebte Neue mitnimmt ins Sitzen und ins Stehen.

Atmung

- Darauf achten, dass der Atem des Klienten nicht abflacht
- Veränderungen, qualitative Sprünge im Organismus lassen sich an veränderter Atmung ablesen.
- Am Atem die Gefühlsregung des Klienten erkennen. Aufregung z.B. führt oft dazu, dass diese „ausgepustet" oder durch Luftanhalten kontrolliert wird.

Wenn eine Bewegung/Übung mit einer Körperseite besser gelingt als mit der anderen, dann kann es sein, dass die Bewegung auf der „besseren" Seite anders ausgeführt wird als auf der „schlechteren".

Ganze Bewegungsabläufe und Kontext der Bewegung
Bewegungen nicht isoliert von ganzen Bewegungsabläufen und nicht isoliert vom Kontext der Bewegung bearbeiten. Also:

- *Vollständige* Bewegungsfunktionen wie Werfen, Stoßen, Schneiden, Kontakt machen, auf etwas zeigen usw. bearbeiten.
- *Reale Situationen* bearbeiten, auch den seelisch-geistigen Kontext und den Kontext von Absicht und Ziel. Gegebenenfalls vor Ort oder draußen. Und je größer die Anzahl der Situationen, in denen ein bestimmtes neues Bewegungsverhalten erprobt und erlebt wird, umso größer die Integrationschancen.

- *Reale Gegenstände* einsetzen und sich selbst als *Beziehungspartner* des Klienten einbringen. Dabei mögliche Übertragungsphänomene und Grenzprobleme beachten.
- *Körpergliedmaßen als Verlängerung von Arbeits-Werkzeugen oder Instrumententeilen* vorstellen lassen. Beispielsweise durch die Vorstellung, die Fingergelenke würden sich fortsetzen in den „Gelenken" des Klaviers, den Hämmern, welche die Saiten anschlagen. So kann der Körper in den Raum projiziert bzw. verlängert werden.

Alltagstransfer

Das Einüben und Stabilisieren neuer Bewegungsformen gelingt am besten, wenn diese mit *spezifischen* alltäglichen Tätigkeiten gekoppelt werden. Beispiele:

- Wenn es darum geht, die Schultern entspannter zu lassen, kann die Klientin sich vornehmen, immer dann darauf zu achten, wenn er jemandem die Hand schüttelt, Einkaufstüten trägt usw.
- Wenn es darum geht, im Alltag den Nacken lang zu lassen, kann diese allgemeine Aufgabe konkret z.B. an die PC-Arbeit oder an das Trinken gebunden werden.

Weitere Hinweise für den Lehrer

- Unverhältnismäßige Ankündigungen schaffen enttäuschte Erwartungen.
- Auf individuelle Voraussetzungen (Stärken und Schwächen) Rücksicht nehmen.
- Im Prozessverlauf nicht zu früh Bewegungsarten bearbeiten, für die der Klient noch nicht genügend kinästhetisches Empfinden oder strukturelle Integrität hat.

  Deshalb mit Aktivitäten und Bewegungssequenzen beginnen, die zu den Stärken des Klienten gehören bzw. die er schon gut kann.
- Nicht zu viele Wahlmöglichkeiten auf einmal vermitteln (Überforderung der Aufnahmefähigkeit), aber auch nicht zu wenige (Unterforderung).
- Ein Ziel anstreben nicht nur mit *einer* Übung, die ständig wiederholt wird, sondern mit *verschiedenen* Übungen. Das fördert die Flexibilität und ruft leichter Neues hervor.
- Berücksichtigen, dass Bewegungsarbeit im Sitzen kinästhetisch und strukturell mehr Anforderungen an den Klienten stellt als im Liegen, und im Stehen mehr als im Sitzen.

- Üben nicht durch Wiederholen derselben Lösung, sondern durch „Wiederholung ohne Wiederholung". D.h., die problemlösenden Mittel verändern sich von Versuch zu Versuch.
- Eine Bewegung/Übung möglichst nicht öfter als dreimal hintereinander machen. Gründe:
  - Danach schalten Mittel- und Kleinhirn ab; ein Lernen auf diesen Ebenen ist dann nicht mehr möglich.
  - Die tiefliegenden kleinen Muskeln werden oftmals zum ersten Mal rekrutiert. Diese sollten deshalb bei neuen Bewegungsformen nicht zu sehr ermüden., Zumal die Gefahr besteht, dass äußere große Muskeln dann die Aktivität der überforderten intrinsischen Muskeln übernehmen.
- Darauf achten, dass die Klientin ihren Blick nicht fixiert, sondern im Schauen beweglich bleibt. Denn erstens beeinflusst die Art des Schauens die Antigravitationsmuskeln und das Gleichgewichtsorgan im Ohr. Zweitens erleichtert die Verhinderung einer Blickfixierung die Aufhebung von Blockaden, die sich im Laufe der Biografie eines Menschen entwickelt haben.
- Je länger eine Übung dauert, desto größer die Wahrscheinlichkeit, dass der Klient sich verkrampft. Deshalb mal eine Pause machen. Jeder Anspruchsphase sollte eine Entspannungsphase folgen.
- Angst, Leistungsdruck, Müdigkeit usw. beeinträchtigen die Aufnahmefähigkeit. Daher zwischendurch etwas Auflockerndes tun und Pausen einlegen, bevor der Klient sich verkrampft.

Mit Feedforward (Vor-Bewegung) arbeiten (siehe S. 56 ff)

- In der effizienten Bewegung gibt es keinen 'Körper', sondern nur einen Imaginationsprozess, bei dem die Vektoralisierung des Raumes und des Körpers im Raum vorweggenommenen werden.
- Schrittweises Vorgehen:
  1. Das bestehende Vor-Bewegungs-Muster bewusst machen. Dies geschieht durch Verlangsamung der Bewegung.
  2. Imagination: Die Klientin stellt sich zunächst eine Bewegung detailliert vor und entwickelt so eine Fähigkeit für eine alternative Bewegungsform. Dann versucht sie für den vorgestellten Bewegungsablauf ein Gedankenbild (visuell, kinästhetisch oder analytisch) zu bilden, das sie mit der zu erbringenden Bewegung verbindet und zu gegebener Zeit aus dem Gedächtnis abrufen kann.
  3. Die Alternative üben; erst verlangsamt, dann in Echtzeit.

- Man arbeitet mit Wahrnehmung sowie mit Koordination und mit Bedeutung von Bewegung. Dabei sollen Hindernisse in diesen Bereichen beseitigt werden.
- Die Haut ist Teil der Propriozeption. Deshalb kann man sich von der Haut her bewegen. Vorstellung: Nur die Haut bewegt den Körper, der ansonsten leer ist.
  Der Vorteil ist, dass es dann kein altes Muster gibt, denn diese Art von Feedforward ist äußerst selten. Und selbst im Fall einer Unterbrechung von propriozeptiven Nervenfasern weiß das Gehirn durch die Haut, wo ein Körperglied sich räumlich befindet.
- Das Objekt einer Aktion vor der Handlung wahrnehmen, und zwar möglichst unvoreingenommen. Also Kontur, Temperatur, Festigkeit usw. spüren. Sich auf diese Weise erst selbst berühren lassen. Zusätzlich können Boden und Umgebung (Raum, Luft usw.) in die Aufmerksamkeit miteinbezogen werden.

Mit Raumorientierung und Schwerkraft arbeiten
- Wahrnehmen der räumlichen Dimension und des Eigengewichts.
- Wahrnehmen von zwei Bewegungsrichtungen.
- Oberes und unteres Schwerkraftzentrum, die auch motorische Zentren sind miteinbeziehen. Ebenso das Verhältnis beider zueinander.
- Vorstellungen von Bildern oder Körperempfindungen einsetzen, die den Eindruck vermitteln, der Körper werde „von außen" (z.B. durch Wasser oder Luft) bewegt, geöffnet usw.

Die Aufmerksamkeit mehr im Raum als im Körper haben
Das kann unter Umständen vorteilhaft sein. Gründe:
- Es erleichtert Menschen mit expropriozeptiver Wahrnehmungspräferenz eine möglichst ökonomische Bewegung.
- Es fördert den Bewegungsfluss, weil die Bewegung mehr geschieht als gemacht wird.
- Es hilft symptomfixierten Klienten, die Aufmerksamkeit zu verlagern.

Stereotype, in Bezug auf Reichweite und Vielfalt eingeschränkte Bewegungsabläufe

Sie bestimmen den Arbeitsalltag vieler Menschen.

- Das Problem einer Veränderung von Bewegungsmustern besteht oftmals darin, eine automatisierte Bewegung *nicht* zu tun. Um das zu erreichen, kann man vor Bewegungen (Aktionen) innehalten, einen Stopp einlegen.
- Stereotype Handlungsmuster beim Klienten unterbrechen und verändern. Beispiel: Ein Klient zieht gewohnheitsmäßig die rechte Schulter hoch, wenn er jemanden mit Handschlag begrüßt. Vorgehen: In dem Moment, da der Klient der Lehrerin die Hand entgegenstreckt, fasst diese mit ihrer linken Hand das rechte Handgelenk des Klienten und hebt dessen Hand sanft nach oben. Jetzt steht der Klient ohne „Programm" da, er kennt den nächsten Schritt nicht. Nun gibt die Lehrerin eine angemessene Anweisung: „Lass deine Schulter langsam und entspannt sinken!" oder „Lass deine Ellenbogen schwer werden!" Dann nimmt sie den unterbrochenen Ablauf des Handschlags wieder auf. Unter Umständen kann sich der Klient nachher nicht erinnern, was passiert ist.
- Der Klient sollte außerhalb oder während der Arbeit ungewohnte Bewegungen ausführen. Beispiele: mit den Händen zur Decke strecken, sich aus der Hüfte beugen und dehnen, zur Decke schauen, am Boden sitzen, knien, mit den Armen wie ein Vogel „Flügel schlagen", auf einem Bein balancieren.
- Der Klient sollte den Alltagsbewegungen andere Bewegungen hinzufügen.
  Beispiele: Treppe statt Fahrstuhl benutzen, ein elektronisches Gerät selbst bedienen statt durch die Fernbedienung, eine im Haus weiter entfernte Toilette benutzen statt die nächsterreichbare, mit dem Zug statt mit dem Auto fahren.

Mit Vorstellungsbildern arbeiten

Sie beeinflussen das innere Körperbild (Körperschema) und helfen so, Gewohnheiten zu verändern.

- Vorstellungsbilder können visuell, auditiv, geruchsbezogen, kinästhetisch, geometrisch oder analytisch sein.
- Vorteilhaft sind Bilder, Klänge, Gerüche usw. aus der Kindheit.
- Vorstellungsbilder können auch taktil sein. Beispielsweise kann sich der Klient wiederholt die Erinnerung wachrufen, wie der Lehrer seine Füße mit den Händen ausgerichtet hat.

- Vorstellungsbilder benutzen, die mehrere Sinne gleichzeitig ansprechen. Beispiel: Bei der Vorstellung einer Luftblase kann ein Bild der Luftblase mit dem Spüren der Luft verbunden werden.
- Vorstellungsbilder sollten Vorgänge beinhalten statt Ergebnisse. Beispiel: „Stellen Sie sich vor, diese Gewebeverhärtungen schmelzen wie Wachs." statt „Stellen Sie sich vor, diese Gewebeverhärtungen seien wie flüssiges Wachs".
- In der Wortwahl Vorstellungsbilder individuell anpassen. Die Klientin kann mit der Zeit auch eigene Vorstellungsbilder entwickeln.
- Hilfreich ist das laute Aussprechen der Vorstellung.
- Die Person soll ein Bild jedes Mal innerlich neu erschaffen, auch wenn sie dieses schon oft genutzt hat.
- Es ist essentiell, dass der Klient nicht versucht, seine Bewegung bewusst zu verändern. Vielmehr soll er die Bewegung einfach laufen lassen, während er gleichzeitig die Vorstellung (Bilder, Körperempfindungen usw.) einsetzt. Dies gilt auch dann, wenn das angestrebte Ziel vorher klar ist. Die Lehrerin kann auch so verfahren, dass er dem Klienten das Ziel der Übung erst der Ausführung mitzuteilen.
- Vorstellungsbilder erst im Liegen, dann im Sitzen oder Stehen einsetzen. Denn im Sitzen oder Stehen sind alte Muster stärker als im Liegen.
- Bewertende Kommentare vermeiden.
- Damit rechnen, dass bestimmte Vorstellungen unter Umständen verstörende, „negative" seelische Empfindungen hervorrufen.
- Veränderungen der Atmung während oder nach dem Arbeiten mit Vorstellungen können aufschlussreich sein.

Folgen und Herausführen (matching/pacing und leading)
Zunächst Haltung, Bewegung, Atmung (Tempo, Rhythmus, Atemräume), Redensarten oder Stimme des Klienten einfühlsam und ohne Übertreibung nachahmen, also in Resonanz mit dem Klienten gehen. Dabei die eigenen Empfindungen wahrnehmen und dann langsam die eigene Atmung/Haltung/Bewegung usw. in die gewünschte Richtung verändern. Darauf achten, dass und wie der Klient der Veränderung folgt.

Kommunikation von Leib zu Leib

Das Ausmaß der Eigenwahrnehmung des Lehrers, seine Körperhaltung und -bewegung, seine Atmung sowie eventuell vorhandene Blockierungen übertragen sich auf den Klienten. Deshalb ist es wichtig, dass der Lehrer sich selber in den betroffenen Körpergegenden spürt, dort gegebenenfalls entspannt, Bewegungsfluss und Atmung zulässt usw.

Den Klienten spiegeln

Mit dem eigenen Körper kann die Lehrerin dem Klienten dessen Haltung und Bewegung spiegeln.

Die Sprechweise der Lehrerin

- Vokabular und Formulierungen sollten hervorrufend und ermutigend sein, nicht direktiv. Beispiel: „Erlaube dem Knie, sich zu beugen" oder „ich bin neugierig, was passiert, wenn Du..." anstatt „Beuge das Knie".
  So findet man leichter Antworten auf die Frage „Was hindert mich daran, etwas zu tun?". Außerdem wird die Entspannung der Antagonisten und damit ein freier Bewegungsfluss gefördert. Etwas zu „wollen" oder zu „machen" und die störende Aktivierung der Antagonisten, also ein eher gebundener Bewegungsfluss werden vermieden.
- Sprache sollte nicht beurteilend sein. Auch ein Lob kann als Beurteilung aufgefasst werden, denn wenn ich jetzt etwas gut mache, war es vorher wohl schlecht.
- Mit der Art der Formulierung den Leib als Manifestation des Selbst ansprechen und nicht als Objekt. Beispiel: „Erlaube Dich in den Schultern fallen zu lassen." statt „Erlaube es, dass die Schultern fallen".
- Die Formulierung „Versuche..." ist irreführend. Entweder man tut etwas oder man tut es nicht. Etwas lediglich zu versuchen, das gibt es nicht. Wenn ich etwas tun möchte und es nicht tue, sollte ich herausfinden, warum nicht. „Ich versuche..." leugnet die Verantwortung für mein Tun, fördert die Selbsttäuschung.
- Wenn man den Klienten ermuntern will, irgendwo zu entspannen, nach einer Formulierung suchen, die eine mögliche psychische Barriere mit einbezieht. Beispiel: „Schließe und öffne dein Gesäß" statt „Spanne die Gesäßmuskeln an und lass sie dann locker."

- Es ist besser, der Klientin zu sagen, was man von ihr will („Lass die Schultern entspannt"), als zu sagen, was man nicht will („Ziehe die Schultern nicht nach oben"). Denn verneinende Aussagen provozieren gerade das das Gegenteil. Entweder, weil erst das zu Vermeidende – in diesem Beispiel das Hochziehen der Schultern - gedacht werden muss, bevor die Verneinung gedacht werden kann (die Schultern nicht hochziehen); oder weil die Person gewohnheitsmäßig in eine Abwehrhaltung geht.

Die Stimme als „dritte Hand" einsetzen. Einige Beispiele:

- Lass Deine Aufmerksamkeit in meine Hand kommen.
- Was geschieht an dieser Stelle zwischen meinen Händen?
- Was geschieht, wenn Du mit Deiner Aufmerksamkeit an dieser Stelle bist?
- Was nimmst Du hier wahr?
- Lass Dich das mit Deinen inneren Augen erforschen.
- Du kannst gleichzeitig mit Deiner Aufmerksamkeit in Dir sein und mir mitteilen, wie Du Dich fühlst.
- *Wie* weißt Du, dass...? statt „*Woher*...?", weil letzteres zum Intellektualisieren verführt.)
- Wo bist Du gerade?
- Wo bist Du, wenn Du mit Deiner Aufmerksamkeit weggehst?
- Was ich höre, ist, dass...
- Erzähle mir, welche Qualitäten dieses Festhalten/diese blockierte Körpergegend hat?
- Wo im Körper verlierst Du das Gefühl von Verbundenheit/von Klarheit/von Raum?
- Wie möchte sich das hier bewegen?
- Wie machst Du das?
- Was bedeutet das für Dich?
- Was geschieht, wenn...?
- Was nimmst Du wahr, wenn ich dies hier unterstütze?
- Erlaube der Bewegung von hier nach dort zu fließen.
- Erlaube, dass die Liege/meine Hände das Gewicht Deines Körpers übernehmen.
- Was brauchst Du jetzt?
- Fehlt noch etwas für ein rundes Ende der Sitzung?

Die Qualität der Berührung

- Jemanden berühren heißt auch berührt zu werden.
- Bei Berührung eine Dreiecksbeziehung herstellen zwischen mir als Lehrer, der Klientin und der Außenwelt. Das bedeutet in Bezug auf die Außenwelt u.a., dass der Lehrer auf seinem Handrücken die Luft und den Raum wahrnimmt. Diese Art der Berührung ist weniger invasiv, berührt die Klientin aber gleichzeitig im Kern statt nur peripher, verringert eventuell vorhandene Widerstände bei ihr und verhindert, dass die Antigravitationsmuskeln zu sehr aktiviert werden.
- Beide Hände einsetzen
- Kontakt mit *ganzer* Hand, also inklusive Handballen.
- Handfläche als „Auge der Hand" einsetzen
- Die Berührung sollte so freilassend sein, dass Klient unter der Hand des Lehrers reagieren kann.
- Die Hände des Lehrers können Bewegung führen.
- Die Hände des Lehrers können eine Körpergegend berühren, die sich nicht mitbewegt, und diesen Umstand dadurch bewusst machen.
- Die Hände des Lehrers können direkt oder indirekt ein Muster korrigieren. Direkt: Dem gewohnten Muster einen Widerstand entgegensetzen. Indirekt: Das gewohnte Muster mit den Händen unterstützen oder verstärken, sodass ein Gegenimpuls regsam wird.
- Wenn der Lehrer einen Körperteil des Klienten anheben bzw. bewegen will: Der Klient soll das Gewicht des Körperteils spüren bzw. sein Gewicht abgeben. Auch der Rest des Körpers soll - soweit jeweils möglich - schwer bleiben (zwei Richtungen). Diese Vorgehensweise erleichtert das innerliche Loslassen beim Klienten und öffnet seine Innenräume, da eine gewisse Distanz zwischen ihm und dem Lehrer bestehen bleibt. Wenn es dem Klienten schwerfällt, sein Gewicht abzugeben, soll er erst noch mehr halten und dann loslassen.
- Wenn Lehrer den Klienten bzw. ein Gliedmaß des Klienten bewegt, kann er Bewegungsumfang, Bewegungsrichtung, Frequenz und Geschwindigkeit variieren.

Das Umgehen mit mentalen oder psychologischen Barrieren des Klienten

- Verhaltensänderungen brauchen Zeit. Dies muss dem Klienten gegebenenfalls klar gemacht werden, damit keine unrealistischen Vorsätze gefasst werden, die unweigerlich in Resignation oder Versagensgefühle führen würden. Die Devise lautet: Ich wende das Gelernte nicht immer an, aber immer öfter.
- Den Klienten nicht „über ein Hindernis tragen", sondern führen. Denn bewältigen muss er das Hindernis selber.
- Statt verbissen zu üben: liebevolle Haltung zu sich selbst, Experimentierfreude, weicher Wille (siehe S. 93 und 199), Humor.
- Wenn Klienten etwas Neues ausprobieren, sind sie oft versucht, möglichst 100%ig das Gegenteil des alten Musters zu tun. Sie gehen ins andere Extrem. Das ist für die Wahrnehmung von Kontrasten zwar gut, sollte aber beizeiten korrigiert werden.
- Wenn Klienten aus einem ungünstigen Bewegungsmuster in ein günstigeres kommen, haben sie oft das Gefühl, in entgegengesetzter Richtung unausbalanciert zu sein.

  Beispiel: Ein Mensch, der bislang mit nach hinten geneigtem Becken stand, kann bei einem normalen Beckenstand, d.h. etwas nach vorn geneigtem Becken, das Gefühl haben, er habe nun ein Hohlkreuz und einen „Entenhintern". Damit sich das Körpergefühl anpasst, soll der Klient noch mehr in die vermeintlich unausbalancierte neue Haltung gehen und von da aus wieder etwas in die Neutralstellung zurückgehen.
- Wenn eine Klientin die neue Bewegungsmöglichkeit als „ungewohnt" oder „fremd" bezeichnet, fragen, wie es ist, etwas Ungewohntes zu tun. Auf die Antwort entsprechend eingehen. Gegebenenfalls der Klientin erklären, dass sie im Moment nicht einen neuen *Ist-Zustand* spürt, sondern die *Differenz* zwischen aufeinanderfolgenden Ist-Zuständen, und dass daher das vielleicht etwas unkomfortable Gefühl entsteht.
- Wenn die Klientin eine neue Bewegungsform als unbequem etc. empfindet, so liegt das daran, dass der Mensch den *Übergang* zwischen altem und neuem Körperschema bzw. -image wahrnimmt, und dass die Anpassung des Gesamtorganismus an den neuen Ist-Zustand etwas Zeit braucht. Ein neues Bewegungsmuster ist wie ein Kind, das noch wenig Erfahrung hat.

- Wenn während eines Bewegungsablaufs die momentane Haltung als unbequem, unhaltbar, verkrampfend oder schmerzhaft empfunden wird: in eine neutrale Null-Position gehen und von neuem beginnen.
- Wenn der Klient in einer körperlich und/oder seelisch stressigen Situation in ein altes Muster regrediert, soll er das neue Muster bewusst ausprobieren, um „alte" Gefühle in der neuen Haltung zu erleben. Er wird merken, dass das nicht geht. Die neue Haltung verbindet sich mit einer neuen Selbst-Erfahrung. Dadurch kann sie effektiver zu einem Teil der Persönlichkeit des Klienten werden.

Wenn der Klient mit einer Bewegungsform erfolglos experimentiert

- Nicht ungeduldig reagieren.
- Möglicherweise besteht das Problem darin, dass er nicht weiß, wo eine bestimmte angegebene Körpergegend sich befindet.
- Wenn die Lehrerin erkennt oder wenn die Körpersprache des Klienten signalisiert: So geht es nicht, dann das Vorgehen ändern oder einen anderen Zugang suchen.
- Korrekturen von Haltung/Bewegung aus einer *entspannten* Körperverfassung heraus vornehmen.
- Bei komplexeren Abläufen Zwischenschritte einbauen.

Hausaufgaben

- Hausaufgaben unterstützen die Eigenverantwortung.
- Hausaufgaben sind wichtig, denn neue Bewegungsmuster werden am besten gelernt, wenn sie unter Alltagsbedingungen in der gewohnten Umgebung, am Arbeitsplatz oder bei Freizeitaktivitäten usw. erprobt und angewendet werden.
- Aufgaben, die der Klientin gegeben werden, sollten ihre Charakterstruktur berücksichtigen. Beispiel: Mit einer Klientin, die sich selber ständig diszipliniert oder zur Zwanghaftigkeit neigt, eher spielerisch vorgehen. Auch Empfehlungen für bestimmte Sportarten sollten dies berücksichtigen. Beispiel: Für einen eher rigiden, übermäßig leistungsorientierten Menschen sind Sportarten besser, bei denen Spaß und das Miteinander im Vordergrund stehen.
- Nicht mehr als drei Aufgaben pro Sitzung geben.
- In der folgenden Sitzung die Ausführung von Aufgaben kontrollieren, damit sich nichts „Falsches" in der Gewohnheit verfestigt.

- Die Selbstregulationsfähigkeit des Organismus nutzen. Beispiel: Der Klient soll bis zur nächsten Sitzung bewusst eine Fehlhaltung beibehalten (*Feldenkrais*).

Wenn der Klient das Sitzungsende hinauszögert

- 10 Minuten vor Sitzungsende: „Wir haben noch 10 Minuten Zeit. Was brauchst du noch in dieser Zeit?"
- „Wir haben heute viel geschafft. Lass uns beim nächsten Mal auf diesen Punkt zurückkommen."
- Wenn der Klient zum Sitzungsende immer neue Themen anschlägt, ihn wieder auf das zu Beginn gemeinsam formulierte Ziel zurückführen und fragen, wie es damit steht.

Kommunikation

Allgemeine Hinweise

- Wichtige Gespräche mit dem Klienten besser persönlich führen als telefonisch oder schriftlich.
- Auf Signale seitens des Klienten achten, sie respektieren, aufnehmen und nachfragen, was sie bedeuten.
- Wenn ein Klient gern das Gegenteil dessen tut, worum man ihn bittet: paradox intervenieren, d.h. dem Klienten die Anweisung geben, genau dieses Gegenteil zu tun.
- Beachten, dass der Klient eventuell zu vorauseilendem Verständnis für die Absichten des Lehrers neigt („Ach ja, das kenne ich schon") oder dass der Klient zeigen möchte, wie gut/folgsam er ist.
- Schlechte bzw. unklare Kommunikation kann bei beiden Partnern zu Über-Aktionen führen, die die Unklarheit kompensieren sollen.
- Den Klienten zum Nachfragen ermuntern für den Fall, dass der Klient nicht sicher ist, ob er etwas richtig verstanden hat.
- Wenn die Lehrerin sich unsicher ist, ob der Klient sie verstanden hat, sollte sie nachfragen.
- Betonung, Klang und Rhythmus der Sprache variieren.
- Fülllaute wie „äh" vermeiden.

Nonverbale Kommunikation

- Etwa 80 % aller Entscheidungen werden durch nichtverbale, körpersprachliche Kommunikation beeinflusst.
- Sitzposition während eines Gesprächs: schräg zueinander oder Schulter an Schulter zu sitzen ist günstiger als eine frontale Position, weil es weniger bedrohlich wirkt, und der Kooperation mehr Raum gegeben wird.
- Arme, Hände und Gesicht sollten mitsprechen (Gestik und Mimik). Das macht den Ausdruck lebendig.
- Klienten nicht mit überfokussiertem Blick anschauen, sondern mit einem die Peripherie einschließenden Sehen. Denn stark fokussiertes Schauen spricht den Hirnkortex des Klienten an, peripheres Sehen spricht zum Subkortex und zur räumlichen Wahrnehmung.
- Mit dem eigenen Körper dem Klienten seine Haltung und Bewegung spiegeln. Das ist meist wirksamer als verbale Erklärungen.

- Wenn der Klient im Gesprächsverlauf seine Körperhaltung nicht auch einmal verändert, hat er sich auch geistig nicht bewegt. Wenn die Lehrerin den Standpunkt des Klienten ändern möchte, muss er seinerseits seine Körperhaltung verändern.
- Deutung körpersprachlicher Signale: siehe S. 127 ff.

Kommunikationskanal und Denkweise

Es gibt bei jedem Menschen eine Präferenz für die Art (=Kanal), wie er seine Reaktionen auf innere oder äußere Reize verbal wiedergibt. Im Wesentlichen gibt es vier bzw. sechs solcher Kommunikationskanäle. Sie kann man folgendermaßen erkennen:

Wenn die Klientin über ihr Körper-Erleben spricht, gehen ihre Pupillen entsprechend ihrer Präferenz für einen Kanal in eine bestimmte Richtung (gilt für Rechtshänder, bei Linkshändern seitenvertauscht):

rechts *links*

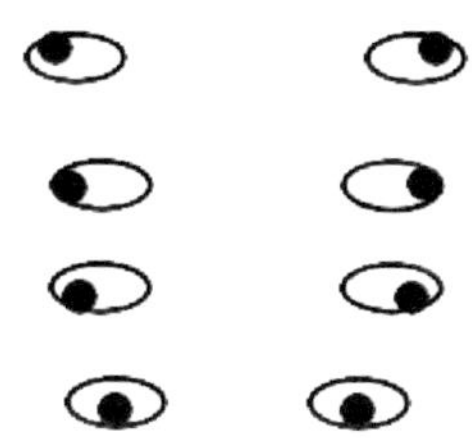

oben: visuell konstruieren — visuell erinnernd

mittig: auditiv konstruierend — auditiv erinnernd

unten: kinästhetisch — innerer Dialog

rausstehend oder unten: — Trance

***Auditive* Ausdrucksweise** beinhaltet Worte aus den Bereichen: Ton, Rhythmus, Volumen, Kontinuität/Dauer, Timbre (Färbung)/ Modulation, Synchronizität sowie Worte wie: fragen, klingen, betonen, verständlich, abstimmen, verstärken, tönen, sprachlos, mitteilen, still, ruhig, dumpf, schrill, Resonanz usw.

Weitere Kennzeichen der auditiven Präferenz**:** Klient aktiviert Körper zwischen Brust und Hüfte, Fragezeichenhaltung (Becken und Schultern stehen nach vorn, Brust ist nach hinten geneigt), Handbewegungen vorzugsweise zwischen Brust und Hüfte.

***Visuelle* Ausdrucksweise** beinhaltet Worte aus den Bereichen: Bild, Sehen, Farbe, sowie Worte wie: „ich sehe...", aussehen, beschreiben, einsichtig, sichtbar, durchblicken, grell, dunkel, hell usw.

Weitere Kennzeichen der visuellen Präferenz: Der Klient aktiviert den Körper oberhalb der Brust, nach oben gerichtete Bewegung dieser

Körperabschnitte, Atmung hoch in die Brust, Handbewegungen vorzugsweise in Augenhöhe, Augenbrauen nach oben bewegend.

***Kinästhetische* Ausdrucksweise** beinhaltet Worte aus allen Bereichen der Körperempfindungen und der Bewegung sowie Worte wie: spüren, fühlen, empfinden, wahrnehmen, bemerken usw.

Weitere Kennzeichen der kinästhetischen Präferenz**:** Klient atmet in den Bauch, hat das Gewicht auf dem rechten Bein bzw. der rechten Gesäßhälfte, neigt den Kopf nach rechts, schlägt im Sitzen das rechte Bein über das linke, hat den rechten Arm über dem linken verschränkt, neigt den Kopf nach rechts, legt seine Hand auf Magengegend oder Herz.

Ausdrucksweise *Innerer Dialog* beinhaltet Worte aus allen Bereichen des Selbstgesprächs sowie Worte wie: „ich frage mich..." usw.

Weitere Kennzeichen der Präferenz für den inneren Dialog**:** Klient hat das Gewicht auf dem linken Bein bzw. der linken Gesäßhälfte, neigt den Kopf nach links, schlägt im Sitzen das linke Bein über das rechte, hat den linken Arm über dem rechten verschränkt, neigt den Kopf nach links, stützt den Kopf auf, streichelt sein Kinn, berührt die Mundgegend.

Didaktische Konsequenzen

- Der Lehrer sollte seine eigene Präferenz in Bezug auf Kommunikationskanäle kennen und diejenigen Kanäle, die bei ihm schwächer ausgebildet sind, entwickeln.
- Es ist hilfreich, wenn der Lehrer seine Sprechweise und seine Art zu fragen auf den Kommunikationskanal des Klienten einstellt.
- Wenn der Lehrer dem Klienten helfen will, in sein kinästhetisches Repräsentationssystem zu kommen, kann er den Klienten z.B. auffordern, während einer Exploration von Haltung/Bewegung in den Bauch zu atmen oder seine Hände auf Magen, Körpermitte oder Herz zu legen, sein Gewicht auf das rechte Bein bzw. auf die rechte Gesäßhälfte zu verlagern, seinen Kopf nach rechts zu neigen oder die rechte Hand bzw. den rechten Fuß zu bewegen usw.

Klienten haben unterschiedliche **Arten des Denkens**, auf die sich die Lehrerin einschwingen sollte:

- analytisch
- analogisch, metaphorisch, vergleichend, synthetisch
- empathisch

Jede der Denkungsarten kann auditiv, visuell, kinästhetisch, geschmacksbezogen oder konsistenzbezogen sein.

Hilfsmittel

Spiegel: Er ist oft hilfreich, weil der Klient visuelle Informationen erhalten kann, die andere Informationsquellen (Propriozeption, Gedanken etc.) ergänzen oder korrigieren können.

Fotos, Video: Dienen der Einschätzung des Ist-Zustandes und können Veränderungen veranschaulichen.

Anatomische Bilder, **Skelett:** Diese und andere Hilfsmittel können veranschaulichen.

Kleine bunte Klebepunkte: Sie werden an den Körpergegenden angebracht, die sich nur unzureichend bewegen.

Bälle: Sitz-Ball, Tennisbälle und noch kleinere Gummibälle

Kissen

Holzstäbe (kurze und längere)

Tuning Board (Sportkreisel in Form einer Halbkugel mit aufgesetzter Standfläche)

- Auf dem Tuning Board sieht man strukturelle Muster des Klienten auf unverstellte Art. Vor und nach Sitzungen kann das Stehen auf dem Board dem Klienten helfen, Unterschiede zu spüren.
- Auf dem Tuning Board zu stehen enthüllt körperliches Festhalten (Rigidität) in bestimmten Körperregionen.
- Der Prozess auf dem Tuning Board geht von mehr extrinsischen hin zu eher intrinsischen Bewegungen.
- Positive Effekte:
  - Beweglichkeit
  - Spontaneität
  - Bessere Stressverarbeitung
  - Gesteigertes Sinnesbewusstsein
  - Förderung viszeraler und bioenergetischer Bewegungen
  - Leichterer Umgang mit Unsicherheiten/Unwägbarkeiten
  - Aggressionsverminderung
  - Selbstvertrauen

Schaukelstuhl (Kufen kreisförmig, nicht oval)

- Regt Herz und Kreislauf an
- Fördert die Atmung
- Fördert die Aktionsfähigkeit von Muskeln
- Regt die inneren Organe an und erleichtert die Verdauung
- Gibt das Gefühl, mit etwas in Beziehung zu sein

3. Arbeit mit Gruppen

Mögliche **Zielgruppen** können u.a. sein:

- Teilnehmer mit homogenen Zielen oder homogenem Hintergrund
- Klienten, die die Sitzungen der SI-Basisserie hinter sich haben

Abwechseln zwischen verschiedenen **Arbeitsformen**:

- Einzelarbeit
- Partnerarbeit
- Kleingruppen- und Gesamtgruppenarbeit

Rhythmus

- Bei Abschnitten, die länger als zwei Stunden dauern, eine zehnminütige Sequenz einschieben, in der die Gruppenteilnehmer *nicht* gefordert sind. Jeder kann sich mit Kissen und Decken niederlassen. Dies dient der Integration und der Erholung des Nervensystems, es dient der inneren Stille und Sammlung.
- Abwechseln zwischen langsamer, fokussierter Aufmerksamkeit und schnelleren, spielerischen Aktivitäten.

Wahrnehmung und Analyse

1. Generelle Hinweise

Ebenen der Wahrnehmung nach Ida Rolf

1. Sinneswahrnehmung (die Phänomene erscheinen; „the silent level")
2. Beschreibung der Sinneswahrnehmung (Sinneswahrnehmung auf den Begriff bringen) sowie die Interpretation dieser Begriffe.
3. Messen, Wägen, Zählen (Empirie)
4. Lineare Analyse (Formulierung von Gesetzen bezüglich Ursache und Wirkung)
5. Beziehungen herstellen zwischen den Einzelheiten sowie zwischen den Einzelheiten und dem Ganzen. Das Ganze ist mehr als die Summe der Einzelheiten, weil es die Einzelheiten zwar beinhaltet, darüber hinaus aber eine ganz eigene, höhere Qualität besitzt. (Systemische Betrachtung)
6. Gleichzeitiges unmittelbares Wahrnehmen aller Eigenschaften eines Phänomens (Intuition oder übersinnliche Wahrnehmung)

Für den Wahrnehmenden ist es wichtig, zu wissen, auf welcher Ebene er sich gerade befindet, sodass er sie nicht durcheinanderbringt. Außerdem ist es nützlich, für sich herauszufinden, auf welcher Ebene die eigenen Stärken liegen. Je größer der Erfahrungsschatz auf den ersten vier Ebenen wird, desto mehr stellt sich nach und nach die Fähigkeit der fünften Ebene ein.

Ein **ästhetisches Empfinden** ist ebenso wichtig wie es anatomische Kenntnisse sind. (Ida Rolf, Audiobänder)

Der erste Eindruck visueller oder anderer Natur ist bemerkenswert, weil er eine intuitive Wahrnehmung ist, die oft nicht sofort mit Worten formulierbar ist, jedoch nichtsdestotrotz eine oft wesentliche Information enthält. Um einen solchen ersten Eindruck zu erschließen, empfiehlt sich das folgende mögliche Vorgehen: Schauen – wegschauen oder Augen schließen – wieder hinschauen usw.

Alle Gelegenheiten zur Wahrnehmung nutzen, also aufmerksam sein für die Art, wie der Klient den Raum betritt bzw. verlässt, wie er einem die Hand gibt usw.

Die Qualität des Wahrnehmens

- entspannt statt angespannt
- offen und aufnehmend statt scharf und invasiv
- Zu Beginn mehr generelle Muster wahrnehmen, danach die mehr spezifischen.
- Passiv-empfänglich sein für das, was einem als erstes „ins Auge springt".
- Den Körper des Klienten sich selbst aussprechen lassen statt Vorurteile, fixierte Konzepte und Werturteile anzuwenden.

Arten, den Klienten wahrzunehmen

- visuell
- kinästhetisch
- analytisch
- intuitiv

Jede Lehrerin hat bestimmte Präferenzen für eine oder mehrere Arten. Diese Wahrnehmungsarten sind ineinander übersetzbar.

Haltung/Bewegung/Atmung/Sprache des Klienten durch Nachahmung und Eigenwahrnehmung **im eigenen Körper spüren**

- Was macht diese Haltung/Bewegung angenehm für den Klienten?
- Wie fühlt sich dieser Mensch mit dieser Art sich zu bewegen?
- Was ist seine Welt, in der er auf diese Weise lebt?
- Welche Körperempfindungen spüre ich bei mir, wenn ich mich in den Klienten einfühle?
- Was sind seine Ressourcen mit und in diesem Körper?

Bei der Bewegungseinschätzung beachten

- Das Verhalten des *ganzen* Körpers muss beachtet werden. Denn:
  - Bei einer bestimmten Art der Bewegung ist stets das Gesamtgleichgewicht betroffen.
  - Körpergegenden können sich widersprüchlich verhalten.
- Der *gesamte* Bewegungszyklus muss beachtet werden: Bewegungsinitiierung – Bewegungsablauf – Rückkehr in Ausgangsposition bzw. Einnehmen einer neuen Position.

2. Typen sensorischer Wahrnehmung und raumbezogener Bewegung

2 Typen sensorischer Wahrnehmung, sensorischer Struktur

	Reach-Typ	Push-Typ
dominantes Schwerkraftzentrum /motorisches Zentrum	oberes Zentrum bei T 4	unteres Zentrum bei L 3 – S 2
Art der Innen-Wahrnehmung	expropriozeptiv (siehe S. 59)	propriozeptiv (siehe S. 59)
Orientierung	Raum, aufwärts	Boden, abwärts
führendes Gelenk	Ellenbogen	Knie
strukturelle Probleme	Becken, Beine; Rücken verkürzt	Schultern, Arme; Rumpfvorderseite verkürzt
Atem	einatemfixiert	ausatemfixiert
LWS und HWS	oft Hyperlordose	oft zu steil
Becken	oft anterior gekippt	oft posterior gekippt
Femur	meist innenrotiert	meist außenrotiert
vegetatives Nervensystem	Sympathikus-dominanz	Parasympathikus-dominanz
seelischer Typ	extrovertiert	introvertiert
Seelische Ressource	Unterstützung durch Beziehungen	Autonomie durch Abstand

Tests zur Ermittlung der Präferenz der sensorischen Wahrnehmung und der entsprechenden Raum-Orientierung:

1. Sich im Stehen von den Füßen her vor- und zurückneigen
   - Push-Typ: nutzt das Becken als Balancehilfe; die Fußgelenke sind blockiert.
   - Reach-Typ: nutzt die Fußgelenke als Balancehilfe; das Becken ist steif.
2. Zum Himmel zeigen
   - Push-Typ: bewegt sich zunächst unmerklich nach unten, dann aufwärts durch Anspannen der Rückenmuskeln vom Becken bzw. von der LWS her.
   - Reach-Typ: bewegt sich direkt aufwärts, durch Anspannen der Nackenmuskeln von der HWS her.
3. Zur Erde zeigen
   - Push-Typ: zeigt direkt zum Boden hin.
   - Reach-Typ: subtile Schwierigkeit, den Boden zu finden.
4. Aufstehen
   - Push-Typ: steht von Beinen und Becken her auf.
   - Reach-Typ: steht vom Nacken her auf.
5. Hüpfen auf der Stelle I
   - Push-Typ: stößt sich vom Boden ab, geht deshalb mehr in die Knie; Arme und Schultern werden kaum genutzt für die Beschleunigung aufwärts.
   - Reach-Typ: beschleunigt aufwärts durch Anheben der Schultern und streckt den Oberkörper nach oben. Er hat weniger Bodenkontakt beim Herunterkommen, da er sich nicht primär vom Boden abstößt. Stattdessen pumpt er sich von den Schultern her nach unten.
6. Hüpfen auf der Stelle II
   Zwei Durchläufe. Erster Durchlauf: Während des Sprungs hebt der Lehrer sanft den Brustkorb des Klienten. Zweiter Durchlauf: Wenn der Klient vor dem zweiten Sprung in die Knie geht, um Schwung zu holen, drückt der Lehrer seine Schultern sanft nach unten (wie eine Sprungfeder). Wichtig ist das genaue Timing.
   - Reach-Typ: springt beim ersten Durchlauf leichter und höher.
   - Push-Typ: springt beim zweiten Durchlauf leichter und höher.
7. Gehen
   - Push-Typ: Blick ist gesenkt.
   - Reach-Typ: Blick in den Raum bzw. auf Personen.

Raumbezogene Bewegungs-Typologie

Dominante Ebene beim Gehen		
Sagittalebene	Frontalebene	Horizontalebene
vorwärts-betont	abduktions-betont	rotations-betont
ziel-orientiert	rechts-links-orientiert	peripherie-orientiert
		ausgeprägte kontra-laterale Bewegung von Schulter- und Beckengürtel
oberes Schwerkraft-/ Motorzentrum (um T 4) dominiert	unteres Schwerkraft-/ Motorzentrum (um L 3 - S 2) dominiert	
Kopf oder Brust führen beim Loslaufen und Gehen	Füße führen beim Loslaufen und Gehen	

Orientierungspräferenz in Bezug auf Raum, Zeit und Geschwindigkeit

Wie ist die Balance zwischen vorn und hinten im Stehen, Sitzen, Gehen, Aufstehen usw.? Es ergeben sich folgende Präferenzen:

	Orientierungspräferenz	
Raum	nach vorn	nach hinten
Zeit	zukunftsorientiert (wohin?)	vergangenheitsorientiert (woher?)
Geschwindigkeit	schnell	langsam

3. Bewegung allgemein

Checkliste

- Ist die Struktur eher komprimiert oder eher unverbunden?
- Ist die Haltung eher kollabiert oder (kompensierend) überstreckt?
- Wo geht die Bewegung durch den Körper hindurch, wo nicht? Gibt es Körperregionen, die wenig beweglich sind?
- Besteht eine Kongruenz und Koordination zwischen verschiedenen Körperregionen?
  - zwischen der Vertikalachse und den Gürteln (Gliedmaßen)
  - zwischen rechter und linker Gürtelseite
  - zwischen den Bewegungszentren (siehe S. 52 f. und 60)
  - zwischen Schulter- und Beckengürtel
  - innerhalb eines Gliedmaßes (also zwischen Hand, Arm und Schulter sowie zwischen Fuß, Bein und Hüfte)
  - in Bezug auf die diagonale Koordination zwischen den Gürtel- bzw. Gliedmaßenseiten (z.B. beim kontralateralen Gehen)
- Welche myofaszialen Linien (siehe Handbuch 2: Modell von Tom Myers) sind bei Bewegungen verkürzt und schränken so die Bewegung ein?
- Gibt es beim Feedforward, also den Vor-Bewegungen (siehe S. 56 ff.) der Klientin spezifische „parasitäre" Anspannungen/Bewegungen (z.B. Bauch einziehen vor dem Aufstehen)?
- Wie ist das vorn-hinten Gleichgewicht bei verschiedenen Bewegungsarten wie Stehen, Gehen, Sitzen usw.

  Dies kann von Region zu Region unterschiedlich sein, z.B. Flexion von Halsvorderseite und Leistengegend bei gleichzeitiger Extension von Brust und Bauch.
- Diaphragmen (Mundboden, Zwerchfell vorn und hinten, Beckenboden vorn und hinten, Knie, Fußsohlen)
  - Wie ist der Tonus jedes Diaphragmas
  - Wie ist die Beziehung zwischen den Diaphragmen (z.B. Kompensation der Schwäche eines Diaphragmas durch Hypertonie eines anderen bzw. umgekehrt Schwächung eines Diaphragmas durch Hypertonie in einem anderen.).

- Der Klient soll im Sitzen, Stehen, Gehen oder Springen jeweils ein Diaphragma anspannen und spüren, was in den anderen Diaphragmen und in anderen Körperregionen geschieht. So gehen hohe Fußgewölbe oft einher mit vorn hochgezogenem Zwerchfell und vorn hochgezogenem Beckenboden.

- Was für ein Typ sensorischer Wahrnehmung und Raumorientierung ist die Klientin? Richtet sich die Orientierung eher aufwärts und nach außen (Reach-Typ) oder abwärts und nach innen (Push-Typ)? Siehe die Tests auf S. 118.
- Gibt es bei Bewegungen eine dominante Ebene? (Siehe S. 119) Sind die Bewegungen nach vorn dominant (sagittale Ebene) oder rechts-links dominant (frontale Ebene) oder besteht eine Dominanz der Drehbewegungen (horizontale Ebene)?
- Gibt es Einschränkungen des Raumes?

  Wenn der Klient sprechend, spielend usw. meist zu einer Seite schaut oder sonstwie eine Seite räumlich bevorzugt, dann ist die – visuell und bewegungsmäßig - vermiedene Raumseite eingeschränkt. Dies ist oft Folge eines Traumas, z.B. kann ein Schlag auf die rechte Kopfseite zu einer Raumangst in Bezug auf die rechte Seite führen.
- Sind alltägliche Bewegungen auf bestimmte Körperregionen beschränkt (z.B. auf Arme und Hände der Arbeit am Schreibtisch)?
- Bestehen alltägliche Bewegungen aus bestimmten räumlich eingeschränkten Abläufen (z.B. schreiben am PC, Teile zusammenschrauben, Auto fahren)?
- Welche Wahrnehmungskanäle (siehe S. 111 f.) nutzt und verwendet der Klient im sprachlichen Ausdruck?
- Besteht eine Kongruenz zwischen innerem und äußerem Erleben (Gesicht oder Mimik versus allgemeiner Körperausdruck; Struktur versus kompensierende Haltung)?
- Welche subjektiven, seelischen Bedeutungen haben bestimmte Arten des Bewegens für den Klienten?

Weitere Kriterien und Anhaltspunkte für die Analyse finden sich auf S. 122 ff.. und S. 311 ff.

4. Stehen

Sleeve supported stance oder free stance?

- **Sleeve supported stance**

  Der Klient hängt in seinen Faszienschlingen und hält sich so aufrecht.

  Bei überstreckten Knien sind es die Schlingen, welche die Kniekehlen überqueren. Die Knie sind zwischen Schwerkraft (vorn) und Faszien (hinten) eingeschlossen [Abb. 3.1 links]. Bei nach vorn konvexer Körperhaltung („Banana stance") sind es die Schlingen, welche die Leisten überqueren. Das Becken ist zwischen Faszien (vorn) und Schwerkraft (hinten) eingeschlossen [Abb. 3.1 rechts].

  Für die Aufrechterhaltung des Gleichgewichts ist kaum Muskelkraft erforderlich, und das Nervensystem ist wenig gefordert. Aus diesem Grund wird diese Haltung von Klienten oft als „bequem" empfunden und kann lange beibehalten werden. Abgesehen von den strukturell ungünstigen Folgen hat diese Haltung jedoch den Nachteil, dass eine Bewegungsinitiierung aus dieser Stellung heraus in vielen Fällen zusätzliche aktive Muskelarbeit braucht, also Extraenergie erfordert.

- **Free stance**

  Bei dieser Haltung sind die Körpersegemente so um die Vertikalachse angeordnet, dass der Körper vom Boden unterstützt wird. Fuß- und Hüftgelenk befinden sich ein wenig *hinter*, Knie- und Schultergelenke ein wenig *vor* der lateralen Linie.

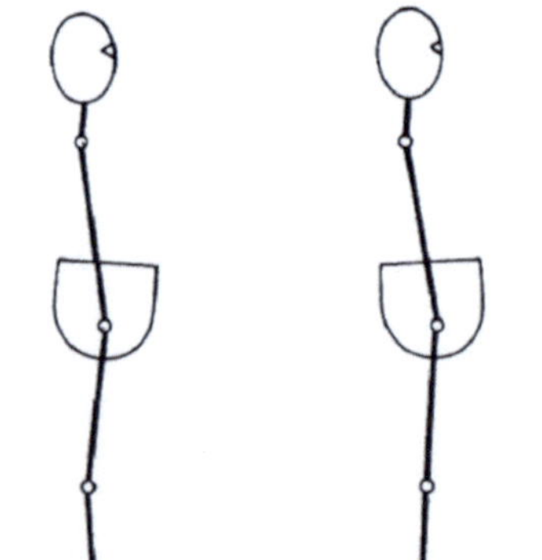

Abb. 3.1

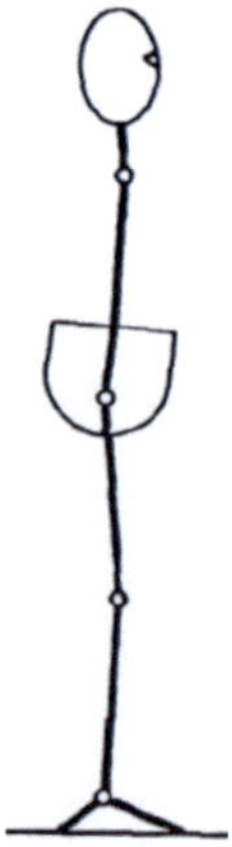

Abb. 3.2

Auch für den free stance ist kaum Muskelarbeit nötig. Da jedoch das Nervensystem für die Aufrechterhaltung des Gleichgewichts gefordert ist, wird diese Haltung von betroffenen Klienten zunächst oft als nicht „bequem" empfunden. Abgesehen von der Integrität der Körperstruktur hat diese Haltung den zusätzlichen Vorteil, dass eine Bewegungsinitiierung aus dieser Stellung heraus keine zusätzliche aktive Muskelarbeit erfordert.

Zwei Tests

- In einer langsamen Bewegung die Arme in die Vorhalte bewegen. Bleiben Becken und Rumpf an ihrem Platz? Menschen, die den sleeve supported stance bevorzugen, schieben in der Regel das Becken bei der Armbewegung nach vorn und kippen den Rumpf nach hinten.
- Der Lehrer stellt sich hinter den Klienten, legt ihm die Hände auf die Schultern und drückt diese senkrecht nach unten. Der Klient soll dem Druck keinen *aktiven* Widerstand entgegensetzen, mit Ausnahme der Knie, die gestreckt gehalten werden. Der Lehrer nimmt währenddessen wahr, ob der Körper des Klienten in einem stabil aufgerichteten Gleichgewicht bleibt, d.h. nicht zusammensinkt oder ob er sich nach vorn durchbiegt.

Zum Thema Stehen siehe auch S. 311 ff.

5. Gehen

Zu Beginn einer Laufanalyse an der Seite der Klientin mitgehen. Das gibt ihr mehr Sicherheit und die Lehrerin bekommt auf der empathischen bzw. kinästhetischen Ebene mehr mit.

Ein Laufband als Analysewerkzeug ist ungeeignet, denn Laufen auf dem Band ist nicht zu vergleichen mit dem Laufen auf dem Erdboden. Beim Gehen auf dem Laufband beschleunigt das Band, nicht der Mensch. Beim Gehen auf dem Erdboden beschleunigt der Mensch. Dieser Unterschied beeinflusst die Bewegungscharakteristik.

Checkliste

- Welche Körperregionen sind in Bewegung, welche unbewegt?
- Läuft die Klientin zielorientiert (Sagittalebene) oder rechts-links-orientiert (Frontalebene) oder umgebungsorientiert (Horizontalebene)? (siehe S. 119)
- Wie sind die kontralaterale Bewegung und die spiralige Bewegung durch die Körpersegmente hindurch ausgebildet? Gibt es Unterschiede zwischen rechter und linker Seite?
- Welche Körpergegend führt beim Loslaufen und Gehen? Kopf bzw. Brustkorb oder Füße?
- Welche Körpergegend führt bei einer Wendung um 180°? Kopf oder Schultern oder Becken oder Füße? (Siehe S. 321 f.)
- Sind Kopf/Blick eher zu Boden gerichtet oder in den Raum? Wenn die Geschwindigkeit beim Gehen ein wenig erhöht wird, so tritt die persönliche Orientierungs-Präferenz deutlicher zutage.
- Ist das obere motorische Zentrum vorgeschoben oder zurückgezogen?
- Wie ist die Gewichtsverteilung vorn-hinten: Befindet sich der Oberkörper zu sehr hinter oder zu sehr vor Becken und Beinen?
- Ist der Gang hüftbetont (starke Rotationen des Beckens um die Vertikalachse) oder kniebetont („Storchengang") oder fußbetont (Person wirft die Füße nach vorn, Knie beugen zu wenig)?
- Ist die Schrittlänge eher zu groß oder zu kurz? Bei der Einschätzung ist die Beinlänge zu berücksichtigen.

- Ist die Schrittbreite zu schmal oder zu weit?
- Sind die Beine/Füße geradeausgerichtet oder außen- bzw. innengedreht? Gibt es diesbezügliche Konflikte zwischen Oberschenkel und Fuß? Schlenkern die Beine beim Gehen von innen nach außen und wieder nach innen? Sind Unterschiede zwischen rechts und links zu beobachten?
- Laufen die Beine o-beinig oder x-beinig?
- Fersenbetonter Gang (lautes Gehen) oder ballenbetonter Gang?
- Wie beweglich sind die Fußgelenke und wie gut rollen die Füße ab?
- Läuft der Fuß über Ferse und zweiten Zeh oder über die Außenkante des Fußes?
- Sinken die Fußgewölbe beim Gehen ein?
- Wenn die Klientin aus dem Rennen heraus anhält: Geht das Stoppen vom unteren motorischen Zentrum (der Gegend um L 3 – S 2) aus oder vom oberen Schwerkraftzentrum (um T 4)? Die zweite Variante ist leichter und führt zu geringerer Spannung in den Beinen).

Zum Thema Gehen siehe auch S. 317 ff.

6. Körpersprache

Wesen und Beobachtung der Körpersprache

Körpersprache ist die Antwort des Körpers auf innere und äußere Eindrücke. (Siehe auch S. 83 ff., 126 ff. und 199 f.)

Wenn von Körpersprache die Rede ist, muss man unterscheiden

- Körpersprache als Ausdruck des *Charakters*, der sich vor allem in der Körper*struktur* manifestiert, und
- Körpersprache als dem *aktuellen* Ausdruck der Person, der sich vor allem in der Körper*haltung* äußert.

Die Grenzen zwischen beiden Formen sind nicht scharf zu ziehen.

Körpersprache ist Ausdruck von (oft verborgenen) Empfindungen und Gefühlen. Auch innere Konflikte spiegeln sich in der Körpersprache. So kann es sein, dass eine Person einerseits gern auf andere Menschen zugeht, gleichzeitig jedoch aus Angst vor Nähe keine tiefere Beziehung zulässt. Diese Widersprüchlichkeit kann sich körpersprachlich z.B. dadurch ausdrücken, dass die Person mit nach außen gedrehten Armen und Beinen sowie einem vorgeschobenen Kopf eher offen erscheint. Der eingezogene, zurückgehaltene Brustkorb deutet jedoch auf ein eher „verschlossenes Herz".

Körpersprache ist immer authentisch, denn „der Leib kann nicht lügen". Wenn ein Mensch durch Haltung, Mimik, Gestik etwas vorzutäuschen versucht, so spiegelt die Körpersprache auch den Täuschungsversuch selbst. Manchmal allerdings nur in extrem kurzen Zeitabschnitten (Mikrosekunden), in denen es keinen Widerspruch zwischen Worteinheiten und gestischen Einheiten gibt. (Mehr zum Thema Täuschungsversuch auf S. 137 f.)

Übung zum Wahrnehmen von Mikro-Ausdrücken:
Ein Foto, das einen Gesichtsausdruck zeigt, so schnell wie möglich vor seinen Augen aufblitzen lassen. Versuchen, zu erraten, welches Gefühl auf dem Bild gezeigt wurde. Dann das Bild genau betrachten: sich vergewissern, welches Gefühl das Gesicht tatsächlich zeigt. Dies macht man mit einigen hundert Bildern.

Übungen zum Wahrnehmen von körpersprachlichen Signalen:

- TV-Sendungen (z.B. Talk-Shows) ohne Ton anschauen und auf Körpersprache und Interaktionen zwischen den Beteiligten achten.
- Beobachtung von Menschen(gruppen) im Gespräch, die sich außer Hörweite befinden.

Entschlüsseln körpersprachlicher Signale

Um **vorschnelle Schlussfolgerungen** in Bezug auf die Persönlichkeit von Menschen zu **vermeiden**, sind bei der Einschätzung von Körpersprache zu berücksichtigen:

- der Kontext mit anderen Signalen
- die aktuelle Situation
- die momentane Verfassung der Person
- Bedürfnisse und Ziele der Person
- die eigene Körpersprache in der Interaktion mit der Person

Atmung (siehe auch S. 9 ff. und 43 ff.)

Verhalten	Bedeutung
Person holt tief Luft	will Initiative, will etwas sagen
Person atmet kurz ein und lang aus	Resignation
schnelle oder flache Atmung	Gefühlserregung

Vegetative Veränderungen

Verhalten	Bedeutung
Schwitzen	Gefühlserregung
häufiges Schlucken	Gefühlserregung
Gesicht errötet	Verlegenheit oder Scham oder Wut oder Schuldgefühl
Gesicht erbleicht	Angst oder Wut

Kopf, Hals, Gesicht

Verhalten	Bedeutung
Kopf seitlich neigen und/ oder Haare streichen (evtll. Hals freimachen)	Werbungssignal oder Frage: Kann ich dir vertrauen?
Kopf ständig seitgeneigt	Nachgiebigkeit oder Vertrauensangebot oder Zweifel oder Ausweichen (je nach Mimik)
Kopf wendet sich ab, Augen wandern zum Partner und von ihm weg	will Stellungnahme umgehen, vermeidet Konfrontation

Verhalten	Bedeutung
eingezogener Kopf (mit hochgezogenen Schultern)	Unbeweglichkeit, Positionswahrung oder Angst oder Nervosität oder Verkrampfung
Kopf nach hinten gelegt und Nacken blockiert	distanziert, reserviert
Kopf vorgeschoben	neugierig, intellektuell
Augenbrauen angehoben	ungläubig/erstaunt oder Arroganz oder erhöhter Informationsbedarf
plötzliches Abbrechen eines Gesichtsausdrucks	Gefühlserregung oder Unterbrechung eines Gefühls
Stirnrunzeln	Anspannung oder Zorn oder Nachdenklichkeit
Blick schweift kurz ab	will für einen Moment die Gedanken ordnen
Blick schweift länger ab	Informationsüberlastung, Flucht
Blickkontakt wird vermieden	Schüchternheit/Verlegenheit oder Gesichtsblindheit
Dauerfixierung des Blickkontaktes	Unsicherheit, die dennoch überzeugen und den Gesprächspartner zur Konzentration zwingen will (erzeugt Abwehr bei diesem)
tiefer, zärtlicher Blick mit lockeren Nackenmuskeln	liebevolle Gefühle
Blick nach oben	Suche nach Hilfe/Beistand
Blick zum Boden oder auf die Fußspitzen	vorsichtig, Sicherheitsbedürfnis
Blick in die Ferne, ins Leere	wagemutig oder verträumt oder auf Zukunft ausgerichtet
flatternder, fliehender Blick	Aufmerksamkeit schwindet
starrer Blick	Blockierung oder Trauma
bewegte Augen	evtll. Traumarelease
häufiges Zwinkern	Nervosität oder Gefühlserregung
zusammengekniffene Augen	Kurzsichtigkeit oder Nachdenklichkeit oder Drohung oder Misstrauen

Verhalten	Bedeutung
weite Pupillen	Person sieht etwas, was sie interessiert oder Gedankenströme oder Gefühlserregung
Pupillen weiten sich plötzlich	Schreck, Gefahr
enge Pupillen	negative, abstoßende Eindrücke
enge Pupillen und gespannter Nacken	Drohung, Warnung oder Ablehnung
Augen verengen sich	will mehr Informationen oder überlegt das Problem
Augen weiten sich während der Unterhaltung	will mehr Information, ist neugierig oder ein Punkt, an dem die Person sich absichern will
ein Auge weitet sich, das andere nicht	halbwegs glaubend, aber misstrauisch und möchte mehr wissen
Augen lächeln nicht mit	falsches Lächeln
oder der Mund bleibt beim Lächeln gerade	
unmotiviertes Lächeln	Angst oder Unterwürfigkeit
herabhängender Unterkiefer	geistig momentan außer Gefecht oder überwältigt von einem Gefühl (Schreck oder Verletzung, Erstaunen) oder willensschwach
Heben des Kinns	will Furchtlosigkeit demonstrieren
Gourmetmund	Feinfühligkeit
Öffnen des Mundes	will etwas sagen oder fragen
herabgezogene Mundwinkel	Missgunst
Oberlippe hochgezogen	Verachtung
Unterlippe hochgezogen	Zweifel
Lippen aufeinandergepresst	Verweigerung
genussvolles Lippenlecken	geistig-körperliches Vergnügen, Genüsslichkeit
Zunge beim Sprechen vorschiebend	schiebt Argumente anderer weg

Veränderung der Sprechweise

Verhalten	Bedeutung
erhöhte Stimmlage	negative Gefühle (Angst, Wut etc.)
vertiefte Stimmlage	negative Gefühle wie Niedergeschlagenheit
Stimme wird lauter und schneller	eventuell Wut oder Angst oder Aufregung
Stimme wird leiser und langsamer	eventuell Niedergeschlagenheit oder Langeweile oder Unsicherheit

Oberkörper, Arme, Hände

Verhalten	Bedeutung
sich zurücklehnen, Hände hinter dem Kopf verschränkt mit auswärts gerichteten Ellbogen	Person hat alles gesagt oder Überheblichkeit
zurückgezogener Oberkörper mit vorgeschobenen Schultern	Abwehr/Ablehnung oder Desinteresse
mit dem Oberkörper weit nach vorn kommend	Interesse oder will unterbrechen
angehobene Schultern	Absicherungsbedürfnis
Arme vor der Brust verschränkt	will nicht aktiv werden oder hört gut zu oder Ablehnung/Verschlossenheit oder Angst
offene Arme bei gespanntem Brustkorb	einladend, aber unsicher
offene Arme mit gestrecktem Ellbogen	aus einer Einladung wird eine Forderung
Oberarme bewegen sich frei vom Körper weg	Kommunikationsbereitschaft, Vertrauen, Sicherheit
Oberarme werden an den Körper gepresst	Gefühle werden unterdrückt oder Schutz/Unsicherheit
rechter Oberarm wird an den Körper gepresst	entscheidungs- oder handlungsblockiert
linker Oberarm wird an den Körper gepresst	gefühlsblockiert

Verhalten	Bedeutung
herabfallende Hände	Resignation, Enttäuschung
Hände vor dem Bauch oder hinter dem Rücken verschränkt	passives Gewährenlassen oder Rückzug von eigenem Handeln oder Schutz
Hände klammern sich irgendwo an	Angst, Zuflucht suchend
Geste mit dominanter Hand (bei Rechtshändern rechte)	Verstand ist gerade aktiv
Geste mit nicht dominanter Hand	Gefühl ist gerade aktiv
geöffnete Hände	habe nichts zu verbergen
geschlossene Hände	verschlossen oder festhaltend
Hand zur Faust verkrampft	Wut, verhaltener Zorn
verschränkte Hände	Barriere
zusammengepresste Hände	Aggression
Handteller nach oben	offenes Angebot
Handteller locker nach vorn	Vertrauenssignal
Handrücken *dauernd* nach vorn	verbirgt etwas oder will gefragt werden oder Geben und Nehmen fällt schwer oder Schutzhaltung
Verstecken beider Hände	versteckt sich
Verstecken der rechten Hand	versteckt Informationen
Verstecken der linken Hand	versteckt Gefühle
die Hand berührt den anderen von unten her kommend	Gefühl der Unterlegenheit, Unterwerfung
sich die Hände reiben	selbstgefällig, selbstzufrieden
wegwischende Handbewegung	wischt das Gesagte oder Gehörte weg
Hände schieben Gegenstände umher	Unruhe
trommeln mit den Fingern	Nervosität, will zur Sache kommen
Hand hackt von oben nach unten durch die Luft	Dominanz, Ablehnung

Verhalten	Bedeutung
spielen mit Gegenständen (z.B. Bleistift)	Angst oder Nervosität oder Halt suchen/Verkrampfung
hastig die Brille abnehmen	Nervosität oder Angriff oder nicht einverstanden
Fingerspitzen zusammen	Feinfühligkeit
Fingerspitzen (bes. Zeigefinger) vor	Dominanz, Abwehr
Fingerkuppen werden aneinandergepresst	Präzision, genaue Aussage
ein Spitzdach mit den Händen formen	Arroganz oder wehrt sich gegen Einwände
an Kleidung herumnesteln	etwas Lästiges loswerden wollen
sich kurz an die Nase fassen	Stress oder Verlegenheit oder nimmt keine Sympathie an
sich die Nase reiben	nachdenklich
das Kinn streicheln	nachdenklich oder zufrieden
die Finger zum Mund nehmen	a) kurz: verlegen, unsicher; b) länger: nachdenklich
Hand vor den Mund nehmen	a) während des Sprechens: Unsicherheit; b) nach dem Sprechen: will das Gesagte zurücknehmen
sich ans Ohr fassen	Unentschlossenheit
Finger reiben Ohrläppchen	will die Lage besser überblicken oder sich anregen oder belohnen

im Stehen

Verhalten	Bedeutung
Die Körperteile weisen in unterschiedliche Richtungen	folgt keinem Gedankenbogen oder unfähig zu kontinuierlichen Gefühlen
Arme und Hände sind außenrotiert, Ellbogen sind hinter der BWS, Solar plexus wird vorgeschoben	Person gibt eigene persönliche Macht weg, kein Zentrum, keine Kontrolle über eigenes Zentrum

Verhalten	Bedeutung
Vorgeschobener Kopf, während Brust und Hände zurückgehalten werden	Kopfmensch (ich kann alles erklären, handeln sollen die anderen) oder vorsichtig
Kopf vorn angehoben	hochnäsig oder herausfordernd
Oberkörper zusammengefallen und seitlich verschoben	ausweichend oder auf taktische Zielerreichung aus oder will nicht dominant wirken
Arme hinter dem Rücken	passives Gewährenlassen
geschwellte Brust	Imponiergehabe mit Angst dahinter (Mann) oder erotisches Versprechen (Frau)
eingesunkener Brustkorb	Ausdruck der Inaktivität
angehobene Schultern mit nach vorn geneigtem Kopf	Verteidigung, Unsicherheit
Schultern und Rücken sind gekrümmt	zu große Verantwortungslast oder verantwortungssüchtig
hängende Arme	ich bin brav oder Gelassenheit
Arme sind nach innen gedreht und werden vom Körper weggehalten	mangelnde Geschmeidigkeit oder Unerreichbarkeit oder Schutz des Herzens, verteidigungsbereit
Fäuste/Hände in die Seiten gestemmt, Ellbogen auswärts gerichtet	Besitzbehauptung oder Schutz der Flanken
Hände in den Taschen	nicht aktiv oder ungezwungen/locker oder versteckt sich
nach vorn gekipptes Becken verbunden mit eingesunkenem Brustkorb	sehr passiv, will in Ruhe gelassen werden
nach hinten gekipptes Becken	reserviert, Respekt gegenüber Tabus, energiegeladen (aber keine impulsive Reaktion)
kleine Standfläche durch zusammengestellte Füße	Unterwerfung, Ängstlichkeit, brav
breitbeiniges Stehen	Territoriumsanspruch
durchgedrückte Knie	Trotz (bewegt sich nicht vom Platz)
Füße auswärts gestellt	Ablenkbarkeit

Verhalten	Bedeutung
Füße geradeaus gestellt	Planmäßigkeit
auf wippenden Füßen stehen	unentschieden zwischen Verstand und Gefühl oder zwischen Vorsicht und Risikobereitschaft oder Arroganz oder Sicherheit
auf Fersen stehen	vorsichtig, rational orientiert
auf Fußballen stehen	risikofreudig, gefühlsorientiert
Zehen werden in Boden gekrallt	Unsicherheit, Klammern an eigenen Vorstellungen
Gewicht auf rechtem Fuß	rationales Denken, Angst vor Gefühlen, verletzlich
Gewicht auf linkem Fuß	intuitiv-gefühlvolles Denken

im Sitzen

Verhalten	Bedeutung
Person verrückt den angebotenen Stuhl	Selbstbewusstsein
Sitzen vis-à-vis	konzentrierte Aufmerksamkeit oder gemeinsame Interessenlage oder konfrontativ
Sitzen übers Eck	beweglich oder Betonung von Selbständigkeit und Eigenwilligkeit, ohne auf Nähe zu verzichten
Herumrutschen	Unbehagen, Unruhe
Vorlehnen des Oberkörpers	Zuneigung, Interesse
Vorlehnen des Oberkörpers, nachdem die andere Person sich zurückgelehnt hat	ein Angebot
sich zurücklehnen (während der anders spricht):	sich zurückziehen vom Schauplatz oder Interesse lässt nach oder Vorsicht oder Resignation
sich zurücklehnen während des Sprechens	Gefühlsmäßige Distanzierung von dem, was er/sie sagt
sich zurücklehnen nach Satzende	Einladung zu antworten oder vorsichtiger Rückzug oder Resignation

Verhalten	Bedeutung
mit dem Oberkörper zur Seite ausweichen	ausweichend, bereit wegzugehen
zur Seite geneigt und zurückgelehnt	beobachtend
Hände werden parallel nebeneinander gelegt	einspuriges, konzeptgefesseltes Denken
Hände auf Tisch oder auf Stuhllehne oder unterm Tisch	Tendenz zu verbergen
Füße und Beine verriegelt (ineinander verschlungen)	innere Verspannung und Unbeweglichkeit
übergeschlagene Beine	Schutzbarriere oder Ablehnung
vorgestreckter Fuß bei übergeschlagenen Beinen	territorialer Anspruch
Füße um die Stuhlbeine legen	Unsicherheit, Halt suchend
Knie anziehen und mit den Händen/Armen umfassen	innere Konzentration, Geborgenheit
gespreizte Beine	Mann: Imponiergehabe; Frau: rezeptiv oder einladend oder provokativ
Füße plötzlich nach hinten nehmen	fühlt sich ertappt, Verlegenheit
Takten mit dem Fuß oder Fingertrommeln:	Genug! Weiter! Schneller!
Füße trippeln am Boden oder werden vor und zurück gestellt	will innerlich weg
zusammengestellte Füße	ängstlich, verkrampft
dorsalflektierter Fuß	Verweigerung, Blockierung

beim Gehen

Verhalten	Bedeutung
große Schrittlänge	willensstark oder stürmisch oder unüberlegt
kleine Schrittlänge (trippeln)	unsicher, zögerlich, ängstlich

Verhalten	Bedeutung
schmale Gangbreite	ängstlich, unsicher
weite Gangbreite	unsicher
auftreten mit Fersen	„cholerisches" Temperament
auftreten mit Ballen	unbeschwert oder leichtsinnig
wiegender Gang	selbstbewusst oder selbstgefällig
Watschelgang	schwacher Wille
nach innen gedrehte Beine	introvertiert oder ängstlich
nach außen gedrehte Beine	extrovertiert oder selbstbewusst
schlenkernde Beine	Unsicherheit

bei Begrüßung oder Abschied

Verhalten	Bedeutung
Oberarm löst sich nicht vom Körper	gefühlsgehemmt
Person ergreift die Hand einer Person und zieht diese	vereinnahmend
Arm gestreckt	zwingt zur Distanz
sehr fester Händedruck	Unsicherheit wird überdeckt
lascher Händedruck bei lascher Körperhaltung	Vitalitätsmangel oder Desinteresse/Gleichgültigkeit
lascher Händedruck bei aufrecht-offener Körperhaltung	an näherer persönlicher Berührung uninteressiert; will Gefühle außen vor lassen
ganz kurze schmale Handberührung oder eingezogener Handteller	an näherer persönlicher Berührung uninteressiert; will Gefühle außen vor lassen
Person nimmt beide Hände der anderen Person	dezente Umarmung, herzliche Zuneigung
Person schüttelt die Hand der anderen Person und hält gleichzeitig dessen Ellbogen oder Oberarm fest	liebevoll, aber besitzergreifend

Lügen

Mit Lügen ist gemeint, dass jemand etwas bewusst verschweigt bzw. verheimlicht oder bewusst etwas Unwahres sagt bzw. vortäuscht.

Das Fehlen eines Täuschungsanzeichens ist kein Wahrheitsbeweis, weil es sich auch um eine perfekt getarnte Lüge handeln kann.

Anzeichen für Lügen wie ein bestimmter Gesichtsausdruck, eine bestimmte Art zu sprechen oder eine bestimmte Bewegung lassen manchmal die Wahrheit erkennen, manchmal auch nur die Tatsache, *dass* gelogen wird. Vorgetäuschte Gefühle lassen sich leichter als solche erkennen als vorgetäuschte Sachverhalte.

Bei der Bewertung von möglichen Anzeichen einer Lüge ist aus folgenden Gründen Vorsicht geboten:

- Es gibt kein Anzeichen für eine Täuschung an sich. Es gibt nur Hinweise auf Gefühle, die mit der erzählten Geschichte nicht in Einklang stehen.
- Viele gefühlsbezogene Anzeichen sind nur unter großen Vorbehalten als Hinweise auf eine Lüge brauchbar, weil es z.B. nahezu unmöglich ist, zwischen der Angst des Unschuldigen, dass ihm nicht geglaubt wird, und der Angst des Schuldigen, dass seine Täuschung entdeckt wird, zu unterscheiden.
- Bei manchen Menschen ist eine bestimmte Sprechweise oder eine bestimmte Mimik/Körpersprache einfach Teil ihrer individuellen Natur und nicht ein Anzeichen für Unaufrichtigkeit.
- Anzeichen sind nur dann ein aussagekräftiger Hinweis, wenn sie für die Person ungewöhnlich sind (Stimmklang, Gesichtsausdruck usw.) und von anderen Anzeichen bestätigt werden.

Mögliche Anzeichen einer Lüge:

- Zu lange oder zu oft vorkommende Pausen beim Sprechen.
- Erhöhte Stimmlage.
- Wortabbrüche wie „wir... wirklich" und holprige Wiederholungen wie „ich, ich glaube, wirklich, ich... ".
- Verräterische unbewusst ausgeführte - oftmals unvollendete - Gesten (wie z.B. eine Hand, die auf dem Bein liegend einen Stinkefinger zeigt oder ein unmerkliches Schulterzucken als Ausdruck von Ratlosigkeit).
- Worte äußern negative Gefühle (Angst, Zorn usw.), aber keine Veränderung vegetativer Anzeichen (Atmung, Schwitzen usw.)

- Die linke Hand macht eine Bewegung, die nicht zum gesprochenen Wort passt.
- Eine Geste kommt nicht vor oder während, sondern erst nach der verbalen Äußerung bzw. nach einem entsprechenden Gesichtsausdruck.
- Widersprüchlicher Gesichtsausdruck.
- Ein asymmetrischer Gesichtsausdruck, d.h. der Ausdruck erscheint auf der einen Gesichtshälfte stärker ausgeprägt als auf der andern.
- Ein Gesichtsausdruck, der eine Lüge zum Vorschein zu bringen droht, wird abgebrochen und durch einen anderen Gesichtsausdruck - oft ein unechtes Lächeln - ersetzt.
- Ein Gesichtsausdruck, der länger als fünf Sekunden dauert.
- Unmittelbar nach emotionsauslösender Situation: Flüchtige Mikro-Ausdrücke von der Dauer einer Viertelsekunde (siehe S.126), d.h. winzige Mimik oder Geste
- Für die Person ungewöhnlich starke Mimik (Lächeln, Mitgefühl etc.)
- Natürlicherweise vorhandene Anteile einer Mimik, die für ein bestimmtes Gefühl charakteristisch sind, fehlen. Wenn z.B. das Anheben und Zusammenziehen der Augenbrauen, das für Angst typisch ist, fehlt, ist die Angst nur vorgetäuscht.
- Ein falsches Lächeln. Es ist falsch, wenn die Muskeln um die Augen herum nicht aktiv sind und die Augenbrauen nicht leicht absinken. Falsch ist ein Lächeln auch, wenn es abrupt beginnt, dann aber plötzlich aufhört oder wenn es stufenweise (statt kontinuierlich) abnimmt. Ferner kommt das Lächeln zu früh vor oder zu spät nach dem Gefühlsausdruck oder Satz, den es begleiten sollte.
- Plötzliches Wegschauen.
- Die Pupillen erweitern sich plötzlich.
- Offensives oder unverhältnismäßig intensives in die Augen Schauen
- Die Augen beginnen öfter zu blinzeln.
- Die Augenlider werden - unmittelbar nach der Lüge - kurz niedergeschlagen.
- Die Worte äußern Sympathie, aber die Pupillen sind eng, was auf Ärger oder Berechnung hindeutet.

Verwirklichung

1. Grundlegende Hinweise und Übungen

Erspüren von Körper und Bewegung

Die vielleicht wesentlichste **Voraussetzung für andauernde Qualitätsverbesserung von Bewegung** ist, dass ich eine Sensibilität habe für das Spüren innerer Körperempfindungen, für die Wahrnehmung von Schwere/Leichtigkeit, Wärme/Kälte, Druck- und Zugwirkungen, Tastempfindungen usw. Denn **Körperbewusstsein*** macht es überhaupt erst möglich, Ist-Zustände einzuschätzen, Veränderungen vorzunehmen und Fortschritte festzustellen.

Die in diesem Abschnitt vorgeschlagenen Spürübungen können hilfreich sein, wenn das Körpergefühl nur gering entwickelt ist. Aber auch auf einem höheren Niveau von Sensibilität sind immer noch tiefere, feinere Wahrnehmungen möglich. Deshalb sind die Übungen für jeden Menschen geeignet.

Beschäftigung mit einfachen Wahrnehmungen

- Rückenlage. Die Auflageflächen und -punkte spüren, an denen Kontakt zur Unterlage besteht. Gibt es Dysbalancen?
- Spüren, wie der Stuhl mich unterstützt? Wo genau?
- Kann ich die Kleidung auf meiner Haut spüren? Wo und wie?
- Wo im Körper spüre ich, dass mir gerade angenehm warm oder unangenehm warm/kalt ist?

---

* In unserer Kultur gibt es einen ausgesprochenen Körperkult. Anti-Aging, Wellness, Fitness usw. sollen hier als Stichworte genügen. Auf den ersten Blick scheint Körperbewusstsein ein hoch angesehenes Kulturgut zu sein. Tatsächlich aber ist die Sensibilität für Körperempfindungen erstaunlich unterentwickelt. In unserer überintellektualisierten Erziehung und Bildung ist die Entwicklung dieser Sensibilität einfach nicht vorgesehen. Der Körper wird im kulturellen Mainstream unserer Gesellschaft überwiegend als zu wartende Maschine und als herzurichtender Träger von Schönheitsidealen gesehen und behandelt.

- Körperwahrnehmung – verbunden mit der Aufmerksamkeit für meine Aufmerksamkeit - kann bereits körperliche Veränderungen bewirken:

  „Wo ist das letzte Glied des kleinen Fingers meiner rechten Hand?" Während ich das Glied wahrnehme, sage ich zu mir selbst: „Da ist das letzte Glied des kleinen Fingers meiner rechten Hand.", gefolgt von „Ich nehme das letzte Glied des kleinen Fingers meiner rechten Hand wahr."
  Mit anderen Worten: Während ich Körperteile wahrnehme, nehme ich wahr, dass ich wahrnehme.
  Danach fahre fort mit derselben Prozedur für die anderen Glieder des kleinen Fingers, für die anderen Finger, für die Handinnenfläche, für den Handrücken, für die Vorderseite meines Handgelenks, für die Rückseite meines Handgelenks, für den Unterarm, für den Ellenbogen, für meine Schulter.
  Nachdem ich das für den rechten Arm gemacht habe, vergleiche ich rechte und linke Hand. Ergebnis: die rechte Hand ist nun besser durchblutet, seine Farbe hat sich verändert und sieht größer aus als die linke Hand.
  Auf diese Weise nacheinander verschiedene Körpergegenden ertasten. Konturen, Oberflächenbeschaffenheit und Temperatur wahrnehmen.
- Sich nacheinander verschiedene Körpergegenden aus unterschiedlichen Blickwinkeln (von vorn, oben, schräg unten usw.) vorstellen.
- Welche Geräusche um mich herum höre ich? Lösen diese angenehme oder unangenehme Empfindungen aus? Wo im Körper spüre ich diese Empfindungen?
- Barfuß auf unterschiedlichen Untergründen (Holz- und Steinfußboden, Gras, Sand usw.) gehen und durch die Füße die jeweilige Bodenbeschaffenheit wahrnehmen. Wie fühlt sich das jeweils für die Füße an?

Die Haut als Sinnesorgan nutzen

- Bei Verrichtungen verschiedenster Art sensibel sein für die taktilen Sensationen der Haut, die durch Gegenstände hervorgerufen werden. Form, Temperatur, Beschaffenheit der Gegenstände spüren. Beobachten, wie sich Atmung, Körperbewegung und Koordination dadurch verändern. Variation: Sich vorstellen, dass die Gegenstände einen berühren, während man sie anfasst.

- Der Lehrer berührt mit der Hand eine Körpergegend, die vom Klienten schlecht gespürt wird. Dieser kann vermittels des Spürens der Hand die betroffene Körpergegend gegebenenfalls leichter wahrnehmen.
- Die Haut des Klienten leicht kneifen. Dieser dehnt sich von der berührten Körpergegend weg.
- Der Klient sitzt und beugt sich mit dem Rumpf langsam rund nach vornüber. Währenddessen zieht der Lehrer an jeweils einem Wirbelabschnitt die Haut sanft ab und hält sie für einen Moment fest.

Das Körperinnere erforschen

Liegend oder sitzend eine Reise durch das Körperinnere antreten. Beim Kopf beginnen, fortfahren mit dem Rumpf und dem Becken und enden bei den Armen/Händen und Beinen/Füßen. Die Reihenfolge ist jedoch nicht wichtig.

In die jeweilige Körpergegend hineinatmen und hinspüren. Bildhafte Vorstellungen über das Aussehen des Inneren entstehen lassen und verschiedene Raumvorstellungen wie Höhle, Korridor, Spalt, Innenraum usw. verwenden. Den Schluss der Reise bildet eine Wahrnehmung des Körpers als Ganzes.

Was ändert sich während und mit Abschluss der Reise in Bezug auf Eigenwahrnehmung, Atmung usw.?

Eurythmie-Gesten verschiedener Vokale: siehe S. 176 f. und 204

Vokale tönen lassen. Die Klientin kann wahrnehmen, dass die Vokale in folgenden Körperregionen ihre Resonanz haben:

- I: Kopf
- E: Kehle
- A und O: Brustraum
- U: Bauch und Unterleib

Momentaufnahmen von Bewegung spüren

- Nacheinander verschiedene Bewegungen in Zeitlupe ausführen und dabei jeden Augenblick des Ablaufs spüren.
- Während ich eine Bewegung in Zeitlupe ausführe, halte ich unvermittelt einmal inne, indem ich mir innerlich ein „Stopp!" zurufe. Die Haltung, in der ich mich befinden, im ganzen Körper erspüren. Wahrnehmen, auf welche Weise der Körper sich im Gleichgewicht

hält. Dann versuche ich dasselbe mitten in einer Bewegung, die in normalem Tempo ausgeführt wird.

- Ausgangssituation: Liegen, Sitzen, Stehen oder Gehen. Ich beginne mich von einer dieser Haltungen/Bewegungen ausgehend durch alle vier hindurch zu bewegen. Die Reihenfolge ist egal.

  Die Bewegungen sind langsam und werden noch langsamer. Ab und zu beschleunige ich und verlangsame dann wieder. Diese Wechsel im Tempo jedoch nicht planen, sondern so tun, als ob jemand anderer mich lenkt.
  In jedem Moment darauf achten, wo ich gerade bin. Jede Sensation wahrnehmen, die in mein Bewusstsein dringt. Allen möglichen aufkommenden Empfindungen und Gefühlen erlauben, mich bei meinem Tun zu beeinflussen. Die Energie im Körper beachten, meinen Gesichtsausdruck, die Art meines Schauens. Die ganze Zeit auf den Atem achten. Beobachten, wie er kommt und geht, sowie die Pause nach jeder Ausatmung.

Entspannung, Beweglichkeit, Dehnung

Die Entspannung in Händen, Kopf und Füßen sind **für eine Entspannung des gesamten Körpers** wichtig. Denn im Motorkortex des ZNS gibt es eine Repräsentation des Körpers mit unterschiedlichen Proportionen für die verschiedenen Körperregionen: 1/3 des Motorkortexes wird vom Kopf eingenommen, 1/3 von der Hand und 1/3 vom Rest des Körpers (1/3 dieses Restes machen die Füße aus).

Kann der Klient passive Bewegung zulassen?
Dies ist ein Gradmesser für Entspannungsfähigkeit und Vertrauen.
Beispiele:

- Der Klient sitzt mit frei baumelnden Unterschenkeln. Der Lehrer bringt jeweils einen Unterschenkel in eine 45° Beugung des Knies und lässt dann los. Baumelt das Bein frei?
- Rückenlage. Der Lehrer bewegt jeweils einen Arm des Klienten passiv im Schultergelenk.
- Rückenlage. Der Lehrer bewegt ein Bein passiv im Hüftgelenk.

Individuell geeignete Entspannungsmethoden empfehlen
Wenn jemand im Ruhezustand innerlich eher immer „zappeliger" statt ruhiger wird, ist die progressive Muskelentspannung nach *Jacobsen* (Muskeln werden erst angespannt und dann entspannt) vielleicht geeigneter als etwa Autogenes Training.

Wo hält der Klient im Körper fest, um sein Gleichgewicht aufrecht zu erhalten?
2 Tests:

- Den stehenden Klienten mit den Händen am Brustkorb und am Rücken sanft vor und zurück bewegen. Eine flexible Balance liegt vor, wenn der Klient leicht in die Knie geht, flexibel in Fußgelenken und Becken sowie in Wirbelsäule und Nacken reagiert. Typische Festhaltemuster sind nämlich: unflexible Hüft-, Knie- und Fußgelenke, starrer Brustkorb, steifer Nacken.
- Der Klient steht mit geschlossenen Augen (das Innenohr statt der Augen ist als Gleichgewichtsorgan gefordert) auf der Mitte einer Bank, Blickrichtung zu einem Ende der Bank. Der Lehrer hebt die Bankseite, die dem Rücken des Klienten zugewandt ist, ein wenig aber schnell an. Natürlicherweise reagiert ein Mensch in dieser Situation, also bei plötzlich drohendem Gleichgewichtsverlust,

mit Ausgleichsbewegungen des Beckens in Form einer Kippung nach vorn-unten und einer Verschiebung nach hinten. Ist dies beim Klienten der Fall oder macht er sich im Becken steif?

Wenn der Klient eine Körperregion nicht loslassen kann oder eine Körperregion sich nicht mitbewegt

- Der Lehrer hält an Stelle des Klienten diese Körpergegend. Dadurch, dass er auf diese Weise das Spannungsmuster mit seinen Händen spiegelt, spürt der Klient, dass er sein Gewicht abgeben darf. Das erleichtert es ihm zu entspannen, und macht ein gewohntes Muster bewusst.
- Der Klient soll die jeweilige Anspannung übertreiben und dann loslassen.
- Der Lehrer behindert eine benachbarte bewegliche Körpergegend. Dies kann die unbewegliche Gegend spontan stimulieren.

Mehr Bewegungsfluss in tiefliegenden Gewebeschichten

Übung 1

Jede denkbare Körperposition ist möglich. Der Klient stellt sich vor, dass ein Malstift an einem Körperteil befestigt ist. Er kann z.B. das Steißbein wählen, den Bauchnabel, Herz, Ellbogen, Nase oder Schulterblatt.

Mit dem imaginären Malstift bemalt er die gesamte Raumsphäre. Gemalt werden können Bögen, Kreise, Zickzacklinien, Spiralen usw.

Der Klient soll sich mehrere Minuten Zeit nehmen, immer neue Möglichkeiten der Bewegung zu entdecken. Erlaubt ist, dass der ganze Körper der Bewegung folgt bzw. sich anpasst. Geschwindigkeit und Rhythmus immer wieder verändern.

Übung 2

In Rückenlage, Bauchlage, Seitenlage, sitzend oder stehend folgt der Klient inneren Bewegungsimpulsen. Er bewegt sich dabei unwillkürlich (schlangenartig). Geschwindigkeit und Rhythmus immer wieder verändern.

Hilfreich kann die Vorstellung eines Balles sein, der im Inneren rollt, oder eine musikalische Begleitung.

Wenn der Klient spüren sollte, dass er sich zu kopfgesteuert bewegt, sollte er einen Moment entspannen und noch einmal beginnen.

Mögliche Spielarten dieser Übung:

- Auf die geschilderte Weise die Wirbelsäule in Bewegung bringen.
- Die Bewegung geht von der Körpermitte oder von einem Gelenk des Armes (Hand-, Schulter- oder Ellbogengelenk) aus und breitet sich von da aus nach und nach auf den ganzen Körper aus.
- Die Bewegung geht vom kleinen Finger einer Körperseite aus und breitet sich über Hand, Ellbogen, Schulter, Brustkorb und Rumpf bis hinunter in Becken und Beine allmählich auf die ganze Körperhälfte aus. Anschließend dasselbe mit der anderen Körperhälfte.

Übung 3

Extrem langsame Bewegungen ausführen, besonders solche, bei denen man sich unbeweglich fühlt. So langsam, dass man nicht sicher ist, ob man sich tatsächlich bewegt. Hilfreich ist es, sich raumorientiert zu bewegen, also auf etwas zuzugehen, nach etwas zu greifen usw.

Passives Durchbewegen des ganzen Körpers, bestimmter Körperregionen oder Gelenke

Ziel:

Wenn der Lehrer ihn durchbewegt, lernt der Klient sich zu entspannen und zu vertrauen. Außerdem werden neue Wahrnehmungen und Bewegungsformen ermöglicht, weil die Bewegungen ungewohnt sind und deshalb weniger hemmende Muskelspannung auftritt.

Vorgehen:

- Möglich sind beugen, strecken, drehen, komprimieren, dehnen, fallenlassen/auffangen und Kombinationen aus allem.
- Der Lehrer beginnt mit ganz kleinen Bewegungsradien, die langsam vergrößert werden. Am besten mit weniger intimen Körperregionen beginnen.
- Die Bewegung muss im Rahmen der jeweiligen Physiologie des Gelenks bleiben und abwechslungsreich sein in Bezug auf Bewegungsumfang, Frequenz, Pausen, Geschwindigkeit und Richtung.
- Die Schwerkraft einbeziehen.
- Wenn Widerstand auftritt, kleine Anpassungen vornehmen, d.h. den Widerstand respektieren und umgehen.
- Der Lehrer sollte mit seinem Körper Resonanz erzeugen, indem er mitschwingt. Er hält dabei seine Arme relativ gestreckt, damit er von innen her und gut unterstützt (statt nur peripher) schwingt.

Federnde Ausdehnung des ganzen Körpers stimulieren

- Rückenlage, die Fußsohlen auf eine Wand gestellt. Der Lehrer sitzt am Kopfende und staucht den Körper des Klienten von den Schultern her ganz sanft Richtung Fußende. Dann zieht er ganz leicht von den Schultern her kopfwärts.
- Rückenlage. Die Lehrerin sitzt am Fußende und staucht den Körper der Klientin von den Füßen her ganz sanft Richtung Kopfende. Dann zieht sie ganz leicht von den Füßen her.
- Rückenlage mit aufgestellten Beinen. Der Lehrer sitzt am Kopfende und hält einen Handteller sanft gegen den Kopf des Klienten. Dieser drückt mit dem Kopf gegen die Hand, indem er sich von den Füßen her gegen die Unterlage abdrückt und so den ganzen Körper einsetzt. Darauf achten, dass die Bewegung tatsächlich von den Füßen her initiiert wird.

Aktive Dehnungsarten

- *Statisches* Dehnen. Die Dehnposition wird *langsam* eingenommen. Eine Metastudie von 2018, die 23 verschiedene Studien systematisch miteinander verglich, kommt zu dem Schluss, dass statisches Dehnen am wirkungsvollsten ist, wenn das maßgebliche Gewebe mindestens 5 Minuten lang fünf Mal pro Woche gedehnt wird. (Thomas E. et al. International J Sports Med 39: 243-54, 2018)

  Nachteil: Die Wirkung auf *Sehnen* ist gering.
- *Dynamisches* Dehnen (Federn, Schwingen usw.) ist eine besonders effektive Art der Fasziendehnung. Denn durch die Vordehnung in die entgegengesetzte Richtung [Abb. 4.1, A] wird in den Faszien ein Katapult-Effekt erzeugt, der darin besteht, dass die Faszien zunächst potentielle Energie speichern, die sich dann in Bewegungsenergie umsetzt [Abb. 4.1, B bis D].

  Das Ausholen bei einem Tennisaufschlag kennt jeder. Subtiler ist z.B. das Ausholen beim Klavierspielen vor dem Anschlagen der Klaviertasten, indem man sich verbal instruiert: „*Und* los!". Das „und" steht für das Schwungholen, das „los" für den Anschlag.
- *Postisometrische Entspannung*. Aus einer Position müheloser Vordehnung heraus zunächst gegen einen Widerstand anspannen. Nach einigen Sekunden lockerlassen. Im Anschluss daran kann der zuvor angespannte Muskel gedehnt werden. Aus der neuen, etwas gedehnten Position wird das gleiche Vorgehen wiederholt und so Zug um Zug der Bewegungsspielraum des Muskels erweitert.

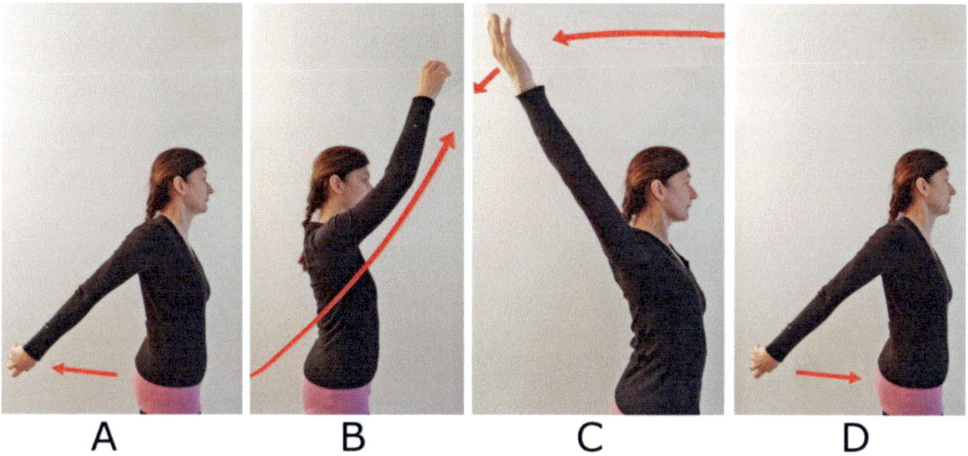

Abb. 4.1

Ganzkörperdehnung durch sich rekeln

Liegend, sitzend oder stehend sich genussvoll gähnend rekeln, also Körper und Gliedmaßen in verschiedene Richtungen hin- und herbewegend dehnen und recken.

Dehnen der Körpervorderseite

- Bauchlage. Arme über den Kopf hinweg gestreckt. Abwechselnd dem rechten und den linken Arm weiter ausstrecken.
- Spiralige Dehnungen: siehe S. 152 ff.

Dehnen der Körperrückseite

- Rückenlage, Beine aufgestellt, Arme über den Kopf hinweg gestreckt. Becken und Beine von Seite zu Seite federnd schwingen. Varianten: Arme währenddessen nach innen oder außen rotieren.
- Rückenlage, Arme über den Kopf hinweg gestreckt, Beine ausgestreckt. Linke und rechte Ferse abwechselnd von sich weg schieben. Varianten: Rumpf und Arme nach rechts oder links seitneigen.
- Aus dem Vierfüßlerstand heraus das Becken Richtung Zimmerdecke bewegen, bis Arme und Beine komplett gestreckt sind. [Abb.4.2].

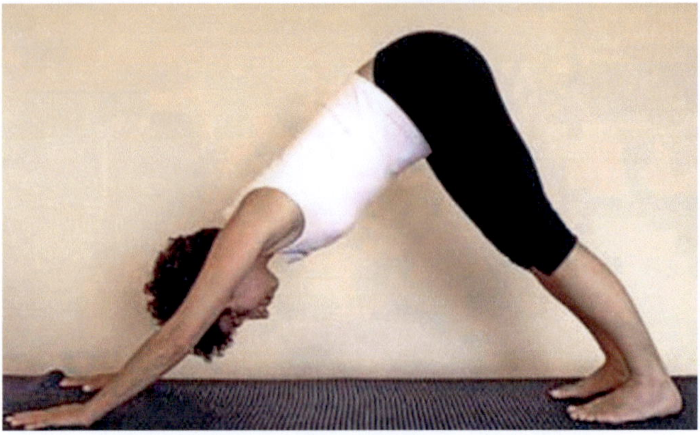

Abb. 4.2

Bei Dehnungsübungen beachten

- Dehnübungen im Sport: Bei Sportarten mit weiter, fließender Bewegung *vorher*, bei Sportarten mit explosiver Muskelkontraktion besser *nachher* oder – wenn vorher – dann postisometrisch.
- Sprachgebrauch: Wörter wie „sanft", „fließen" oder „schweben" fördern die Aktivität der inneren Muskeln.
- Zu angestrengtes Üben provoziert Aktivität von äußeren Muskeln, besonders der Antagonisten, was Gelenke komprimiert.
- Bewegung und Dehnung *über die Körpergrenzen hinaus* in den Raum gehen lassen [Abb. 4.3].

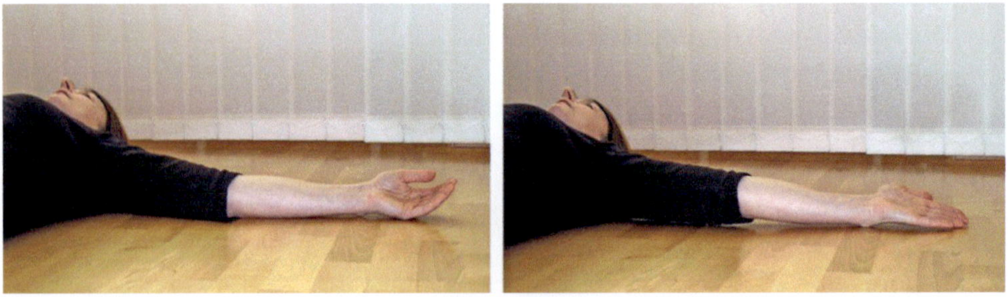

Abb. 4.3

links: Dehnung endet am Handgelenk; rechts: Dehnung geht über die Körpergrenze hinaus

Folgender Test zeigt den Unterschied [Abb. 4.4]: A streckt einen Arm horizontal aus, Fingerstellung offen und Daumen Richtung Decke. B steht daneben und beugt den Arm von A, indem er das Handgelenk von A hält und die Ellenbogenbeuge nach unten drückt. Bei diesem Test hat A zwei unterschiedliche Möglichkeiten, die Beugung des Arms nicht zuzulassen. Die zweite ist die effektivere.

1) A hält seinen Arm streng gerade durch Muskelkraft.
2) A hält den Arm nicht rigide fest, sondern bleibt entspannt in der Streckung. Er spürt die Lebendigkeit seines Arms. Dann visualisiert er seinen Arm als Teil eines starken Laserstrahls, der durch Arm und Fingerspitzen hindurch in den Raum und durch die Wand bis zum Horizont geht.

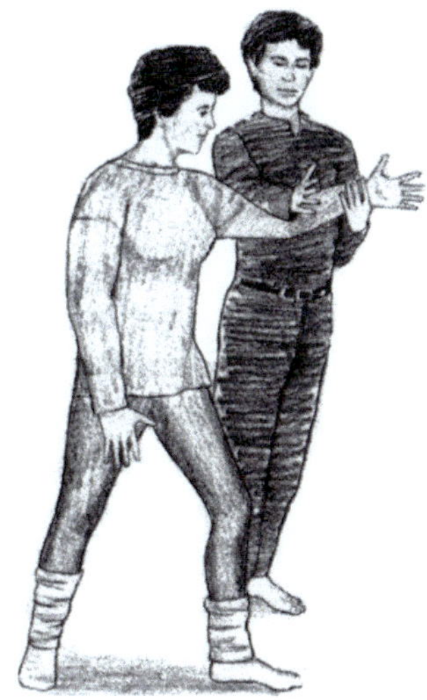

Abb. 4.4

- Dehnen über mehrere Körpersegmente oder Gelenke hinweg ist besonders effektiv. Außerdem sehr relevant im Alter (Steifigkeit der Arterien), denn so werden die Faszienhüllen von Blut- und Nervengefäßen mitgedehnt.
- Winkel der Dehnung variieren.
- Dehnungsdauer jeweils ca. 2 gefühlte Minuten bzw. bis man ein Nachgeben des Gewebes spürt.
- Vor dem Dehnen einatmen, während der Dehnung ausatmen.
- Entspannen in der Dehn-Spannung, z.B. durch die Vorstellung einer Dehnung des *Kern*bereichs, des inneren Kanals des betreffenden Körperteils. Denn zu angestrengtes Bemühen kann eine reflektorische Muskelkontraktion provozieren.
- Gelenke nicht *über*strecken.
- Vegetative Entladungsreaktionen (Vibrationen, Atemveränderungen, Tränen usw.) erlauben.
- Schmerzen bei Dehnungsübungen: Eventuell liegt ein Mangel an Calcium, Magnesium oder anderer Mineralien vor.

- Wenn ein Krampf auftritt: die Bewegungsrichtung umkehren. Wenn z.B. während einer Dorsalextension des Fußes ein Wadenkrampf entsteht: Unterschenkelrückseite dehnen.
- Benutzen von Tennisball u.ä. Gegenständen: nicht bei Osteoporose und akuten Entzündungen; nicht unter Steißbein, Brustbeinspitze und Dornfortsätze der HWS legen.
- Die Haltung des ganzen Körpers sollte entlang der inneren Vertikalen ausgerichtet und im Gleichgewicht sein [Abb. 4.5 und 4.6].

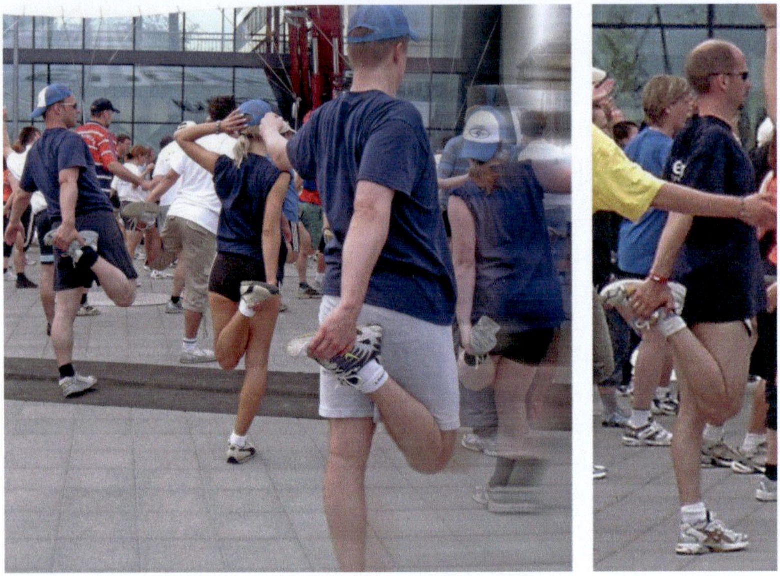

Abb. 4.5

Links: Auf jeweils individuelle Art ist der Körper bei den abgebildeten Personen nicht im Lot, die Körpersegmente sind gegeneinander verdreht und gekippt.

Rechts: Bei diesem Mann ist der ganze Körper während der Dehnungsübung optimal ausgerichtet.

- In *zwei* Richtungen dehnen. Beispiel 1: Muskulatur der Oberschenkelrückseite (Ischiocrurale Muskeln) Richtung Füße und Richtung Sitzknochen dehnen [Abb. 4.6, rechts]; Beispiel 2: Linken Arm und rechten Arm *gleichzeitig* seitlich ausstrecken.

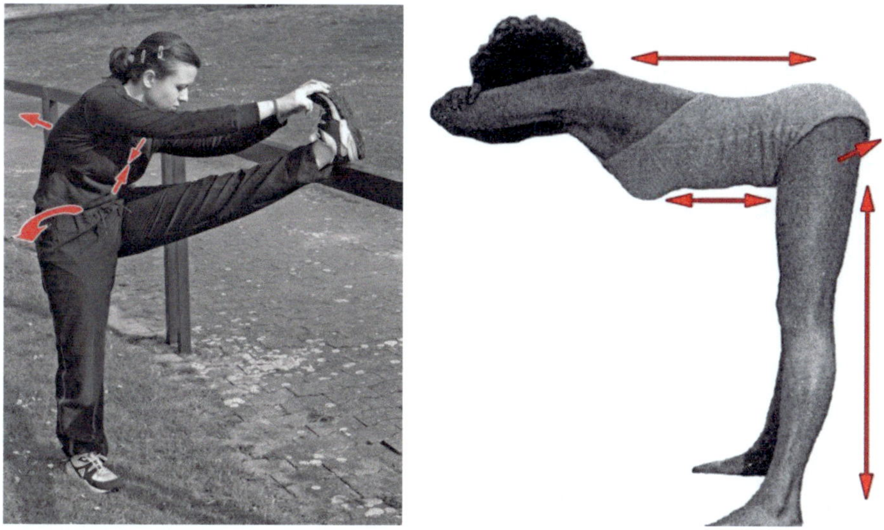

Abb. 4.6

Links: Dadurch, dass das Becken nach hinten-unten gekippt ist, wird die Beinrückseite nur Richtung Ferse gedehnt. Außerdem wird die Rumpfvorderseite gestaucht und ein Rundrücken provoziert.

Rechts: Durch die Streckung des Beckens nach hinten-oben wird sowohl in Richtung Ferse als auch in Richtung Sitzknochen gedehnt. Außerdem bleiben Rumpfrückseite und *Rumpfvorderseite lang.*

- Wenn die Klientin eine Körperseite oder Gliedmaßen einer Seite dehnt, sollte die gegenüberliegende Seite dabei nicht verkürzen. Beispiel 1: Rumpfseitneigung durch Verlängerung der einen Körperseite ohne Verkürzung der anderen Seite; Beispiel 2: Verlängerung der Beinrückseite ohne Verkürzung der Beinvorderseite; Beispiel 3: Verlängerung der Körperrückseite ohne Verkürzung der Körpervorderseite.

Die häufig geübte Praxis, **im Stehen oder am Boden sitzend den Rumpf Richtung Füße vorzubeugen ist ungünstig**, denn:

- Sie ist als Dehnungsübung für die Mm. Ischiocrurales ungeeignet, da sie – in einer Ausweichbewegung den Rücken verlängernd – auf der Höhe der Brustwirbelsäule einen Rundrücken hervorbringt statt die Oberschenkelrückseite zu verlängern.
- Falls die intrinsischen Muskeln nicht aktiv genug sind, werden die Bänder zwischen den Wirbeln sowie das Lig. Supraspinale überdehnt.

Spiraliges Dehnen

Spiraliges Dehnen (1)

Mobilisiert/dehnt die Oberschenkelaußenseite, Beckenseite, Rumpf, Lendenwirbelsäule, Hals und die Verbindung Arm-Brustkorb

Rückenlage [Abb. 4.7., links]. Beide Arme und Hände seitlich ausstrecken, wobei das Strecken über die Körpergrenzen hinausgehen sollte. Beide aufgestellten Knie zu einer Seite absenken. Dies wird unterstützt durch den aufgelegten Fuß des unteren Beins [Abb. 4.7, rechts]. Der Kopf wird um die eigene Achse auf die andere Seite gedreht.

Etwa zwei Minuten die Stellung halten und dann die Seiten wechseln.

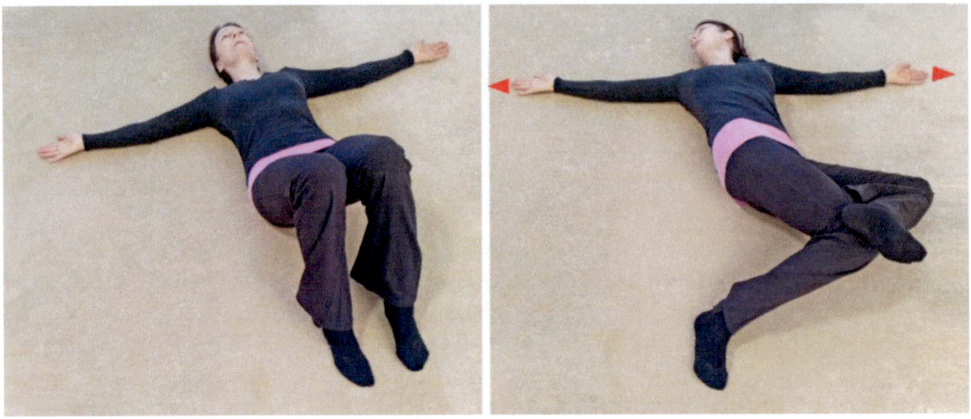

Abb. 4.7

Spiraliges Dehnen (2)

Mobilisiert/dehnt den Iliopsoas-Muskel, Rumpf, Brustwirbelsäule und die Verbindung Arm-Brustkorb sowie die Beinrückseiten.

Seitenlage [Abb. 4.8, links]. Der oben liegende Arm wird zur anderen Seite gedreht und darf den Brustkorb mitnehmen. Das Becken bleibt jedoch in der Seitenlage fixiert. Nun werden beide Beine gestreckt, indem Zehen und Fuß Richtung Becken bewegt werden und die Fersen sich in den Raum hinein ausstrecken [Abb. 4.8, rechts].

Etwa zwei Minuten die Stellung halten und dann die Seiten wechseln.

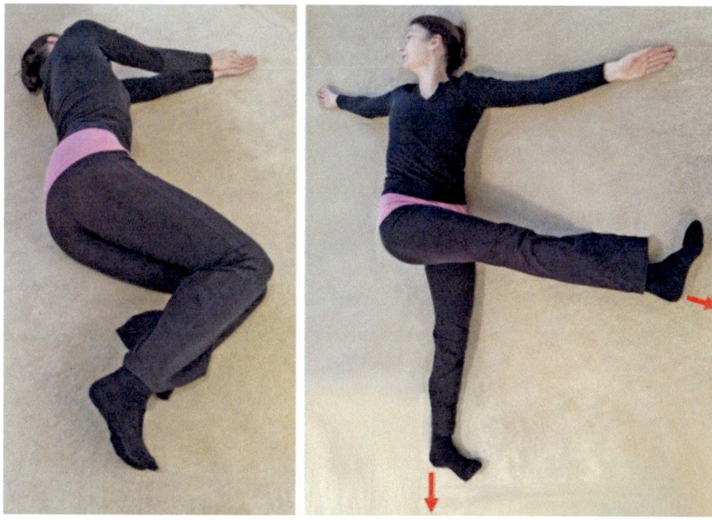

Abb. 4.8

Spiraliges Dehnen (3)

Mobilisiert/dehnt Rumpf, Brustwirbelsäule und die Verbindung Arm-Brustkorb.

Seitenlage. Der oben liegende Arm zieht den Brustkorb zum Boden hin [Abb. 4.9, oben]. Das Becken bleibt jedoch in der Seitenlage fixiert. Beide Arme strecken sich in den Raum hinaus [Abb. 4.9, unten]. Etwa zwei Minuten die Stellung halten und dann die Seiten wechseln.

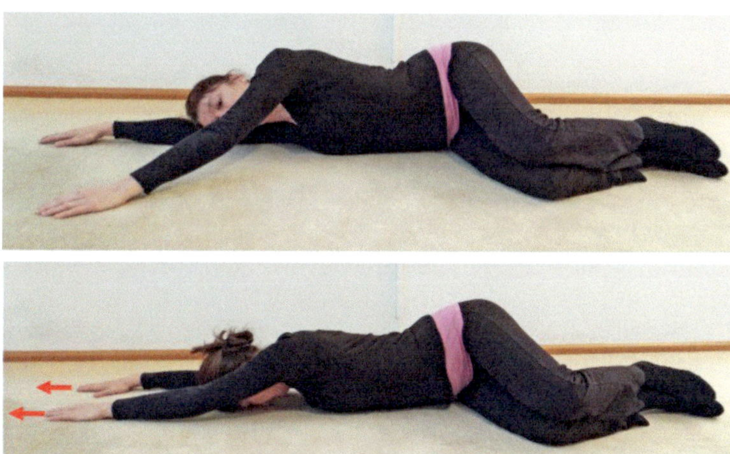

Abb. 4.9

Muskelkraft

> Stärke ist ein Ergebnis von Gleichgewicht. Stärke als Resultat von Streben nach Stärke ist nicht das, was Sie brauchen. Sie brauchen Stärke, die aus der Leichtigkeit erwächst.
>
> *Ida P. Rolf*

Katzen, ob Haustiere oder Wildkatzen, sind Raubtiere. Dennoch trainieren sie nie ihre Muskeln, die erstaunlich weich und relativ dünn sind. Stattdessen sind Katzen viel in Bewegung und dehnen sich immer wieder, um Körper und Gewebe geschmeidig zu halten. Dabei wenden sie häufig die postisometrische Dehnung an. Die Vorderläufe dehnen sich gegen den Widerstand des Bodens. [Abb. 4.10]

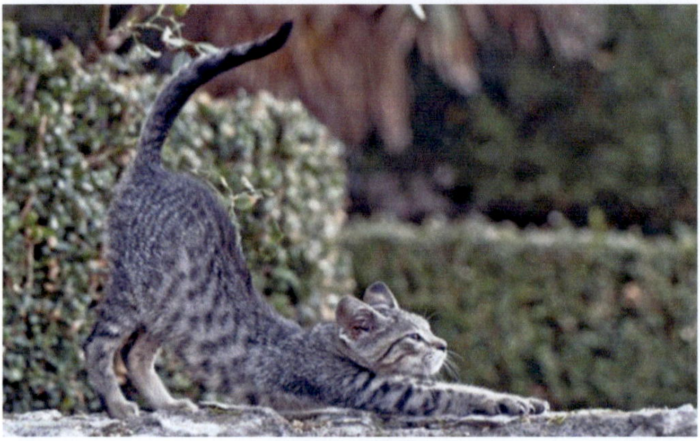

Abb. 4.10

Auch wir Menschen brauchen kein spezielles Muskeltraining. Wer sich ausreichend bewegt oder körperlich arbeitet, hat dadurch in aller Regel genügend Krafttraining.

Es gibt allerdings einige Ausnahmen:

- Muskeltraining ist sinnvoll, wenn Bänder hypermobil sind. Denn über Erhöhung des Muskeltonus können Gelenke stabilisiert werden. Gleichzeitig sollte die propriozeptive Wahrnehmung gefördert werden. Hilfreich dabei sind Wand, Boden oder die Hand des Behandlers.

- Die Rehabilitation nach längerem Krankenlager.

  In diesem Zusammenhang ist folgendes Phänomen interessant: Ein längeres Krankenlager zieht deutlich weniger Muskelschwund als gewöhnlich nach sich, wenn der Rekonvaleszent die zukünftigen Bewegungsabfolgen mental immer wieder durchgespielt hat. Werden Bewegungen (detailliert) vorgestellt, so reagieren Nervensystem und andere Systeme des Organismus ähnlich wie bei einer realen Bewegung.
- Hochspezialisierte wiederholte Bewegungen (z.B. beim Gewichtheben)
- In Berufen, bei denen ein enormer Kraftaufwand nur in bestimmten Situationen vorkommt, dann aber plötzlich gebraucht wird (z.B. im Polizeiberuf).

Aber auch in diesen Fällen sind postisometrische Übungen (siehe S.146) konventionellen Kraftübungen vorzuziehen.

Krafttraining verstärkt häufig bereits bestehende strukturelle Dysbalancen [Abb. 4.11].

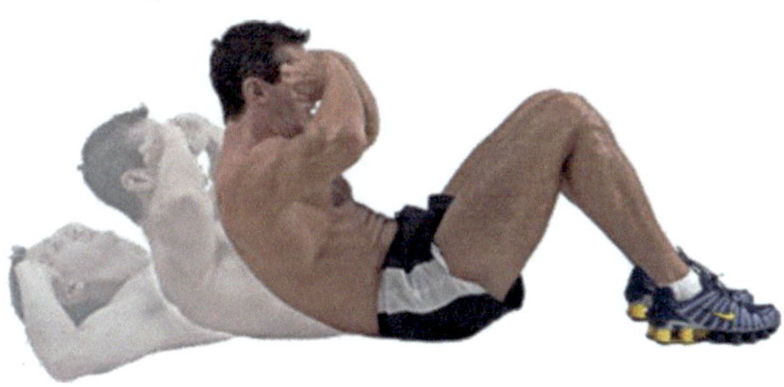

Abb. 4.11

Bei dieser Übung verkürzen der Hals und die Rumpfvorderseite. Falls ein struktureller Rundrücken besteht, wird dieser dadurch noch verstärkt.

Verhärtete Muskeln sind nicht effektiv, denn sie behindern die Bewegung. Eine ökonomisch-leichte Bewegung, so der Tänzer *Erick Hawkins*, ist kraftvoller.

Ein Beispiel dafür war die Langläuferin *Jule Aßmann*, ein Ausdauertalent des Jahres 2005. Längere Zeit rätselten Experten aus Sport und Medizin, wie sie es schaffte, trotz eines durchschnittlichen Körperbaus und keinerlei anatomisch-physiologischer Anomalien so erstaunliche Leistungen zu bringen und sogar vielen erwachsenen Sportlern davonzulaufen. Eingehende Untersuchungen brachten das

Offensichtliche zutage. *Gert-Peter Brüggemann* (Institut für Biomechanik und Orthopädie der Sport Uni Köln): Jule Aßmanns Beine schleppen keine massige Muskulatur mit, sie läuft beinahe schwerelos. „Wenn Jule die Beine nach vorn durchschwingen lässt, nutzt sie die Gravitation aus – und spart Energie. Sie rollt wie ein Rad.''

In einer Metastudie von *Eyal Lederman*, die einen Untersuchungszeitraum von 30 Jahren umfasst (The myth of core stability, Journal of Bodywork & Movement Therapies, 2010/14), wurden u.a. folgende Ergebnisse vorgestellt:

- Faktoren, die über Bewegungsqualität entscheiden, sind Balance, Koordination, Muskelsynergie, Reaktionsgeschwindigkeit, Entspannung, Kraft, Geschwindigkeit, Länge, Dauer. Kraft ist also nur ein Faktor unter vielen und steht nicht an erster Stelle.
- Beim Stehen und Gehen ist die Stärke der Rumpfmuskeln unwichtig: Die Muskeln Erector spinae, Bauchmuskeln, Quadratus lumborum und Psoas sind kaum aktiv.
- Bei solchen Bewegungen, die eine Stützung des Rumpfes benötigen, sind aktiv die Erektoren, der Transversus abdominis, der Quadratus lumborum und der Psoas. Wenn alle vier beteiligten Muskelsets gut ausbalanciert sind, braucht es den Rectus abdominis und die schräge Bauchmuskulatur nicht.
- Obwohl die Bauchmuskulatur bei Schwangerschaft, Geburt und Übergewicht oft stark überdehnt wird, bleibt dies ohne erkennbare Folgen für die Wirbelsäule.

Wie kommt es aber, dass die Nützlichkeit, ja Notwendigkeit eines speziellem Krafttrainings weithin als eine unbestrittene Tatsache gilt? Woher kommt diese Faszination der Muskelkraft? Um das zu verstehen, müssen wir ein wenig zurückschauen. Als im neunzehnten Jahrhundert die Maschinen erfunden wurden, hat diese Errungenschaft der Technik die Menschen begeistert, weil Maschinen aller Art – Dampfmaschinen, Autos usw. – die menschlich begrenzte Kraft in großem Ausmaß ersetzten und unerhörte Möglichkeiten des Machbaren eröffneten. Indem man damals das Modell der Maschine auf den menschlichen Körper übertrug, wurde der Muskelkraft und ihrer Entwicklung eine überragende Rolle verliehen.

Dieses Paradigma gilt bis heute. Das ist insofern umso erstaunlicher, als wir uns inzwischen im Zeitalter der Informations-Technologie befinden. Auf vielen Gebieten hat Intelligenz im weitesten Sinne der physikalischen Kraft längst den Rang abgelaufen. Da müsste es eigentlich naheliegend sein, auch den menschlichen Körper und seine Bewegung in einem anderen Licht zu sehen, d.h. sich mehr einer intelligenten Bewegungsart zu widmen als der Steigerung von Muskelkraft.

Viele Kulturen außerhalb der westlichen Hemisphäre haben dies immer schon getan. Aber auch in unserer Kultur gibt es seit längerem Pioniere der Körperarbeit/Körperpädagogik, die das bewiesen haben (*Ida Rolf, Moshè Feldenkrais, F.M. Alexander* und andere).

Viele Menschen unterschätzen das Ausmaß ihrer eigenen Muskelkraft erheblich. Auf S. 369 finden sich mehrere Tests, die einem Klienten Aufschluss darüber geben, ob er eine realistische Selbsteinschätzung hat. Dort gibt es auch Hinweise darauf, was getan werden kann, falls tatsächlich ein Kraftdefizit vorliegen sollte.

Tracking

Die **Kernidee dieser Technik** ist: „Put it where it belongs and ask for movement." (*Ida Rolf*). Bringe die Körpersegmente in eine optimale Position und bitte um Bewegung.

Ziele des Tracking

- Struktureller Aspekt:
  Dehnen individuell verkürzter myofaszialer Strukturen. Trennung benachbarter miteinander verbackener Strukturen. Myofasziale und neuronale Normalisierung bestimmter Gelenkachsen (z.B. bei Senk-Spreizfuß, Hohlfuß, x-Beinen oder o-Beinen usw.).
- Funktionaler Aspekt:
  Beweglichkeit der Gelenke.
- Integrations-Aspekt:
  Funktionale Verbindung der verschiedenen Körperregionen miteinander, sodass sich der ganze Körper ausbalanciert und gut koordiniert bewegen kann. Herstellung eines soliden Bodenkontaktes.
- Vegetativer Aspekt:
  Das vegetative Nervensystem ausbalancieren.

Anwendungsmöglichkeiten finden Sie auf folgenden Seiten:

- für die Füße und Beine: S. 159 ff. und 144 f.
- für das Becken und den M. Iliopsoas: S. 236
- für die Verbindung zwischen Brust- und Lendenwirbelsäule: S. 257
- für die Arme: S. 278 f.
- für die atlanto-occipitale Verbindung: S. 291

Hinweise zur Durchführung

- Tracking wirkt am besten auf das Nervensystem, wenn die Bewegungen langsam und nicht öfter als dreimal hintereinander gemacht werden.
- Tracking kann mit manueller Arbeit verbunden werden. Die Hände der Lehrerin können aber auch in funktionaler Hinsicht als Kommunikationsmittel genutzt werden [Abb. 4.12].

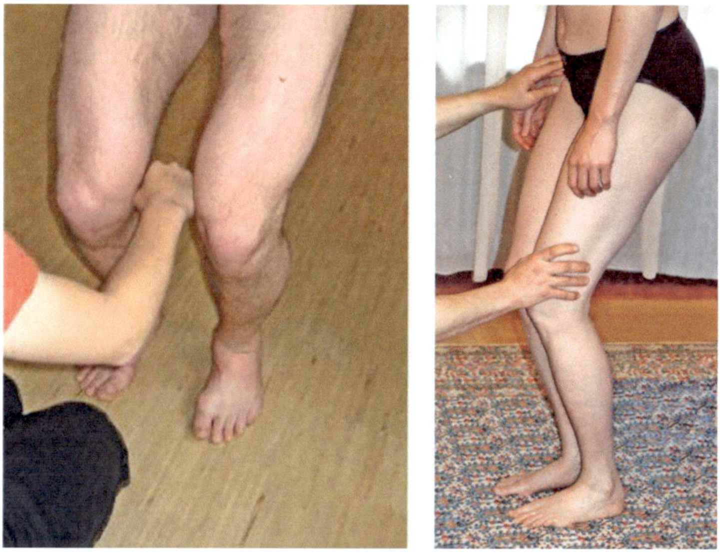

Abb. 4.12

- Wenn sich Körpersegmente, die nicht direkt am Tracking beteiligt sind, aus der optimalen Ausrichtung wegbewegen (z.B. durch Rotation oder Seitbeugung), wirkt das Tracking nicht so optimal auf den *ganzen* Körper. Deshalb auf ein optimales Gleichgewicht des *ganzen* Körpers achten.
- Wenn das Tracking mehr den Gliedmaßen bzw. äußeren Schichten gilt, darauf achten, dass der Klient im Kernbereich des Körpers entspannt bleibt (z.B. im Beckenboden) und sich vom Kernbereich aus bewegt.
- Tracking-Übungen kann man den Klienten gut als Hausaufgabe mitgeben. Aber erst, wenn sie die Übung korrekt beherrschen.

Tracking im Stehen

Die Füße parallel stellen, d.h. die zweiten Metatarsalknochen zeigen parallel nach vorn. Die Füße (als Fixum) stehen so weit voneinander entfernt, dass vertikale Beinachsen von den Hüften über die Knie bis zu den Sprunggelenken bestehen. Falls eine Ferse nach außen oder innen geneigt ist, vor dem Tracking die Fersen anheben und korrekt aufsetzen.

Falls das Becken nach vorn verschoben ist, muss der Klient es von den Sitzknochen her zunächst etwas nach hinten bewegen, bis die Hüftgelenke sich ein wenig *hinter* der Vertikalachse befinden. Während dieser Beckenbewegung kommt der Brustkorb mit dem oberen Zentrum von selbst ein wenig nach vorn. Rumpf und Becken stehen nun relativ senkrecht übereinander. Gegebenenfalls überstreckte Knie lösen (aber nicht aktiv beugen).

Obwohl es sich idealerweise um *eine* annähernd gleichzeitige Bewegung verschiedener Segmente handelt [Abb. 4.13], beschreibe ich den Ablauf in Sequenzen:

Das Becken *langsam* nach hinten schwingen lassen. Unmittelbar, nachdem das Becken sich in Bewegung gesetzt hat, gehen die Knie nach vorn. Auch die Fußgelenke beugen sich. Der Körper faltet sich also durch die Beckenbewegung in den Leisten, den Knien und den Fußgelenken. Brustbein und Rippen kommen dadurch nach vorn. Es entsteht – von der Seite her gesehen – eine Zickzacklinie. Die Arme hängen frei. Kopf und Hals gehen mit der Bewegung des Rumpfes.

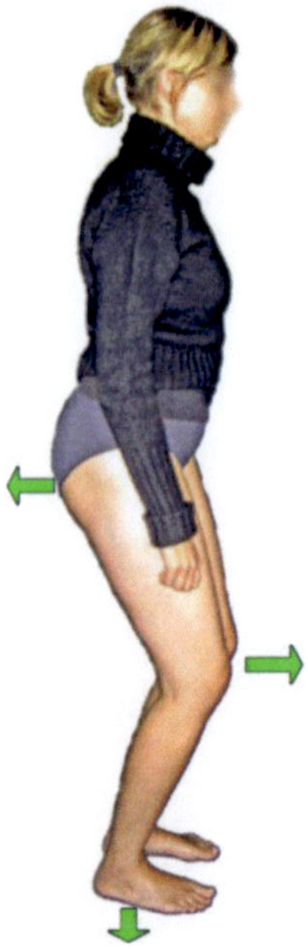

Abb. 4.13

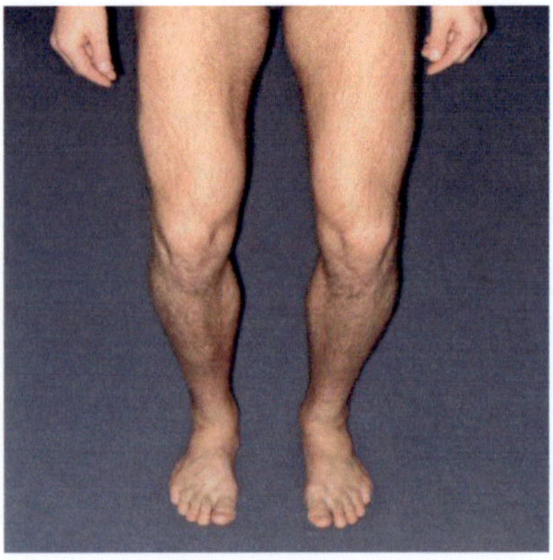

Abb. 4.14

Während der Bewegung müssen die Knie parallel gehalten werden [Abb. 4.14]. Falls ein Bein oder beide Beine x-beinig oder o-beinig sind, kann es sein, dass die parallele Ausrichtung von Füßen und Knien schwerfällt. In diesem Fall ist eine leichte Abweichung von der Parallelität erlaubt.

Der Klient lässt die Bewegung soweit laufen, wie es die Abb. 4.13 zeigt.

Berücksichtigen, dass bei der Beugebewegung der Klient zunächst in sein strukturelles Muster geht und dann gegebenenfalls korrigiert.

Um sich wieder aufzurichten, drückt man sich mit den Füßen gegen den Boden und löst so einen Aufwärtsschub aus, bis man in die Ausgangsposition zurückgekehrt ist.

Es handelt sich beim stehenden Tracking um eine „gemäßigte" Version der Übung des Faltens, das auf den folgenden Seiten beschrieben wird.

Das Falten

Ziele

- Neuro-myofasziale Veränderung folgender (struktureller oder haltungsbedingter) Fehlstellungen: überstreckte Knie und/oder nach vorn geschobenes Becken („Banana"-Stand)
- Beweglichkeit der Hüftgelenke
- Dehnung auch tiefliegender Gewebestrukturen des Rumpfes
- Dehnung der Oberschenkelrückseiten und der Achillessehnen
- Normalisierung der Gelenkachsen von Fuß, Knie und Hüfte
- Verbesserung des Gleichgewichts und der Koordination
- Vorbereitung auf die Optimierung von Bückbewegungen des Alltags

Hinweise zur Durchführung des Faltens

- Die Wirkung ist am effektivsten, wenn die Bewegungen langsam und nicht öfter als dreimal hintereinander gemacht werden.
- Wenn sich Körpersegmente, die nicht direkt am Tracking beteiligt sind, aus der optimalen Ausrichtung wegbewegen (z.B. durch Rotation oder Seitbeugung), wirkt das Falten nicht so optimal auf den *ganzen* Körper. Deshalb auf ein optimales Gleichgewicht des *ganzen* Körpers achten.
- Das Falten kann eine gewisse Herausforderung für das vegetative Nervensystem des Klienten sein, weil es tiefgreifende Gewohnheiten erschüttert, an alte Traumata rühren kann und ein hohes Maß an Aufmerksamkeit erfordert. Bei wahrnehmbarer Überforderung des Klienten (z.B. Kaltschweiß bricht aus oder aggressive Stimmung stellt sich ein) auf das stehende Tracking zurückgreifen oder eine Pause machen. Notfalls erst einmal abbrechen und klären, was im Klienten gerade vor sich geht.

Ausgangstellung

Die Füße (als Fixum) stehen parallel und so weit voneinander entfernt, dass vertikale Beinachsen von den Hüften über die Knie bis zu den Sprunggelenken bestehen [Abb. 4.16 und 4.17 auf S. 160]. Falls das Becken nach vorn verschoben ist, sollte es von den Sitzknochen her zunächst nach hinten geschoben werden, bis die Hüftgelenke sich ein wenig *hinter* der Vertikalachse befinden. Gegebenenfalls überstreckte Knie lösen (aber nicht aktiv beugen).

Schrittweiser **Ablauf** [Abb. 4.15]

1. Durch Tonusreduzierung um Hüfte und Bauch die Sitzknochen des Beckens langsam vom Schambein her nach hinten schwingen lassen. Von den Leisten her knickt der Rumpf nach vorn. Das Sternum zeigt nach vorn, die Arme hängen frei. Unmittelbar, nachdem das Becken sich in Bewegung gesetzt hat – also nahezu gleichzeitig, lässt der Klient die Knie nach vorn gehen, wodurch auch die Fußgelenke sich beugen.
   Die Beckenachse bewegt sich also nach hinten, die Schulterachse nach vorn. Kopf und Hals gehen mit der Bewegung des Rumpfes. Durch die faltende Bewegung entsteht – von der Seite her gesehen – eine Zickzacklinie. [Ab bis D]
   Der Lehrer kann die Beckenbewegung mit seinen Händen unterstützen: Eine Hand oberhalb des Schambeins auflegen, die andere auf dem Kreuzbein. Bei korrekter Beckenbewegung spüren die Hände des Lehrers die Beckenbewegung nach hinten (die vordere Hand etwas früher als die hintere).

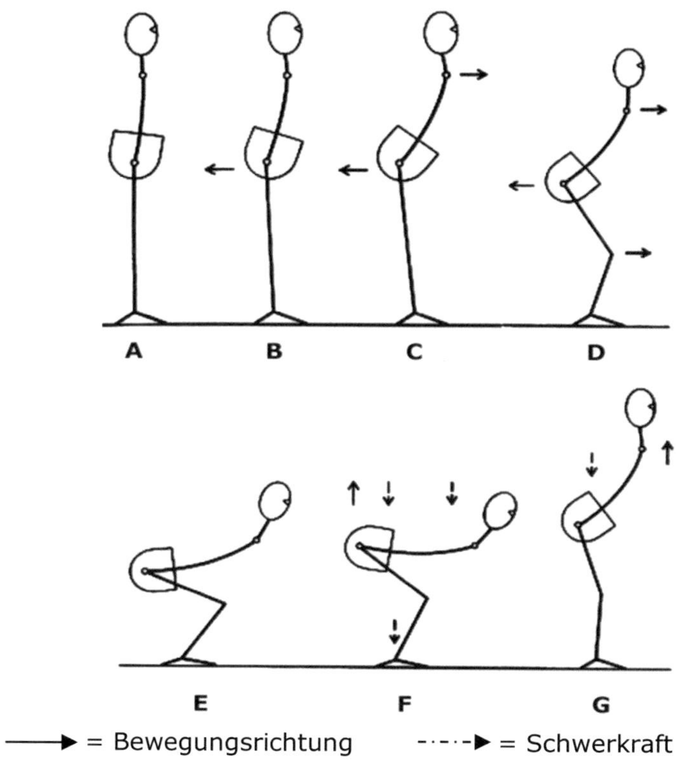

Abb. 4.15

2. Die faltende Bewegung setzt sich bis in eine gebückte Stellung fort [E].
3. Am Endpunkt der Abwärtsbewegung einen Moment verbleiben. Spüren des Gleichgewichts und der Dehnung der Faszienschlingen.
4. Der Impuls zur Rückkehr nach oben in die Ausgangsstellung (Entfalten) beginnt damit, dass man spürt, wie die Füße durch das Körpergewicht flach gegen den Boden gedrückt werden. Dann das Becken mit den Sitzknochen nach hinten-oben schieben. Die Rumpfvorderseite verlängert sich dadurch nochmals. [F]
5. Durch die Beckenbewegung neigt sich der Oberkörper noch weiter nach vorn-unten und automatisch beginnen Fuß-, Knie- und Hüftgelenke sich zu strecken, zu entfalten, wobei die Knie- und Fußgelenke immer einen minimalen zeitlichen Vorsprung vor den Hüftgelenken haben. Der Körper richtet sich schwebend wie von selbst wieder auf. [G]

   Mit seinen Händen kann die Lehrerin gegebenenfalls solche Körperregionen und Gelenke, die – strukturell bedingt – von der optimalen Ausrichtung abweichen, mit den Händen korrekt ausrichten und den Bewegungsablauf begleiten.

   Wenn der Klient sich nur schlecht mit Druck gegen den Boden aufrichten kann, übt die Lehrerin während der Aufrichtung sanft einen senkrecht abwärts gerichteten Druck mit der Hand auf den Kopf aus.

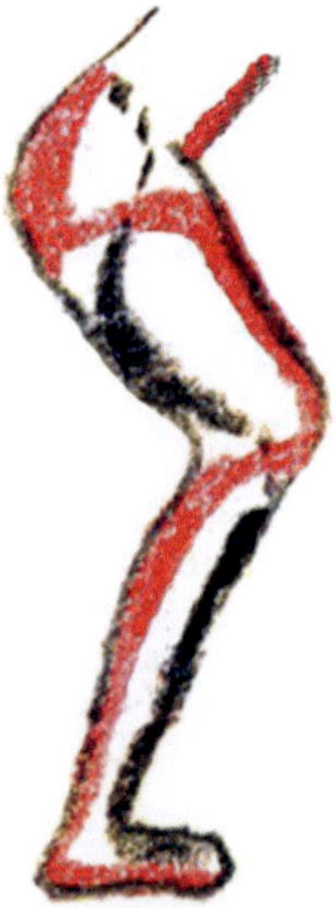

Abb. 4.16

Zusätzliche Hinweise

- Bei der Abwärtsbewegung gilt die Aufmerksamkeit primär der sagittalen Bewegung nach vorn bzw. hinten. Die Abwärtsbewegung erfolgt dann ganz von selbst.
- Während der Abwärts- und Aufwärtsbewegung hängt sich der Klient in die Faszienschlingen an der Rumpfvorderhälfte sowie in jene Faszienschlingen, welche die Sitzknochen, die Knie und die Fersen überqueren [Abb. 4.16].

- Der Körperschwerpunkt bewegt sich möglichst vertikal abwärts und aufwärts.
- Die erforderliche Muskelentspannung wird bei der Abwärtsbewegung erreicht durch die Wahrnehmung des Gewichts und bei der Aufwärtsbewegung durch die intendierte Richtung aufwärts.
- Darauf achten, dass der Rumpf die ganze Zeit über eine nach vorn konvexe Form behält.
- Klienten mit starker Hyperlordose der LWS sollten sich vorstellen, dass die anterior konvexe Mittellinie des Rumpfes eine durchgängige Kurve ist.

Häufige Fehler

- Die Bewegung wird zu schnell gemacht.
- Die Person hängt sich nicht genug in die Muskelschlingen, sondern arbeitet zu sehr muskulär.
- Die Bauchmuskeln werden nicht lockergelassen.
- Der Rumpf wird zu senkrecht gehalten, d.h. das Falten in den Leisten geht nicht weit genug.
- Die Schultergelenksachse geht nach vorn, bevor die Hüftachse nach hinten geht.
- Das Becken wird von den unteren Rückenmuskeln nach hinten-oben gezogen und die LWS verkrampft sich. Dieser Fehler findet sich besonders bei Menschen mit einer Hyperlordose der LWS. Abhilfe: Becken vom Schambein her nach hinten schieben und/oder in den Bauch hinein ausatmend die LWS loslassen.
- Das Becken wird nach vorn-unten gekippt statt nach hinten geschoben zu werden. Dieser Fehler findet sich besonders bei Menschen mit einem strukturell nach vorn-unten gekippten Becken. Für die Hände des Lehrers, die auf Scham- und Kreuzbein liegen, ist dies dadurch spürbar, dass die Hände nach vorn bewegt werden (die hintere Hand etwas früher als die vordere) statt nach hinten.
- Das Becken wird beim Beugen der Knie nach vorn geschoben und/oder nach hinten-unten gekippt. Dieser Fehler findet sich besonders bei Menschen mit einem strukturell nach hinten gekippten Becken. Für die Hände des Lehrers, die auf dem Kreuzbein und dem Schambein liegen, ist dies dadurch spürbar, dass sie nach hinten-unten bewegt werden (die hintere Hand etwas früher als die vordere) statt nach vorn-unten.
- Die Sitzknochen werden nicht weit genug nach hinten geschoben.

- Manche Menschen haben Schwierigkeiten, mit ihrem Becken die Richtung nach hinten zu finden. In solchen Fällen sind das eingelenkige Falten (S. 169), die Hängebrücke (siehe unten) oder das Falten an der Wand (S. 167 f.) als Vorübungen hilfreich.
- Das Körpergewicht gerät zu weit nach hinten, weil die Fußgelenke nicht genügend gebeugt werden. Typisches Kennzeichen: die Quadricepsmuskeln verspannen sich. Die Klientin soll gegebenenfalls das ganze Körpergewicht von den Fußgelenken her etwas nach vorn verschieben. Eine Entspannung der Quadricepsmuskeln ist unmittelbar spürbar. Bei verkürzten Soleusmuskeln eventuell ein Brettchen unter die Fersen legen.
- Die Klientin neigt den Kopf.
- Die Aufrichtung erfolgt vom Rumpf statt von den Beinen her. Der Klientin helfen, indem man während der Aufrichtung sanft einen senkrecht abwärts gerichteten Druck mit der Hand auf den Kopf ausübt.

Die Hängebrücke als Vorbereitung für das Falten [Abb. 4.17]

Vor einem Hocker oder Stuhl knien, die Unterarme ruhen auf der Sitzfläche. Die Ellbogen sind leicht angewinkelt. Damit die obere Brustwirbelsäule nicht zu sehr abflacht, werden die Schultern werden nach lateral gehalten. Die Rumpflinie ist nach vorn konvex durchgebogen. Die Übung hilft zu spüren, wie es sich anfühlt, wenn das Becken weit nach hinten ausschwingt und der Rumpf in seinen Faszienschlingen hängt.

Die Übung kann auch im Vierfüßlerstand durchgeführt werden.

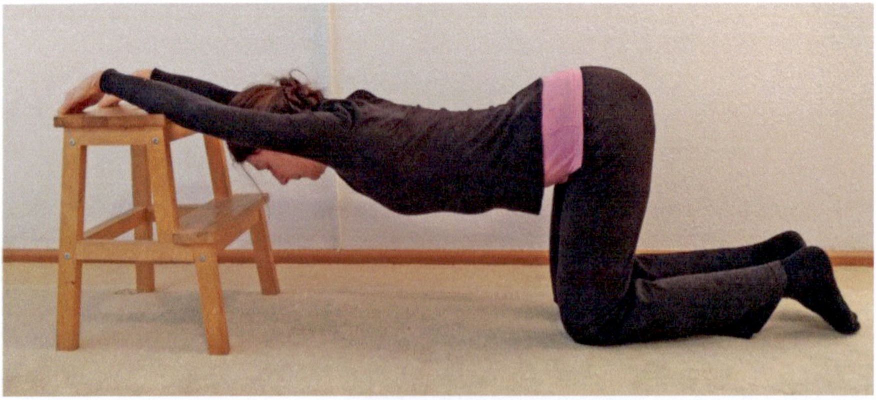

Abb. 4.17

Falten mit den Händen an der Wand [Abb. 4.18]

Ziele:
Wie beim freistehenden Falten. Das Falten an der Wand kann auch als Vorübung für das freistehende Falten dienen.

Ausgangsposition:
Stehend mit dem Gesicht zur Wand sind die Arme gestreckt und die Hände parallel an der Wand. Sich vorstellen, die Hände seien an der Wand angeklebt. Falls der Klient nach vorn durchhängt [A], muss das Becken zunächst nach hinten geschoben werden, bis die Hüftgelenksachse sich ein wenig hinter der Vertikalachse befindet [B].Die Vertikalachse zwischen Fußgelenken und Schultern ist leicht nach vorn geneigt [B]. Die Hüftgelenksachse befindet sich ein wenig hinter der Vertikalachse.

Ablauf:
Die Sitzknochen des Beckens langsam vom Schambein her nach hinten schwingen lassen. Von den Leisten her knickt der Rumpf nach vorn. Das Sternum zeigt nach vorn. Wie beim normalen Falten beugen sich auch Knie- und Fußgelenk. Der Rumpf wird durch das Gewicht des Beckens langgezogen und hängt mit anterior konvexer Mittellinie durch [C und D].

Rückkehr in die Ausgangsstellung (Entfalten) durch Strecken der Füße gegen den Boden, wobei die Fersen sich nach hinten drücken. Die Sitzknochen bewegen sich auf diese Weise nach hinten-oben [E], und der ganze Körper schwebt nach oben. [F].

Mit seinen Händen kann der Lehrer gegebenenfalls solche Körperregionen und Gelenke, die – strukturell bedingt – von der optimalen Ausrichtung abweichen, mit den Händen korrekt ausrichten und den Bewegungsablauf begleiten.
Wenn der Klient sich nur schlecht mit Druck gegen den Boden aufrichten kann, übt der Lehrer während der Aufrichtung sanft einen senkrecht abwärts gerichteten Druck mit der Hand auf den Kopf aus.

Häufige Fehler:
Siehe S. 165 f.

Falten auf den Zehen stehend

Ablauf wie beim Falten an der Wand. Siehe auch: Notes on Structural Integration 92/93, S. 48 und Hans Flury, Die neue Leichtigkeit des Körpers, S. 79-83. (Siehe Literaturverzeichnis im Anhang)

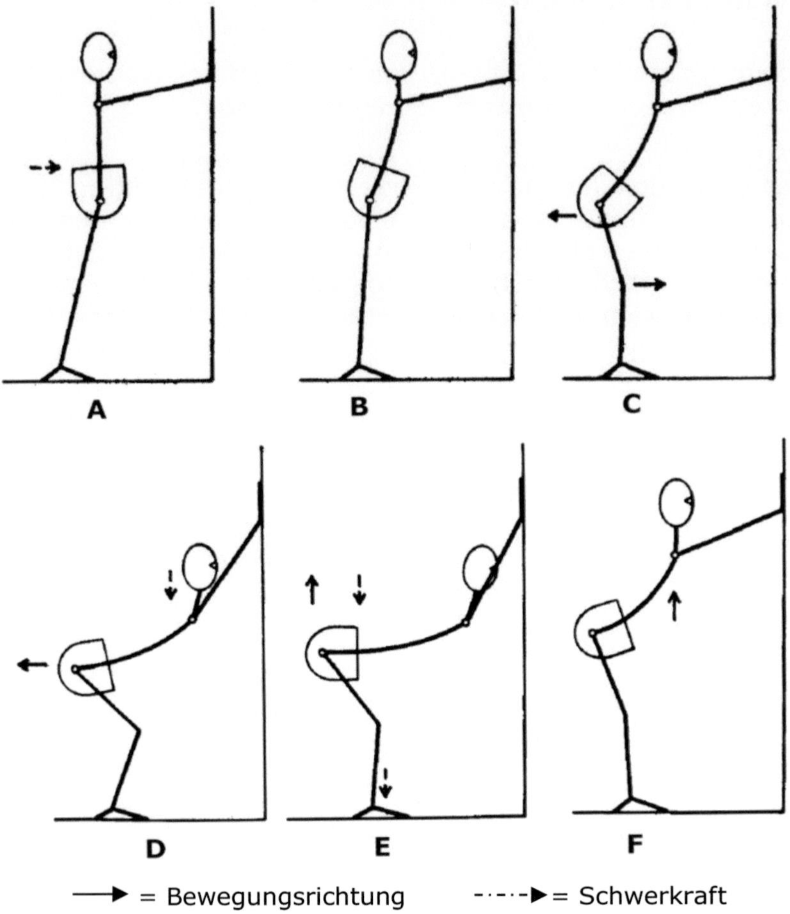

Abb. 4.18

Eingelenkiges Falten [Abb. 4.19]

Ziele:

Wie beim freistehenden Falten. Das eingelenkige Falten kann auch als Vorübung für das freistehende Falten dienen, besonders bei Menschen, die in Bezug auf die Beckenbewegung schlecht die Richtung nach hinten finden. Die Übung kann auch für die Dehnung der Ischiocruralen genutzt werden.

Ausgangsposition:

Stehend das Becken ganz leicht hinter die laterale Seitenlinie schieben. [a] Die Arme können auch auf eine Stuhllehne gelegt werden, falls Gleichgewichtsprobleme bestehen. Bei freihändiger Ausführung können die Arme als Gegengewicht zum nach hinten ausweichenden Becken nach vorn ausgestreckt werden.

Ablauf:

Die Knie bleiben gestreckt, während das Becken langsam (vom Schambein her) nach hinten ausweicht. Der Rumpf beugt sich fast gleichzeitig aus den Hüftgelenken heraus nach vorn (Rumpfvorderseite konvex durchhängend). Das Brustbein „schwebt" nach vorn. [b bis d]

Nach einer Weile das Becken wieder nach vorn schieben, um in die Ausgangsposition zurückzukehren. [e]

Häufige Fehler:

Siehe S. 165 f.

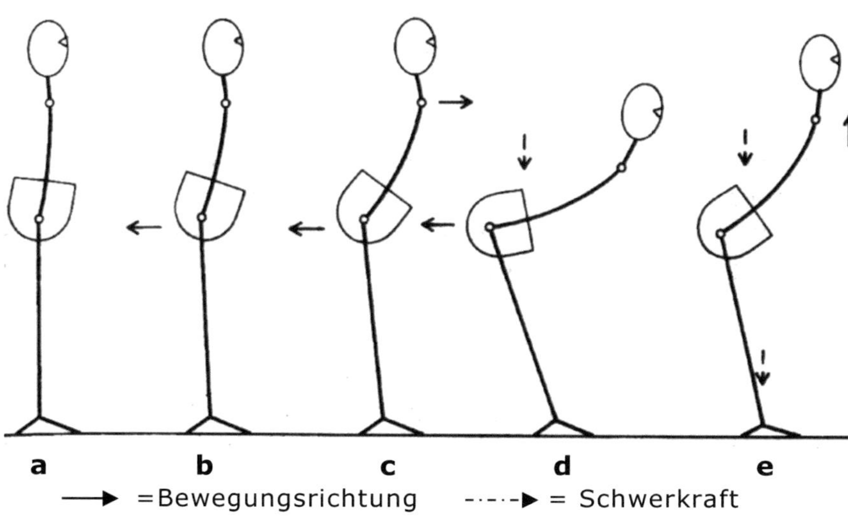

Abb. 4.19

Falten im Sitzen [Abb. 4.20]

Ausgangsstellung ist hier das aufrechte Sitzen auf dem vorderen Teil der Sitzknochen [a]. Falls ein Knie stark nach innen oder außen rotiert ist, wird der Fuß etwas weiter vor den anderen gesetzt.

Von den Leisten her Becken und Rumpf nach vorn neigen. Dabei erzeugt ein *gleichmäßiger* Druck beider Füße gegen den Boden einen Gegendruck, der als Unterstützung wirkt und außerdem die Sitzknochen nach hinten drückt [b].

Um die Rückwärtsbewegung in die Ausgangsposition auszulösen, die Füße verstärkt gegen den Boden drücken und die Sitzknochen noch weiter nach hinten schieben. Während der Bewegung das Brustbein aufwärts schweben lassen.

Falls die Brustwirbelsäule anterior ist, soll die Klientin beim Wiederaufrichten die Gegend um T 4 führen lassen. Das öffnet und schärft die propriozeptive Wahrnehmung für diese Gegend.

Darauf achten, dass der Rumpf die ganze Zeit über eine nach vorn konvexe Form behält.

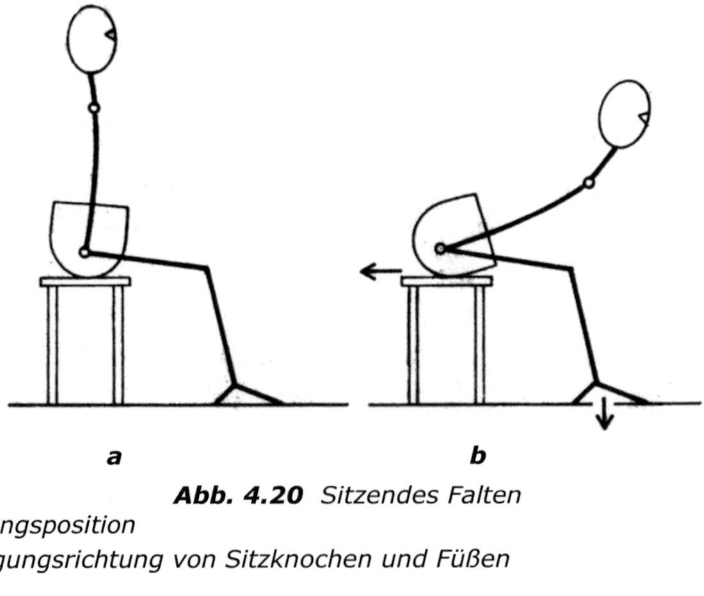

Abb. 4.20 *Sitzendes Falten*

a: *Ausgangsposition*

b: *Bewegungsrichtung von Sitzknochen und Füßen*

Koordination, Gleichgewicht, Körperachsen

Koordinationsfähigkeit fördern [Abb. 4.21]

Hüftbreit stehen. Die Bewegungsabfolge umfasst vier Positionen [a, b, c, d] und wird zunächst synchron mit beiden Armen durchgeführt. Danach wird die Bewegungsabfolge um einen Bewegungsschritt versetzt durchgeführt. D.h. ein Arm beginnt mit Bewegung a, der zweite mit b. Sodann führt der eine Bewegung c aus, während der zweite d ausführt. Zunächst in einem langsamen Tempo üben, dann mit der Zeit das Tempo steigern. Wenn dieser Ablauf beherrscht wird, kann man mit in einer anderen Reihenfolge, z.B. d-c-b-a oder a-c-b-d vorgehen.

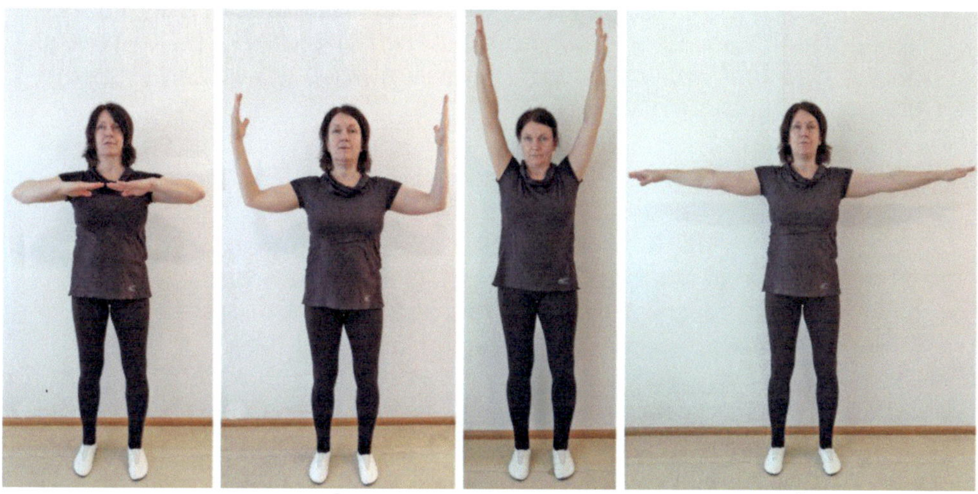

a **b** **c** **d**

Abb. 4.21

Das Verhältnis des Körpers zur Schwerkraft spüren

Im Stehen das Gewicht des Körpers von den Füßen her nach vorn, verlagern; bis an die Grenze zur Instabilität. Dabei spüren, wie das Gleichgewicht beginnt labil zu werden, sobald das Schwerkraftzentrum des Körpers über den Rand der Unterstützungsfläche (von den Füßen gebildet) hinausgeht. Nun das Gewicht des Körpers wieder zur Mitte hin verlagern. Dabei spüren, dass der Körper umso entspannter ist, je mehr das Schwerkraftzentrum des Körpers sich wieder der Mitte nähert.

Das Ganze wiederholen mit Gewichtsverlagerungen nach hinten, rechts, links, vorn-rechts, hinten-links, vorn-links und hinten-rechts.

Gleichgewichtsgefühl verbessern

- Vorstellungen oder Körperempfindungen, die einen unterstützenden Bezug zum Boden herstellen, bewirken ein stabileres Gleichgewicht. Beispielsweise die Vorstellung: „Ich nehme den Boden wahr als etwas, das mich trägt". Denselben Zweck kann aber auch das bewusste Wahrnehmen der räumlichen Umgebung oder der beabsichtigten Bewegungsrichtung erfüllen.
- Auf einem Bein stehen (1): Das Gleichgewicht halten durch Orientierung zum Boden. Man stellt sich vor, dass das angehobene Bein noch immer auf dem Boden steht. Alternativ kann man sich auch vorstellen, dass das Standbein Wurzeln hat, die tief in den Boden hineinreichen.
- Auf einem Bein stehen (2): Das Gleichgewicht fördern durch Etablierung einer Beziehung zum umgebenden Raum. Dies geschieht dadurch, dass man mit dem Finger am ausgestreckten Arm auf etwas im Raum zeigt.
- Übungen zum Thema Orientierung nach oben und unten (S.180 ff.) sind gut geeignet für die Förderung des Gleichgewichtsgefühls.
- Balancieren auf dem Tuning-Board oder einem festen Kissen (mit offenen oder geschlossenen Augen). Eventuell dabei ein Reis- bzw. Bohnensäckchen auf dem Kopf balancieren. Lassen Sie Ihre Füße die mobile Oberfläche erspüren und erlauben Sie dem Körper, sich den subtilen Gleichgewichtsveränderungen anzupassen.
- Auf einem großen Ball sitzen mit frei hängenden Beinen.
- Zylinder-Übung auf S. 317
- Schlechtes Gleichgewichtsgefühl kann verursacht sein durch eine zu steile Halswirbelsäule, was die Aktivität der überdehnten suboccipitalen Muskeln einschränkt, oder durch festgehaltene Arme (beim Gehen z.B.).
- Förderliche Sportarten: Ski-, Snowboard- und Schlittschuhlaufen, Inlineskaten.

Wenn dem Klienten ein Körperglied oder ein inneres Organ fehlt

Hilfreich sind alle Vorstellungen, die mit Aufhängung arbeiten (im Gegensatz zu Vorstellungen, die mit Unterstützung von unten arbeiten). Beispiel: Die Vorstellung, der Brustkorb sei ein Ballon und das Becken sei der Passagierkorb des Ballons, kann den Umgang mit einem fehlenden Bein bzw. der Beinprothese erleichtern.

Abfolge von achsenbezogenen Bewegungen im Stehen

1. Den Kopf heben und wieder in die Ausgangsstellung zurückkehren. Dabei den Hals vorn lang werden lassen statt den Nacken zu verkürzen.
2. Den Kopf senken und wieder in die Ausgangsstellung zurückkehren. Dabei den Nacken verlängern statt den Hals vorn zu verkürzen.
3. Den Kopf um die eigene Achse langsam nach links und wieder zurück zur Mitte drehen. Dann zur rechten Seite und wieder zurück.
4. Den linken Arm nach vorn ausstrecken und wieder zurücksinken lassen. Dasselbe mit dem rechten Arm und schließlich mit beiden Armen.
5. Den linken Arm seitlich ausstrecken und wieder zurücksinken lassen. Dasselbe mit dem rechten Arm.
6. Beide Arme seitlich ausstrecken. Dann die Handflächen nach oben drehen. Nun die Arme senkrecht nach oben bewegen unter gleichzeitigem Anheben des Kopfes mit Blick auf die Hände; danach die Arme abwärts bewegend nach vorn ausstrecken bei gleichzeitigem Absenken des Kopfes zurück in die Ausgangsstellung; zuletzt die Arme wieder nach unten sinken lassen.

Folgendes gilt es bei den Bewegungen zu beachten:

- Langsames Tempo einhalten.
- Die Füße stehen parallel in Hüftgelenksbreite nebeneinander.
- Jede Bewegung wird mit dem Ein- und Ausatmen verbunden. Beispiel: einatmen beim Kopfheben; ausatmen, während der Kopf wieder in die Ausgangsstellung zurückkehrt.
- Während der Bewegungen nie den Kontakt zur inneren Vertikalachse verlieren; die Bewegungen gehen von ihr aus und kehren wieder zur ihr zurück.
- Neben der primären Richtung der beabsichtigten Bewegung die zweite Richtung mit wahrnehmen. Beispiele: Während die Arme sich seitlich nach oben bewegen, das Gewicht des Körpers spüren; während die Arme sinken, sich die Aufwärtsbewegung der Körpervertikalen vorstellen; während die Arme sich nach vorn ausstrecken, die Schulterblätter hinten lassen.

Raumorientierung allgemein

Die Beziehung zum umgebenden Raum ist ein wesentlicher Bestandteil unserer Bewegungsmöglichkeiten.

Einfluss der Beziehung zum Raum auf Haltung/Bewegung

Wie wirken auf die Klientin hohe Zimmer, ein freies Feld und ähnliche weite Räume? Wenn sie sich darin etwas verloren fühlt, dann soll sie sich das hohe Zimmer oder das weite Feld usw. als begrenzt vorstellen. Wie wirkt sich das auf ihre Bewegung/Haltung aus?

Wie wirken ein enger Gang, ein kleines Zimmer und ähnlich enge Räume auf sie? Wenn sie sich beengt fühlt, soll sie sich die räumlichen Gegebenheiten als weiträumig vorstellen und die Wirkung auf ihre Haltung/Bewegung beobachten.

Ein Gefühl für die **Beziehung der Bewegung zum umgebenden Raum** entwickeln durch die Bewegung der Frontalebene des Körpers [Abb. 4.22]:

Sich vorstellen, dass man im Wasser steht. Mit beiden neben dem Oberkörper nach unten gerichteten Händen das Wasser abwechselnd nach vorn und nach hinten schieben. Dadurch bewegt sich die Frontalebene des Körpers entgegengesetzt: Wenn das Wasser nach hinten geschoben wird, bewegt sich der Körper von den Fußgelenken her nach vorn; wenn das Wasser nach vorn geschoben wird, bewegt sich der Körper nach hinten.

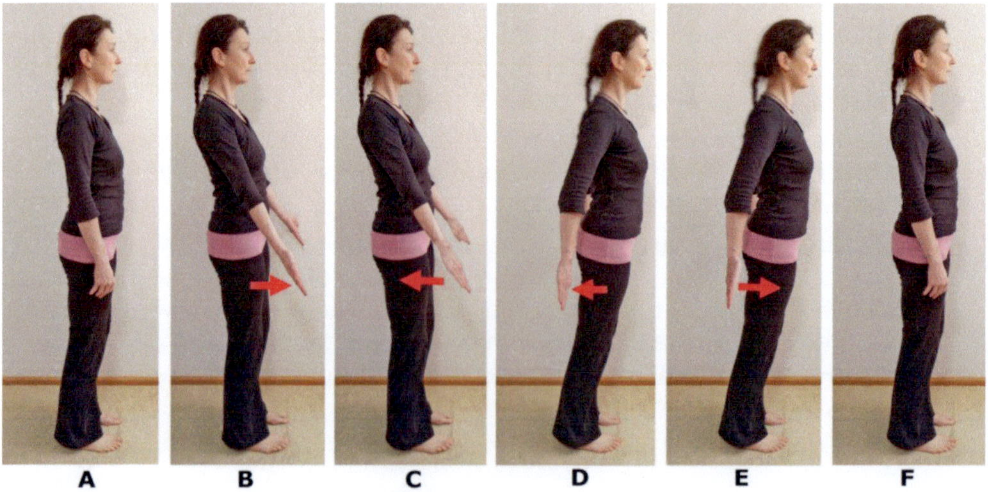

A B C D E F

Abb. 4.22

Probleme der Raumorientierung können sich verschieden äußern:

- Man kann sich schlecht auf eine Raumesrichtung (unten, oben, rechts oder links) hin orientieren [Abb. 4.23].
- Man nimmt bei seinen Bewegungen eine Raumdimension wenig wahr bzw. nutzt sie weniger als andere Dimensionen.
- Man verletzt sich immer wieder in derselben Körperregion.

In all diesen Fällen ist das eigene unbewusste innere Körperschema in Bezug auf bestimmte Körperregionen unvollständig, der „inneren Karte" im Hirn fehlt eine funktional adäquate Repräsentation dieser Regionen. Ursächlich dafür können seelische und körperliche Traumata sein.

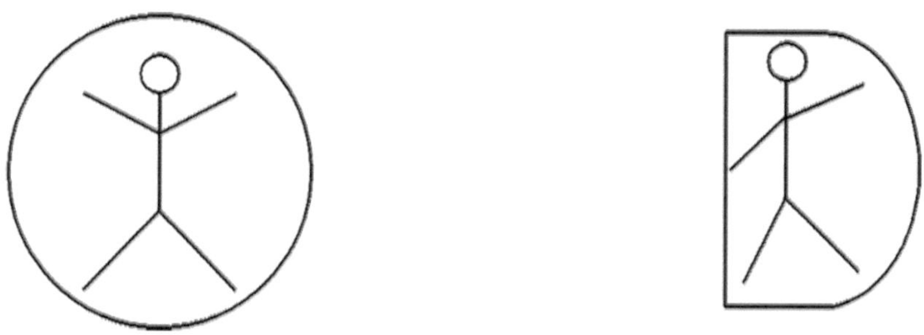

Komplette Raumwahrnehmung *Eine Seite des Raumes wird nur eingeschränkt wahrgenommen*

Abb. 4.23

Übungen, die helfen, die innere Karte, das Körperschema, wieder zu vervollständigen:

- Mit der entsprechenden Körperregion *sanft* an Gegenständen im Raum anstoßen.
- Mit einer (vertrauten) Person (= positive Ressource) spielerisch, sportlich oder tänzerisch Körperkontakt herstellen. Ein Beispiel bezogen auf den Kopf: mit der vertrauten Person Kopfball mit Luftballons spielen.
- Sich an solche schönen Erlebnisse aus dem Leben erinnern, welche die Seite beinhalten, die man als eingeschränkt wahrnimmt.
- Hautstimulation (Beispiel: rechte Seite eingeschränkt):
  Während man steht oder geht, den Raum links und besonders rechts von sich wahrnehmen. Und zwar nicht nur visuell, sondern auch taktil, d.h. die Luft auf der Haut der rechten Gesichtshälfte und der rechten Körperhälfte insgesamt spüren, sich auf Geräusche von rechts konzentrieren usw.

- Augenübung (Beispiel: rechte Seite eingeschränkt):
  - Ich schaue etwas an, was sich rechts von mir befindet, und bleibe mit den Augen dort, während sich der Kopf wieder zur Mitte dreht. Dann kehren auch die Augen wieder zur Mitte zurück.
  - Während der Kopf unbewegt bleibt, wandern die Augen nach rechts und wieder zurück.
  - Die Augen wenden sich mit dem Kopf nach links bzw. nach rechts und wieder zurück.

Ebenfalls hilfreich für die Orientierung im Raum sind die folgenden **Eurythmie-Übungen** nach *Dr. Rudolf Steiner*. Dabei sind folgende Besonderheiten bei der Ausführung zu beachten**:**

- Hand- und Kniegelenke werden gestreckt, aber nicht blockiert.
- Nicht die fertige Geste als vollendete Haltung ist das Wirksame, sondern das Entstehen der Geste in der Bewegung.
- Die Bewegung als *gefühlte Geste* ausführen.
- Der Strom von Lebens- bzw. formbildenden Kräften ist ein seelisches Gefühl, das auch physisch spürbar ist.
- Sich bei der Ausführung beobachten und die Ausführung in den Muskeln spüren.

Die **U**-Geste [Abb. 4.24]:

Sie verbessert besonders die Beziehung zur linken und rechten Seite des Raums.

Aufrechtes Stehen, die Vertikalachse ganz minimal nach vorn geneigt. Die Arme langsam nach vorn und in die Höhe führen. Spüren, wie mit der Streckung ein innerer Kanal entsteht, der sich im Raum einordnet. Die Geste mit dem Gefühl machen: Ich spüre mich selbst in den Raum hineingestellt.

Die **O**-Geste [Abb. 4.25]:

Sie verbessert besonders die Beziehung zum Raum vor und hinter einem.

Aufrechtes Stehen, die Vertikalachse ganz minimal nach vorn geneigt. Die Hände werden in einer - von Anfang an – runden Bewegung in einem Abstand vor den Oberbauch geführt. Das Runde der Arme und Hände wahrnehmen. Die Geste wird mit einem Gefühl liebevollen Umfangens durchgeführt: Ich spüre mich selbst und nehme die Wahrnehmung des Raums in diese Eigenwahrnehmung mit hinein.

Die **I**-Geste [Abb. 4.26]:

Sie verbessert besonders die Beziehung zum Raum oben und unten.

Aufrechtes Stehen, die Vertikalachse ganz minimal nach vorn geneigt. Ein Arm schwebt diagonal nach vorn-oben, der andere wird wie eine Verlängerung des ersten Arms nach hinten-unten geführt.

Spüren, wie die Arme sich vom *Zentrum* aus strecken. Die Geste mit dem Gefühl machen: Ich behaupte mich selbst in den umgebenden Raum hinein.

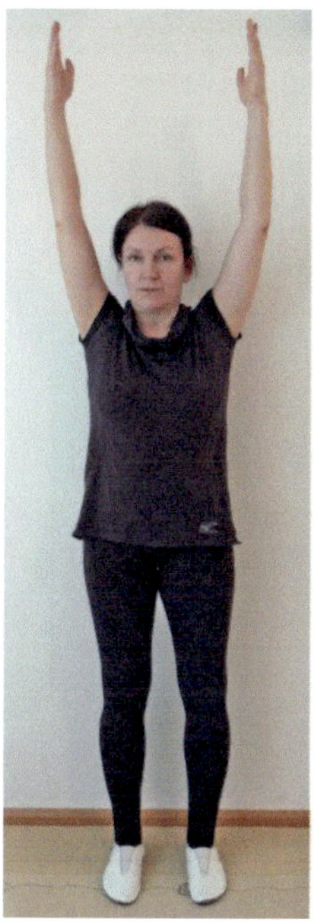

Abb. 4.24
Die U-Geste

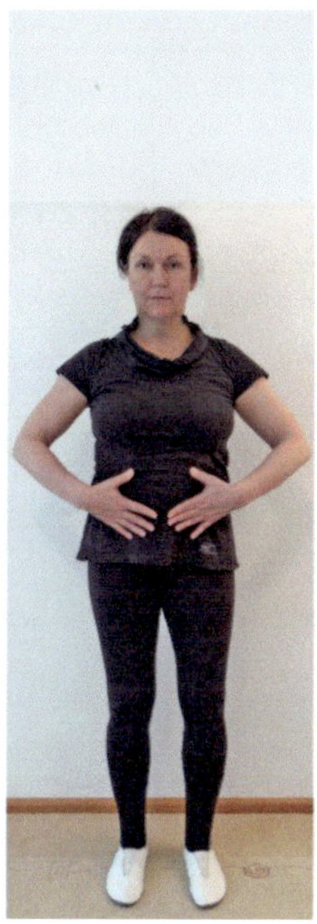

Abb. 4.25
Die O-Geste

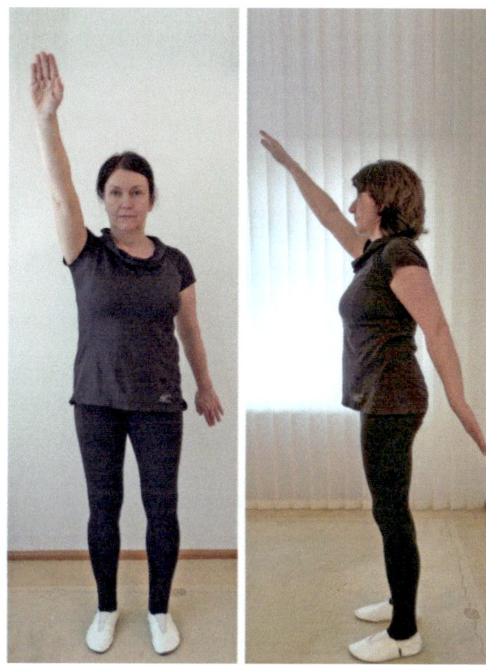

Abb. 4.26
Die I-Geste

Raumorientierung nach oben und unten: Greifen/Strecken (Reach) und Stoßen/Drücken (Push)

Jeder Mensch hat eine **Orientierungspräferenz**. Man ist generell eher räumlich orientiert oder zum Boden hin orientiert. Zur Erinnerung nochmals diese zwei Typen sensorischer Wahrnehmung mit einigen ihrer Charakteristika:

	Reach-Typ	Push-Typ
Dominantes Schwerkraft-zentrum / motorisches Zentrum	oberes Zentrum in Höhe des 4.Brustwirbels	unteres Zentrum zwischen 3.Lendenwirbel und Kreuzbeinmitte
Art der Innen-Wahrnehmung	expropriozeptiv	propriozeptiv
Orientierung	Raum, aufwärts	Boden, abwärts
Atemmuster	einatemfixiert	ausatemfixiert
Becken	oft nach vorn-unten gekippt	oft nach hinten-unten gekippt
seelischer Typ	extrovertiert	introvertiert
seelische Ressource	Unterstützung durch Beziehungen	Autonomie durch Abstand

In diesem Kapitel geht es darum, wie die Orientierung nach oben (bzw. in den Raum) oder nach unten zum Boden (bzw. nach innen) verbessert werden kann.

Bevor mit Übungen begonnen wird, können Sie mit den folgenden **Tests** herausfinden, ob der Klient eher ein Reach-Typ oder ein Push-Typ ist. Dementsprechend können Sie die Übungen entweder so einsetzen, dass der Klient seine schwächere Orientierung stärkt oder so, dass er lernt, seine Präferenz bewusster zu nutzen.

1. Der Klient bewegt sich stehend von den Füßen her vor und zurück
   Push-Typ: Er nutzt das Becken als Balancehilfe, die Fußgelenke sind blockiert.
   Reach-Typ: Er nutzt die Fußgelenke als Balancehilfe, das Becken ist unbeweglich.

2. Der Klient zeigt zum Himmel
   Push-Typ: Er bewegt sich zunächst unmerklich nach unten, dann aufwärts durch Anspannen der Rückenmuskeln.
   Reach-Typ: Er bewegt sich sofort aufwärts, durch Anspannen der Nackenmuskeln.
3. Der Klient zeigt zur Erde
   Push-Typ: Er zeigt direkt zum Boden hin.
   Reach-Typ: Er hat subtile Schwierigkeit, den Boden zu finden.
4. Aufstehen
   Push-Typ: Er steht von Beinen und Becken her auf.
   Reach-Typ: Bevor er aufsteht, recken sich Hals und Kopf nach oben, außerdem benutzt er Schultern und Arme für das Aufstehen.
5. Hüpfen auf der Stelle I
   Push-Typ: Er stößt sich vom Boden ab und geht deshalb mehr in die Knie. Arme und Schultern werden kaum genutzt für die Beschleunigung aufwärts.
   Reach-Typ: Er beschleunigt aufwärts durch Anheben der Schultern und streckt den Oberkörper nach oben. Er hat weniger Bodenkontakt beim Herunterkommen, da er sich nicht primär vom Boden abstößt. Stattdessen pumpt er sich von den Schultern her nach unten.
6. Hüpfen auf der Stelle II
   Zwei Durchläufe. Erster Durchlauf: Während des Sprungs hebt der Lehrer sanft den Brustkorb des Klienten. Zweiter Durchlauf: Wenn der Klient vor dem Sprung zum zweiten Mal in die Knie geht, um Schwung zu holen, drückt der Lehrer dessen Schultern sanft nach unten (wie eine Sprungfeder). Wichtig ist das genaue Timing.
   Reach-Typ: Er springt beim ersten Durchlauf leichter und höher.
   Push-Typ: Er springt beim zweiten Durchlauf leichter und höher.
7. Gehen I
   Siehe „Raumbezogene Bewegungstypologie" auf S. 119
8. Gehen II
   Push-Typ: Der Blick ist gesenkt.
   Reach-Typ: Der Blick richtet sich auf den Raum bzw. auf Personen.

Bei den nun folgenden Übungen ist zu beachten:

Reach und Push sind grundlegende Gesten und deshalb fast immer seelisch gefärbt (siehe S. 44 ff., 82 ff., 126 ff. und 198 ff.). Das ist miteinzubeziehen durch Fragen wie: Welche Geste fällt jemandem schwer und warum ist das so?

Die Orientierung sowohl nach oben (bzw. in den Raum) als auch nach unten (bzw. nach innen) verbessern

- Grundsätzlich bei allen Bewegungen und Haltungen gleichzeitig sowohl die eigene Schwere und den Bodenwiderstand als auch die Richtung nach oben bzw. in den Raum hinein wahrnehmen.
- Das Falten (siehe S. 162 ff.)
- Bewegung als 5-Stern [Abb. 4.27]:
  Der Körper wird als Stern mit fünf Strahlen vorgestellt, dessen Mitte sich im Übergang zwischen Brust- und Lendenwirbelsäule befindet. Jede Bewegung geht von der Sternmitte aus.

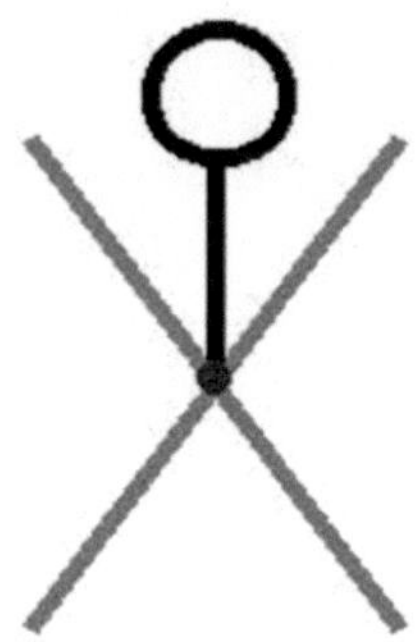

Abb. 4.27

- Saugen (mit Strohhalm oder Schnuller) und gleichzeitig die Füße gegen den Boden drücken.
- Bewegungen mit Schwungcharakter einleiten durch ein mehr oder weniger subtiles Schwingen in die Gegenrichtung der intendierten Bewegungsrichtung. Das Ausholen bei einem Tennisaufschlag kennt jeder. Subtiler ist z.B. das Ausholen beim Klavierspielen in Form des Schwunges von Rumpf und Händen vor dem Anschlagen der Klaviertasten, indem man sich verbal instruiert: „*Und* los!". Das „und" steht für das Schwungholen.
- Wenn der Blick beim Gehen eher zum Boden gerichtet ist, also eine Präferenz der Orientierung zum Boden vorliegt, sollte der Klient immer wieder mal bewusst den Raum wahrnehmen. Bei einer Präferenz der räumlichen Orientierung sollte er einmal bewusst den Boden spüren.
- Durch Kreiseln im Raum einen Bezug zum Boden oder zum Raum entwickeln:
  Sich – ähnlich wie beim Wiener Walzer - mit erhobenen Armen um die eigene Achse herum im Raum bewegen. Schwindelgefühl und Übelkeit lassen sich vermeiden, indem man entweder das Gefühl für den Boden konstant aufrechterhält und dadurch verhindert, dass der Schwerpunkt sich hebt, oder indem man einen Punkt im Raum bei jeder Drehung fest ins Auge fasst.

- Arme bewegen sich am Stab „hängend" [Abb. 4.28]: Rückenlage. Unterschenkel und Füße liegen auf einem Stuhl/Hocker. Mit gestreckten Armen einen Stab waagerecht nach oben halten [A]. Der Stab wird - einatmend - langsam über den Kopf hinweg zum Boden und - ausatmend - wieder zurückgeführt [B bis E]. Dabei stellt man sich vor, die Arme würden am Stab hängen, während der Rest des Körpers seinem Eigengewicht nachgibt. Beim Armstrecken eine *Über*streckung der Ellbogen vermeiden. Dies würde die Kraftübertragung vom *Rumpf* her unterbrechen.

  Die Übung kann analog im Sitzen gemacht werden. In diesem Fall wird der Stab anfangs mit gestreckten Armen nach vorn gehalten, dann über den Kopf Richtung Zimmerdecke geführt und schließlich zurück in die Vorhalte.

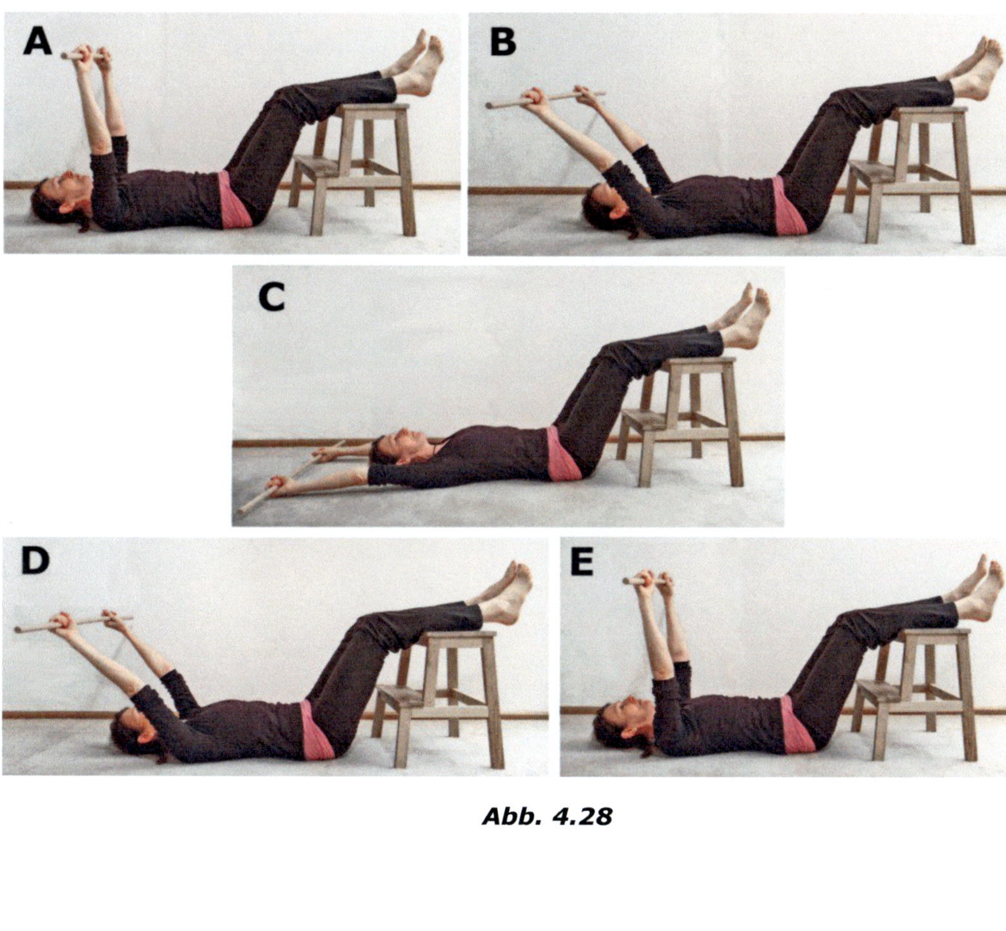

Abb. 4.28

- Sich im Liegen von der Rückenlage in die Seitenlage drehen. Einmal im Push-Modus, einmal im Reach-Modus.

  Bei den folgenden Beschreibungen wird als Beispiel eine Drehung nach rechts angenommen.

  - Push-Modus [Abb. 4.29]:

    Ausgangsposition: Rückenlage, das linke Bein ist aufgestellt, der rechte Arm liegt entspannt nach rechts ausgestreckt [A]. Das aufgestellte linke Bein drückt nun mit dem Fuß gegen die Unterlage und „schiebt" auf diese Weise den Körper in die rechte Seitenlage. Der linke Arm wird dabei mitgenommen [B und C].

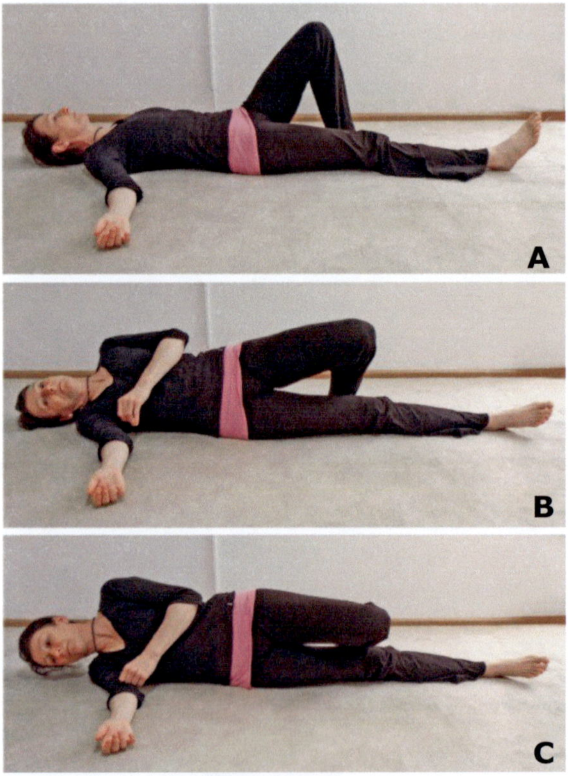

Abb. 4.29

- Reach-Modus [Abb. 4.30]:

  Ausgangsposition: Rückenlage, der rechte Arm liegt entspannt nach rechts ausgestreckt. Die Drehung beginnt mit dem Blick in die rechte Raumhälfte [A]. Es ist hilfreich, einen bestimmten Gegenstand oder eine Person ins Auge zu fassen. Nun streckt sich der linke Arm vom Brustkorb (dem oberen motorischen Zentrum) her nach dem gewählten Objekt der Aufmerksamkeit und zieht den Körper hinter sich her. Das Objekt übt gewissermaßen eine Anziehung auf Sie aus [B bis D].

  Es ist wesentlich für das Gelingen, dass der Klient mit einem starken Wollen nach dem gewählten Objekt greift. Er muss darauf vertrauen, dass der Rest des Körpers seinem Verlangen folgt. Wenn automatisierte Bewegungsgewohnheiten und ein intellektuelles Eingreifen in die Körperbewegung unterbleiben, ist eine mühelose Drehung möglich.

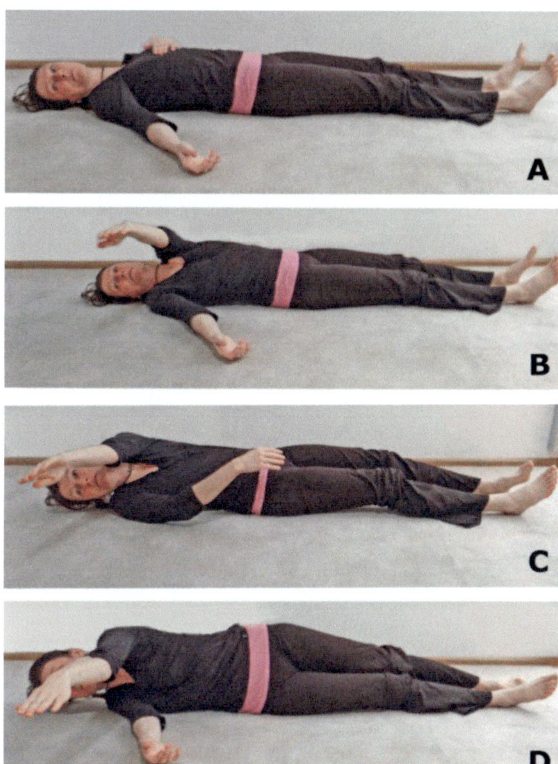

Abb. 4.30

- Raum- und Bodenorientierung im Liegen

  Rückenlage, die Zehen an der Wand. [Abb. 4.31]. Die Klientin wird aufgefordert, ein Gefühl für das Gewicht des Körpers auf der Liege und für den Kontakt der Zehen mit der Wand zu entwickeln. Zusätzlich kann sie bemerken, dass die Atembewegung voller und einfacher wird. Die Verlängerung der Körpervorderseite als Reaktion auf das Drücken der Zehen ist eine normale Konsequenz, wenn die Zehen abstoßen und den Oberkörper nach vorne treiben.

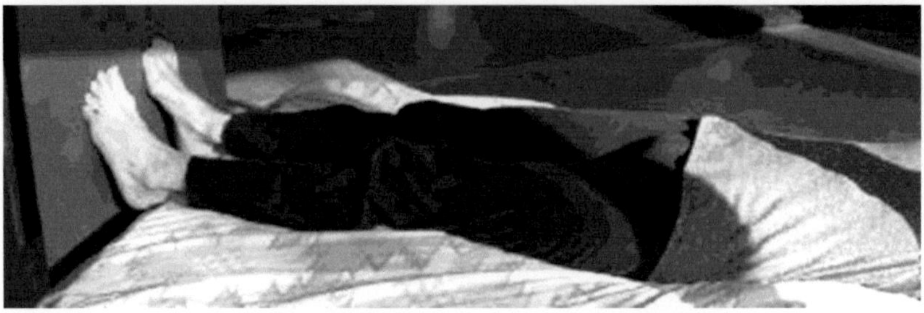

Abb. 4.31

In einem nächsten Schritt kann man die Klientin zur bewussten Orientierung auf den Raum um den Kopf und den Raum jenseits der Oberseite des Kopfes einladen: Um die räumliche Ausrichtung greifbarer und wahrnehmbarer zu machen, berühren sich die Hände. [Abb. 4.32]

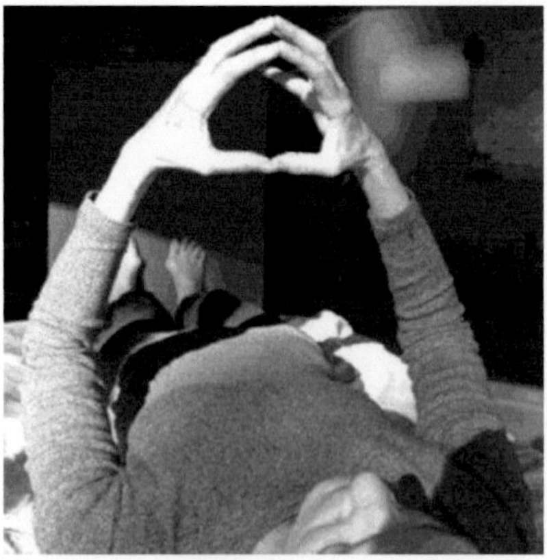

Abb. 4.32

Schließlich bewegt die Klientin ihre Hände bogenförmig zwischen Kopf- und Fußende hin und her. Diese Erfahrung der Form verstärkt die Fähigkeit des Körpers, sich den Raum vorzustellen, den man mit den Augen beobachtet, aber auch den Raum, der sich außer Sichtweite befindet. [Abb. 4.33]

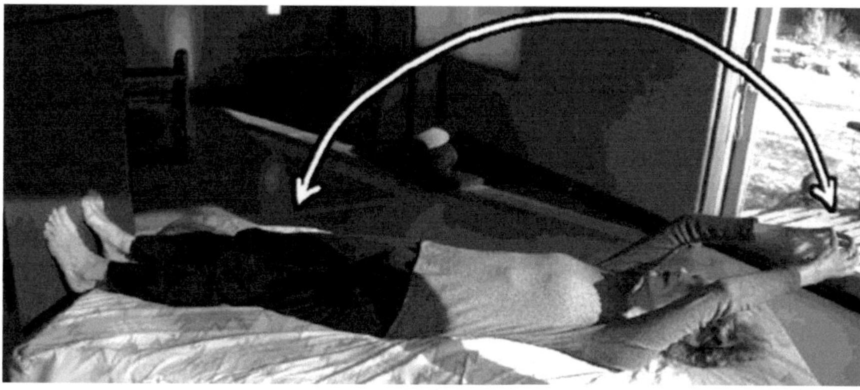

Abb. 4.33

- Raum- und Bodenorientierung im Sitzen
  Hände und Zehen berühren die Wand. Es stellt sich eine Verbindung über die Füße mit dem Boden und über die Hände mit dem Raum her. Die Klientin drückt mit Händen und Füßen gegen die Wand, was eine Dehnung der Wirbelsäulenvorderseite, also der Körperachse hervorruft. Dies ist für die Hand des Lehrers spürbar, die sich in der Nähe von T 12 des Rückens des Klienten befindet. [Abb. 4.34]

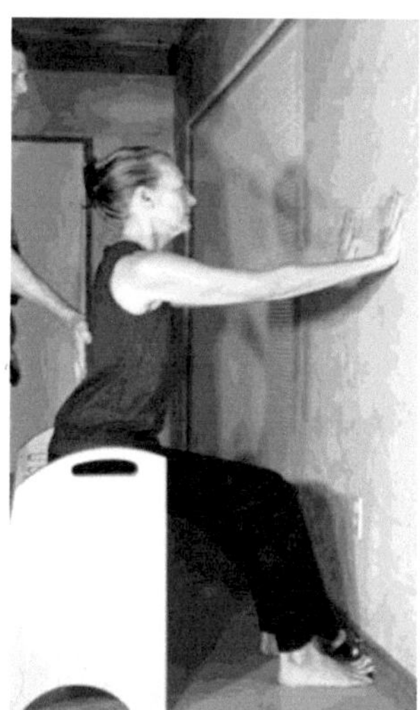

Abb. 4.34

- Raum- und Bodenorientierung aus dem Vierfüßlerstand heraus

  Ausgangsstellung:

  Ausgangsstellung: Vierfüßlerstand. Bei Bedarf ein gerolltes Tuch unter die Fußrücken legen. Hände am Boden in Schulterbreite gerade ausgerichtet. Beckenboden offen, Bauch locker. Die Augen schauen senkrecht nach unten. Gleichzeitig mit allen anderen Sinnen aufmerksam sein für die Raumperipherie. Das Eigengewicht wahrnehmen. Hände, Knie und Fußrücken spüren über die Haut den Untergrund.

  Ablauf:

  1. Das Gewicht auf drei Unterstützungspunkte verlagern: beide Hände und linkes Bein. Das rechte Bein wird langsam horizontal nach hinten ausgestreckt, wie wenn die Zehen dort etwas berühren möchten. Dabei die drei verbleibenden Unterstützungspunkte weiterhin spüren und die periphere Aufmerksamkeit aufrechterhalten. Atmung nicht flach werden lassen.
  2. Nach ein oder zwei Atemzügen langsam das Gewicht auf nurmehr zwei Unterstützungspunkte verlagern: rechte Hand und linkes Bein. Der linke Arm wird langsam angehoben und nach vorn ausgestreckt, wie wenn die Fingerspitzen dort etwas berühren möchten. Gleichzeitig geht der Blick mit in die Richtung nach vorn. Wiederum die Wahrnehmung der verbleibenden zwei Unterstützungspunkte aufrechterhalten. [Abb. 4.35]

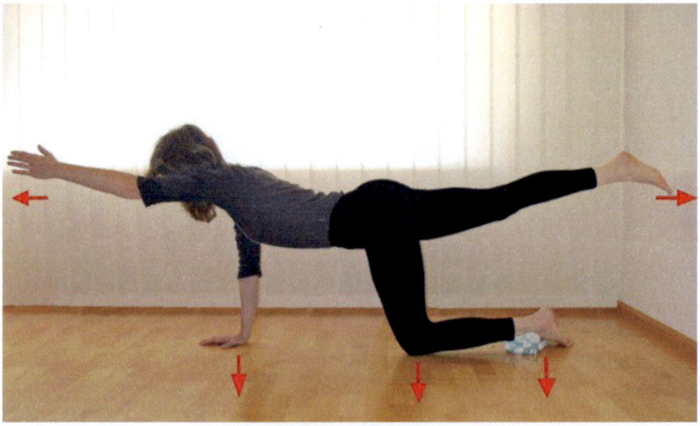

Abb. 4.35

  3. Nach ein oder zwei Atemzügen langsam in den Vierfüßlerstand zurückkehren.
  4. Die Schritte 1-3 seitenvertauscht wiederholen.

- Vor- und zurückpendeln der Körpervertikalen

  Der Klient lässt im Stehen seine Körperachse von den Fußgelenken her leicht vor und zurück pendeln. Die Hände des Lehrers an Brustkorb und oberem Rücken des Klienten initiieren - und stützen gegebenenfalls – diese Bewegung.

  Drei Varianten:

  - mit geöffneten Augen (Der Klient nutzt seinen expropriozeptiven Sinn für den Raum)
  - mit geschlossenen Augen (Der Klient nutzt seine Propriozeption, also sein inneres Gleichgewichtsempfinden)
  - mit geöffneten Augen die Aufmerksamkeit sowohl nach innen als auch nach außen richten

- Paarweise in die Hocke gehen und wieder aufrichten [Abb. 4.36]

  Lehrerin und Klientin stehen sich gegenüber und halten sich am unteren Ende ihrer Unterarme fest. Sie gehen gemeinsam in die Hocke und richten sich wieder auf. Die Bewegung erfolgt in der Art des faltenden Bückens (siehe S. 162 ff.). Beide Partnerinnen halten sich gegenseitig im Gleichgewicht und stehen doch auch auf eigenen Füßen.

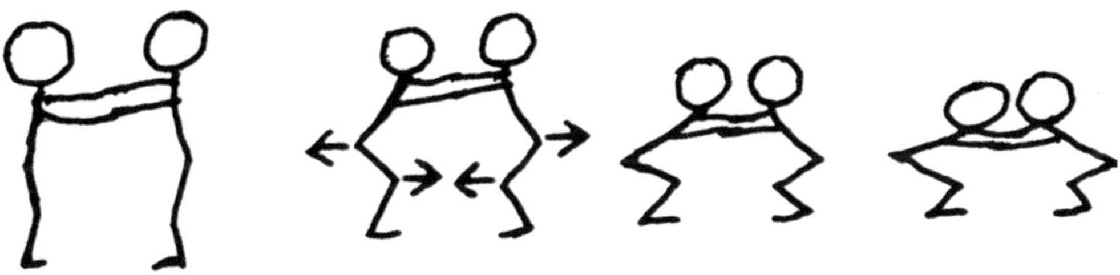

Abb. 4.36

- In die Knie gehen und wieder hochkommen

  Der Klient steht so, dass die Hüftgelenke sich ein klein wenig hinter der lateralen Vertikalachse befinden. Der Lehrer steht seitlich und ein wenig hinter dem Klienten und legt eine Hand auf dessen Kopf. Durch einen senkrecht nach unten gerichteten Druck der Hand hervorgerufen geht der Klient langsam ein Stück weit in die Knie. Dann wird der Klient aufgefordert, sich gegen den nachgebenden Widerstand der Hand des Lehrers langsam wieder aufzurichten, indem er sich mit den Füßen vom Boden abdrückt. Es ist wichtig, dass der Lehrer während des ganzen Ablaufes spürt, ob und wo die Körpervertikale, bestehend aus den Schwerpunkten der Körpersegmente, von der senkrechten Schwerkraftachse abweicht. Gegebenenfalls korrigiert er mit seiner Hand die Bewegungsrichtung des Klienten durch subtile Veränderung der Druckrichtung.

- Das Schambein hängt am Gaumen und das Steißbein hängt am atlanto-occipitalen Übergang

  Die Übung kann sitzend, stehend oder gehend durchgeführt werden. Der Klient legt einen Daumen an den Gaumen, der Lehrer umfasst beim Klienten den atlanto-occipitalen Übergang. Klient und Lehrer geben Gaumen und Hinterkopf einen sanften (!) Lift, sodass der Klient sich an beiden Stellen „aufgehängt" fühlt. So kann der Rest des Körpers – repräsentiert durch Schambein und Steißbein – seinem Gewicht folgend nach unten hängen.

Die räumliche Orientierung *nach oben* verbessern

- Grundsätzlich bei Bewegungen des ganzen Körpers gewährleisten, dass der Kopf sich mit all seinen Sinnen im Raum orientiert durch Sehen, Hören, Riechen, Tasten, mit der Haut Luft und Temperatur spüren usw. Auch bei Beeinträchtigungen der Beine und des Beckens ist das konsequente Nutzen der Raum-Orientierung hilfreich.
- Wenn die Stärke des Klienten in der Bodenorientierung liegt, kann er diese nutzen für eine Verbesserung der Raumorientierung, indem er seine Bewegung von der Unterstützung durch den Boden her in den Raum erweitert. Dabei die Sinnesorgane nutzen.
- Sich mit gerundetem Rücken vorbeugen und wieder aufrichten [Abb. 4.37]

  Zunächst geben die Knie nach und leiten so die Bewegung ein. Der Kopf sinkt nach vornüber, das Kreuzbein nach hinten-unten [A bis C]. Während der ganzen Bewegung stellt man sich vor, dass der Rücken nach oben strebt (siehe die Pfeile in der Abb.) oder - alternativ - von der Decke herabhängt. Die Lehrerin kann diese Empfindung fördern, indem sie mit einer Hand ständigen Kontakt mit der entsprechenden Rückenstelle hält und die Klientin während der Bewegung fortwährend zu dieser Hand „hinstrebt".

  Die Aufrichtebewegung ist dieselbe Bewegung zurück, wie ein rückwärts ablaufender Film [D bis F]. Bei der Aufrichtung kann man eine tiefe Einatmung zu Hilfe nehmen, die den Rumpf wie einen schlaffen Luftballon füllt und so nach oben treibt.

  Es ist wichtig, die ganze Zeit über das Streben des Rückens oder – alternativ – die Aufhängung des Rückens beizubehalten, um einer Verkrampfung des Rückens vorzubeugen. Auf diese Weise kann nämlich die während der Abwärtsbewegung in den Faszien der Streckmuskeln gespeicherte elastische potentielle Energie bei der Aufwärtsbewegung in kinetische Energie umgewandelt werden.

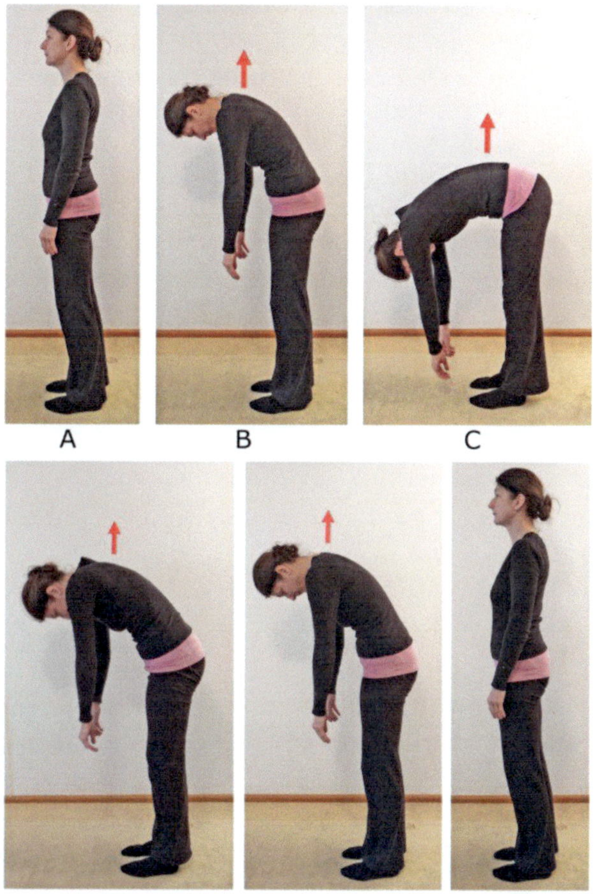

Abb. 4.37

- Sich aufsetzen aus der Rückenlage: Hände und Kopf strecken sich der Zimmerdecke entgegen und lassen sich so in das Sitzen „ziehen". Es darf nicht mit Muskelkraft gearbeitet werden; stattdessen bleibt der Körper schwer. Danach wieder zurücksinken auf den Boden, wobei man sich vorstellt, dass der Körper an den Händen und am Kopf wie von unsichtbaren Fäden, die an der Decke befestigt sind, „gehalten" und wieder auf den Boden heruntergelassen wird.

- Rückenlage. Man hält einen Stab mit beiden Händen quer vor sich und lässt sich vom Stab in die Seitenlage ziehen. Dann rollt man wieder in die Rückenlage zurück, wobei man sich vorstellt, man würde mit seinem Gewicht am Stab hängen.
- Seitenlage auf der Liege. Der Klient hält einen Stab senkrecht Richtung Boden. Das obere Stabende ragt etwas über die Hand hinaus. Der Lehrer fixiert mit seinen Füßen das Stabende am Boden, umfasst mit seiner Hand den Stab ein Stück oberhalb der Hand des Klienten und bewegt den Stab kreisend und/oder zu den Seiten, so dass Arm, Schulter und Rumpf des Klienten mitgezogen werden, der sich währenddessen schwer sein lässt.
- Rückenlage. Der Klient greift mit ausgestreckter Hand – beispielsweise der rechten – quer über den Brustkorb. Der Lehrer ergreift die Hand (oder nur einen Finger) und zieht den Klienten allmählich in die (linke) Seitenlage. Dieser lässt sich die ganze Zeit über schwer sein, während der Lehrer den Klienten in die beabsichtigte Richtung zieht. Dies ist übrigens eine Möglichkeit, kranke oder behinderte Menschen im Bett umzulagern.
- Vor oder während Bewegungen/Haltungen jeder Art sanft durch die Haare des Klienten nach oben fahren oder durch sanfte Stimulierung der Kopfhaut den Sinn für Oben vermitteln.
- Den Vokal I oder den Konsonanten H tönen lassen.
- Reach-Bewegungen können auch abwärts führen. So kann man sich beispielsweise auf einem Stuhl niederlassen, indem man sich vorstellt, dass sich die Sitzknochen zum Stuhl hin ausstrecken (Siehe S. 306 f.).
- Übungen auf S. 180 ff.
- Geeignet sind eventuell auch Übungen zur Förderung des Einatmens (S. 33 ff.).

Die räumliche Orientierung *nach unten* verbessern

- Wenn die Stärke der Klientin in der Raumorientierung liegt, kann sie diese nutzen für eine Verbesserung der Erdung, indem sie die räumliche Wahrnehmung auf den Boden oder auf berührte Gegenstände konzentriert. Bei den Push-Bewegungen erfolgt die Bewegung ja entweder durch den Druck der Füße gegen eine Unterlage bzw. den Boden oder durch den Druck der Hand/der Hände gegen einen Widerstand. Natürlich kann Druck auch eine subtile Berührung bedeuten.

- Stabübung [Abb. 4.38]:
  Der Lehrer zieht den Oberkörper des Klienten mit dem Stab vom Boden hoch, während dieser sein Gewicht nach unten abgibt. Den Kopf lässt er jedoch nicht hängen, sondern folgt mit seiner Aufmerksamkeit der Aufwärtsbewegung.

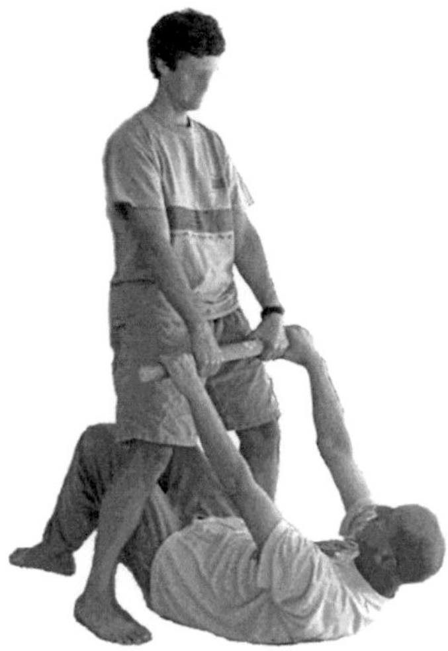

Abb. 4.38

- Rückenlage. Die Füße werden an einer Wand aufgestellt. Nun drückten man sich mit den Füßen von der Wand ab.
- Stehende Ausrichtung in zwei Richtungen: S. 315 ff.
- Die Gleichgewichtsübungen auf S. 171 ff. und 317.
- Berühren und berührt werden
  Die Übung erfolgt in zwei Schritten:
  1. Während man an einem Tisch sitzt, schieben die Hände etwas auf dem Tisch (z.B. ein Tischtuch). Die Bewegung von den Sitzknochen ausgehen lassen.
  2. Wieder schieben die Hände etwas auf dem Tisch. Diesmal lässt man sich dabei vom berührten Gegenstand berühren, d.h. die Bewegung geht in der Vorstellung *von dem Gegenstand* aus.
- Den Vokal O oder die Konsonanten B, P, T, oder K tönen lassen.
- Geeignet sind eventuell auch Übungen zur Förderung des Ausatmens (S. 30 ff.).
- Übungen auf S. 180 ff.

- Klient in Rückenlage, ein Bein aufgestellt. Seine kontralaterale Hand drückt Hand oder Schulter des Lehrers von sich weg.
- Klient und Lehrer stehen sich in Schrittstellung gegenüber, ihre Handflächen berühren sich. Die Schrittstellung bleibt unverändert.
  Im ersten Durchgang drückt der Klient den Lehrer von sich weg. Der Lehrer gibt so viel Widerstand, dass er den Druck ausgleicht. Im zweiten Durchgang werden die Rollen getauscht. Variation: Der Klient stellt sich eine bestimmte Person aus seinem Leben als Partner vor.
  Folgende Punkte beachten:
  - Der Kopf sollte nicht nach vorn fallen, die Halswirbelsäule sollte nicht überstreckt werden.
  - Das obere motorische Zentrum soll nicht nach hinten ausweichen oder nach vorn fallen. Beides gefährdet das Gleichgewicht.
  - Die Schulterblätter sollen zentriert bleiben und nicht abstehen. Dabei ist es hilfreich, wenn der Klient vom M. Serratus her drückt und seine Aufmerksamkeit dabei auf den Kontakt seiner Hand mit dem Körper des Lehrers richtet.
  - Bleibt die Gesamtstruktur des Klienten intakt? Oder biegt sich seine Vertikale nach vorn oder hinten durch?
  - Ist der Klient in der Lage, dem Lehrer eine Grenze zu setzen?
  - Geht der Klient in Blickkontakt? Kann er diesen halten? Drükken seine Augen Angst, Unsicherheit o.ä. aus?

  Wenn dem Klienten die Übung schwerfällt, kann die Vorstellung hilfreich sein, der Klient würde seine Handteller durch den Lehrer hindurch bis zur Wand hin ausstrecken. Dies ist eine Reach-Bewegung, die der Klient aber nur ausführen kann, wenn er eine Push-Bewegung macht.

Kontralaterale Bewegung

Es ist nicht immer so offensichtlich wie beim Armschwingen während des Gehens, aber viele Bewegungen laufen kontralateral ab, damit die Bewegung flüssig, gut koordiniert und ausbalanciert ist.

Kontralaterale Bewegung fördern

- Kriechende Fortbewegung, indem der jeweils angezogene Fuß genutzt wird, sich vom Boden abstoßend nach vorn zu bewegen, während die Hand der anderen Seite nach vorn greift. [Abb.4.39].

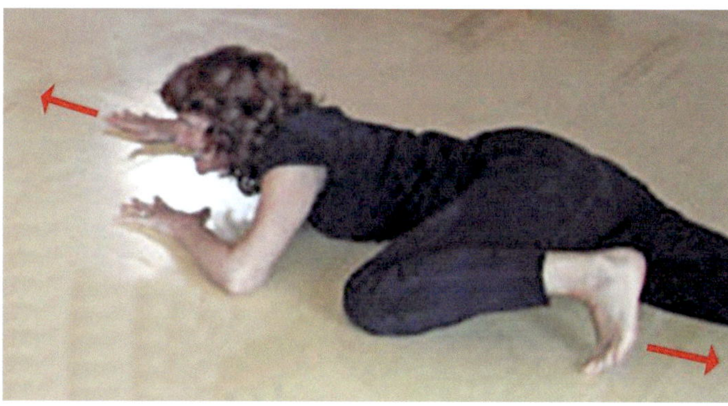

Abb. 4.39

- Rückenlage. Ein Bein ist aufgestellt, das andere ist ausgestreckt. Der Fuß des ausgestreckten Beins drückt gegen eine Wand, während der Arm derselben Seite sich Richtung Kopfende ausstreckt.
- Rückenlage. Die Füße werden an eine Wand gestellt mit einem 90°-Winkel im Kniegelenk. Die Füße „trommeln" in einem langsamen Rhythmus abwechselnd gegen die Wand. Die Bewegung soll bis zum Kopf hin durchschwingen.
- Rückenlage. Knie zum Brustkorb hin angezogen. Die Fersen „trommeln" in einem langsamen Rhythmus gegen das Gesäß, während die Ellbogen kontralateral zur Fersenbewegung auf die Unterlage „trommeln". Falls die Fersen das Gesäß nicht erreichen, ein Kissen zwischen Gesäß und Füße legen.
- Rückenlage. Abwechselnd einseitige Beckenschaukel (S. 229), also mit der Aktion von jeweils nur einem Fuß/Bein. Die Bewegung soll sich diagonal in das kontralaterale Ilium fortsetzen.

- Rückenlage. Der Lehrer fasst die kopfwärts ausgestreckten Hände des Klienten und zieht ihn langsam in die Seitenlage.
- Die Übungen auf S. 286 und 327.
- Im Liegen, Sitzen oder Stehen. Die Klientin streckt abwechselnd die Arme nach vorn aus, wie wenn sie einen entfernten Gegenstand mit der jeweiligen Hand erreichen will. Variante: ein realer Gegenstand wird nach vorn gereicht.
- Sitzend oder stehend langsame Rotationsbewegungen des Rumpfes ausführen, während die Arme frei mitschwingen.
- Kraulendes Schwimmen.
- Der Klient sitzt am Boden auf einer Decke. Der Lehrer steht hinter ihm und zieht abwechselnd mit seiner rechten und linken Hand so an der Decke, dass jeweils ein Sitzknochen des Klienten nach hinten gleitet. Der Klient erlaubt, dass die Bewegung durch den Rumpf hindurch geht.
- Im Sitzen beide Arme seitlich in einem Winkel von 90° im Ellenbogen anlegen. Jeweils eine Hand schiebt sich in folgender Weise nach vorn: Der Fuß der jeweils kontralateralen Seite drückt sich gegen den Boden. Der Gegendruck des Bodens wird diagonal in den Rumpf geleitet, von wo aus er den gegenüberliegenden Arm erreicht und die Hand nach vorn schiebt.
- Im Sitzen beide Arme seitlich in einem Winkel von 90° im Ellenbogen anlegen. Jeweils eine Hand schiebt sich in folgender Weise nach vorn: Das Knie der jeweils kontralateralen Seite wird durch einen Druck des Fußes gegen den Boden zum Rumpf hinbewegt. (Das ipsilaterale Knie bewegt sich dabei passiv nach vorn.) Die Bewegung des Knies zum Rumpf hin setzt sich diagonal in den Rumpf fort, von wo aus sie zum gegenüberliegenden Arm gelangt und die Hand nach vorn schiebt.
- Die Lehrerin läuft hinter dem Klienten her und verstärkt im Rhythmus des Klienten sanft die Rotationsbewegungen der Schultern.
- Im Liegen, Sitzen oder Stehen. Der Klient drückt abwechselnd mit rechter und linker Handfläche gegen die entsprechende Handfläche oder die Schulter des Lehrers. Dieser macht die Bewegung passiv mit.

- Lehrer und Klient stehen sich gegenüber, die Handflächen gegeneinander. Der Klient drückt abwechselnd mit rechter und linker Handfläche gegen die entsprechende Handfläche des Lehrers. Dieser macht die Bewegung mit, sodass ein wechselseitiges Schieben und Geschobenwerden in Fluss kommt. Bei dieser koordinierten Bewegung kann mal der Lehrer der Aktive sein und mal der Klient.

  In einem ersten Durchgang nur Arme und Schultergürtel bewegen, die innere Vertikale bleibt unbewegt. In einem zweiten Durchgang die Bewegung durch eine Drehung der Wirbelsäule um ihre eigene Achse impulsieren, der Schultergürtel geht nur passiv mit.

- Stehende Ausdehnung in zwei Richtungen (I) [Abb. 4.40]:

  Ein Fuß steht hinten, ein Fuß vorn. Das Gewicht befindet sich zunächst auf dem hinteren Fuß. Nun drückt sich der hintere Fuß gegen den Boden bzw. vom Boden ab. Gleichzeitig folgen Hand und Arm derselben Seite einer visuellen Ausrichtung der Aufmerksamkeit in den Raum hinein, indem sie nach vorn ausgreifen. Das Gewicht des Körpers geht während dieser Bewegung auf das vordere Bein über.
  Dann kann das Gewicht wieder mehr auf das hintere Bein verlagert werden. Hand und Arm ziehen sich wieder in die Ausgangsstellung zurück. Danach Seitenwechsel.

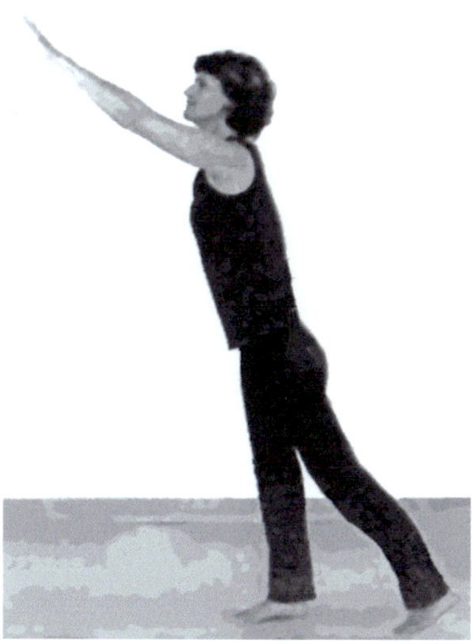

Abb. 4.40

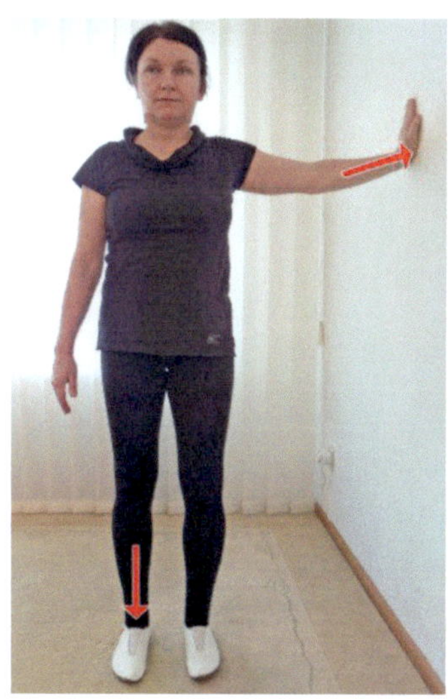

Abb. 4.41

- Stehende Ausrichtung in zwei Richtungen (II) [Abb. 4.41]:

  Zentriert und gerade stehen, beide Schultern auf einer Höhe. Nun den (in der Abb.) rechten Fuß langsam gegen den Boden drücken. So wenig Druck wie möglich, nur so viel wie eben nötig. Den Druck, der einem vom Boden entgegenkommt, ohne sich zu bewegen über Rumpf und linken Arm zur Wand leiten. Die diagonale Verbindung zwischen rechtem Bein und linkem Arm spüren. Danach Seitenwechsel.

- Stehende Ausrichtung in zwei Richtungen (III):

  Der Klient steht im Ausfallschritt vor der Wand, eine Hand an der Wand, der Fuß derselben Seite steht nach hinten. [Abb. 4.42, A] Der Klient dehnt sich in beiden Richtungen aus, Wand und Boden sowie die Verbindung zwischen beiden bewusst wahrnehmend. Der Lehrer kann gegebenenfalls die Stellung der Füße korrigieren [Abb. 4.42, B].

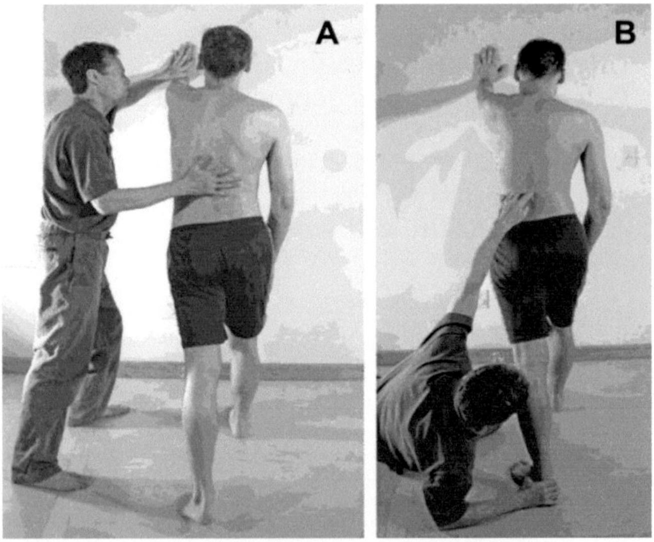

Abb. 4.42

- Dynamische Ausrichtung in zwei Richtungen:

  Die Klientin steht im Ausfallschritt vor der Wand, eine Hand an der Wand, der Fuß derselben Seite steht nach hinten. Mit diesem Fuß drückt sie ihren Körper vom Boden ab gegen die Wand [Abb.4.43, A]. Dann drückt sie sich mit der Hand von der Wand ab zurück in die Ausgangsstellung. [Abb. 4.43, B].

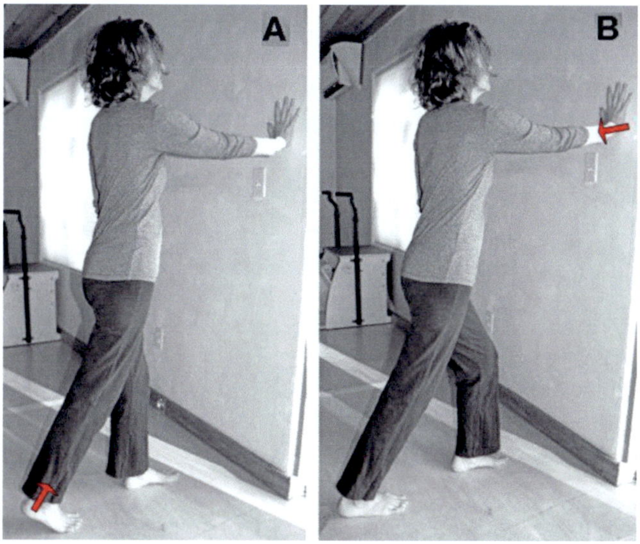

Abb. 4.43

- Der Klient lässt beim Gehen die Schultern nach hinten kreisen, wie wenn die Schultern (rückwärts) Fahrrad fahren.
- Gehschritte mit kontralateralen Armbewegungen kombinieren: Schrittweises Vorgehen:
  1) Das linke Bein macht einen Schritt nach vorn, der rechte Arm schwingt dabei nach vorn.

     Aus der erreichten Position heraus macht das linke Bein nun einen Schritt nach hinten, der linke Arm schwingt dabei nach vorn.

     Diese Sequenz mehrmals mit einem gewissen Schwung ausführen.
  2) Seitenwechsel. Auch diesmal die Sequenz mehrmals ausführen.
  3) Rückwärts gehen, ohne *bewusst* die Arme zu schwingen.
  4) Vorwärts gehen, ohne *bewusst* die Arme zu schwingen.
- Tanzen: Dabei bewusst die Bewegungen von dem Arm ausgehen lassen, der beim Gehen und anderen Bewegungen weniger beteiligt bzw. weniger frei ist. Die Wirkung kann durch eine paradoxe Intervention noch verstärkt werden, indem man den anderen Arm sowie Becken und Beine vorübergehend kaum mitbewegt.

Seelisch-sozialer Kontext

Der sanfte Wille (Tun durch Nicht-Tun)

Die eigene Intention (der Wille) wirkt merkwürdigerweise dann am effektivsten (und mühelosesten), wenn die Person sich wenig oder gar nicht mit ihrer Absicht identifiziert, also innerlich frei bleibt. Dieser „weiche" Wille und der Unterschied zum – meist gewohnten – „harten" Willen können in folgenden Übungen erfahren werden. Jede Übung wird in zwei Durchgängen gemacht: im ersten Durchgang bedient man sich des harten Willens, im zweiten des weichen.

- Im ersten Durchgang hält der Lehrer einen Arm des Klienten mit den Händen fest. Dieser versucht sich zu befreien.
  Im zweiten Durchgang richtet der Klient beim Befreiungsversuch seine Aufmerksamkeit auf etwas im Raum oder auf seinen anderen Arm.
- Im ersten Durchgang hält der Lehrer einen Stab mit beiden Händen horizontal auf den Klienten gerichtet. Dieser versucht, mit dem Zeigefinger das Stabende und damit den Lehrer von sich weg zu schieben.
  Im zweiten Durchgang stellt der Klient sich während seines Tuns vor, dass er mit dem Finger auf etwas *hinter* dem Lehrer Befindliches zeigt, oder dass der Lehrer von hinten nach rückwärts gezogen wird, oder der Klient richtet während der Aktion seine Aufmerksamkeit auf seine andere Hand.
- Der Klient versucht den Lehrer, der vor ihm steht, mit der Hand seitwärts wegzuschieben.
  Im zweiten Durchgang stellt er sich während der Bewegung vor, er würde Blätter von einem Tisch wischen.

Auch wenn die Ziele des Klienten „nur" körperbezogen sind, werden diese u.U. eher erreicht, wenn die seelische Facette von Bewegung nicht ausgeblendet wird.

Meist besteht ein enger Zusammenhang zwischen Gedanken/Gefühlen und der Körperhaltung. Die **Körpersprache** ist Ausdruck von (oft verborgenen) Empfindungen und Gefühlen. [Abb. 4.44]

Auch innere Konflikte spiegeln sich in der Körpersprache. So kann es sein, dass jemand einerseits gern auf andere Menschen zugeht, gleichzeitig jedoch aus Angst vor Nähe keine tiefere Beziehung zulässt. Diese Widersprüchlichkeit kann sich z.B. dadurch ausdrücken, aber eingezogen oder zurückgehalten wird als Ausdruck einer versteckten Ängstlichkeit.

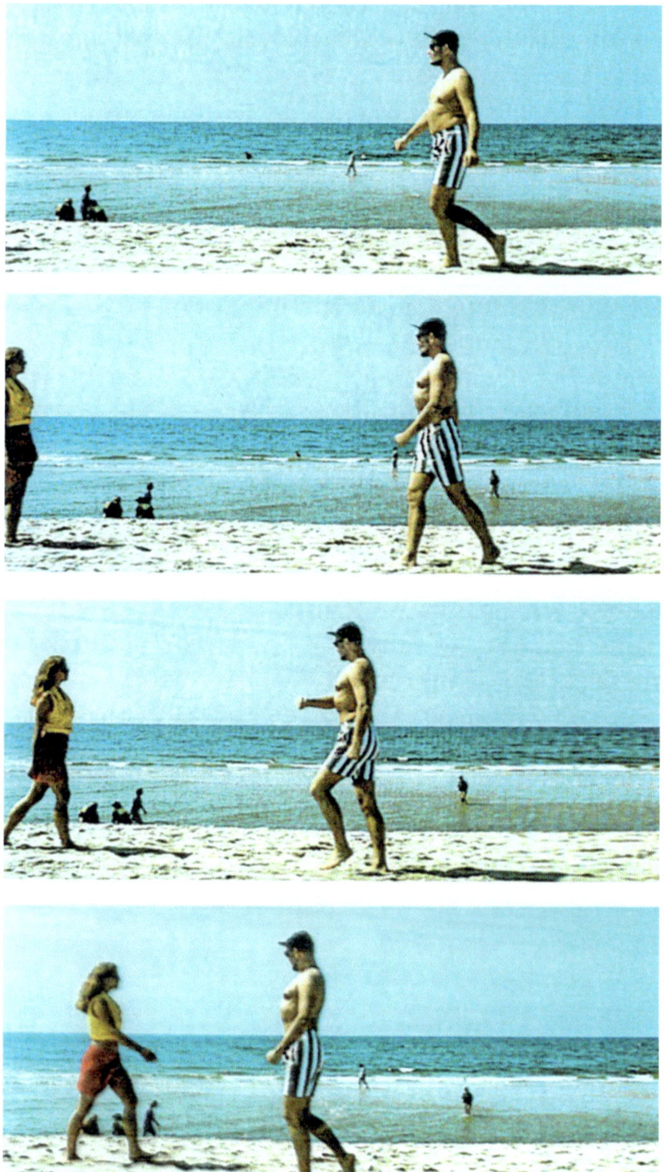

Abb. 4.44

Die wundersame Verwandlung eines Bauchumfangs

Beobachten, wie es sich anfühlt, wenn inneres Erleben und äußere Haltung übereinstimmen

- Die Art des Gehens detailliert wahrnehmen, während man Dinge tut oder sich vorstellt, die einen fröhlich stimmen.
- Die Art des Gehens detailliert wahrnehmen, während man sich schlecht fühlt (Ärger, Langeweile, Müdigkeit usw.).

Eine Diskrepanz zwischen Gefühl und Haltung erleben

- Eine aufrechte Körperhaltung einnehmen und sich in dieser Haltung vorstellen, dass man sich abgelehnt fühlt oder traurig ist.
- Sich im Sitzen zusammensinken lassen und sich in dieser Haltung vorstellen, dass es einem blendend geht oder man sich riesig freut.
- Innerlich ein Gefühl der Trauer oder der Wut oder der Angst wachrufen. Wenn dieses präsent ist, sich im Gehen nicht diesem Gefühl überlassen, sondern so tun, als sei man ganz gelassen.
- Innerlich ein Gefühl der Vorfreude auf etwas wachrufen. Wenn dieses präsent ist, sich im Gehen nicht diesem Gefühl überlassen, sondern so tun, als sei man ganz unbeeindruckt davon.

Eigenbeobachtung in Bezug auf die Übereinstimmung von innerem Erleben und äußerer Haltung

Nachdem man sowohl die Übereinstimmung von Innen und Außen als auch die Diskrepanz „geschmeckt" hat, beobachtet man sich in verschiedenen Alltagssituationen mit der Frage: Besteht eine Übereinstimmung zwischen meinem inneren und äußeren Erleben, also zwischen Gesichtsausdruck, Gestik und Haltung/Bewegungsart einerseits und Stimmung/Gefühlslage andererseits?

Eigenbeobachtung in Bezug auf die seelische Befindlichkeit während bestimmter äußerer Haltungen

- Wie fühle *ich mich als Person* bei für mich typischen Gesten, Haltungen und Bewegungsabläufen des Alltags?
- Wie erlebe ich *die Welt* bei für mich typischen Gesten, Haltungen und Bewegungsabläufen des Alltags?
- Welche subjektiven, seelischen Bedeutungen haben bestimmte Arten des Bewegens für mich? (Siehe S. 44 ff., 82 ff., 126 ff. und 198 ff.)

  Um wahrzunehmen, was unter der eigenen Körpersprache verborgen liegt, kann man Klischees, Haltung und Gestik übertreiben oder extrem langsam ausführen. Man kann auch einem Körperteil eine Stimme geben: Was will mir diese Körpergegend in und mit seiner Haltung/Geste sagen?

Schrittweise seelische Befindlichkeiten durch eine Veränderung der Körperhaltung beeinflussen

1. Bei schlechter Stimmung (Angst, Hemmungen, Niedergeschlagenheit usw.) zunächst die damit verbundenen Eigenarten der Bewegung (beim Gehen, im Gespräch usw.) erspüren.
2. In einem nächsten Schritt bewusst die Haltung bzw. die Art, bestimmte Bewegungen auszuführen, verändern; und zwar entlang der Antworten auf folgende Fragen: Wer bin ich? Wo möchte ich hinkommen? Was möchte ich in Haltung, Mimik und Gestik und in meinen Bewegungen ausdrücken?
   Also zunächst bewusst (!) eine Diskrepanz zwischen Stimmung und äußerer Haltung herstellen.
3. Der dritte Schritt besteht darin, dass man beobachtet, ob und inwiefern sich die Gefühlsstimmung im Verlauf des zweiten Schrittes mit verändert.

Seelische Hindernisse bei der Veränderung von Bewegungsmustern

Manchmal sind es bewusste oder unbewusste seelische Hemmnisse, welche die Bemühungen um Bewegungsveränderung torpedieren. (Siehe S. 95 f.). Auf diese sollte eine Lehrerin unbedingt eingehen, wenn sie sichtbar werden.

Es können z.B. Gedanken auftauchen wie: „ich komme mir in dieser Haltung zu stolz vor", „so dynamisch zu sein ist mir unangenehm", „ich mag meinen Busen nicht so sichtbar werden lassen" usw. Es führt dann nicht weiter, entweder keine Rücksicht auf die eigenen Gefühle zu nehmen oder diesen Gefühlen nachzugeben und beim alten Muster zu bleiben.

Es gibt eine dritte, hilfreiche und enorm entlastende, Möglichkeit: Sich erlauben, differenziert – je nach Situation, Stimmung usw. – bewusst (!) mal das alte und mal das Muster zu wählen. Diese Wahlfreiheit ist an sich schon ein Fortschritt, man gewinnt an Bewusstheit und Autonomie gegenüber einem früher eher unbewusst und automatisch abgelaufenen Verhalten. Darüber hinaus würde man ohne diese entlastende Möglichkeit - selbst bei bestem Willen - neu erfahrene Bewegungsmöglichkeiten im Alltag vermutlich unbewusst sabotieren, da sie den eigenen Gefühlen nicht gerecht würden.

Manchmal geht es auch mehr um das Ändern von inneren Einstellungen. Wenn etwa eine verkrampfte Haltung auf Minderwertigkeitsgefühlen ästhetischer Natur beruht. Beispiel: ein „zu dicker Bauch" wird eingezogen.

Oder es geht um die Korrektur einer falschen Einschätzung der Eigenwirkung nach außen. So ist ein „Handicap" wie z.B. eine skoliotische Wirbelsäule, von außen längst nicht in dem Maße wahrnehmbar, wie von Betroffenen oft befürchtet. Mitmenschen sehen (bewusst oder unbewusst) viel mehr auf die Art, wie ein Mensch sich bewegt. Das bedeutet, dass verkrampftes Verhalten andere überhaupt erst auf das Handicap aufmerksam macht.

Umso wichtiger ist es, gemeinsam zu klären, was die Klientin für das Neue motivieren kann (Fragen des Wohlbefindens, der Ästhetik, der Symptomfreiheit, der sozialen Beziehungen usw.).

Probleme in Beziehungen, im sozialen Umfeld

Auch wenn ein Klient ohne seelische Motivation Veränderungen von Haltung und Bewegung vornimmt, kann es sein, dass diese Veränderungen die Notwendigkeit nach sich ziehen, in bestehenden persönlichen Beziehungen, im Berufsleben usw. ebenfalls etwas zu verändern.

Dabei kann es vorkommen, dass eine größere Offenheit des Klienten, eine größere Bandbreite erlebter Gefühle usw. im sozialen Umfeld auf Irritationen oder Widerstände stoßen. So kann es sein, dass eine Frau deutlicher und früher als gewohnt spürt, wenn ihr etwas am Verhalten ihres Lebensgefährten nicht gefällt. Oder in Verwandtschaftsbeziehungen funktioniert ein eingespieltes Rollenverhalten nicht mehr, weil der Klient aus seiner Rolle ausbricht.

Wenn solche Probleme auftauchen, sollte der Lehrer den Klienten ermutigen, diese gegebenenfalls in Gesprächen mit vertrauten Menschen oder mit professioneller Hilfe zu thematisieren.

Spezielle psychologische Themen

- **Depressionen** oder **Hemmungen**
  Den Vokal E tönen lassen.

- **Willensschwäche**
  Den Vokal E oder die Konsonanten scharfes S, Z oder F tönen lassen.

- **Aufregung, Anspannung**
  - 10 mal gähnen. Wenn das schwierig ist, das Gähnen erstmal „simulieren", dann kommt es von selbst.
  - Den Konsonanten M tönen lassen.

- **Sich abgrenzen können**

  Meist geht es dabei um die Fähigkeit, „nein" sagen zu können. Nicht selten neigen Menschen mit Grenzproblemen allerdings auch dazu - trauma- oder biografiebedingt - immer „ja" oder immer „nein" zu sagen. Ihr „ja" oder „nein" erfolgt nicht aus der aktuellen Situation und gegenüber einer konkreten Person, sondern eher stereotyp und zwanghaft.

  Vor der Durchführung der folgenden zwei Übungen sollte geklärt werden, ob der Klient sie in Bezug auf die aktuelle Praxissituation macht (er und der Lehrer) oder ob er sich bestimmte Situationen bzw. Personen aus seinem Alltagsleben vorstellt.

  1.Übung:
  Der Lehrer geht hinter dem Klienten her. Nach einiger Zeit dreht sich der Klient um und sagt (von tief innen heraus) sowohl verbal wie gestisch „nein".

  2. Übung:
  Lehrer oder Klient vertritt das „Ja", der andere das „Nein". Sie versuchen sich nun gegenseitig mit ihrer Stimme bzw. Geste zu überzeugen.

  Einige mögliche Fragen zu den Übungen: Ist das „Nein"/„Stopp" klar und authentisch oder übertrieben und gekünstelt? Besteht eine Diskrepanz zwischen Stimme und Körper bzw. zwischen Stimme und Gestik? Ist das obere motorische Zentrum präsent und ist die Nierengegend offen? Sind die Arme vorn präsent und mit dem Zentrum verbunden? Ist der Beckenboden offen und geerdet?

  Weiterhin kann hilfreich sein:
  - Push- und Reach-Übungen: S. 180 ff.
  - Den Vokal E tönen lassen.

- Eurythmie-Geste E [Abb. 4.45]:

  Die Arme werden seitlich ausgebreitet und dann vor die eigene Mitte geführt, bis sich die Hände vor dem Brustkorb oder etwas oberhalb davon überkreuzen. Spüren, wie die Arme miteinander in Kontakt sind. Die Geste mit dem Gefühl machen: Ich spüre mich selbst und ich grenze mich ab, ich lasse mich nicht anfechten.

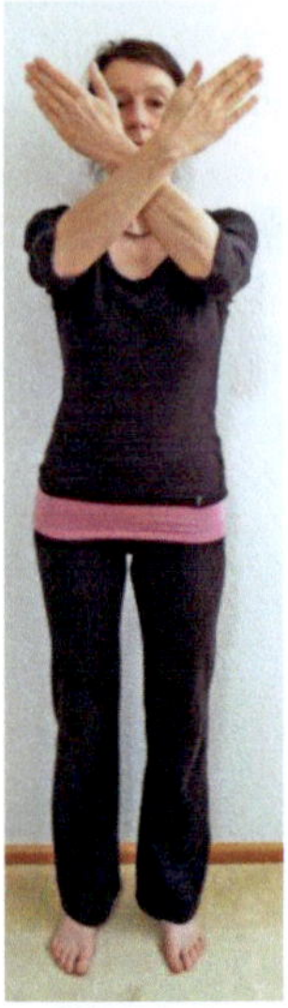

Abb. 4.45

- **Seelisch bedingte allgemeine oder spezifische Hypotonie der Muskulatur**

  Eine biografisch bedingte Resignation im Hinblick darauf, Unterstützung durch Kontakt/Beziehung zu bekommen, zeigt sich oft in einer Hypotonie der Beugemuskeln von Ring- und kleinem Finger.

  Test:
  Der Klient umfasst mit Daumen, Ring- und kleinem Finger den Zeigefinger des Lehrers und drückt ihn. Spürt dieser kaum Kraft, dann ist der Test „positiv".

  Abhilfe:
  - Bewegungen aller Art langsam und mit kleiner Bewegungsamplitude ausführen.
  - Die erwähnten Beugemuskeln gegebenenfalls stärken: Greifen und Festhalten mit Ring- und kleinem Finger; Spielen mit dem Zusammenspiel von kleinem Finger und Daumen.

2. Körperregionen

Vorbemerkung

Die Arbeit mit einzelnen Körperregionen beeinflusst die Bewegungsart des *ganzen* Menschen. Das bedeutet zweierlei: Zum einen lassen sich entfernt liegende Körperregionen indirekt beeinflussen. Zum anderen folgt aus diesem Umstand, dass die Integrität und Anpassungsfähigkeit des Organismus in Bezug auf die Gesamtbewegung beachtet werden müssen, wenn man mit einzelnen Körperregionen arbeitet.

Füße und Beine

Stabilität der Sprunggelenke

- Langsam und ohne Unterbrechung auf der Stelle treten. Sobald also ein Fuß den Boden berührt, hebt sich das andere Bein sofort. Das Eigengewicht *zwischen* den Füßen halten.
- Gleichgewichtsübungen auf S. 172.

Fußbeweglichkeit und Erspüren der Fußsohlen

Stehend. Die Einzelschritte folgen unmittelbar aufeinander:

1. Alles Gewicht auf die Großzehenballen bringen.
2. Gewichtsverlagerung nach außen auf die Kleinzehenballen.
3. Gewichtsverlagerung entlang der Fußaußenkante zum zentralen hinteren Teil der Ferse.
4. Gewichtsverlagerung von der Ferse aus entlang der Fußinnenkante zu den Großzehenballen.

Der ganze Ablauf wird mehrmals wiederholt. Danach in umgekehrter Reihenfolge vorgehen (von 4 nach 1).

Beweglichkeit der Fußgelenke

- Die Lehrerin bewegt den stehenden Klienten mit den Händen an Brustkorb und Rücken sanft vor und zurück. Eine flexible Balance beinhaltet: Der Klient geht ganz leicht in die Knie und reagiert flexibel in Fußgelenken und Becken, in Wirbelsäule und Nacken.
- Rückenlage auf Bett oder Liege (Ferse über Liegenrand hängend) oder sitzend. Mit dem Fuß Wörter in die Luft schreiben.

Zehen-Strecker-Muskeln dehnen

Den hinteren Fuß positionieren [Abb. 5.6, oben] und das Gewicht langsam auf den hinteren Fuß verschieben. Eine Komprimierung der Gelenke jedoch vermeiden.

Zehen-Beuger-Muskeln dehnen

- Sich auf Zehenspitzen stellen mit der Vorstellung, dass die Auflagefläche weich wird und die Zehen sich in einen Sandboden eindrücken.
- Den hinteren Fuß positionieren [Abb. 5.1, unten] und das Gewicht langsam auf den hinteren Fuß verschieben.

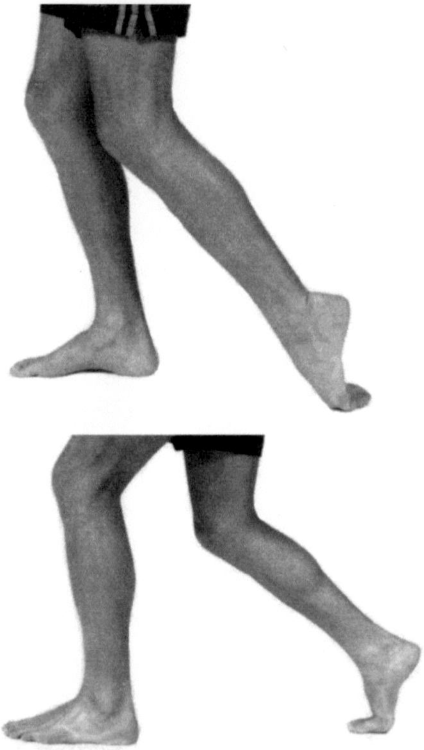

Abb. 5.1

Achsengerechte Bewegungen von Zehen und Füßen

Ausgangsposition: Rückenlage [Abb. 5.2, A] oder mit dem Rücken zur Wand sitzend oder auf einem Stuhl sitzend.

In der Rückenlage Rolle unter das Knie legen, falls sich zeigt, dass der Klient bei der weiter unten beschriebenen Bewegung des Fußes dazu neigt, die Knie durchzudrücken. Wenn der Klient an der Wand sitzt, sollen die Sitzknochen so weit wie möglich an die Wand gerückt werden, um möglichst aufrecht sitzen zu können. Beim Sitzen auf dem Stuhl sollen sich die Füße so weit vor den Knien befinden, dass die ganze Fußsohle Bodenkontakt hat.

Bewegungsabfolge (mit jeweils einem Bein):

1. Zehen zum Fußrücken hin beugen und wieder zurück in die Ausgangsstellung bewegen.
2. Erst die Zehen, dann auch den Fuß im Fußgelenk zum Fuß*rücken* hin beugen [Abb. 5.2, A bis C]; erst den Fuß, dann auch die Zehen wieder zurück in die Ausgangsstellung [Abb. 5.2, D und E].
3. Erst die Zehen, dann auch den Fuß zur Fuß*sohle* hin beugen [Abb. 5.2, F bis H]; erst den Fuß, dann auch die Zehen wieder in die Ausgangsstellung [Abb. 5.2, I und J].
4. Die Schritte 2 und 3 dahingehend abgewandelt wiederholen, dass Zehen und Fuß sich in entgegengesetzter Richtung bewegen, also:
   a) Zehen zur Fuß*sohle*, Fuß jedoch zum Fuß*rücken* hin beugen.
   b) Zehen zum Fuß*rücken*, Fuß aber zur Fuß*sohle* hin beugen.

Auf folgende Punkte achten:

- Die Dorsalflektion des Fußes soll durch eine nach distal vorgeschobene Ferse geschehen (Ausdehnungsmodus). Die Plantarflektion soll durch eine Extensionsbewegung des Fußrückens erfolgen, indem der Vorderfuß weit in den Raum gestreckt wird.
- Im Liegen soll sich das Knie bei der Dorsalflektion des Fußes spontan beugen dürfen und *nicht* gestreckt werden.
- Abweichungen (Kippungen/Rotationen) von der scharnierartigen Bewegung in Zehen- und Fußgelenken vermeiden/korrigieren. Der Lehrer kann hierfür seine Hände oder ein Brettchen (künstlicher „Boden") zu Hilfe nehmen. Die Korrektur durch die Hände so subtil wie möglich durchführen.
- Inaktive Zehen (oft der kleine Zeh) durch Berührung stimulieren.

- Vorhandene strukturelle Konflikte zwischen Knie- und Fußgelenk (z.B. Knie innenrotiert, Fuß außenrotiert) soweit wie möglich korrigieren.

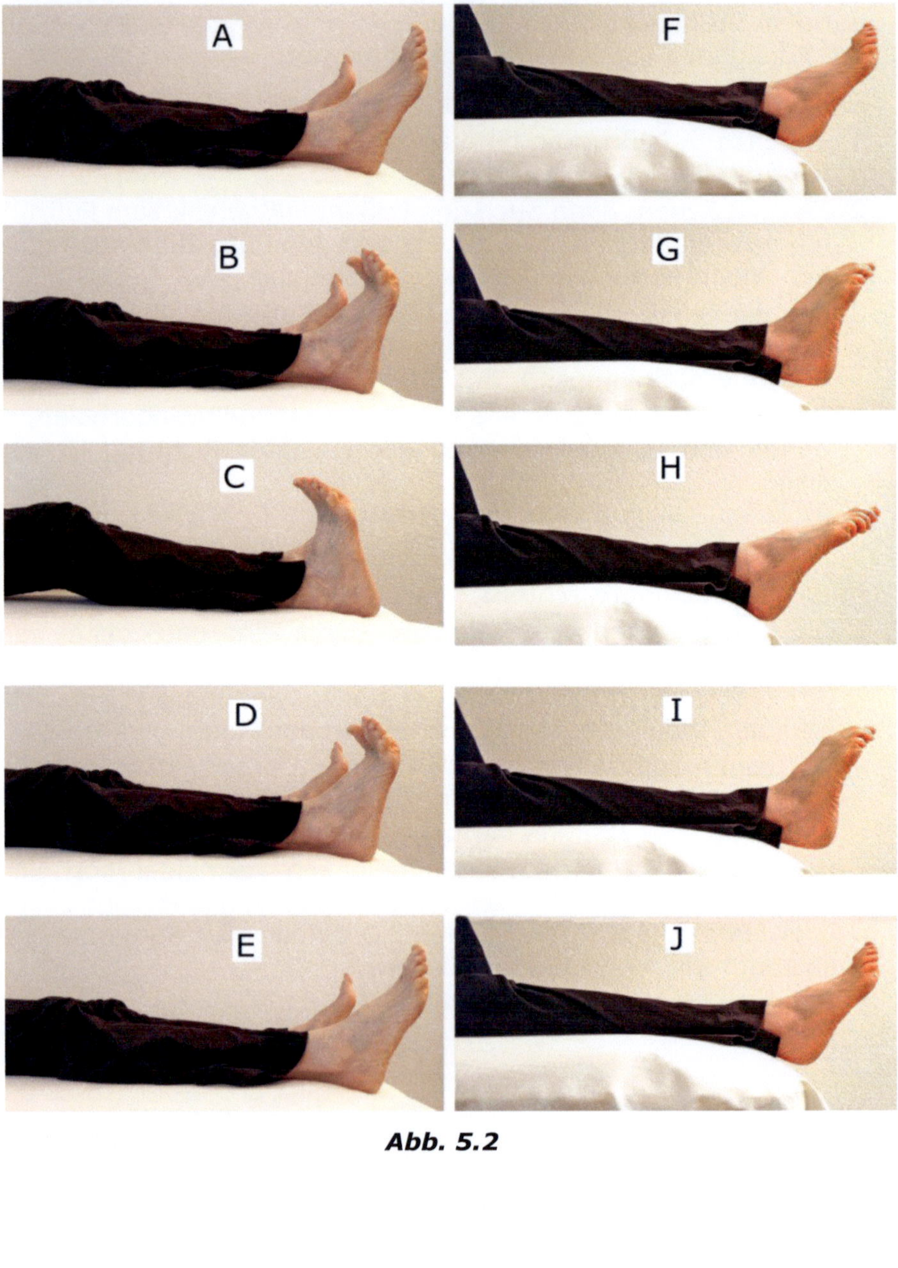

Abb. 5.2

Feedforward (siehe S. 56 ff.) **fördern**

Ziel:

Eine weniger kraftaufwendige und freiere Bewegung durch das Wahrnehmen der Wand als künstlicher Boden.

Vorgehen:

Rückenlage [Abb. 5.3]. Füße gegen die Wand gestellt. Die Klientin drückt die Füße mit ihrer gesamten Fläche, also nicht allein mit den Fersen, gegen die Wand. Dann löst sie den Druck wieder. Nun lässt sie sich an den Füßen von der Wand berühren, indem sie Kontur, Temperatur und Festigkeit der Wand durch die Fußsohlen wahrnimmt. Anschließend wiederholt sie den Druck der Füße gegen die Wand. Kann sie einen Unterschied gegenüber dem ersten Mal spüren?

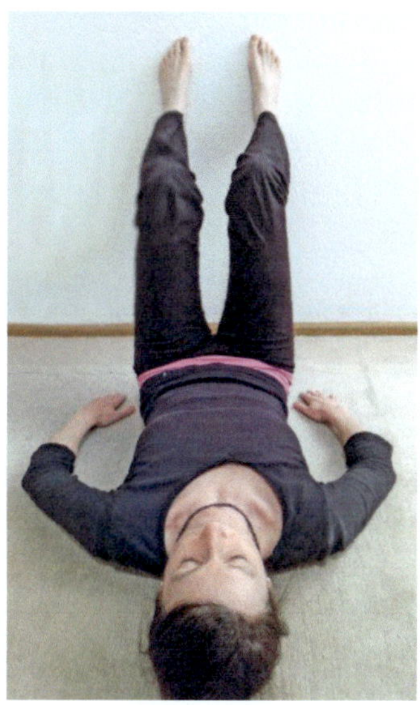

Abb. 5.3

Hypotones Fußgewölbe / Senkfuß

- Tracking bei Senk-Spreizfuß: S. 224
- Während des Gehens beim Abrollen das Gewicht auf den großen Zeh bringen. Das fördert die Entstehung eines inneren Fußgewölbes.
- Während des Gehens die Fußaußenkante und den Vorderfuß spüren.

- Passives Verschrauben des Fußes durch den Lehrer in Richtung auf eine normale Fußform [Abb. 5.4, links]. Die Ferse wird supiniert, der Vorderfuß proniert. Dasselbe kann der Klient auch aktiv bei sich machen.
- Aktives Verschrauben des Fußes [Abb. 5.4, Mitte]. Die Ferse wird supiniert, der Vorderfuß proniert.
- Aktives Verschrauben des Fußes [Abb. 5.4, rechts]. Die Füße parallel stellen und die Fußsohle von der Unterschenkelrückseite her (M. Tibialis posterior) und von den Fußsohlen her (ohne Zehenkrallen) hebend zusammenziehen, während der große Zeh zum Boden hin proniert wird.

  Variante: Im Stehen zunächst den Vorderfuß in Pronationsstellung bringen (mit Hilfe der Mm. Peronei). Wenn das gelingt, wieder in Neutralstellung gehen und die Ferse in Supinationsstellung bringen (mit Hilfe des M. Tibialis posterior). Wenn das gelingt, beide Bewegungen gleichzeitig ausführen. 10 Mal am Tag 2-3 Mal hintereinander.

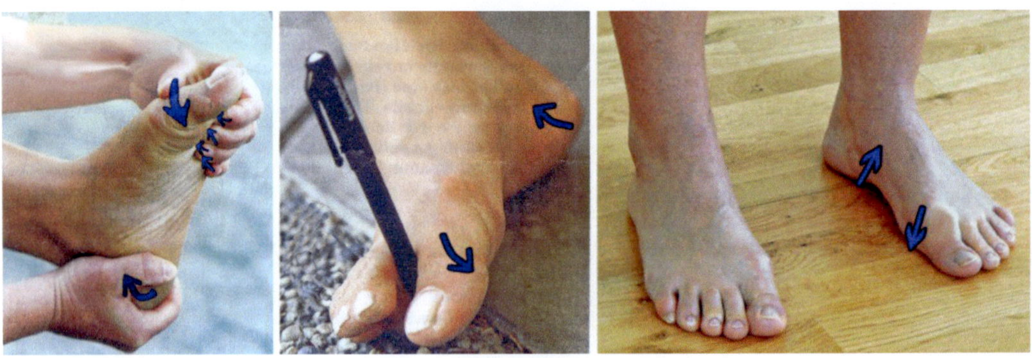

Abb. 5.4

- Stimulation der Muskelreflexe durch leichtes (!) Bürsten der Fußsohlen mit einer Zahnbürste oder durch sanftes Beklopfen der Fußsohlen mit den locker aus dem Handgelenk schwingenden Fingerkuppen.
- Der Senkfuß kann Folge einer Resignation in der Kindheit sein. Folgende Übung ermöglicht es, in angstfreier Situation ungelebte Impulse nachzuholen und die Erfahrung zu machen, dass Aktion etwas bewirkt:

Rückenlage. Der Lehrer sitzt mit seinem Rücken den Füßen des Klienten zugewandt. Der Klient „läuft", „springt" und spielt mit seinen Füßen und Zehen auf/mit dem Rücken des Lehrers. Dabei soll der Klient seinen Impulsen folgen. Möglich ist auch Imagination statt realer Bewegung. Der Lehrer gibt mit seinem ganzen Körper dem Bewegungsimpuls nach, geht mit. Der Klient bewegt sich also im Kontakt mit dem Lehrer.

- Mm. Peronei dehnen [Abb. 5.5].

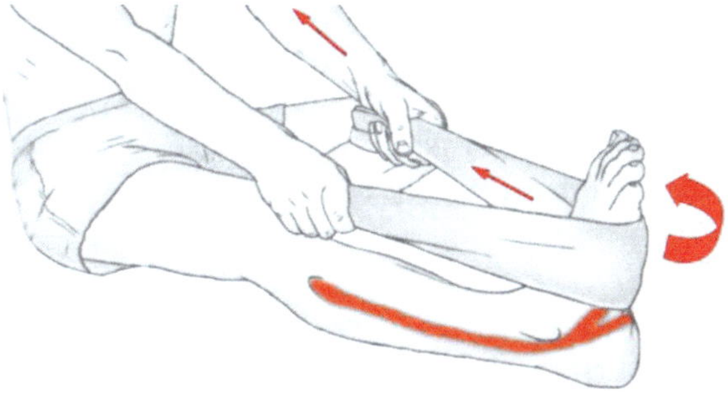

Abb. 5.5

Flaches Fußquergewölbe

- Sich mit den Fußballen auf eine Treppenstufe stellen. Langsam und vorsichtig die Füße soweit zurücknehmen, bis nur noch die Zehen auf der Unterlage stehen. Die Zehen sollen sich auf der Stufe ansaugen, nicht ankrallen. Eine Zeitlang diese Stellung beibehalten.
- Im Stehen je einen Holzstab (Durchmesser 1,5 cm) längs unter den tiefststehenden Metatarsalknochen legen [Abb. 5.6]. Das Gewicht voll auf den Füßen lassen und eine Weile stehen bleiben.

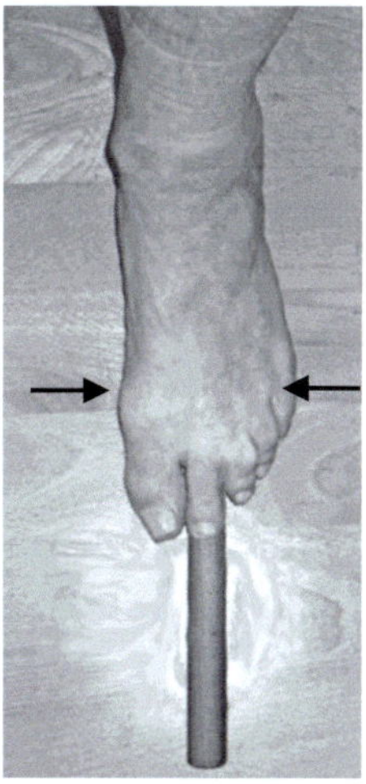

Abb. 5. 6

Hypertone Fußsohle / Hohlfuß

- Tracking bei Hohlfuß: S. 225
- Rücken- oder Bauchlage. Die Lehrerin sitzt am Fußende. Während der Klient einatmet, drückt sie dessen Fußsohlen sanft kopfwärts. Beim Ausatmen („Atme in die Fußsohlen herunter!") zieht sie die Füße sanft zu sich.
- Einen Tennisball zwischen Ferse und Gewölbe platzieren und sich mit dem eigenen Gewicht einsinken lassen [Abb. 5.7]. Entweder mit dem Fuß den Ball *sehr langsam* rollen oder nacheinander verschiedene Stellen der Fußsohle federnd bearbeiten, indem man mehrmals abwechselnd etwas Gewicht hinzufügt und wegnimmt. Oft gibt es einen schmerzhaften Punkt am proximalen Ende der Ferse. Das Knie des vorgestellten Beines so weit beugen, dass das Becken rechts-links ausbalanciert bleibt.

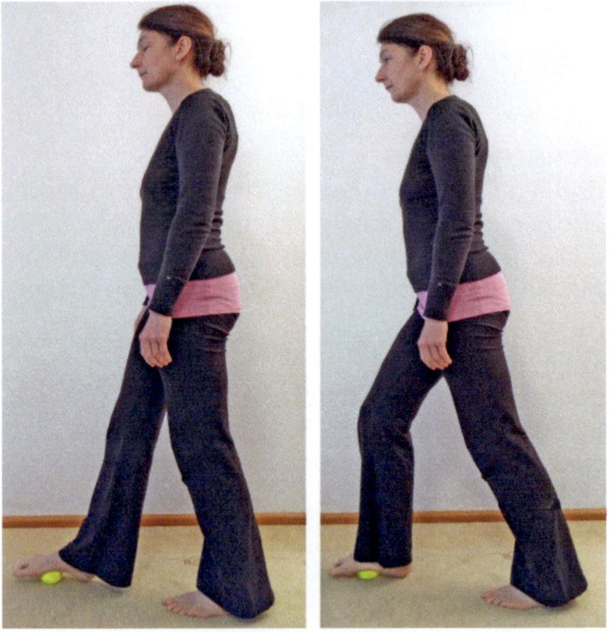

Abb. 5.7

Kalte Füße

Mit den Fingern der einen Hand die Zehen des anderen Fußes einzeln so umgreifen wie beim Händefalten, also beim Ineinandergreifen der Finger beider Hände. Dies über mehrere Monate täglich praktizieren.

Dehnung der Waden

- Am Boden sitzen, Rücken an der Wand. Einen Tennisball unter verhärtete Stellen der Wade platzieren. Eventuell mit dem Bein den Ball *langsam* ein wenig hin und her rollen.
- Auf einer nach vorn ansteigenden Unterlage [Abb. 5.8, oben] stehen. Füße parallel, Knie gestreckt. Nun das Gewicht des ganzen Körpers von den Fußgelenken her ein wenig nach vorn verlagern. Dehnung eine Weile halten.
- Auf einem Podest bzw. einer Treppenstufe stehen [Abb. 5.8, unten]. Füße parallel, Knie gestreckt. Das Körpergewicht langsam in die Fersen sinken lassen und die Dehnung eine Weile halten.

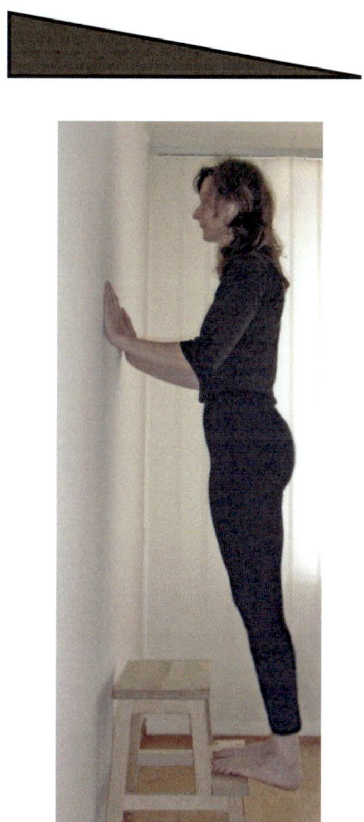

Abb. 5.8

- Mit nach vorn gestreckten Armen gegen eine Wand lehnen. Ein Bein wird vorgestellt, das hintere gestreckt [Abb. 5.9]. Beide Füße stehen geradeaus. Die Ferse des hinteren Beines wird zum Boden hinbewegt. Dabei kann der hintere Fuß - der individuellen Struktur entsprechend - entweder geradeaus oder nach innen bzw. nach außen ausgerichtet werden, sodass spezifischer gedehnt wird. Wenn man das hintere Bein im Knie leicht beugt, wird besonders der M. Soleus angesteuert.

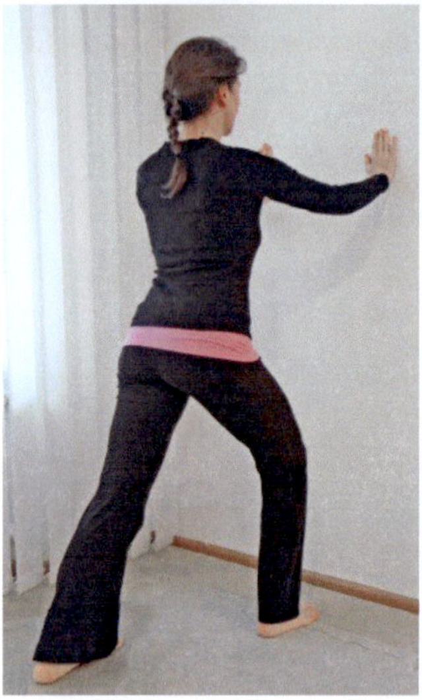

Abb. 5.9

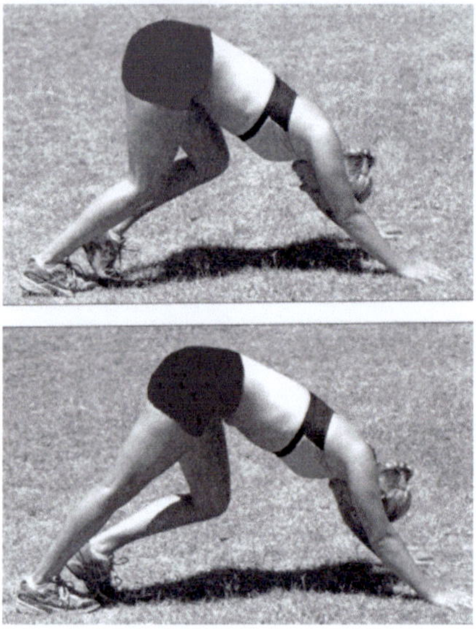

Abb. 5.10

- Ausgangsstellung: [Abb. 5.10, oben]. Die Ferse des hinten stehenden Beins gegen den Boden drücken und das Knie langsam strecken [unten], während das vordere Bein leicht gebeugt ist.

Elastizität der Achillessehne

3 mal in der Woche 4 mal 10 Sekunden hüpfen.

Lockerung/Entspannung der Knie

- Rückenlage, Beine aufgestellt. Klient stellt sich vor, dass die Beine in den Kniekehlen wie eine Hose auf einem Kleiderbügel hängen.
- Klient sitzt auf dem Liegenrand und lässt den Unterschenkel locker und scharnierartig nach vorn und hinten schwingen. Auf eine aufrechte Haltung des Oberkörpers achten.

Überstreckte Knie

- Im Stehen Knie bewusst überstrecken und dann aus der Überstreckung heraus „Handbremse lösen", d.h. Knie lockern (aber nicht beugen).
- Treppen rückwärts rauf- und runtergehen.
- Falten: siehe S. 162 ff.
- In den Zehenstand gehen. Die Knie nicht überstrecken dabei. Bei Gleichgewichtsproblemen mit den Händen vorn auf einer Stuhllehne abstützen. Darauf achten, dass das Gewicht gleichmäßig auf Innen- und Außenseite des Fußes verteilt ist. Im Zehenstand die Gewichtsverlagerung nach vorn spüren (bei überstreckten Knien ist das Gewicht nämlich gewöhnlich hinten) und wahrnehmen, dass die Füße (statt der Knie) den Körper nach oben drücken.
- Rückenlage. Das Bein aufgestellt. Mit beiden Händen das Bein gegen den hinhaltenden Widerstand der Klientin strecken und ablegen. [Abb. 5.11]

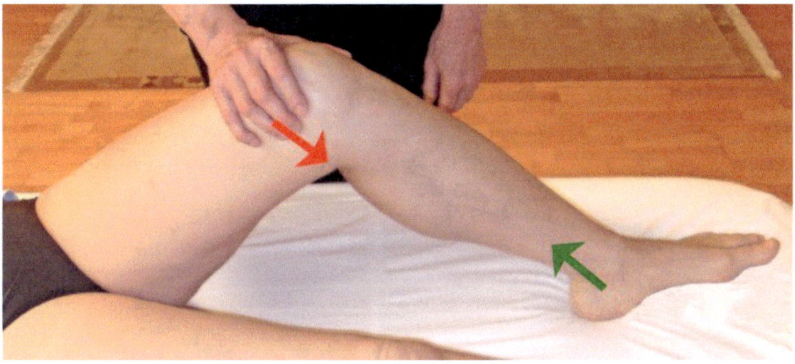

Abb. 5.11

Aktivierung des M. Quadriceps femoris, Stabilisierung des Kniegelenks

- Die Klientin steht mit dem Rücken an der Wand, Kopf und Gesäß berühren die Wand. Langsam lässt sie ihre Knie nach vorn gehen und gleitet auf diese Weise passiv entlang der Wand ein Stück weit nach unten [Abb. 5.12, a bis c]. Die Knie zeigen dabei geradeaus. Dann schiebt sie sich durch Druck der Füße gegen den Boden langsam wieder an der Wand hoch [c bis e]. Dabei kann die Vorstellung hilfreich sein, das Schienbein stelle sich wieder auf.

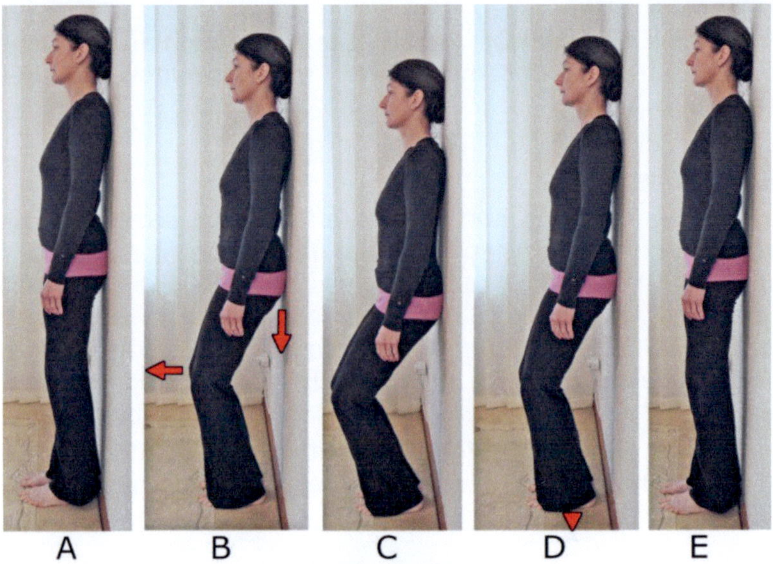

Abb. 5.12

Beinbewegung im Ausdehnungsmodus [Abb. 5.13]

Diese Übung vermittelt beispielhaft, dass viele Bewegungen *mit* der Schwerkraft statt *gegen* sie – und damit müheloser - ausgeführt werden können.

Rückenlage, beide Beine ausgestreckt. Dann jeweils ein Bein aufstellen durch Heranziehen des Fußes mit der Ferse bzw. durch ein unsichtbares Band, welches das Knie zur Zimmerdecke zieht. Das Bein wieder ausstrecken durch Wegschieben des Fußes. Während beider Bewegungen: M. Quadriceps locker und das Bein schwer lassen bzw. das Eigengewicht des Beines spüren. Außerdem Rücken- und Bauchmuskulatur entspannen.

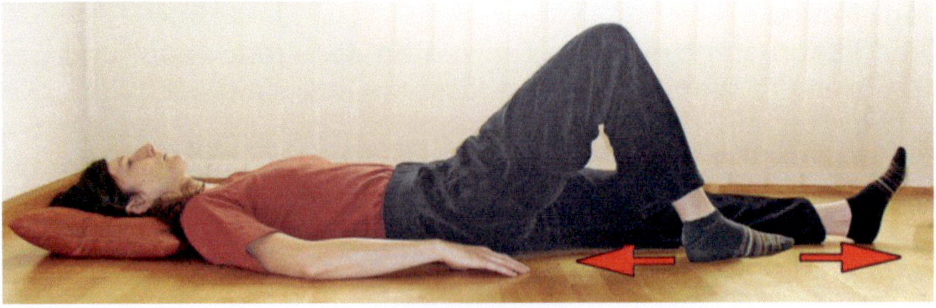

Abb. 5.13

Dehnung des M. Quadriceps femoris

- [Abb. 5.14]. Füße gerade ausrichten, Knie hüftgelenksbreit auseinander. Je höher die Unterlage für das zurückgebeugte Bein, desto größer die Dehnung. Siehe auch S. 234 (Leistendehnen).

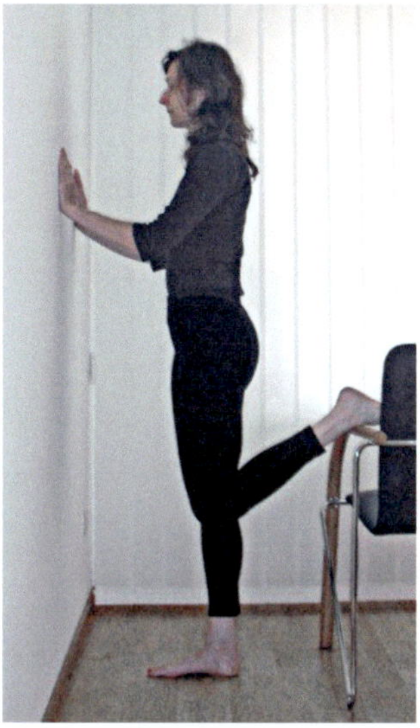

Abb. 5.14

- Dehnung mit Hilfe eines Gummizugs mit Schlaufe. Für zwei Minuten halten und dann Bein wechseln. [Abb. 5.15]

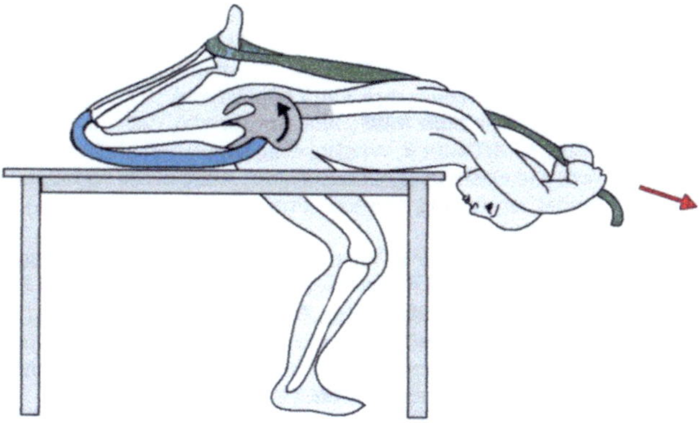

Abb. 5.15

Dehnung des M. Popliteues

Indikation: Wenn die Tibia innenrotiert ist und wenn das Knie in Flexion fixiert ist. Kontraindikation: Lokale Knieprobleme. Der Oberschenkel wird mit den Händen fixiert, während der Unterschenkel nach außen rotiert wird. Das Kniegelenk ist ca. 45° gebeugt. [Abb.5.16]

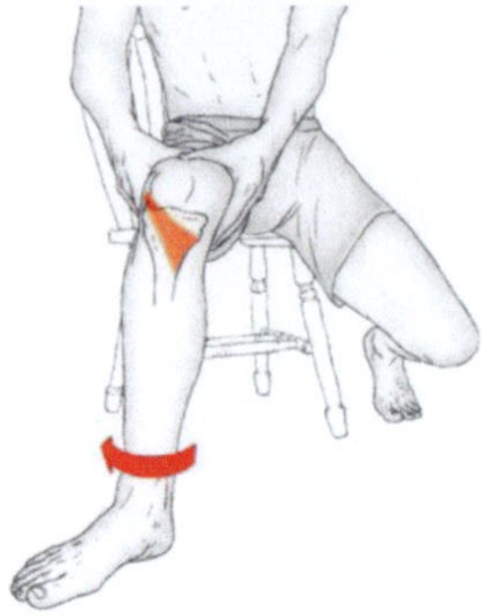

Abb. 5.16

Dehnung der Beinrückseiten

- Sitzend. Einen Tennisball genau vor jeweils einem Sitzknochen platzieren, also unter die Sehnenansätze der Ischiocruralen.
- Knieende Position [Abb. 5.17].

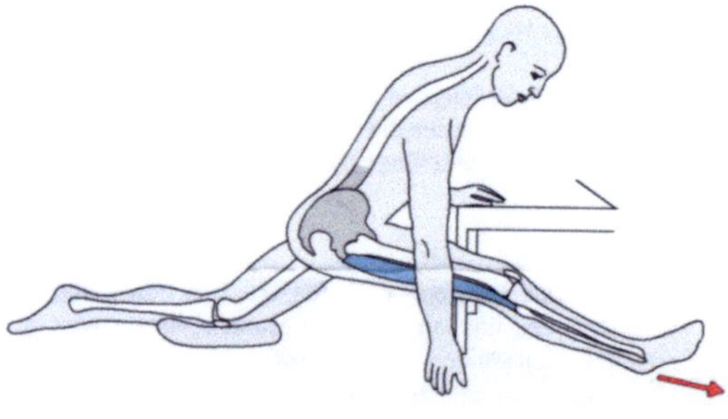

Abb. 5.17

- Rückenlage. Becken so nah wie möglich an der Wand. Sitzknochen sollen schwer bleiben (nach dem Prinzip *zweier* Dehnungsrichtungen). [Abb. 5.18]

  Zehen dorsal beugen - Fuß dorsal beugen („durch Verlängerung der Fußsohlen") – erst Fuß und dann Zehen zurück in Ausgangsposition. Füße und Beine parallel halten). Eventuell außenrotierte Beine etwas nach innen, innenrotierte Beine etwas nach außen drehen. Bei gegenläufigen Rotationsmustern Kompromiss suchen.

Der Oberkörper darf entspannen und die Atmung fließen. Bei der Dehnung Nervenüberdehnung vermeiden.

- An der Wand sitzend, Sitzknochen so nah wie möglich an der Wand [Abb. 5.19].

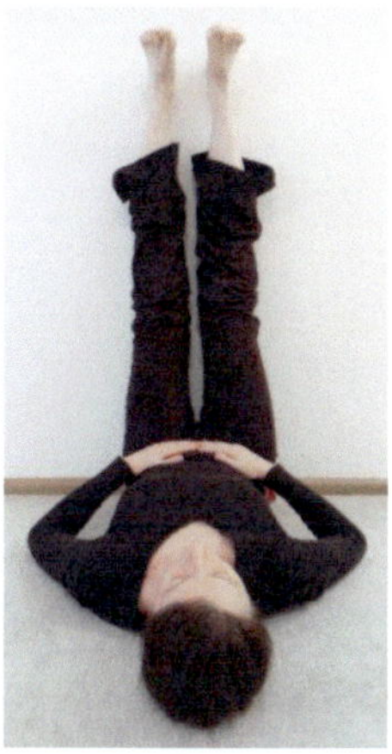

Abb. 5.18

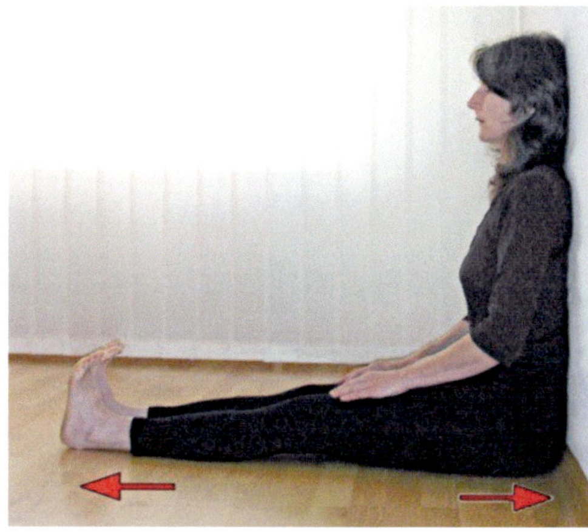

Abb. 5.19

- Dehnung der Waden [Abb. 5.20] und der Ischiocruralen [Abb.5.21] mit Hilfe eines Gummizugs mit Schlaufe oder eines Gürtels. Beachte die jeweils unterschiedliche Positionierung der Schlaufe am Fuß. Einige Zeit halten und dann Bein wechseln. Auf achsengerechte Ausrichtung von Knien und Füßen achten. Schultern locker lassen.

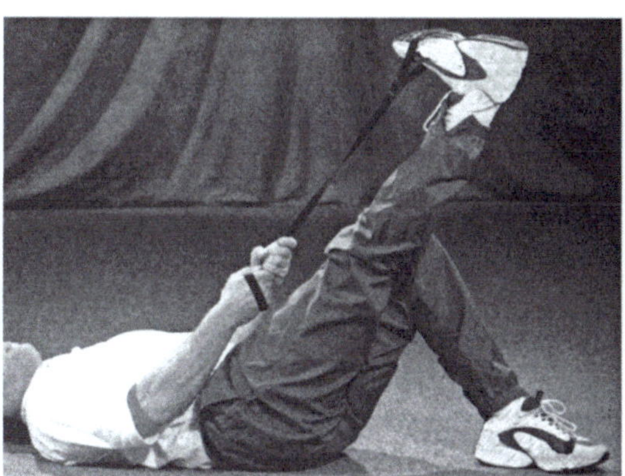

Abb. 5.20

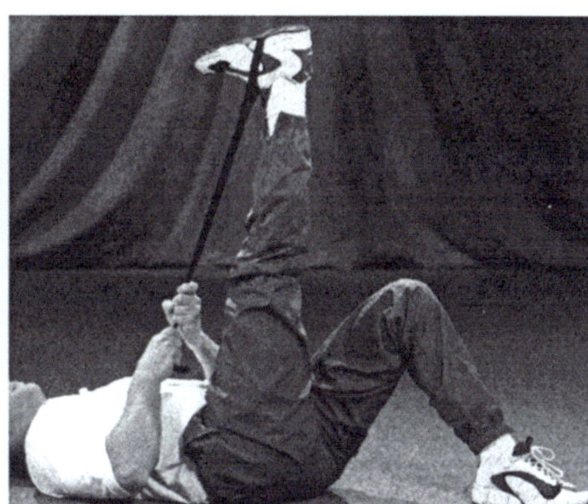

Abb. 5.21

(aus: Pete Egoscue, Pain Free)

- Eingelenkiges Falten: siehe S. 169 und [Abb. 5.22].
- Mit einer Gesäßhälfte auf dem Hocker/Stuhl sitzen. Das Bein der anderen Seite dehnen durch die Beugung von Zehen und Fuß kopfwärts und Ausstrecken der Ferse. Die Vertikalachse des Körpers mittig halten [Abb. 5.23]. Für einige Zeit halten und dann Seitenwechsel.

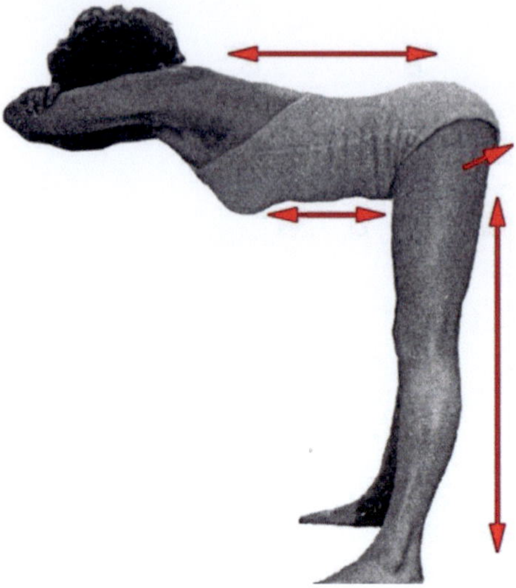

Abb. 5.22

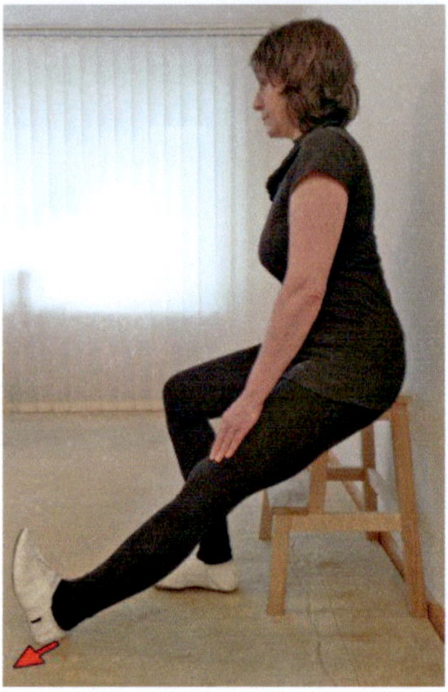

Abb. 5.23

- Spiraliges Dehnen (2): siehe S. 152 f.

Ischiasnerv dehnen

Die Klientin sitzt zusammengesunken, die Arme vor dem Brustkorb verschränkt. Die Streckung des aufgelegten Beins verstärkt sie durch eine Dorsalflektion des Fußes. Mit einer Hand hilft der Behandler der Klienten, das Knie gestreckt zu halten. Mit dem anderen Arm unterstützt er die zusammengesunkene Haltung. [Abb. 5.24]

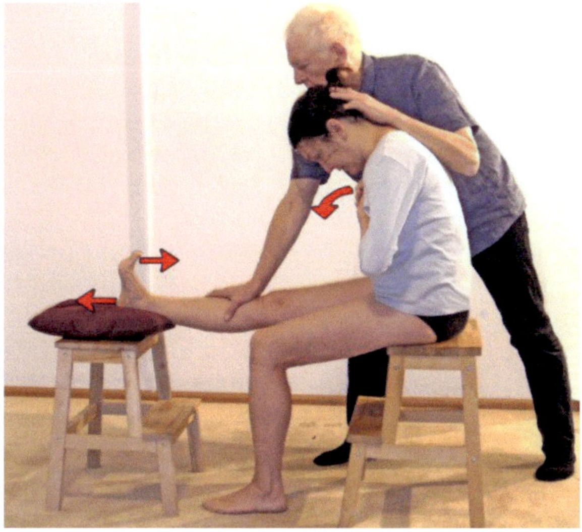

Abb. 5.24

Dehnung der Adduktoren

- Stehen mit gespreizten Beinen. Langsam das Gewicht durch Kniebeugen zu einer Seite hin verschieben. Das Knie sollte sich senkrecht über dem Fuß befinden. [Abb. 5.25] Darauf achten, dass das Becken mit den Sitzknochen nicht nach hinten/unten kippt. Wippende Bewegungen des gebeugten Beines erzeugen eine dynamische Dehnung der Adduktoren des gestreckten Beins. Wenn man das gestreckte Bein etwas mehr außenrotiert, spricht man besonders die Muskeln Pectineus, Adductor magnus und Gracilis an.

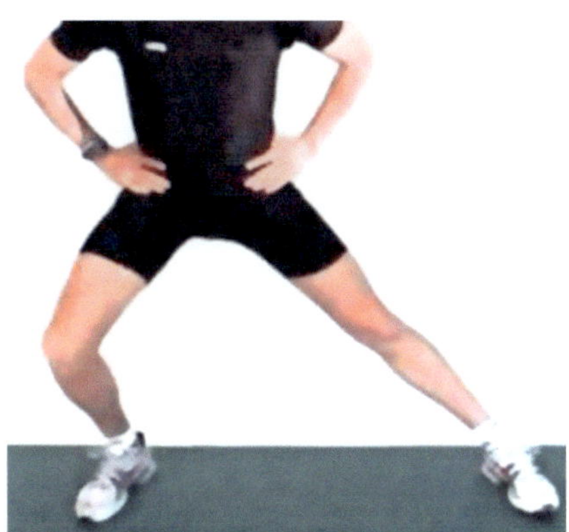

Abb. 5.25

- Liegend an Wand [Abb. 5.26].

  Das Becken so nah wie möglich an der Wand. Die Beine lehnen zunächst gestreckt nach oben an der Wand. Sitzknochen sollen schwer bleiben (nach dem Prinzip *zweier* Dehnungsrichtungen). Füße und Beine parallel halten [links] (bei gegenläufigen Rotationsmustern zwischen Knie und Fuß Kompromiss suchen). Der Oberkörper darf entspannen.

  Die Beine – der Schwerkraft folgend – langsam an der Wand nach außen gleiten lassen bis Dehnungsgrenze auftritt [Abb. links und Mitte]. In der Position verharren, bis die Adduktoren etwas nachgeben. Beine weiter nach außen gleiten lassen usw. Die Beine danach zügig wieder zurückführen, verbunden mit der Vorstellung, als ob Bindfäden die Füße wieder zur Mitte zusammenziehen [rechts].

  Wenn man die Beine von den Hüften her mal etwas nach außen und mal etwas nach innen dreht, dehnt man unterschiedliche Muskelzüge.

  Häufige Fehler: zu schnelle Bewegung; Becken kippt nach hinten-unten oder Hohlkreuz verstärkt sich; Bauchmuskeln werden angespannt; Atmung flach; Füße oder Beine rotieren während der Beinbewegung nach außen.

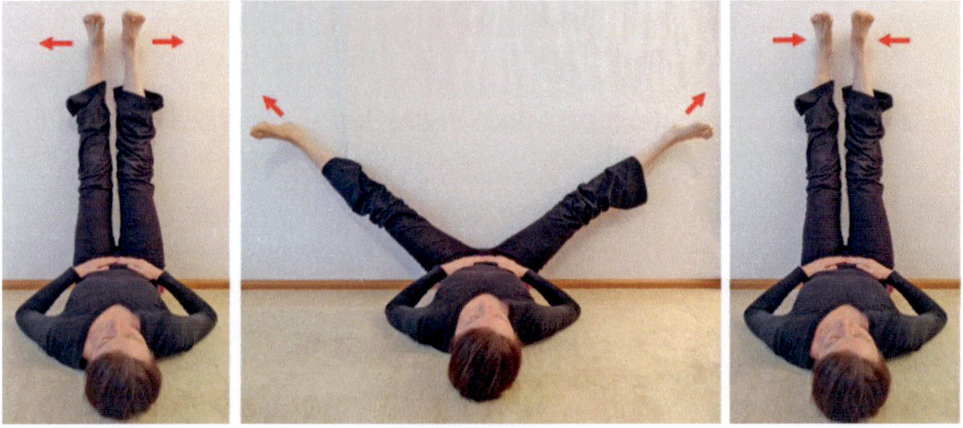

Abb. 5.26

Dehnung von Adduktoren und Beininnenrotatoren
Rückenlage, Beine aufgestellt, die Füße nebeneinander. Langsam dem Eigengewicht der Beine folgend die Knie nach außen fallen lassen, wobei die Füße in Kontakt bleiben [Abb. 5.27]. Dem Eigengewicht der Beine erlauben, dass es die Dehnungsspannbreite mit der Zeit erweitert. Abschließend die Beine ausstrecken.

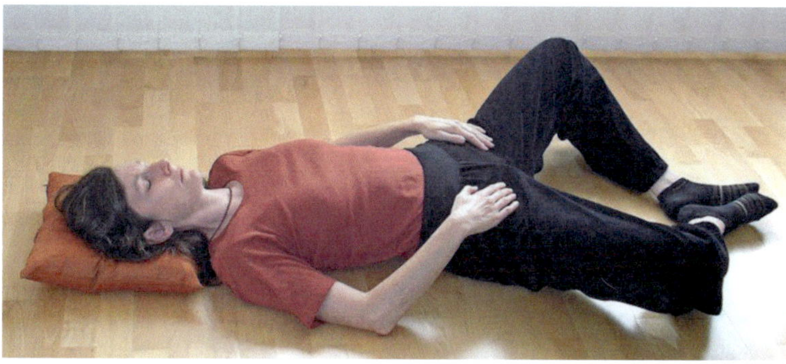

Abb. 5.27

Aktivierung der Adduktoren
Sitzend [Abb. 5.28] ein breites Kissen oder einen Schaumstoffquader zwischen den Knien halten. Mit den Innenseiten der Oberschenkel das Kissen/den Quader etwa 10 Sekunden zusammendrücken und sanft wieder loslassen. Bauch dabei locker lassen. Einige Male wiederholen.

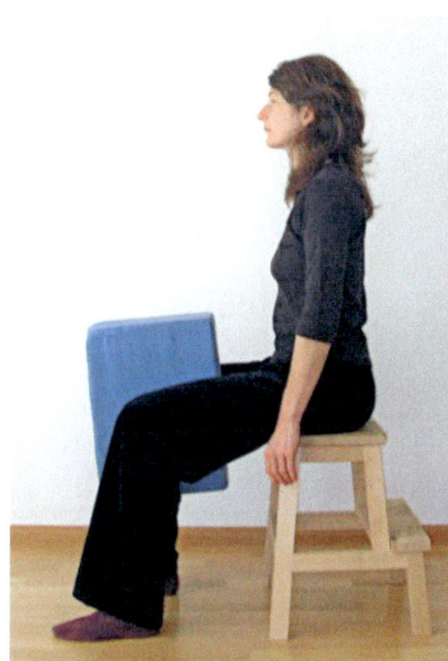

Abb. 5.28

Dehnung des Iliotibialtrakts und der Beinaußenrotatoren

- Rückenlage. Das angezogene Knie wird mit der Hand zur Schulter der anderen Seite gezogen. [Abb. 5.29]

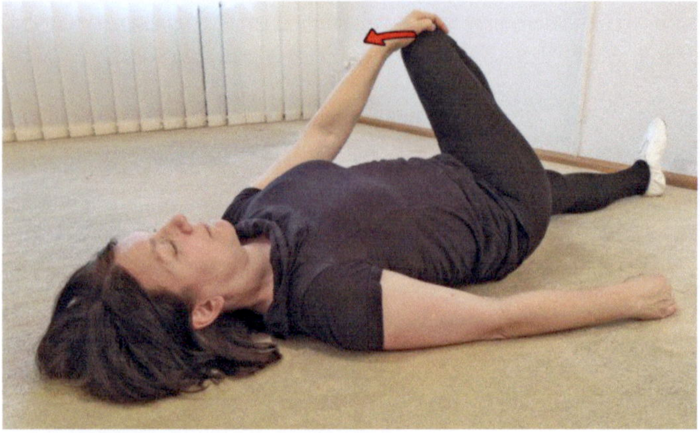

Abb. 5.29

- Spiraliges Dehnen (1): Siehe S. 152
- Seitenlage. Einen Tennisball unter die Iliumseite und/oder unter verschiedene Stellen des Iliotibialtrakts legen und *langsam* mit dem Becken auf dem Ball kreisende Bewegungen ausführen.

Tracking von Beinen und Füßen

Zu Zielen und Durchführung des Tracking allgemein siehe S. 158 ff. Wenn das Tracking einbeinig erfolgen soll, stehen die Beine in Schrittstellung versetzt.

- *Senkfuß*:
  - Während des stehenden Trackings von unten her mit überkreuzten Händen die Fußgewölbe abstützen [Abb. 5.30, rechts] oder mit dazwischen gestelltem Fuß [links].
  - Die Ferse ist meist nach medial gekippt. Daher sollte der Klient vor dem Tracking die Fersen anheben und korrekt aufsetzen, während der Lehrer den Talus fixiert.
  - Etwas unter die Vorderfüße legen, sodass diese ca. 2 cm höher stehen. Der Klient geht ins Tracking (siehe S. 159 ff.), wobei sein Gewicht auf die Ferse kommt und dadurch das innere Fußgewölbe aktiviert wird.

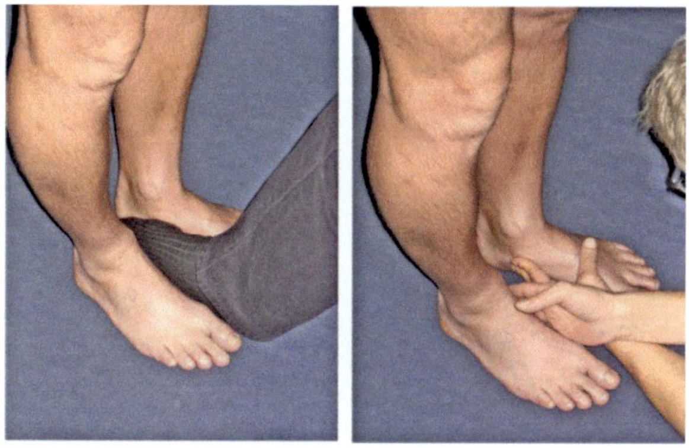

Abb. 5.30

- *Hohlfuß*:
  - Die Ferse ist meist nach lateral geneigt. Daher sollte der Klient vor dem Tracking die Fersen anheben und korrekt aufsetzen, während der Lehrer den Talus fixiert.
  - Der Lehrer bringt die eigenen Zehen in die Gelenkfalte des Sprunggelenks und drückt das mediale Fußgewölbe nach unten [Abb. 5.31].
  - Von unten her gegebenenfalls manuell am Fußgewölbe arbeiten.
  - Äußeren Fußknöchel von unten her abstützen.
  - Etwas unter die Fersen legen, sodass diese ca. 2 cm höher stehen. Der Klient geht ins Tracking (siehe S. 159 ff.), wobei sein Gewicht auf den Vorderfuß kommt und dadurch das innere Fußgewölbe mobilisiert wird.

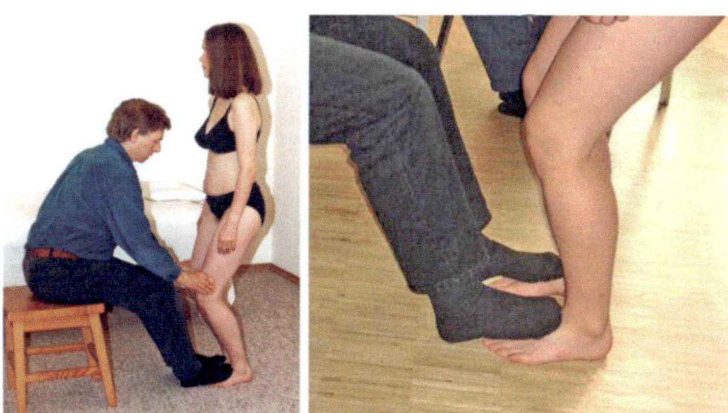

Abb. 5.31

- *Oberes Sprunggelenk öffnen*:
  Sitzend oder stehend. Der Lehrer geht mit den Zehen oder Fingerknöcheln einen Keil bildend zwischen Tibia und Talus [Abb.5.31].

- *X- und O-Bein(e)*
  Wenn die Knie sich während der Trackingbewegung einander annähern (x-Bein) oder voneinander entfernen (o-Bein), behindert die Lehrerin dies mit ihren Händen [Abb. 5.31, links]. Bei der x-Bein-Tendenz kann sie ihre Faust benutzen[Abb. 5.32, links].

- *Außen- und Innenrotation:*
  - Der Lehrer dreht oberhalb der Knie oder unterhalb der Knie das Beinsegment aus der strukturellen Rotation und hält es mit Kraft in der korrekten Ausrichtung [Abb. 5.31, links]. Bei der Innenrotation kann der Lehrer mit seiner Faust die Knie „in der Spur" halten[Abb. 5.31, links] .
  - Wenn das Becken an der Beinrotation beteiligt ist, Beckenposition normalisieren [Abb. 5.32, rechts].

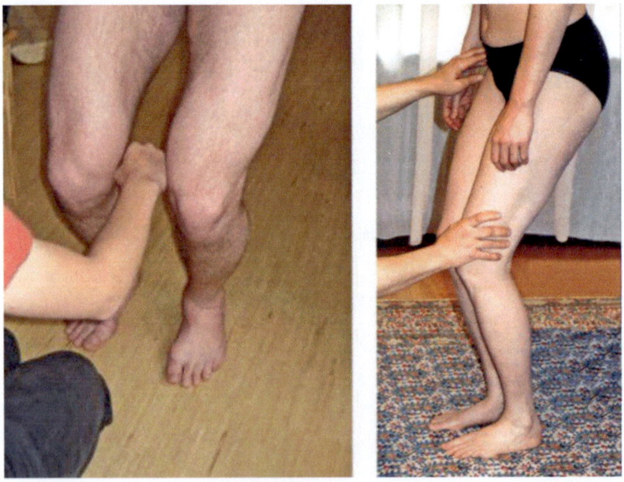

Abb. 5.32

- *Kraniales Fibulaende außenrotiert:*
  Vorgehen analog dem Vorgehen bei x- oder o-Beinen.

- *Adduktoren-Tracking*:

  Sinnvoll, wenn die Adduktoren zu weit vorn sind und am M. Quadriceps „kleben" oder zu weit hinten sind und an den Mm. Ischiocrurales „kleben".

  Ziel:

  Die Adduktoren von den benachbarten Muskelabteilungen separieren, die Adduktoren in die richtige Richtung bewegen und eine Wirkung bis in den Kernbereich des Organismus bewirken.

  Vorgehen:

  Einbeiniges Tracking, d.h. der Klient steht in Schrittstellung. Der Lehrer greift mit der einen Hand zwischen die Adduktorengruppe und den M. Quadriceps und mit der anderen Hand zwischen die Adduktorengruppe und den M. Semitendinosus. Während der Trackingbewegung hält er dann die Muskeln in der angemessenen Richtung fest.

Normalisierung der Stellung von Ober- und Unterschenkel

Es handelt sich um eine indirekte Technik, die auch auf der Ebene der Motilität, also im Listening-Modus, durchgeführt werden kann.

- Rückenlage. Die Klientin lässt sich schwer sein, d.h. sie überlässt ihr Gewicht der Liege und den Händen des Lehrers. Mit einer Hand umfasst der Lehrer den großen Trochanter fassen, mit der anderen das Knie. Mit beiden Händen den Femur in sein bestehendes Muster hinein- und wieder herausbewegen.
- Rückenlage. Der Klient lässt sich schwer sein, d.h. er überlässt sein Gewicht der Liege bzw. den Händen des Lehrers. Mit einer Hand umfasst der Lehrer das Knie, mit der anderen den Fuß. Mit beiden Händen den Unterschenkel in sein bestehendes Muster und wieder heraus bewegen.
- Dehnung des M. Popliteus (siehe S. 218)

Beinlängendifferenz

Beim Gehen neigt sich der Rumpf oft zur Seite des kürzeren Beins.

- Nicht mit dem gewohnten Fuß loslaufen, sondern mit dem anderen.
- Beim Gehen bewusst das kürzere Bein gegen den Boden drücken oder mehr mit dem betreffenden Fuß abrollen. Dies ruft eine Gegenreaktion hervor, eine Verlängerung nach oben durch federndes Gehen.

Hüftgelenke, Becken, M. Iliopsoas

Beweglichkeit des Beckens durch Achterbewegungen (Lemniskatenbewegungen)

- Achterbewegungen der Hüfte in der horizontalen Ebene in zwei Richtungen [Abb. 5.33, a und b]
- Achterbewegungen der Hüfte in der frontalen Ebene in zwei Richtungen [Abb. 5.33, c und d]
- Achterbewegungen der Hüfte in der sagittalen Ebene in zwei Richtungen [Abb. 5.33, e]. (Hier ist nur eine Richtung dargestellt.)

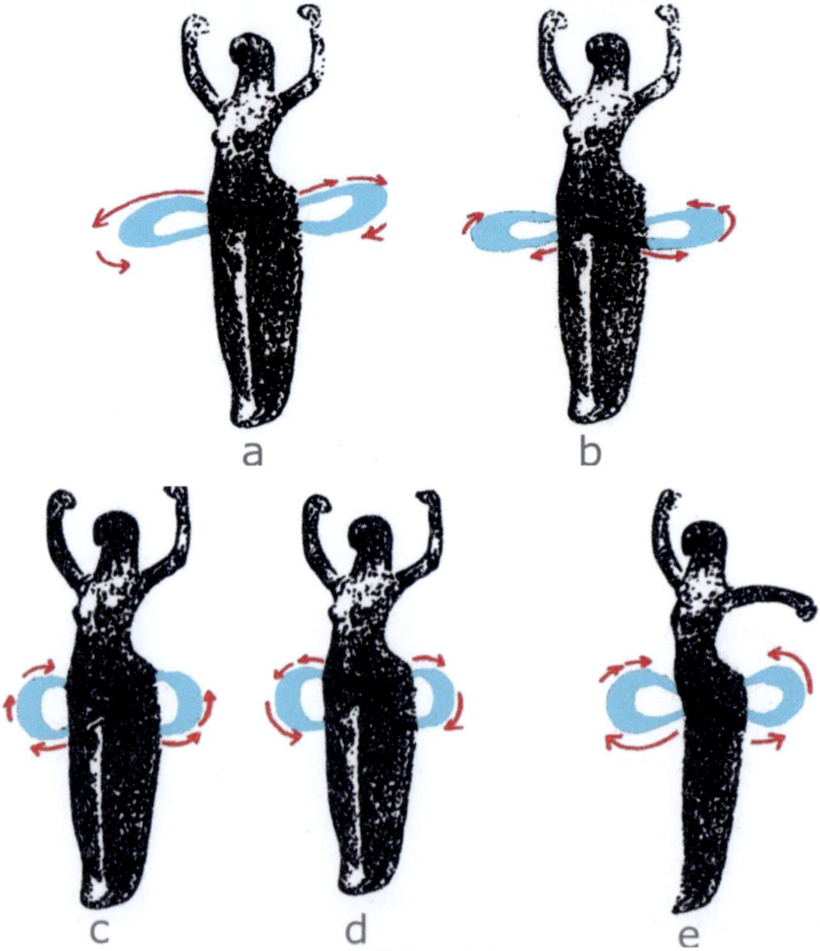

Abb. 5.33

Beckenschaukel

Ziele:

Beweglichkeit der Hüftgelenke, Differenzierung des Beckens vom Rumpf, Mobilisierung der Lendenwirbelsäule, Verbindung Füße-Becken fördern, Iliopsoas-Muskeln aktivieren, Beckenboden entspannen.

Ausgangsstellung [Abb. 5.34, a oder b]:

Variante [a]: Rückenlage, mit auf dem Boden aufgestellten Beinen.

Variante [b]: Rückenlage mit an die Wand gestellten Füßen.

Bei beiden Varianten befinden sich Füße und Knie in Hüftbreite.

Ablauf:

1. Die Sitzknochen und das Steißbein sanft nach vorn-oben Richtung Knie schieben. Dadurch bewegt sich die Kreuzbeinbasis auf die Unterlage zu. Das Becken als Ganzes wird jedoch nicht vom Boden abgehoben. Während der Bewegung ausatmen.
2. Das Becken wieder langsam in die neutrale Stellung zurückgleiten lassen. Dies bewirkt eine Kontraktion des Iliopsoas-Muskels bei gleichzeitiger Längung (exzentrische Kontraktion).
3. Das Schambein bewegt sich nach vorn-unten und die Kreuzbeinbasis hebt sich so von der Unterlage ab. Währenddessen einatmen.

Bauchmuskeln, Beckenboden, unteren Rücken und Leiste *nicht* anspannen.

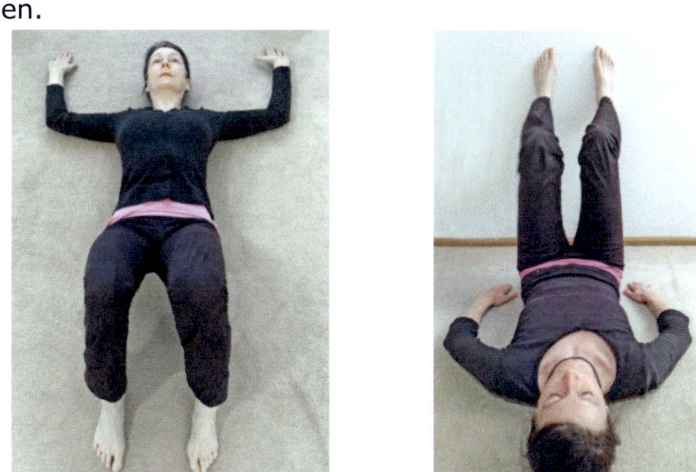

a ***b***

Abb. 5.34

Hüftgelenke mobilisieren

- Rückenlage, Beine aufgestellt, die Arme seitlich ausgestreckt [Abb. 5.35, links].

  Den Kopf nach rechts drehen. Die Unterschenkel von den Knien her nach links auf den Boden sinken lassen. Man kann zusätzlich das rechte Bein „beschweren", indem der Fuß des linken Beins auf dem rechten Oberschenkel oberhalb des Knies abgelegt wird [rechts]. Nach einer Weile Seitenwechsel.

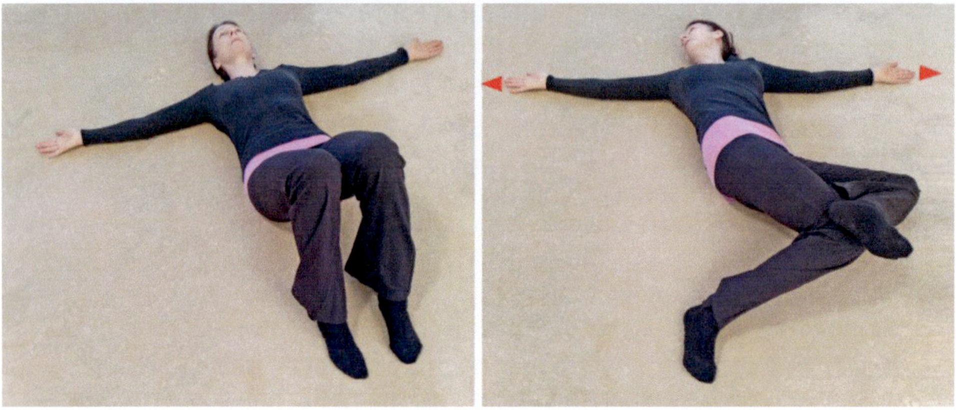

Abb. 5.35

- Bewegungen ausführen, die ungewohnte Stellungen des Hüftgelenks beinhalten. Denn im Alltag wenig oder kaum genutzte Gelenkstellungen führen dazu, dass an den entsprechenden nichtgenutzten Gelenkrändern Arthrose entsteht.
- Seitenlage. Einen Tennisball unter das Becken legen und langsam mit dem Becken auf dem Ball kreisende Bewegungen um den großen Trochanter ausführen.
- Im Stehen ein Knie anheben und sich vorstellen, dass beim Anheben des Knies der Oberschenkelkopf als Gegengewicht nach unten absinkt. Alternative Vorstellung: Ein Seil zieht das Knie nach oben, wodurch der Oberschenkelkopf absinkt.
- Sich beim Gehen oder Stehen vorstellen, dass das Becken in einer Babyschaukel hängt, aus der die Beine abwärts baumeln.
- Sich im Gehen vorstellen, das Becken sei ein Gasballon, der auf den Oberschenkelknochen tänzelt.

- Sich mit einem Bein auf eine Erhöhung stellen. Das andere Bein seitlich herabhängen lassen und wie ein Glockenseil locker aus dem Hüftgelenk nach vorn und hinten schwingen. Auf mittige Haltung des Oberkörpers achten. [Abb. 5.36]
- Sich im Gehen vorstellen, dass die Oberschenkelköpfe Bojen sind, die auf dem Wasser schwimmen. Die Bojen wiegen sich sanft im Wasser. Sie stützen das Becken, das auf ihnen liegt.

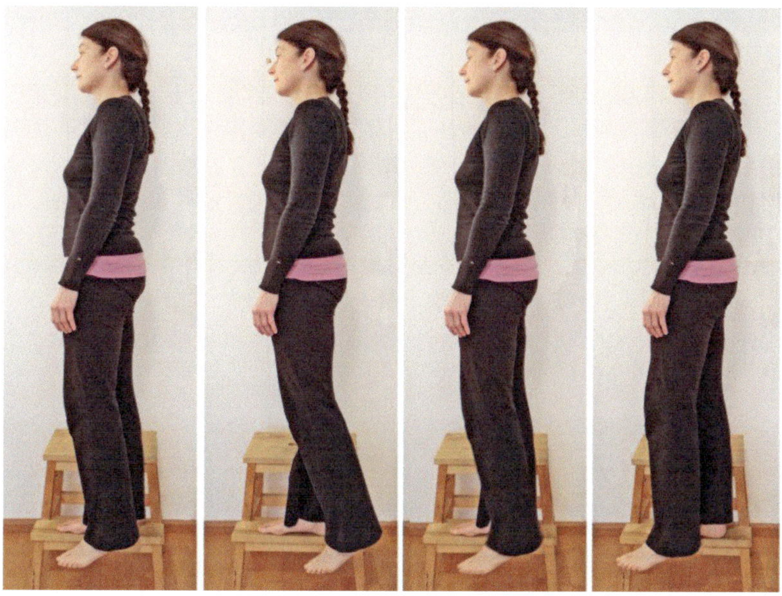

Abb. 5.36

- Rückenlage, Beine aufgestellt. Die Lehrerin nimmt ein Bein in ihre Hände; eine Hand am Fuß, die andere am Unterschenkel. Sie ermuntert den Klienten, das Bein schwer sein zu lassen, das Gewicht des Beines abzugeben.

  Nun bewegt die Lehrerin das Bein im Hüftgelenk passiv abwechselnd in allen möglichen Richtungen: auf und ab, kreisförmig, einwärts und auswärts drehend. Besonders effektiv ist eine dreidimensionale Lemniskatenform der Bewegung. Gegebenenfalls kann die Lehrerin ihren Oberkörper mit einsetzen, um das Bein zu bewegen.

  Wenn die Bewegungsamplitude in einer Bewegungsrichtung eingeschränkt ist, das Bein in kleinen kreisenden Bewegungen entlang dieser Einschränkung führen, bis die Grenze sich erweitert.

Beckenseitschwung beim Gehen fördern (1)

Ziel: Auf- und Ab Bewegung der beiden Beckenknochen (Ilia) beim Gehen aktivieren.

Ablauf: Gehen in Zeitlupe mit folgenden Teilbewegungen [Abb.5.37]

1. Mit einem Bein einen Schritt nach vorn machen, der Fuß setzt am Boden auf [A].
2. Das Körpergewicht vom hinteren auf das vordere Bein verlagern. Während der Gewichtsverlagerung streckt sich das vordere Bein [B]
3. Der Hüfte dieser Seite erlauben, zur Seite auszuweichen. [C]
4. Das andere Bein geht vor, die Schritte 1-3 wiederholen sich.

Gegebenenfalls nach jeder Teilbewegung Zwischenstopps einlegen, um die Aufmerksamkeit zu intensivieren. Die Vertikalachse bleibt zentriert in der Mitte, also keine seitlichen Ausweichbewegungen des Rumpfes zulassen. Die Hüfte schwingt exakt seitlich nach außen, darf also nicht nach vorn oder hinten ausweichen.

Dann gehen, ohne bewusst etwas verändern zu wollen; die neue Beweglichkeit spüren.

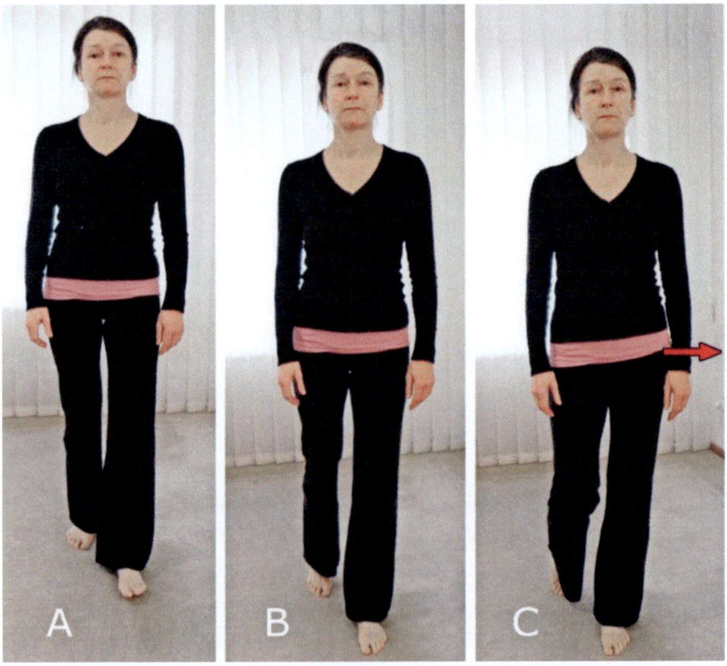

Abb. 5.37

Beckenseitschwung beim Gehen fördern (2)

Ziel: Auf- und Ab Bewegung der Ilia für das Gehen aktivieren.

Ablauf: Einen Fuß auf eine Erhöhung (niedrigen Hocker, Treppenstufe o.ä.) stellen [Abb. 5.38, A]. Dann der Hüfte erlauben, nacheinander zu beiden Seiten auszuweichen [Abb. 5.38, B und C]. Anschließend Seitenwechsel.

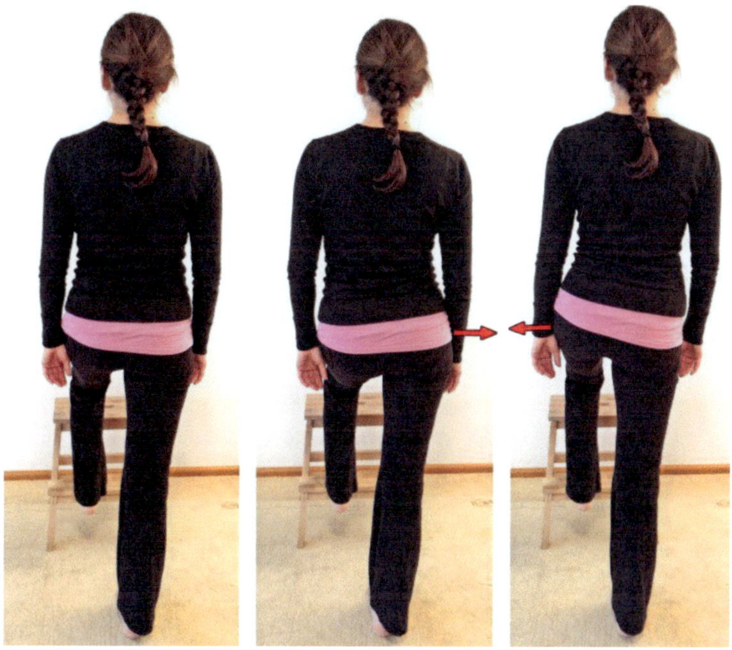

A B C

Abb. 5.38

Dehnen/Entspannen der Gesäßmuskulatur

- Rückenlage, ein Bein aufgestellt, eines gestreckt. Einen Tennisball unter das Gesäß des ausgestreckten Beines legen und langsam mit dem Becken auf dem Ball kreisende Bewegungen ausführen. Das aufgestellte Bein stabilisiert. Den Ball nicht unter den Kreuzbeinknochen legen. Wenn man sich ein wenig auf die Seite dreht, werden auch die seitlichen Anteile der Muskulatur bearbeitet.

- Rückenlage. Ein Fuß wird an der Wand aufgestellt, mit einem 90° Winkel im Knie. Das andere Bein in Hüfte und Knie beugen. Die Fußfessel auf dem Oberschenkel des aufgestellten Beins platzieren. Beide Hände ziehen Knie und Fußfessel Richtung Kopfende. Einige Zeit federnd halten, dann Seitenwechsel. [Abb. 5.39]

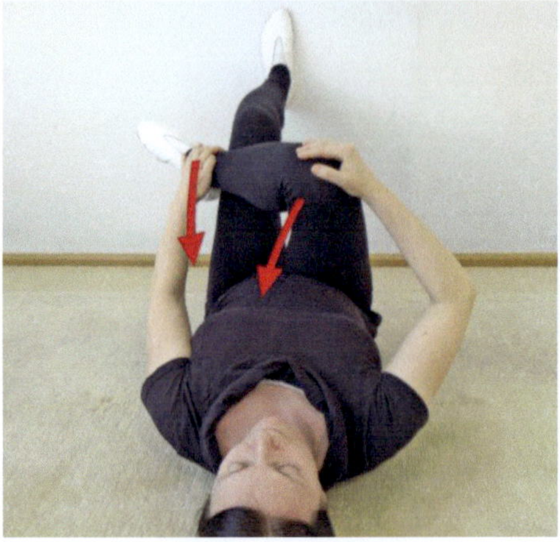

Abb. 5.39

Mehr Raum/Länge in der Leistengegend

Bein strecken und wieder aufstellen [Abb. 5.40].

Ablauf:

1. Rückenlage, ein Bein aufgestellt. Den Fuß des aufgestellten Beins langsam geradeaus von sich wegschieben, wodurch das Bein in eine gestreckte Lage gleitet.
2. Das Bein langsam wieder aufstellen. Entweder, indem man den Fuß zu sich heranzieht. Der Fuß behält Kontakt zur Unterlage. Also das Bein schwer lassen. Man kann dies kombinieren mit der Vorstellung, dass das Knie des gestreckten Beins von einem Bindfaden Richtung Zimmerdecke gezogen wird.

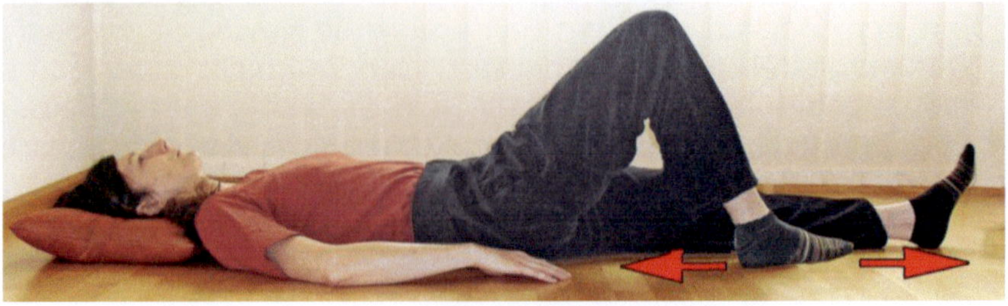

Abb. 5.40

Mehr Raum/Länge in der Leiste, Iliopsoas-Muskeln dehnen

- So nah am Liegen- oder Tischrand liegen, dass das entsprechende Bein seitlich von der Liege herunterhängt [Abb. 5.41, links]. Die Leiste wird über das Eigengewicht des Beines gedehnt. Falls bzw. sobald der Fuß den Boden berührt, kann der Fuß zurückgestellt werden [rechts], was den Dehnreiz nochmals erhöht.

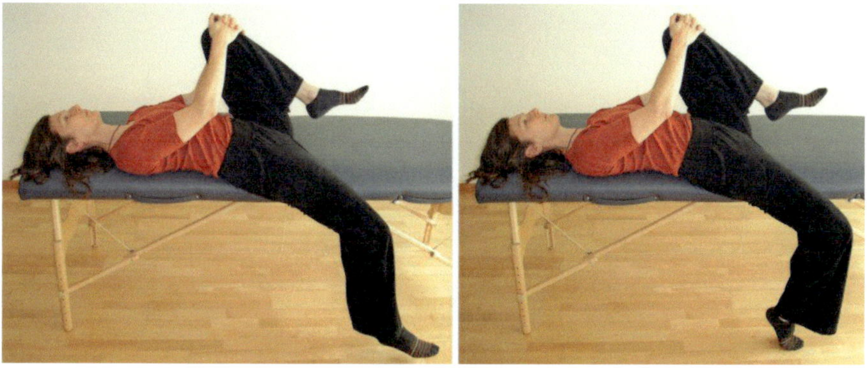

Abb. 5.41

- Einen Fuß auf einem Hocker aufstellen, das andere Bein weit nach hinten stellen. Auf dem Fußballen des hinteren Beins stehend sich mit dem ganzen Rumpf – aufrecht und waagerecht - nach vorn bewegen [Abb. 5.42, links]. Um den inneren Anteil der Muskulatur anzusprechen, kann das hintere Bein etwas nach außen gedreht werden.
- [Abb. 5.42, rechts]: Der Rumpf könnte noch etwas aufrechter gestreckt werden.

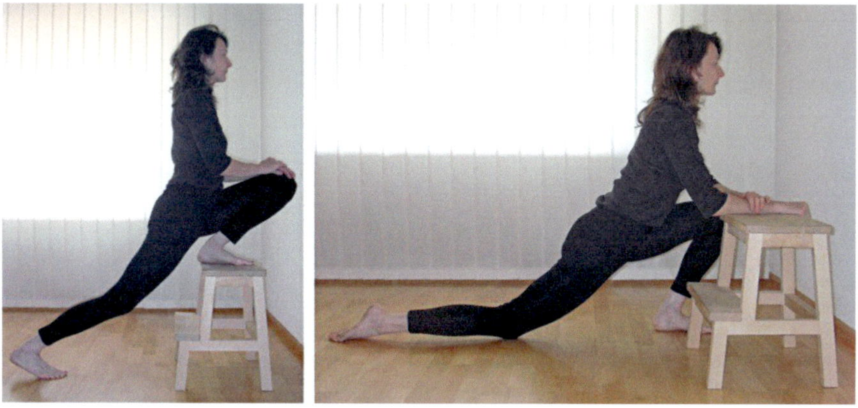

Abb. 5.42

- Mit einer Gesäßhälfte auf dem Stuhl/Hocker sitzen. Das andere Bein wird mit dem Fußrücken weit hinten positioniert [Abb. 5.43]. Der Rumpf ist aufgerichtet. Um den inneren Anteil der Muskulatur anzusprechen, kann das hintere Bein etwas nach außen gedreht werden.

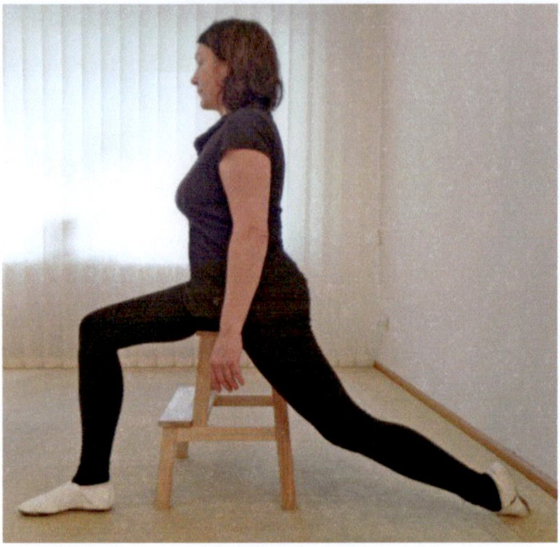

Abb. 5.43

Tracking der Hüftbeugemuskeln und der Leistengegend

Im Sitzen von den Leisten/Hüftgelenken her Becken und Rumpf nach vorn neigen [Abb. 5.44, a und b]. Um die Rückwärtsbewegung in die Ausgangsposition auszulösen, die Füße gegen den Boden drücken und die Sitzknochen noch weiter nach hinten schieben [b und c]. Das Brustbein schwebt aufwärts.

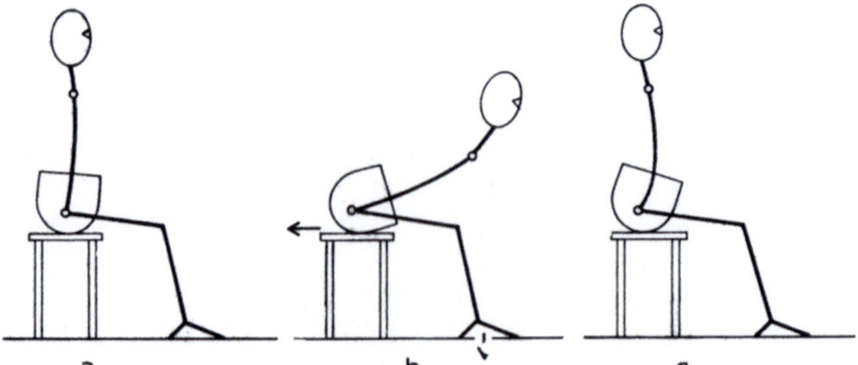

Abb. 5.44

Während des Bewegungsablaufes kann der Behandler die entsprechenden myofaszialen Strukturen behandeln und in Bezug auf Länge/Spannung rechts und links ausbalancieren:

- Die Iliopsoasmuskeln im Bauchraum
- Die Iliacus-Muskulatur an der Innenseite der Crista Iliaca
- Unterhalb der oberen Spinae Iliacae bilden die Hände des Behandlers Keile für den M. Sartorius oder den M. Rectus femoris bzw. für die Leistengegend generell.

Iliopsoas-Muskulatur aktivieren sowie den Übergang zwischen Brustwirbelsäule und Lendenwirbelsäule (LDH = Lumbodorsal Hinge) **mit Becken und Beinen verbinden**

- Rückenlage. Ein Bein liegt gestreckt. Das andere wird zum Brustbein hin angezogen und mit den Händen festgehalten. Vom LDH her die Beinrückseite und die Ferse des gestreckten Beins ausdehnen, wie wenn man mit der Ferse auftreten möchte. Dabei einatmen. Dann langsam das gestreckte Bein aufstellen, indem die Ferse zum Gesäß gezogen wird ohne den Kontakt zur Unterlage zu verlieren. Dabei einatmen.
- Rückenlage. Ein Bein liegt gestreckt, das andere ist aufgestellt. Die Zehen des gestreckten Beins Richtung Kopf beugen und dann das Knie langsam vom LDH her ein wenig auf- und niederbewegen.
- Stehend von den Fußgelenken her das Gewicht etwas nach vorn verlagern. Dann vom LDH her in die Ausgangsstellung zurückkehren. Mit der gemachten Erfahrung umhergehen und dabei wahrnehmen, wie bei jedem Schritt das Bein durch den Iliopsoas nach vorn schwingt und nicht durch den Muskel Rectus femoris der Oberschenkelvorderseite.
- Rückwärts gehen.

- Der Klient steht mit einem Bein leicht erhöht. Das andere Bein lässt er vom LDH her vor- und zurückpendeln [Abb. 5.45].

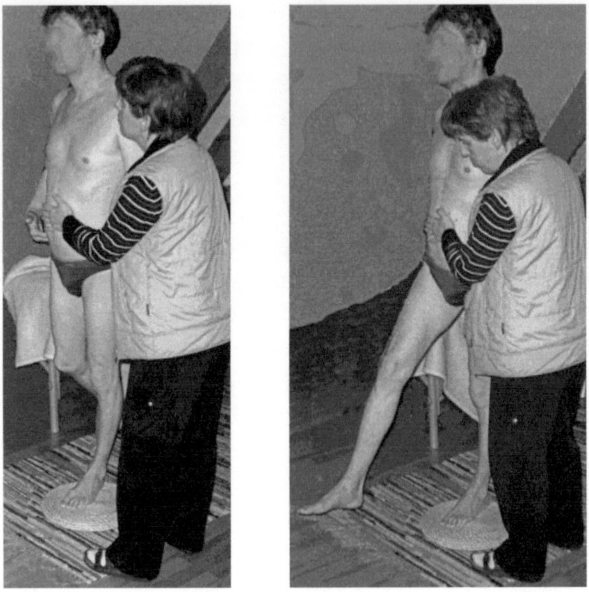

Abb. 5.45

Steißbein mobilisieren

- Im Vierfüßlerstand, also auf Händen und Knien, sich das Steißbein als Krokodil- oder Hundeschwanz vorstellen, der sich kreisend oder wedelnd bewegt.
- Im Vierfüßlerstand, also auf Händen und Füßen, sich vom Steißbein her bewegen, indem man sich vorstellt, das Steißbein sei ein Malstift oder Pinsel, mit dem man Kreise, Achten, Spiralen usw. an die rückwärtige Wand malt.

Iliosakralgelenk mobilisieren

Eigenmobilisation: Die Klientin kniet auf einem Hocker, die Unterarme auf einem Tisch o.ä. aufgestützt. Den Fuß des frei hängenden Beins legt sie über den Fuß des stabil ruhenden Beins, auf dessen Seite sich das blockierte ISG befindet. Dann bewegt sie das Knie des freien Beines auf und ab. [Abb. 3.46].

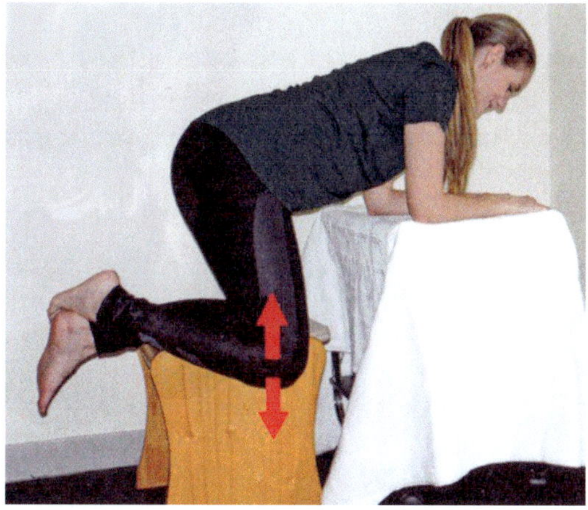

Abb. 3.46

Zu eng stehende Sitzknochen

Dieser Umstand ist meist dann gegeben, wenn das Becken im Stehen nach hinten-unten gekippt ist. Tennisball im aufrechten Sitzen unter der Dammgegend positionieren und das Eigengewicht nutzen, um die Sitzknochen auseinander zu drücken.

Beckenboden entspannen

- Den Vokal O tönen lassen.
- Kriechende Fortbewegung [Abb. 5.47]. Ausatmend stößt sich das angezogene Bein mit dem Fuß vom Boden ab, während der Arm der anderen Körperseite mit der Hand nach vorn greift. Beckenboden offenlassen.

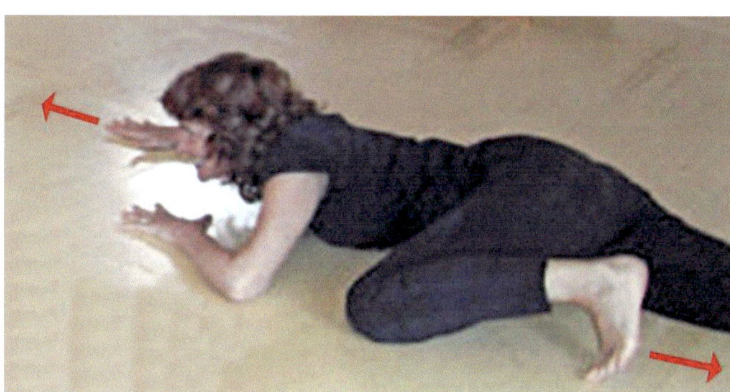

Abb. 5.47

Beckenbodentraining

Voraussetzung: Lernen, den Beckenboden zu *entspannen*. (S. 239)

- Rückenlage, Beine aufgestellt. Die Dammgegend (vor dem Anus) kontrahieren und wieder loslassen. Mehrmals wiederholen. Nach jedem Mal kleine Pause.

  Wenn man den Beckenboden kontrahiert, kann man sich zusätzlich vorstellen, wie er sich – einem Aufzug gleich - Stockwerk für Stockwerk nach oben bewegt; bei jedem Stockwerk „steigt jemand aus".

  Wichtig: Bauch- und Gesäßmuskulatur *nicht* mit anspannen.
- Beim Wasserlassen den Urinfluss mehrfach unterbrechen.

Wenn das Becken nach vorn-unten gekippt ist

- Sich beim Stehen und Gehen vorstellen, dass das Steißbein ein Seil oder ein Gewicht ist, das bis zum Boden hängt
- Sich beim Gehen vorstellen, dass der Beckenboden wie ein kleiner fliegender Teppich vor einem her schwebt.

Wenn das Becken nach hinten-unten gekippt ist

- Rückenlage, ein Bein aufgestellt, das andere gestreckt. Die Sitzknochen zur Unterlage bewegen. Auf diese Weise geht das Becken in eine leichte Kippung nach vorn-unten. Gleichzeitig hebt sich das Knie des ausgestreckten Beines unwillkürlich ein wenig. Bei diesem Ablauf den unteren Rücken nicht anspannen und das Gesäß locker lassen.
- Sich vorstellen, die Sitzknochen leuchten wie zwei Scheinwerfer parallel nach hinten.

Wenn das Becken seitlich verschoben ist [Abb. 5.48 links]

Sich mit dem Rumpf gegen eine Wand lehnen [Mitte]. Das Becken 8-10 mal langsam gegen die Wand sinken lassen [rechts].

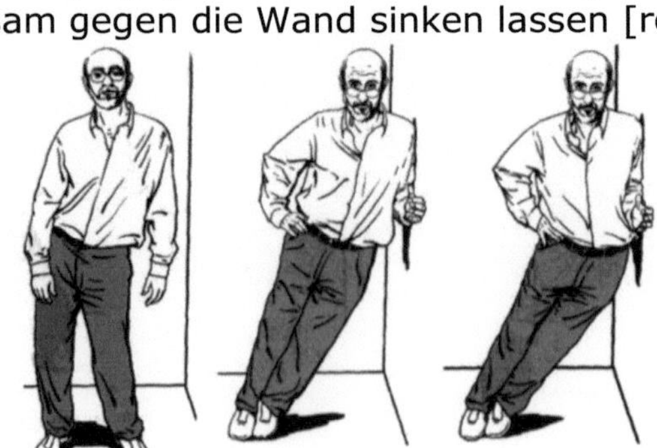

Abb. 5.48

Rumpf, Brustkorb, Wirbelsäule

Seitliche Rumpf-Dehnung

- [Abb. 5.50]: Aufrecht stehend das Gewicht auf das rechte Bein verlagern. Dadurch wird der Muskeltonus der rechten Körperseite reduziert, und der Rumpf beginnt, sich zur linken Seite zu neigen [A und B]. Die Bewegung soll im weiteren Verlauf nur durch Verlängerung der rechten Rumpfseite geschehen, nicht durch Zusammenziehen der linken Seite. Das Becken weicht etwas nach rechts aus [C]. Darauf achten, dass die Verlängerung des rechten Beins zum Boden hin aufrechterhalten wird [D].

  Langsam in die Senkrechte zurückkehren durch eine zusätzliche Ausdehnung des rechten Beins zum Boden hin.

  Dann Seitenwechsel.

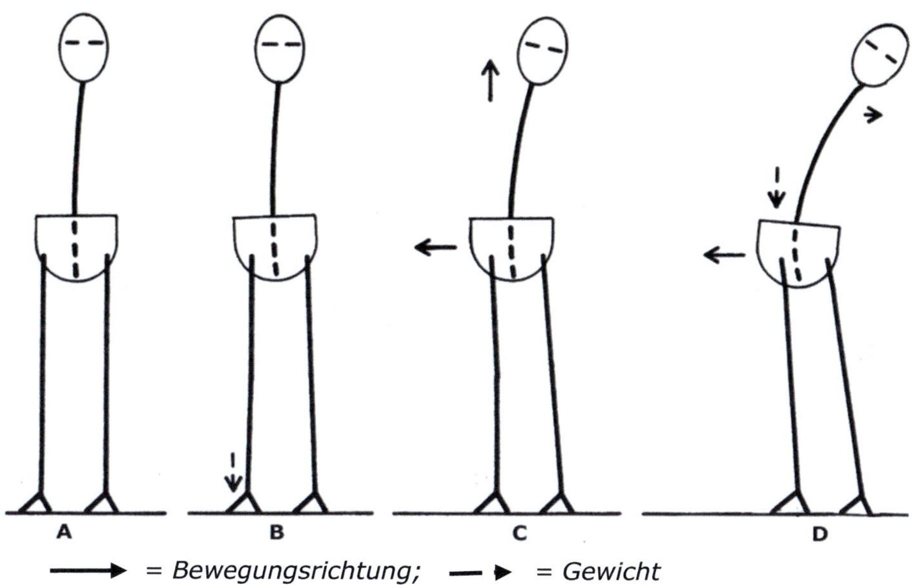

Abb. 5.50

- Die Yoga-Übung der [Abb. 5.51] beinhaltet eine leicht spiralförmige Dehnung von Rumpf und Becken.
  Wenn die untere Hand anfangs noch nicht bis zum Boden reicht, wird sie oberhalb des Knies oder auf dem Unterschenkel aufgesetzt.

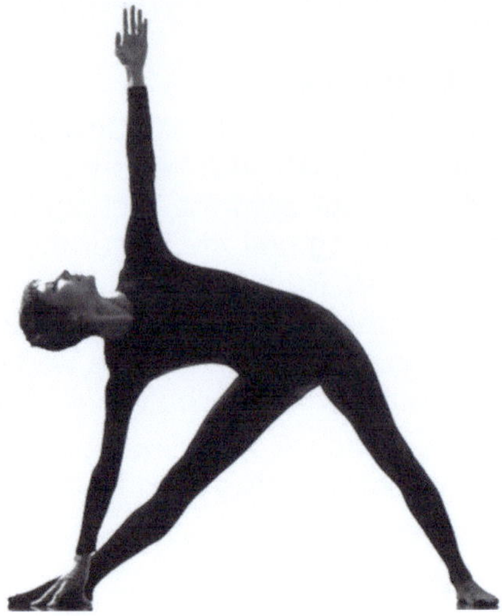

Abb. 5.51

Verlängerung der Rumpfvorderseite

Diese Übungen helfen auch, sich in den oberen Rippen sowohl anterior als auch posterior zu bewegen.

- Auf einem Hocker sitzend [Abb. 5.52] beide Hände mit seitlich nach vorn ausgestreckten Armen auf dem Tisch aufstützen. Mit den Sitzknochen nach hinten rutschen, den Oberkörper durchhängen lassen.

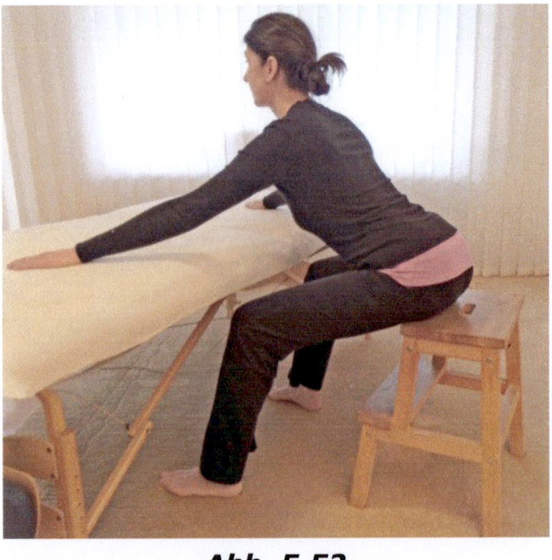

Abb. 5.52

- Rücklings auf einer Massageliege oder Tisch mit weicher Unterlage liegen, die Arme seitlich ausgestreckt [Abb. 5.53]. Das Gewicht abgeben und in Bauch und/oder Brustkorb atmen. Im Reach-Modus (siehe S. 178 ff.) auf die Seite drehen und wieder aufstehen.

  Es kann auch eine andere Unterlage genutzt werden, z.B. ein großer Gymnastik- oder Sitzball).

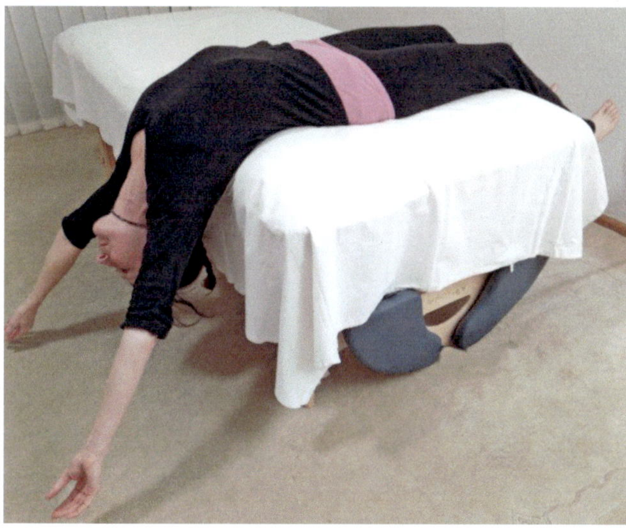

Abb. 5.53

- Rückenlage. Unter der Brustwirbelsäule liegt ein zusammengerolltes Handtuch [Abb. 5.54]. Ein Fuß stützt sich auf dem anderen, aufgestellten Bein ab. Danach Seitenwechsel.

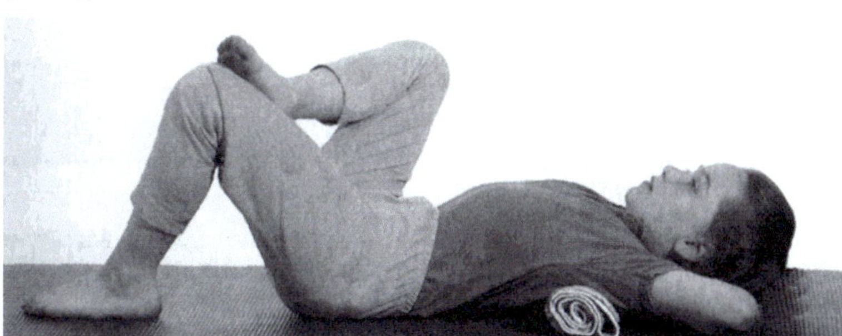

Abb. 5.54

- Stehen, aufrecht sitzend oder kniend. Die Finger locker verschränken und die Handflächen so zusammenbringen, dass die Daumen parallel sind und sich berühren [Abb. 5.55, links]. Dann die Arme hinter den Kopf führen und die Daumenkante an der Schädelbasis platzieren. Die Ellbogen zusammenziehen und leicht auf die Seiten des Kopfes drücken. [Abb. 5.55, Mitte]
  Die Brust anheben aber nicht zu sehr nach hinten biegen. Dabei den Kopf nach hinten in die Handflächen drücken. [Abb. 5.55, rechts] Mehrmals tief einatmen und die Brust füllen. Spüren, wie sich die oberen Rippen im Laufe der Zeit bewegen und öffnen.
  In eine neutrale Position zurückkehren.

  Kontraindikation: Probleme mit der Bandscheibe oder den Wirbeln, die durch Streckung des Halses verschlechtert würden.

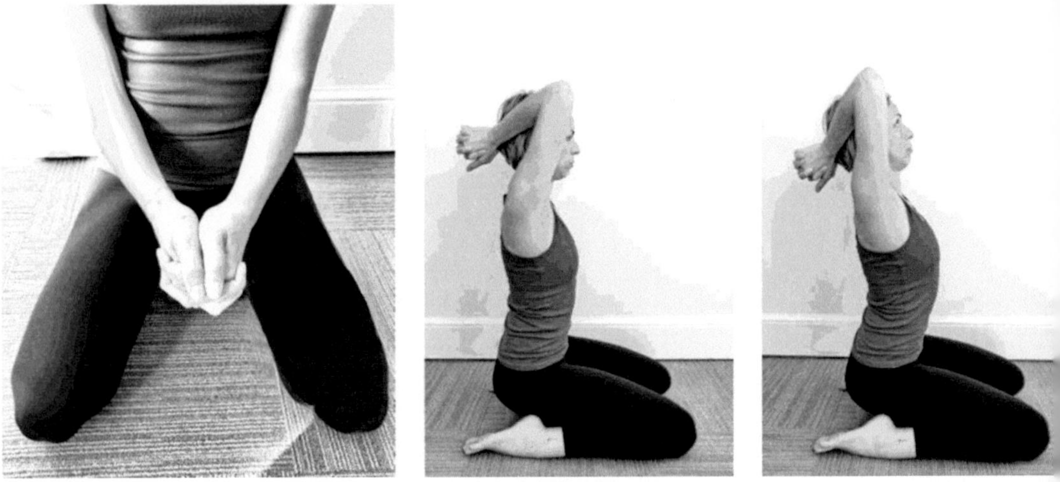

Abb. 5.55

- An einer Wand sitzend mit den flachen Händen gegen die Wand drücken [Abb. 5.56]. Das Brustbein soll dabei nach vorn kommen, die Sitzknochen sind nach hinten geschoben. Erlauben, dass der Gegendruck der Wand die Schulterblätter zur Wirbelsäule hin und abwärts drückt.

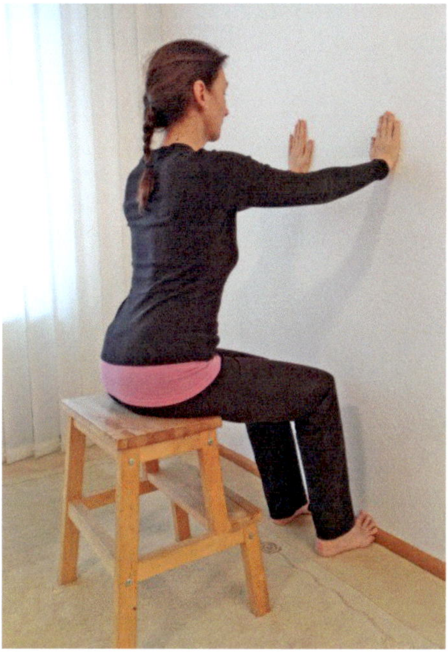

Abb. 5.56

- Hängebrücke: siehe S. 166
- Falten im Sitzen: siehe S. 170
- Falten an der Wand: siehe S. 167 f.

Verlängerung der Rumpfrückseite [Abb. 5.57]

Diese Übungen helfen auch, sich in den oberen Rippen sowohl anterior als auch posterior zu bewegen.

- Die Bewegung wird eingeleitet mit dem eingelenkigen Falten (siehe S. 169). Den Rumpf so weit strecken, bis die Übergänge zwischen Lendenwirbelsäule und Kreuzbein sowie zwischen Brustwirbelsäule und Lendenwirbelsäule und schließlich auch die Halswirbelsäule aus der Streckung in eine Beugung übergehen, wodurch schließlich auch der Kopf vornüber hängt [A bis E]. Wieder aufrichten, indem sich zunächst das Brustbein hebt. Der Rumpf folgt. [E bis I] Das Gewicht bleibt während der ganzen Übung soweit wie möglich in der Fußmitte, nicht auf den Fersen. Die Sitzknochen bleiben die ganze Zeit hinten.

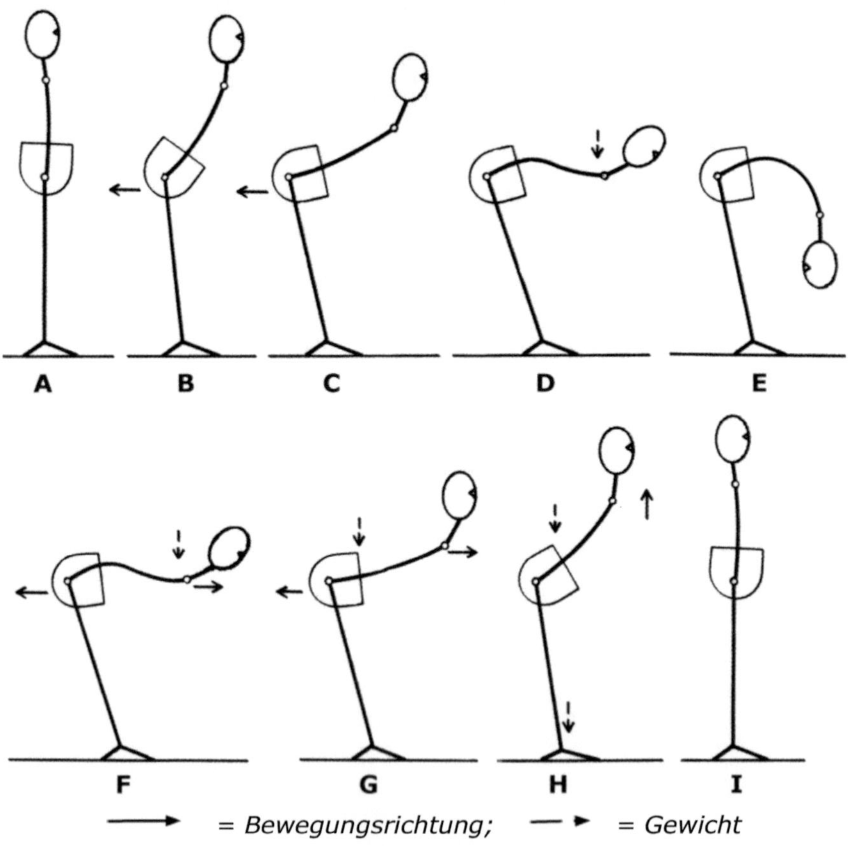

= Bewegungsrichtung; = Gewicht

Abb. 5.57

- Der Kutschersitz: Auf einem Stuhl mit gespreizten Beinen sitzend sich langsam nach vorn beugen, bis der ganze Oberkörper und die Arme bequem vornüber hängen. Die Dehnung auf einer Seite kann dadurch verstärkt werden, dass man sich in der Position etwas zur anderen Seite neigt.
- Stehen, aufrecht sitzend oder kniend. Die Finger locker verschränken und die Handflächen so zusammenbringen, dass die Daumen parallel sind und sich berühren [Abb. 5.58, links]. Dann die Arme hinter den Kopf führen und die Daumenkante an der Schädelbasis platzieren. Die Ellbogen zusammenziehen und leicht auf die Seiten des Kopfes drücken. [Abb. 5.58, Mitte]

  Den Kopf sanft nach vorn fallen lassen und erlauben, dass sich der obere Rücken rundet. Das Gewicht der Arme nach vorne fallen lassen, um ein wenig Zug auf die Wirbelsäule zu bringen. Mehrmals tief in den oberen Rücken- und den Schulterblattbereich hineinatmen. Wenn man Probleme hat, den Atem zwischen den Rippen zu spüren, an schwere Ellbogen denken. [Abb. 5.58, rechts]

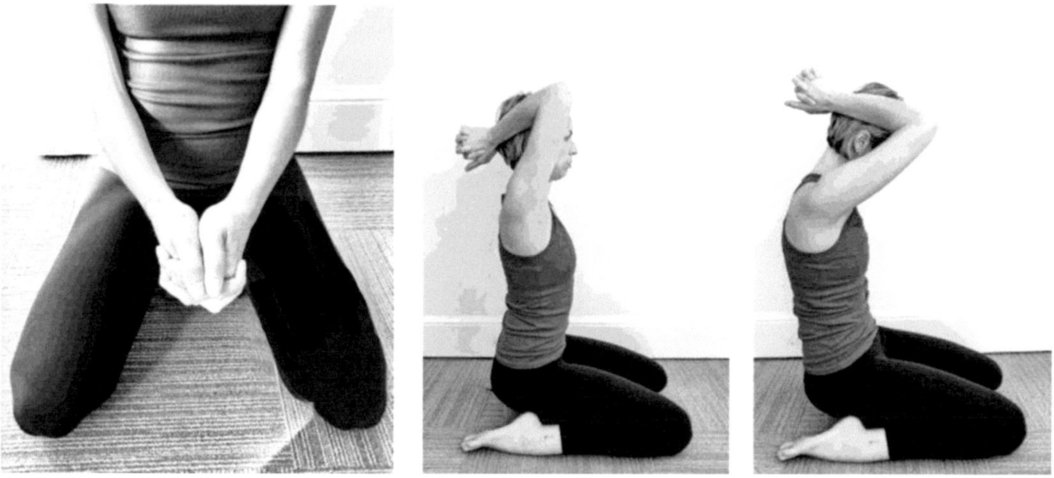

Abb. 5.58

- Aus einer knienden Haltung heraus zunächst ein Bein aufstellen, dann auch das andere. Schließlich kommt man ins Stehen, indem man sich einatmend wie ein aufblasbarer länglicher Luftballon ganz aufrichtet. Dabei die Füße gegen den Boden drücken. [Abb.5.59].

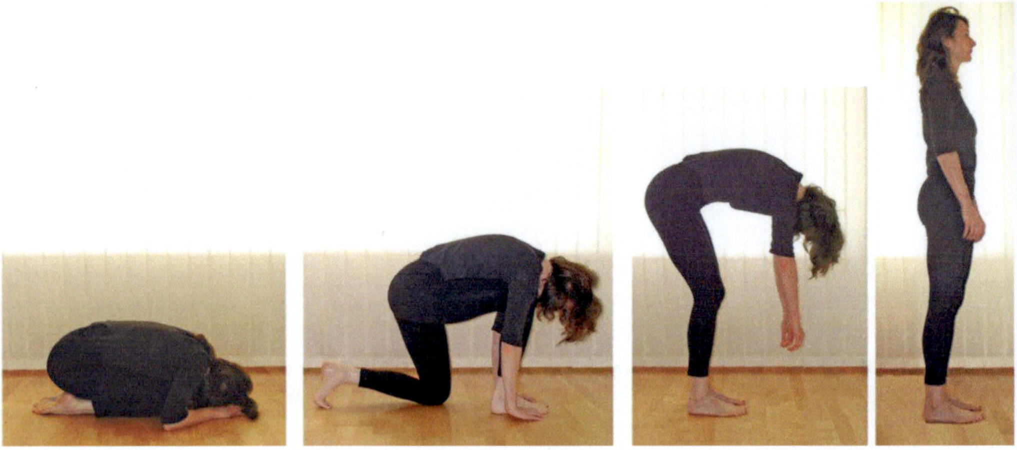

Abb. 5.59

Rumpfbeweglichkeit durch Seitverschieben [Abb. 5.60]
Mit seitlich ausgestreckten Armen den Rumpf horizontal zu einer Seite hin verschieben. Dann wieder in die Mitte zurückkommen und den Rumpf zur anderen Seite schieben.

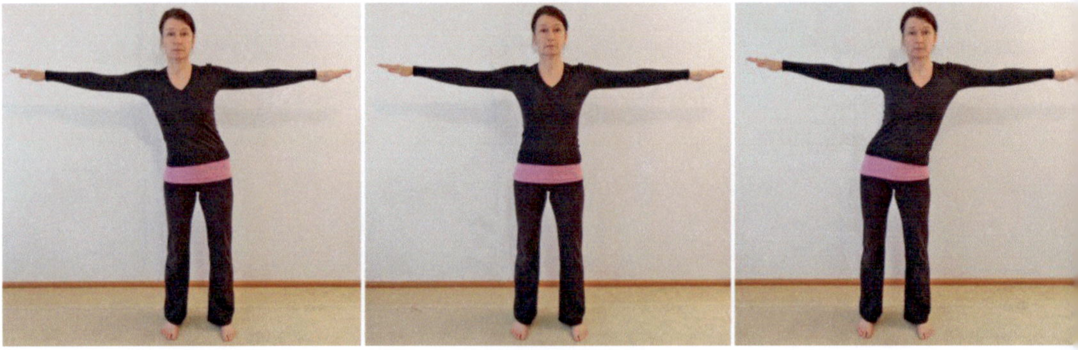

Abb. 5.60

Spiralförmiges Mobilisieren

- [Abb. 5.61]: Ausgangsstellung ist die Rückenlage mit aufgestellten Beinen. Arme und Hände werden seitlich ausgestreckt [A]. Die Beine zur Seite sinken lassen. Der Fuß des unteren Beins wird auf dem Oberschenkel des anderen aufgelegt, um den Dehnungseffekt zu erhöhen. Der Kopf dreht sich um die eigene Achse zur anderen Seite. [B] Einige Zeit in die Dehnung hineinspüren. Dann Seitenwechsel.
- [Abb. 5.62]: Ausgangsstellung ist die Seitenlage [A]. In die Endposition [B] kommt man auf folgende Art und Weise: Zunächst werden die Beine ausgestreckt, wobei Zehen und Füße zum Becken hin gebeugt, und die Fersen ganz lang werden. Jetzt langsam den oberen (rechten) Arm zur rechten Seite drehen. Brustkorb und Kopf drehen sich mit, das Becken darf sich jedoch nicht mitdrehen. Die Bewegungen mit der Vorstellung verbinden: die Gliedmaßen streben in den Raum. Einige Zeit in die Dehnung hineinspüren. Danach Seitenwechsel.

  Diese Übung eignet sich auch sehr gut zur Nierenmobilisation.
- [Abb. 5.63]: Seitenlage. Der obenliegende Arm zieht den Brustkorb zum Boden hin. Das Becken bleibt jedoch in der Seitenlage fixiert [A]. Beide Arme strecken sich schließlich in den Raum hinaus [B]. Einige Zeit in die Dehnung hineinspüren. Danach Seitenwechsel.

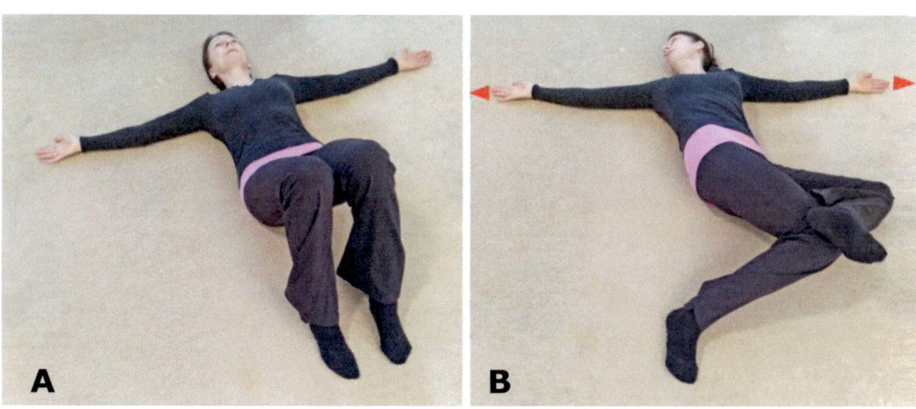

Abb. 5.61

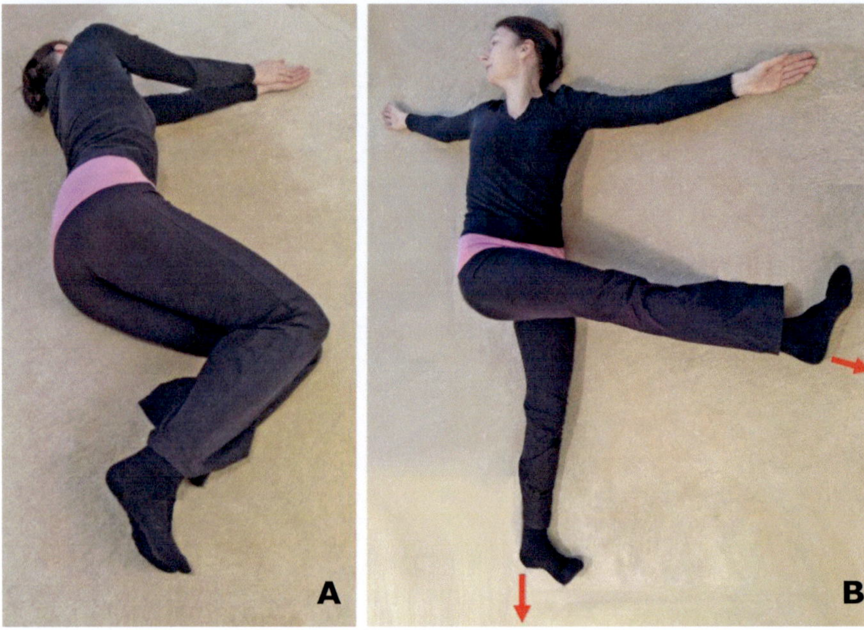

Abb. 5.62

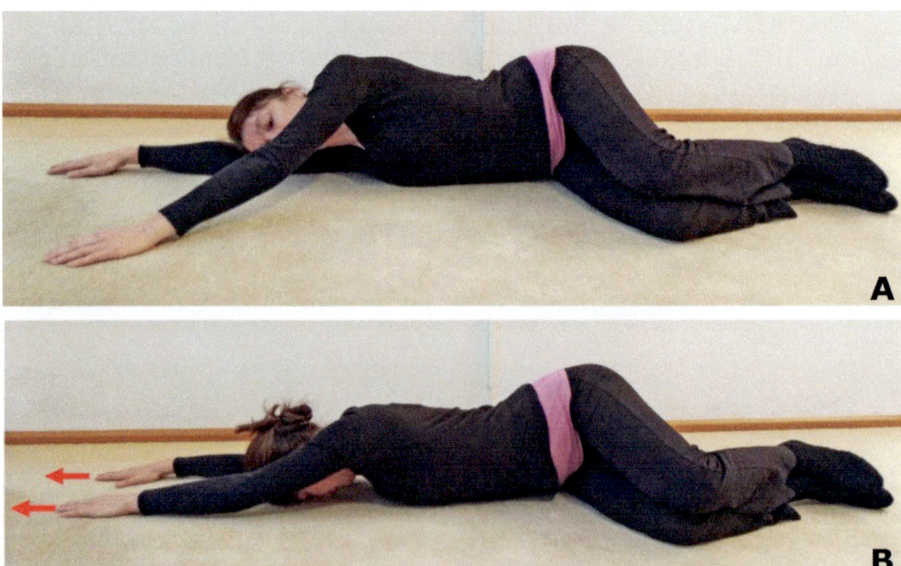

Abb. 5.63

- Die Klientin steht mit einem Bein vorn, das andere hat sie gestreckt nach hinten versetzt. Die Füße sind geradeaus gerichtet. Die Arme sind nach beiden Seiten horizontal ausgestreckt. [Abb. 5.64, links]. Nun werden Rumpf und Kopf um 90° in Richtung des vorstehenden Beins gedreht [Abb. 5.64, rechts]. Seitenwechsel.

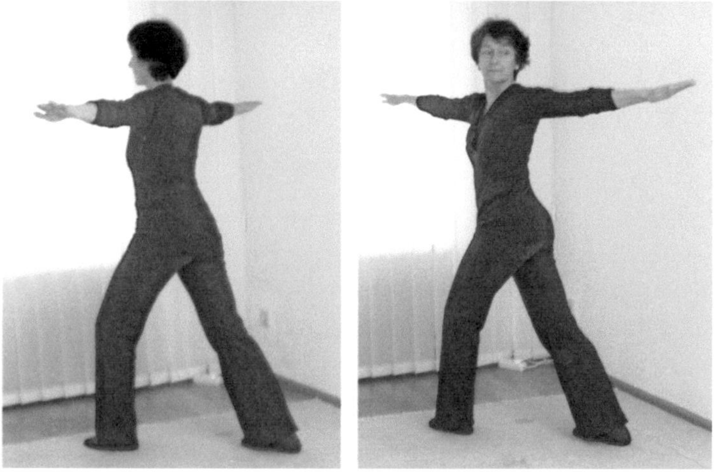

Abb. 5.64

Rumpf stabilisieren

Hierfür wird der tiefliegende Bauchmuskel Transversus abdominis aktiviert. Dabei kommen folgende Haltungen in Frage: Rückenlage, Vierfüßlerstand, mit dem Rücken an die Wand gelehnt und stehend.

Ablauf:

1. Am Ende der Ausatmung den Unterbauch *von innen her* Richtung Lendenwirbelsäule maximal einziehen, ohne den Brustkorb anzuheben. Die Kontraktion 20 Sekunden halten, dann loslassen.
2. Wieder einziehen, diesmal aber nur mit halber Kraft.
3. Und noch einmal, mit wiederum halbiertem Kraftaufwand.

Brustkorb mobilisieren

Seitenlage. Der Lehrer nimmt den Brustkorb des Klienten zwischen seine Hände. Abschnittsweise prüft er durch elastischen Druck die Beweglichkeit des Brustkorbs und der entsprechenden Brustwirbel.

Während der Klient dann einatmet, hält der Lehrer den Brustkorb und beim folgenden Ausatmen bewegt er ihn in die bislang unzugängliche Bewegungsrichtung. Variante: die Bewegungen des Brustkorbs werden vibrierend ausgeführt.

Dehnung zwischen Brustkorb und Arm

- Im Türrahmen stehend die Unterarme auf die Rahmen auflegen. Der Winkel zwischen Unter- und Oberarm beträgt ca. 90°. Ein Bein steht gebeugt nach vorn, das andere gestreckt nach hinten. Die Positionierung ist optimal, wenn die angestrebte Dehnung gut spürbar ist. Die Schulterblätter werden nach hinten/unten Richtung Wirbelsäule geschoben. [Abb. 5.65]
- Seitlich zur Wand stehen. Eine Hand wird nach hinten gestreckt an die Wand gelegt. Je nachdem, wie hoch die Hand an der Wand platziert wird, werden jeweils unterschiedliche Muskelpartien gedehnt [Abb. 5.66]. Nach einiger Zeit Seitenwechsel.
- Die Hände werden hinter dem Rumpf verschränkt und ziehen mit den Armen die Schultern nach hinten-unten [Abb. 5.67]. Darauf achten, dass das Becken nicht nach vorn verschoben wird.

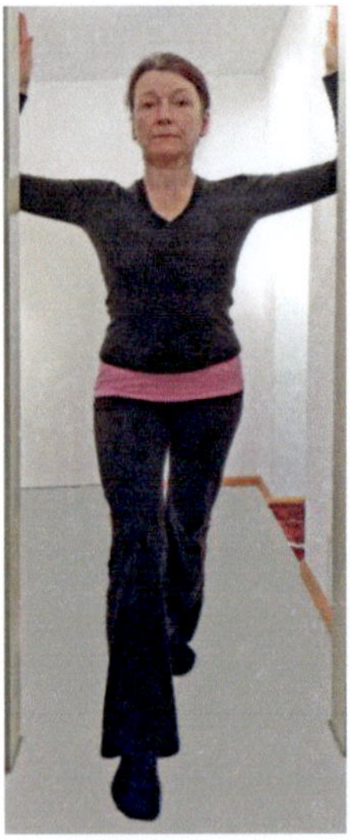

Abb. 5.65

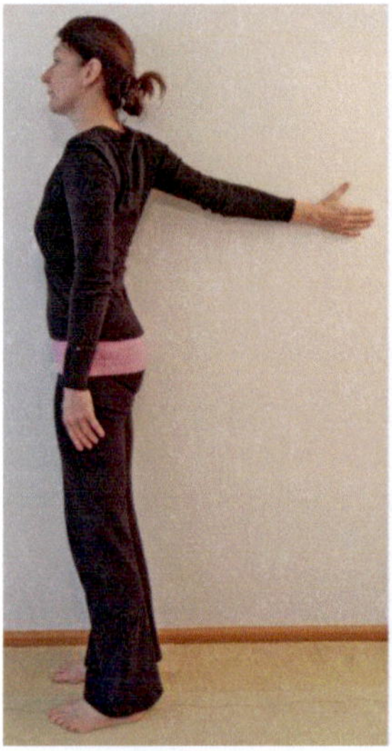

Abb. 5.66

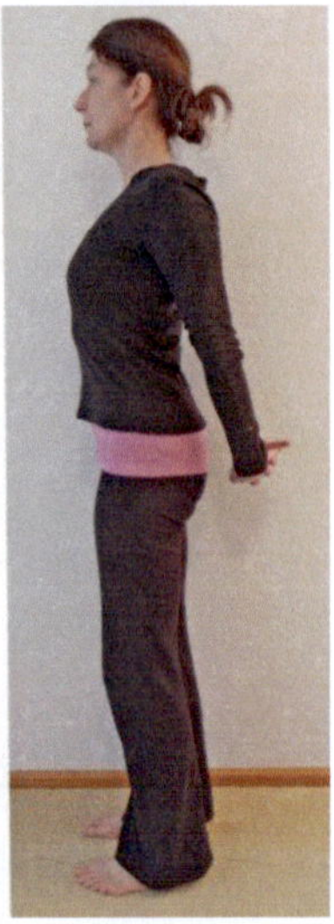

Abb. 5.67

Falls der Brustkorb im Stehen/Gehen nach hinten geneigt ist

- Im Stehen die Arme langsam nach vorn in die Vorhalte bewegen, während die Sitzknochen nach hinten geschoben werden. Auf diese Weise kommt der Brustkorb aus seiner Neigung heraus und steht senkrecht über Becken und Beinen.
- Öfter einmal den Raum hinter sich wahrnehmen.
- Dehnungsübungen für die Rumpfrückseite: S. 246 f.

Falls der Brustkorb zu sehr herausgestreckt wird

- Sich vorstellen, dass ein Gewicht am Brustbein hängt.
- Die Lehrerin hebt – am atlanto-occipitalen Übergang oder rechts und links am Kopf anfassend – den Kopf des Klienten sanft nach oben, während der Klient sein Körpergewicht nach unten abgibt.
- Sitzend oder Stehend: Der Klient lehnt sich mit seinem Brustkorb gegen die ausgestreckte Hand des Lehrers, die ihn am abstützt. Die Arme hängen entspannt herab.

Falls der Brustkorb flach oder eingesunken ist

- Der Wirbelsäule erlauben, sich *von unten her* aufzurichten, ohne die Schultern nach hinten zu ziehen.
- Das Brustbein *von innen heraus* nach vorn bringen. Man kann sich dabei auch vorstellen, dass sich das Herz öffnet oder dass man vom oberen Zentrum her im Raum präsent ist.
- Gleichzeitig in LWS und Brustkorb atmen; dabei das Brustbein *von innen heraus* leicht nach vorn bewegen.
- Sich das Brustbein als ein Auge vorstellen, das in den Raum schaut.
- Sich das Brustbein als Korken oder Boje vorstellen, der/die auf dem Wasser schwimmt. Während das Wasser ansteigt, steigt der Korken/die Boje mit.

Brustkorb ist zu einer Seite rotiert

Seitenlage auf der Seite, zu der der Brustkorb rotiert ist. Die andere Schulter und den anderen Arm nach posterior ausstrecken lassen. Also beispielsweise bei Rotation nach links: Linke Seitenlage. Rechte Schulter und rechter Arm nach posterior gestreckt.

Aktivieren der tiefen Muskeln um die Wirbelsäule

Beim Gehen Objekte wie ein Bohnen- bzw. Reissäckchen oder etwas schwerere Objekte auf dem Kopf balancieren.

Ausdehnen der Wirbelsäule

Sich vorstellen, dass die Bandscheiben Luftreifen sind, die sich beim Einatmen nach oben und unten ausdehnen.

Wirbelsäule mobilisieren

- Sitzend. Die Lehrerin legt eine Hand auf den Hinterkopf und die andere auf das Kreuzbein der Klientin. Zwischen diesen Endpunkten führt die Klientin kleine Bewegungen der Wirbelsäule aus. Anschließend legt die Lehrerin ihre Hände auf die unbeweglichen Abschnitte, während die Klientin ihre Wirbelsäule bewegt.
- „Auf dem Rücken laufen" (*Feldenkrais*): Rückenlage, Beine aufgestellt. Die Hände umfassen überkreuzt die Schultern. Erst kopfwärts und danach fußwärts über den Boden robben, indem Schulter- und Beckengürtel von links nach rechts und von rechts nach links geschaukelt werden.
- Vierfüßlerstand, also auf Händen und Fußen. Den Rumpf nach oben runden (Katzenbuckel) und anschließend von der Rumpfvorderseite her nach unten durchhängen lassen.
- Mobilisierung durch Rollen des Beckens [Abb. 5.68]. Ausgangsstellung: aufrecht sitzend [rechts]. Nun Steißbein und Becken vollständig nach hinten-unten kippen, sodass der Rumpf vornüber einsinkt [links]. Dann das Becken aus den Hüftgelenken heraus wieder nach vorn-unten rollen, wodurch sich Wirbelsäule und Rumpf wieder aufrichten [rechts]. Die Bewegungsabfolge mehrfach flüssig wiederholen.

  Diese Übung kann auch mit einzelnen Wirbelsäulenabschnitten gemacht werden, wobei die Aufrichtung dann nicht am Steißbein beginnt, sondern am unteren Ende des jeweiligen Wirbelsäulenabschnitts.

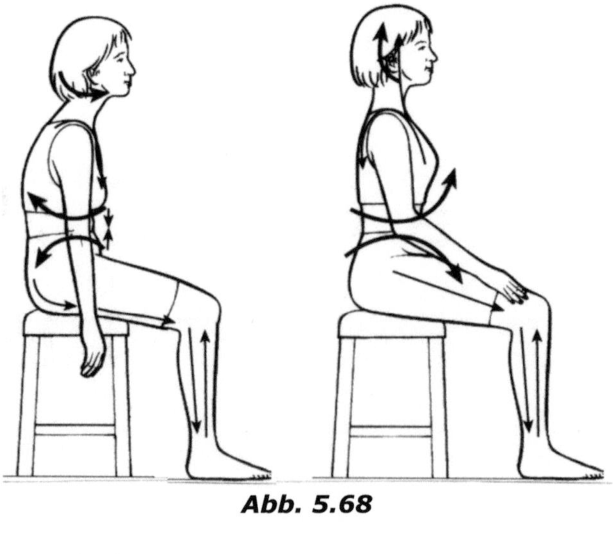

Abb. 5.68

- Sitzend. Kleine Bewegungen der Wirbelsäule zulassen, indem man sich die Wirbelsäule als einen hohlen Bambus vorstellt, der vom Wind bewegt wird und sanft um seine Mitte herum schwingt.
- Sitzend. Kleine Bewegungen der Wirbelsäule zulassen, indem man sich die Wirbelsäule als eine Wasserpflanze vorstellt, die von den Wellen ständig leicht bewegt wird.
- Kleinste Bewegungen der Wirbelsäule hervorrufen, indem man sich vorstellt, die Wirbel seien durch Gummibänder verbunden, deren Spannung sich stetig verändert. Alternativ kann die Wirbelsäule auch als eine Kette von Kugeln vorgestellt werden, die sich ständig leicht bewegt.

Skoliose

- Der Klient atmet in die konkaven Abschnitte des Rumpfes.
- Schwimmen ist gut, weil der Körper dabei bilateral agiert.
- Das Arbeiten mit Raumorientierung und Koordination ist enorm wichtig, weil Menschen mit einer Skoliose den Raum rechts und links sehr unterschiedlich wahrnehmen. Häufig finden sich folgende Phänomene: Bei einem Auge ist das Sehen wenig peripher, der Blick dieses Auges ist härter und der Augapfel steht weiter vor als beim anderen Auge. Augenübungen zur Förderung des peripheren Sehens (siehe S. 296 f.) sind hilfreich, um Kopf- und Augenbewegung zu entkoppeln sowie die Raumorientierung zu verbessern.
- Im Stehen nach oben greifend verstärkt sich die Seitneigung der Wirbelsäule, wenn man den Arm auf der Seite der konvexen Seitenkurve benutzt [Abb. 5.69, links] Stattdessen den Arm wählen, bei dem die Seitverkrümmung eher abnimmt. [Abb. 5.69, rechts]
- Während des Sitzens eine drehende Seitneigung zur konkaven Seitneigung der Wirbelsäule [Abb. 5.70, links] vermeiden. Sich stattdessen mit dem *ganzen* Körper zur Seite drehen. [rechts]

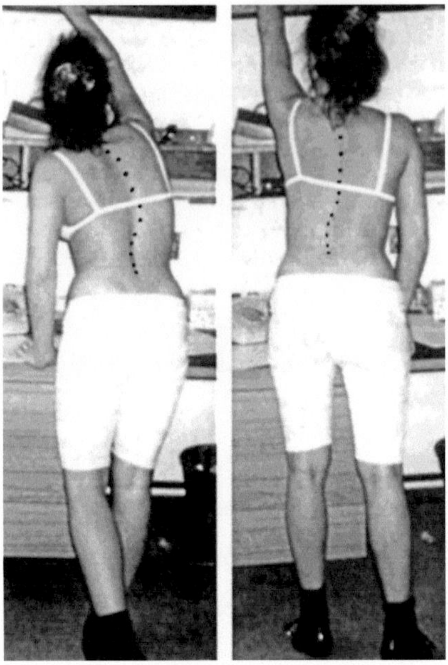

Abb. 5.69

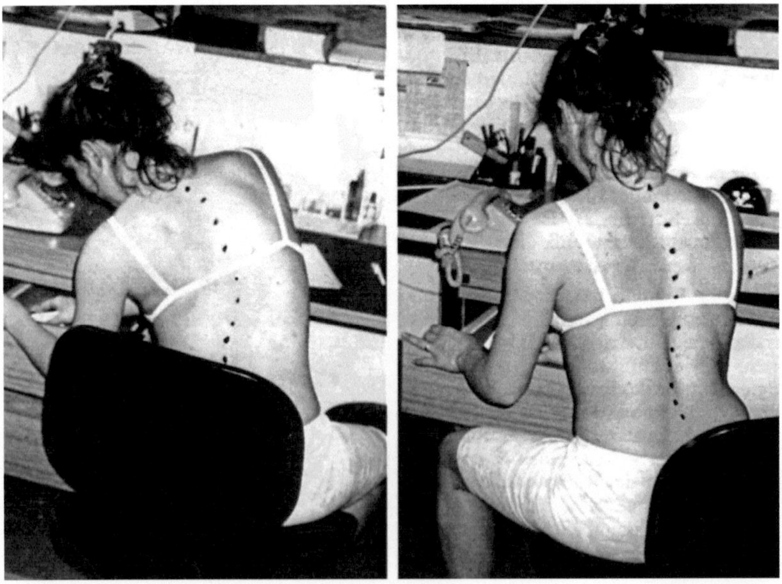

Abb. 5.70

Lendenwirbelsäule entspannen und mobilisieren
Rückenlage, Beine zum Brustkorb angezogen. Mit der rechten Hand auf dem rechten Knie und der linken Hand auf dem linken Knie werden beide Beine abwechselnd weiter zum Brustkorb gezogen, wie wenn man liegend Rad fährt. Anschließend wird die Bewegung mit überkreuzten Händen durchgeführt (also linke Hand auf rechtem Knie und rechte Hand auf linkem Knie).

Hyperlordose der Lendenwirbelsäule

- Rückenlage, Beine zum Brustkorb angezogen. Während die Hände die Knie festhalten, versuchen die Knie sich in gerader Linie vom Brustkorb weg Richtung Füße zu bewegen. Dadurch wird die Lendenwirbelsäule auf die Unterlage gedrückt.
- Rückenlage, Beine aufgestellt. Die Einatmung in die Lendenwirbelsäule lenken, sodass diese sich an die Unterlage anschmiegt.
- Rückenlage mit Füßen an der Wand [Abb.5.71]. Dann die Lendenwirbelsäule auf den Boden sinken lassen.
- Rückwärts gehen (zu ebener Erde, Treppe hinauf, bergauf).

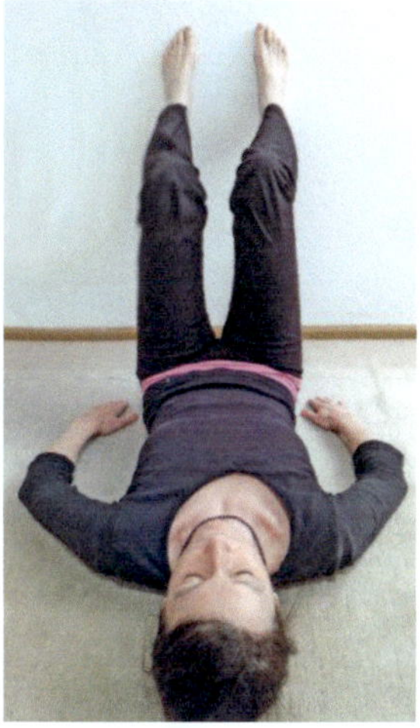

Abb. 5.71

Hypolordose der Lendenwirbelsäule
Rückenlage mit Füßen an der Wand [Abb. 5.71]. Dann die Lendenwirbelsäule Richtung Zimmerdecke bewegen, indem man vom Schambein aus das Becken langsam nach vorn-unten rollt.

Den lumbodorsalen Übergang mit Armen und Beinen verbinden
Dieser Übergang verbindet die myofaszialen Gewebeschichten vor der Wirbelsäule mit denen hinter der Wirbelsäule sowie Becken- und Schultergürtel miteinander.

Aufrecht auf einen Stuhl oder Hocker sitzen. Durch einen minimalen Druck der Füße gegen den Boden, den der Boden mit entsprechendem Gegendruck beantwortet, eine Verbindung zwischen den Füßen und dem Übergang Brustwirbelsäule-Lendenwirbelsäule herstellen. Nun langsam die Arme heben, als ob man einen großen Strandball halten würde. Die Arme soweit heben, bis man das Gewicht der Arme in der Gegend des Übergangs zwischen Brust- und Lendenwirbelsäule spüren kann. Danach die Arme mit dem imaginierten Ball wieder sinken lassen.

Mobilisieren der Brustwirbelsäule

- Sich so gegen die Kante eines Türrahmens oder eines Schranks lehnen, dass die Rinne neben den Dornfortsätzen der Wirbelsäule auf der Kante liegt. Mit den Armen entspannt vor und zurück pendeln [Abb. 5.72]. Die Position variieren, um verschiedene Abschnitte der Brustwirbelsäule anzusprechen. Den Atem dabei nicht anhalten und beim Auftreten von Schmerzen mit weniger Gewichtsabgabe wiederholen. Mindestens 1 x täglich.

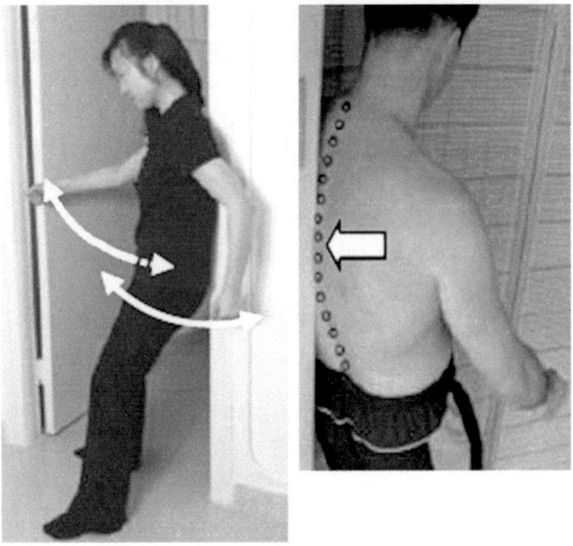

Abb. 5.72

- Sitzend den Brustkorb langsam –nach links und rechts drehen.
- Bauchlage, die Hände liegen unter der Stirn. Es erfolgt eine flüssige Bewegung, bei der die Beteiligung der Brustwirbelsäule zugelassen wird. Der Gesamtablauf gliedert sich in folgende Teilschritte:
  1. Der Kopf schiebt sich den rechten Unterarm entlang nach rechts auf die Armbeuge zu.
  2. Kurz vor der Armbeuge dreht sich der Kopf nach rechts (die linke Wange liegt nun auf dem Unterarm).
  3. Anschließend schiebt sich der Hinterkopf bis zur linken Armbeuge und dreht sich kurz vor dem Ziel auf die andere Seite, wobei man Richtung linke Armbeuge schaut.
  4. Nun schiebt sich der Hinterkopf Richtung rechter Armbeuge

- Bauchlage. Ein Arm liegt nach oben ausgestreckt neben dem Kopf, der Handteller zeigt zum Boden. Der Kopf liegt auf der Seite, dem Arm zugewandt. [Abb. 5.73, a]

  Arm und Hand bleiben schwer, wenn nun der Ellenbogen nach außen geschoben wird, wodurch die Hand langsam Richtung Fußende gezogen wird [a und b]. Sie bewegt sich zunächst am Kopf entlang etwa bis zur Kopfhöhe.

  Dann geht die Bewegung nur weiter, wenn die Hand sich über die Kleinfingerseite langsam so dreht, dass der Handteller, der bisher zum Boden zeigte, sich allmählich Richtung Zimmerdecke ausrichtet. Dabei dreht sich der Arm naturgemäß nach innen und die Brustwirbelsäule wird über die Schulter passiv in die Bewegung miteinbezogen [c und d].

  Nun schiebt sich die Hand an Rumpf und Becken vorbei weiter fußwärts, bis der Arm neben dem Rumpf ausgestreckt liegt [e].

  Das Ganze ist eine ununterbrochene flüssige Bewegung.

  Anschließend wird der Ellbogen wieder nach außen geschoben und die Bewegung läuft „rückwärts" [von e nach a].

  Danach Seitenwechsel.

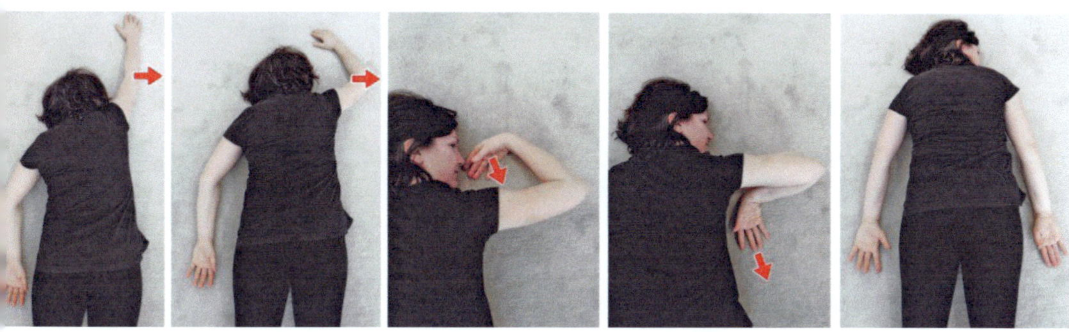

a b c d e

Abb. 5.73

- Lehrer und Klient stehen sich gegenüber, die Handflächen gegeneinander. Der Klient drückt abwechselnd mit rechter und linker Handfläche gegen die entsprechende Handfläche des Lehrers. Dieser macht die Bewegung mit, sodass ein wechselseitiges Schieben und Geschobenwerden in Fluss kommt. Bei dieser koordinierten Bewegung kann mal der Lehrer der Aktive sein und mal der Klient. Die Bewegung erfolgt durch Rotation und Gegenrotation in der Wirbelsäule, der Schultergürtel geht nur passiv mit.

Wenn die Kurve der Brustwirbelsäule zu flach ist

- Aufrecht stehen oder sitzen, die Arme an den Seiten entspannt hängen lassen. Nun die Ellbogen langsam ein wenig nach außen und wieder nach innen bewegen. Die Schultern bleiben entspannt dabei. [Abb. 5.74]

  Währenddessen in den Raum zwischen Brustbein und Wirbelsäule atmen. Sich dabei vorstellen, dass die Brustwirbelsäule sich nach hinten weitet.

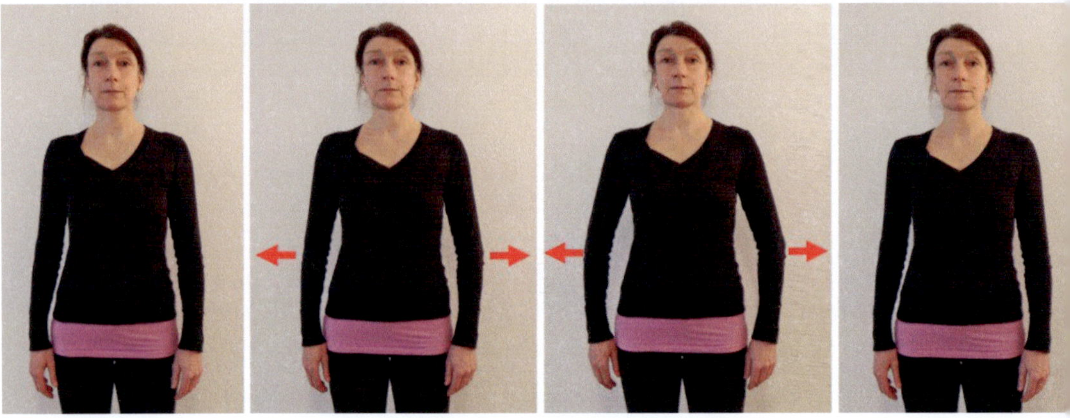

Abb. 5.74

Rundrücken im Brustwirbelsäulen-Abschnitt

- „Kobra"-Übung aus dem Yoga. Bauchlage. Sich auf die Unterarme aufstützen, Hände flach am Boden. Aus dieser Stellung heraus sich langsam mit dem Rumpf unter Streckung der Ellbogen aufrichten [Abb. 5.75].

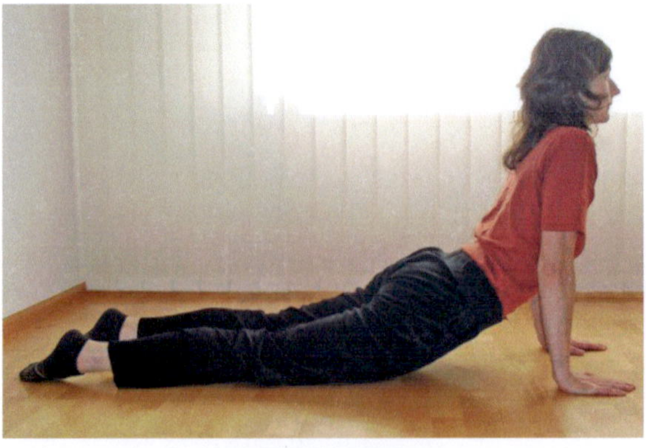

Abb. 5.75

- Kniende Haltung, drei Varianten sind möglich [Abb. 5.76]. Sitzknochen nach hinten schieben, Rumpf durchhängen lassen.

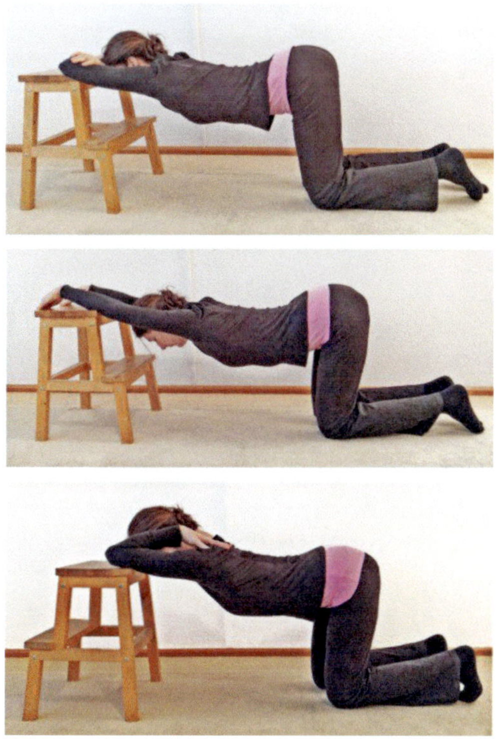

Abb. 5.76

- Vor einer Wand sitzen mit nach vorn durchhängendem Rumpf [Abb. 5.77]. In den vorderen Brustkorb atmen. Alternativ zur Armhaltung in der Abbildung können die Hände auch nach oben ausgestreckt an die Wand gelegt werden.
- Aktivierung der Mm. Rhomboidei: S. 281
- Eingelenkiges Falten: S. 169.

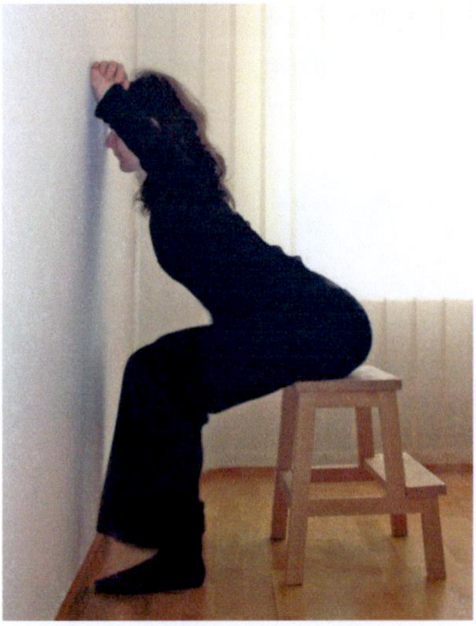

Abb. 5.77

- Der Klient atmet in Rückenlage paradox (beim Einatmen zieht er den Bauch ein, beim Ausatmen drückt er ihn hinaus). Während der Klient den Bauch hinausdrückt, zieht die Lehrerin die Vorderseite der Halswirbelsäule, genauer gesagt das Lig. Mediastinum anterior [Abb. 5.78] sanft aber bestimmt „aus dem Brustkorb heraus". Auf diese Weise wird in zwei Richtungen (kranial und kaudal) gedehnt.

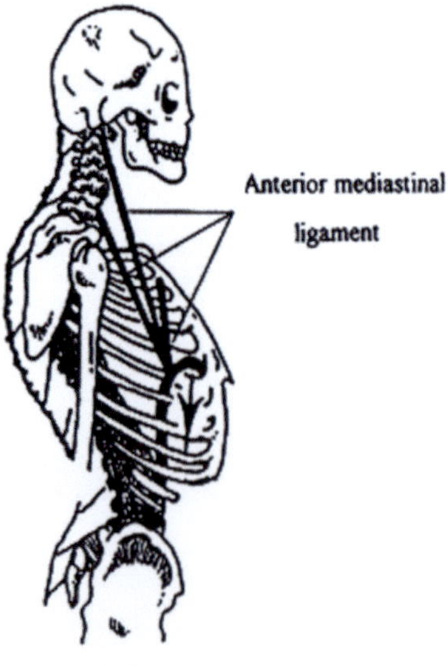

Abb. 5.78

Die elastische Kraft der Faszien spüren
Kopf und Nacken senkrecht in den Rumpf herabziehen und für zehn Sekunden halten. Wenn man dann wieder loslässt, kann man spüren, wie der Kopf ohne jede Mühe wieder nach oben steigt (Federverhalten der Faszien).

Falls die Halswirbelsäule nach vorn verschoben oder verkürzt ist (Hyperlordose)

- Beim Essen oder Trinken darauf achten, dass sich nicht Kopf und Hals zur Speise oder zum Trinkgefäß bewegen, sondern umgekehrt diese zum Mund geführt werden. Beim Trinken den Kopf nur leicht zurücklehnen, dafür das Gefäß mehr kippen.
- Im Vierfüßlerstand, also auf Händen und Füßen, Zeitung lesen. Blick *senkrecht* nach unten auf die am Boden liegende Zeitung.
- Sitzend oder stehend den Kopf nach vorn neigen, indem man den Nacken langsam verlängert und auf diese Weise erlaubt, dass der Kopf vornüber sinkt. Im Verlauf der Bewegung darauf achten, dass auch die Halsvorderseite relativ lang bleibt.
- Für diese Übung [Abb. 5.79] benötigt man eine Liege sowie einen Hocker am Fußende des Bettes, der deutlich niedriger ist als die Liege. Bauchlage, die Arme liegen auf dem Hocker. Beide Fäuste aufeinanderlegen. Das Kinn ruht so auf den Fäusten, dass das Gesicht parallel zum Hocker ausgerichtet ist [links]. Anschließend den Kopf senkrecht mit geradem Nacken anheben [rechts] und anschließend wieder auf den Fäusten absetzen.

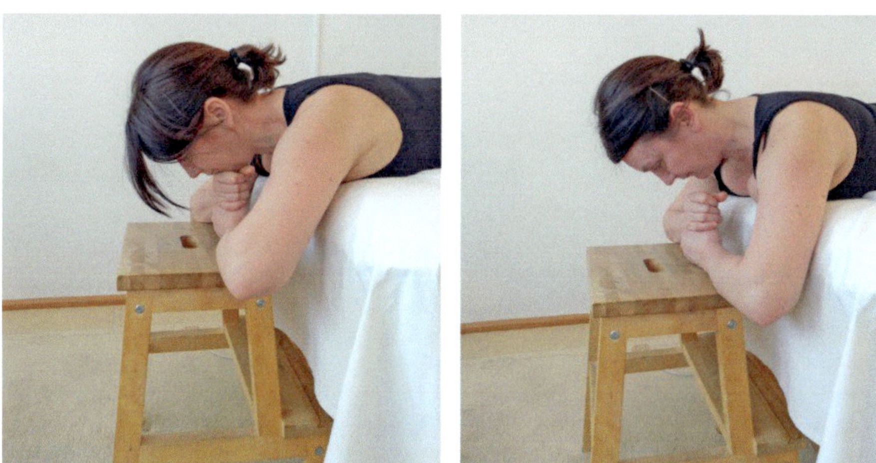

Abb. 5.79

- Rückenlage, Beine aufgestellt. Der Lehrer sitzt am Kopfende. Der Lehrer legt eine Hand unter die Halswirbelsäule, die andere unter den Kopf der Klientin. Er bewegt den Nacken der Klientin in eine *leichte* Lordose. Dann verlängert diese ihren Nacken langsam. Darauf achten, dass die Bewegung nicht durch eine Verkürzung der Halsvorderseite gemacht wird.
  Variation: Unter dem Kopf der Klientin liegt ein flaches Buch, das der Lehrer sehr langsam mit beiden Händen zu sich herauszieht, während die Klientin den Kopf ganz schwer sein lässt.

Nacken dehnen

Ausgangsstellung: [Abb. 5.80, A]. Den Nacken langsam länger werden lasse, sodass der Kopf von selbst beginnt, sich nach vorn zu neigen. Der Nacken dehnt sich auf diese Weise, ohne dass die Halsvorderseite gestaucht wird. [C]. Häufig versuchen Menschen den Nacken zu dehnen, indem sie das Kinn nach hinten ziehen. Dies ist jedoch kontraproduktiv, weil dadurch die Halsvorderseite und der Mundboden verkürzt werden.

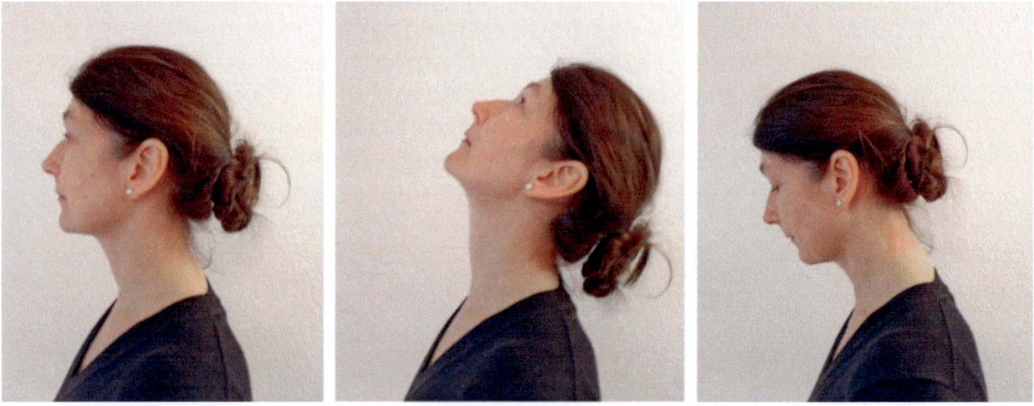

A *B* *C*

Abb. 5.80

Halsvorderseite dehnen

- Ausgangsstellung: [Abb. 5.80, A]. Zunächst den Nacken ein wenig nach oben ausdehnen. Dann die Halsvorderseite langsam länger werden lassen, sodass der Kopf von selbst beginnt, sich nach hinten zu neigen. Die Halsvorderseite dehnt sich auf diese Weise aus, ohne dass der Nacken gestaucht wird. [Abb. 5.80 B].

- Die Hände direkt oberhalb der Schlüsselbeine platzieren [Abb.5.81]. Beim Ausatmen ziehen die Hände die Schlüsselbeine sanft nach unten, während das Kinn langsam Richtung Zimmerdecke angehoben wird. Verschiedene Dehnungswinkel können genutzt werden, wenn der Kopf beim Kinnanheben ein wenig nach rechts bzw. links gedreht wird.

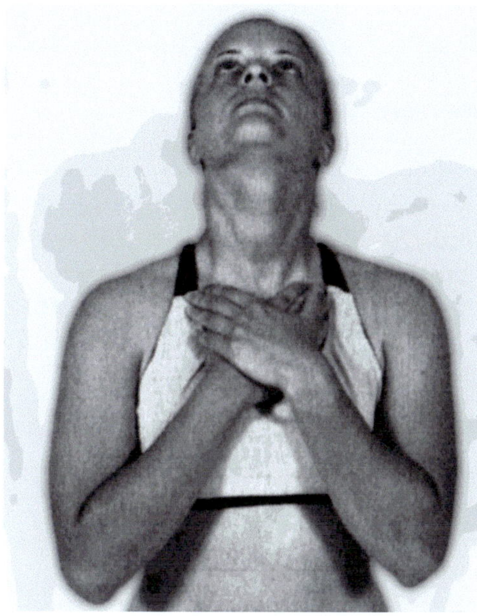

Abb. 5.81

Dehnen der Mm. Scaleni

Den Nacken nach hinten neigen, zur kontralateralen Seite neigen und zur ipsilateralen Seite drehen. [Abb. 5.82] Die Bewegung ganz langsam durchführen, um gegebenenfalls HWS-Probleme zu vermeiden.

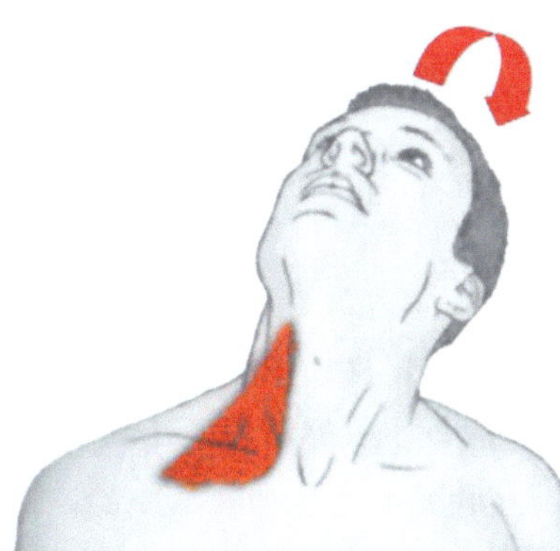

Abb. 5.82

Vordere und hintere Hals-Abteilungen differenzieren
Die Lehrerin erfasst mit Daumen und Fingern der einen Hand die vordere Halsabteilung, in der sich Luft- und Speiseröhre befinden. Dann bewegt sie dieses Kompartment behutsam rhythmisch „rüttelnd" hin und her. Mit der anderen Hand stabilisiert sie währenddessen vom Nacken her die hintere Hals-Abteilung, durch welche die Wirbelsäule verläuft.

Anschließend auf dieselbe Art das Os Hyoideum bewegen.

Dehnen der Halsseiten [Abb. 5.83]
Die rechte Halsseite langsam länger werden lassen, sodass der Kopf von selbst beginnt, sich zur linken Seite zu neigen. Die rechte Halsseite dehnt sich auf diese Weise aus, ohne dass die linke Seite gestaucht wird. Zusätzlich kann man sich noch vorstellen, der Kopf würde nach links oben streben.
Gleichzeitig auf der rechten Seite Arm und Hand zum Boden hin ausstrecken, wie wenn die Hand den Boden berühren wollte.
Danach Seitenwechsel.

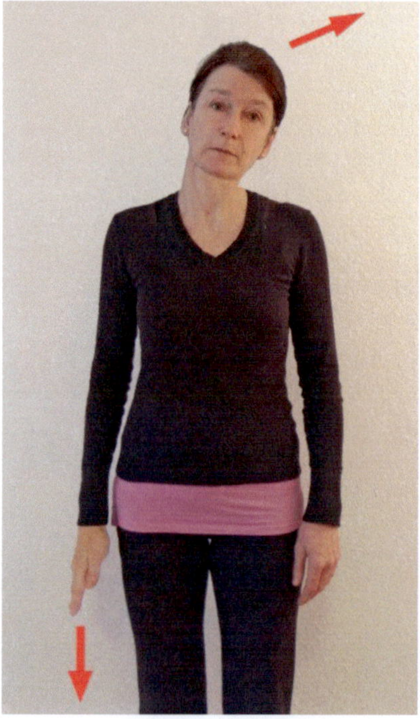

Abb. 5.83

Dehnen von Hals und Nacken [Abb. 5.84]
Rückenlage. Der Kopf dreht sich um die eigene Achse zur Seite. Dehnen in zwei Richtungen, indem die Nase zur Unterlage strebt und die Fingerspitzen des ausgestreckten gegenüberliegenden Arms in den Raum hinein streben. Danach Seitenwechsel.

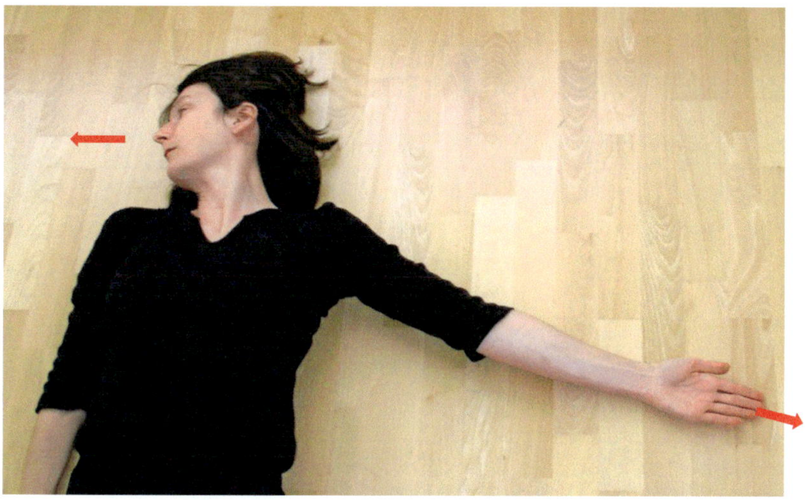

Abb. 5.84

Schultern, Arme und Hände

Schulterfreiheit, Verbindung der Arme zum Rumpf *(Ida Rolf)* [Abb. 5.85]

Ausgangshaltung:
Rückenlage, Beine aufgestellt. Die Arme liegen in einem Winkel von etwa 90° zum Rumpf nach außen gestreckt. Die Handinnenflächen zeigen nach oben. [A]

Ablauf:

1. Ausatmend die Arme langsam zur Zimmerdecke hinbewegen („steigen" lassen), einatmend wieder zum Boden zurück. [A-C]
2. Aus dem Schultergelenk heraus werden die Arme um 45° nach innen gedreht [D], sodass die Daumen zur Zimmerdecke zeigen. Armbewegung wie in Schritt 1 [D-F].
3. Aus dem Schultergelenk heraus eine weitere Innenrotation um 45° machen, sodass die Handinnenflächen zum Boden hinzeigen [G]. Armbewegung wiederholen [G-I].
4. Wenn und insoweit möglich, nochmals Innenrotation der Arme, sodass nun die Daumen zum Boden zeigen [J]. Armbewegung wiederholen [J-L].
5. Jetzt eine *Außen*drehung der Arme um 45°, die Handrücken zeigen nach oben. Armbewegung wiederholen [G bis I].
6. Außendrehung um 45°, die Daumen zeigen nach oben. Armbewegung wiederholen [D bis F].
7. Außendrehung um 45°, die Handinnenflächen zeigen nach oben. Armbewegung wiederholen [A bis C].

Während der gesamten Übung auf folgende Punkte achten:

- Die Atmung soll nicht stocken oder abflachen.
- Im oberen Brustbereich und in den Schultergelenken offen/weit bleiben.
  Deshalb sollen die Arme von den Ellbogen oder Händen her angehoben werden und zwar nur so weit nach oben, wie die Schultern am Boden bleiben können.
- Ellenbogen und Handgelenke nicht *über*strecken.
- Mit der Aufmerksamkeit an der *Vorder*seite der Wirbelsäule sein.
- Propriozeptiv eine Verbindung herstellen zwischen Armen und mitt-dorsalem Scharnier bei T 4/5 (physiologisch) bzw. Herz (gestisch).

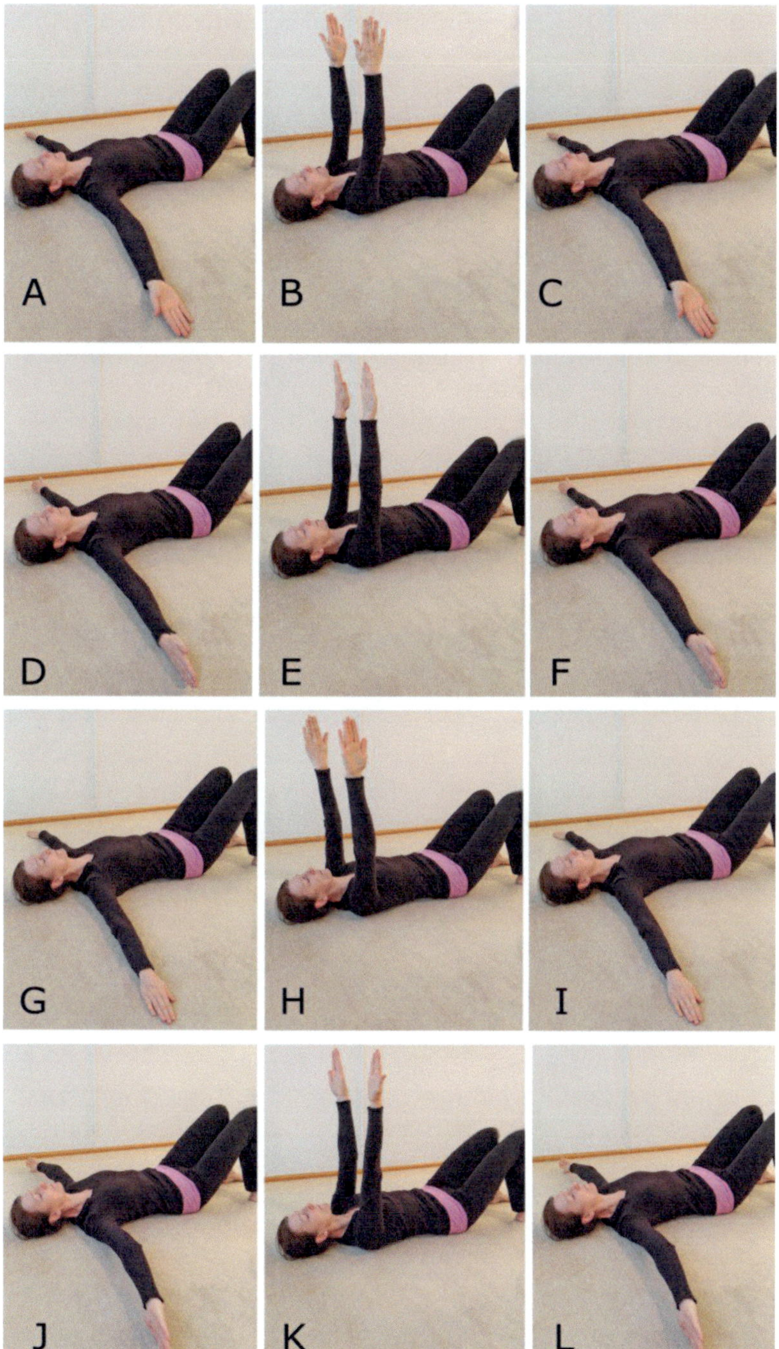

Abb. 5.85

Flexible Verbindung von Schultergürtel und Rumpf [Abb.5.86]

- Bauchlage. Ein Arm liegt kopfwärts ausgestreckt, der Handteller zeigt zum Boden. Der Kopf liegt auf der Seite, dem kopfwärts ausgestreckten Arm zugewandt. [Abb. 5.86, a]

  Arm und Hand bleiben schwer, wenn nun der Ellenbogen nach außen geschoben wird, wodurch die Hand langsam Richtung Fußende gezogen wird. Sie bewegt sich zunächst am Kopf entlang etwa bis zur Kopfhöhe [a bis c].

  Weiter geht die Bewegung dann nur, wenn die Hand sich über die Kleinfingerseite langsam so dreht, dass der Handteller, der bisher zum Boden zeigte, sich allmählich Richtung Zimmerdecke ausrichtet. Dabei dreht sich der Arm naturgemäß nach innen und die Brustwirbelsäule wird über die Schulter passiv in die Bewegung miteinbezogen [c und d].

  Nun schiebt sich die Hand an Rumpf und Becken vorbei weiter fußwärts, bis der Arm neben dem Rumpf ausgestreckt liegt [e].

  Das Ganze ist eine ununterbrochene flüssige Bewegung.

  Anschließend wird der Ellbogen wieder nach außen geschoben und die Bewegung läuft „rückwärts" [von e nach a].

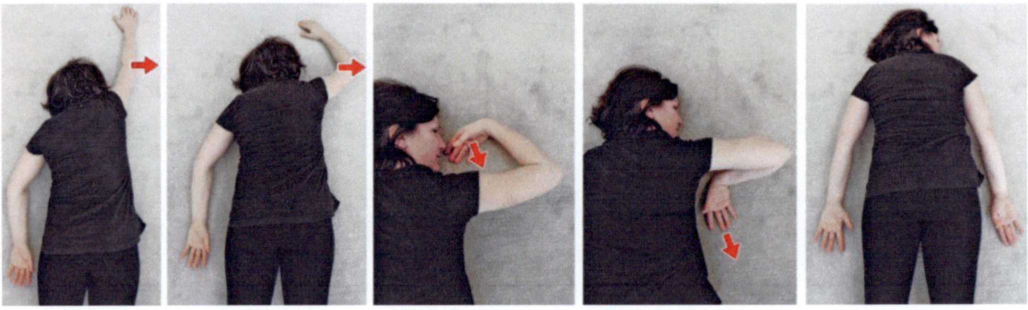

a b c d e

Abb. 5.86

- Im Stehen Füße parallel stellen. Die Arme um den Rumpf herum schwingen lassen. Die Augen führen die Bewegung. Beine und Knie dabei nicht fixieren, sondern passiv mitgehen lassen. Die Bewegung soll leicht und schwungvoll erfolgen. Wiederholung mit jeweils einem vorgestellten Fuß.
- Wenn die Arme im Stehen schlaff herunterhängen und wenig Verbindung zum Rumpf haben: Rückenlage. Der Klient drückt mit seinen Händen gegen den Widerstand der Hände des Lehrers Richtung Zimmerdecke. Weitere Push-Übung auf S. 179 ff.

- Arme passiv und aktiv bewegen. Abfolge:
  1. Die Lehrerin bewegt jeweils einen Arm des Klienten passiv in verschiedenen Richtungen.
  2. Die Lehrerin bewegt wieder jeweils einen Arm des Klienten in verschiedenen Richtungen, aber jetzt gibt der Klient einen hinhaltenden aktiven Widerstand.
  3. Rollentausch. Die Lehrerin hält den Arm des Klienten, dieser bewegt aber nun seinen Arm aktiv. Die Lehrerin folgt passiv der Bewegung, die der Klient vorgibt.
- Freies Dirigieren von klassischen Musikstücken (Lufttaktstock).
- Bewegungen ausführen, die ungewohnte Stellungen des Schultergelenks beinhalten. Denn im Alltag wenig oder kaum genutzte Gelenkstellungen führen langfristig dazu, dass an den entsprechenden nichtgenutzten Gelenkrändern Arthrose entsteht.
- Spiralige Dehnung von Wirbelsäule, Kreuzbeingegend, Rumpf und Schultern: S. 152 ff.
- Wenn die Scapula zu eng mit dem Arm verbunden ist: Die Klientin sitzt aufrecht und hebt langsam die Arme, wie wenn sie einen großen Strandball halten würde. Der imaginäre Ball wird soweit gehoben, bis die Klientin das Gewicht der Arme in der Gegend des lumbodorsalen Übergangs spüren kann. Die Lehrerin hält den M. Trapezius bzw. die Scapula der Klientin nach hinten-unten. Die ganze Zeit über drückt diese ihre Füße gegen den Boden, sodass sie durch den Gegendruck des Bodens die Verbindung zwischen Füßen und lumbodorsalem Übergang aufrechterhalten kann.
- Bewegungen des Arms von der Hand her ausführen bei gleichzeitiger Raumorientierung.
- Sich bei Armbewegungen vorstellen, dass die Arme hinten am oberen Beckenrand beginnen oder sich vorstellen, dass die Arme sich ausdehnend von der Brustmitte her bewegen. Die Wirkung ist besonders stark, wenn man dabei einen Gegenstand in der Hand hält.
- Jeweils eine Hand flach an der Wand, bewegt sich der Körper möglichst variationsreich um die Schulter herum. Die Idee ist, dass nicht der Arm aus der Schulter heraus bewegt wird, sondern der Rumpf aus der Schulter heraus. Das erweitert den Spielraum im Schultergelenk, weil das Nervensystem nicht auf automatisierte Bewegungsmuster zurückgreift.

- Rückenlage [Abb. 5.87]. Die Ellbogen streben nach außen (z.B. bis zu den Wänden).
- Dehnung der Mm. Rhomboidei, des unteren Teils des M. Trapezius und des M. Latissimus dorsi: Mit rundem Rücken vorgebeugt sitzen. Beine breit stellen (die Knie senkrecht über den Füßen). Einen Oberarm gegen den Widerstand des Beins der anderen Seite nach innen drücken. [Abb. 5.88] Einige Zeit halten. Dann Seitenwechsel. Die Übung hilft bei zu eng an der Wirbelsäule befindlicher Scapula.

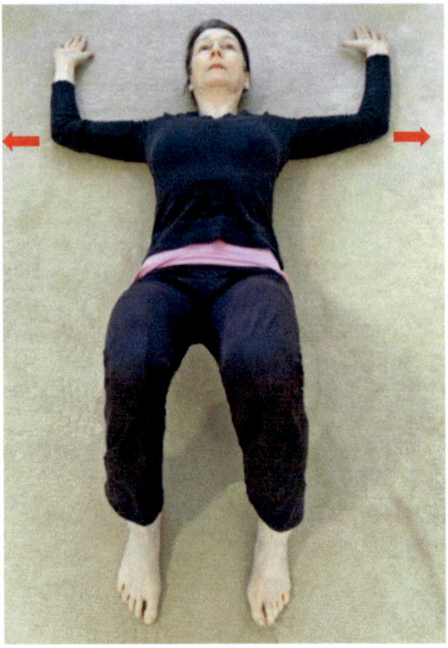

Abb. 5.87

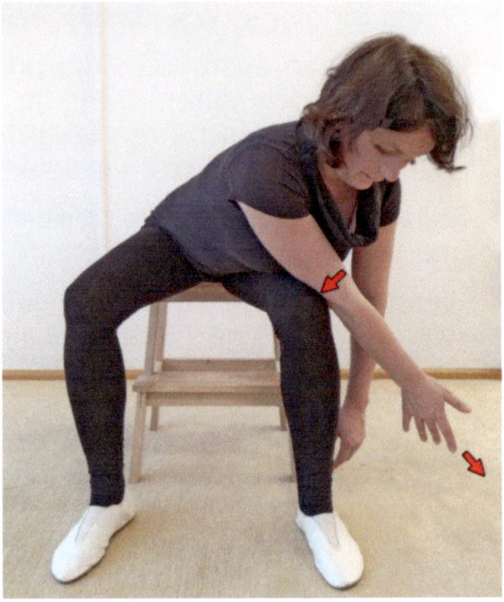

Abb. 5.88

- Während Armbewegungen bei Arbeit, Sport usw. sich vorstellen, dass die Ellbogen schwer sind und nach außen schwimmen.
- Während Armbewegungen während der Arbeit und beim Sport sich vorstellen, dass die Armrückseite sich verlängert und der Ellbogen die Armbewegung anführt.
- Während man Tüten oder Taschen trägt, erlauben, dass die Traglast die Arme nach unten zieht.

Dehnen von Schultergelenken und Armen

Sitzend oder stehend oder liegend. Fingerspitzen streben in den Raum hinein. Der Winkel der Arme zum Rumpf kann dabei variieren. [Abb. 5.89]

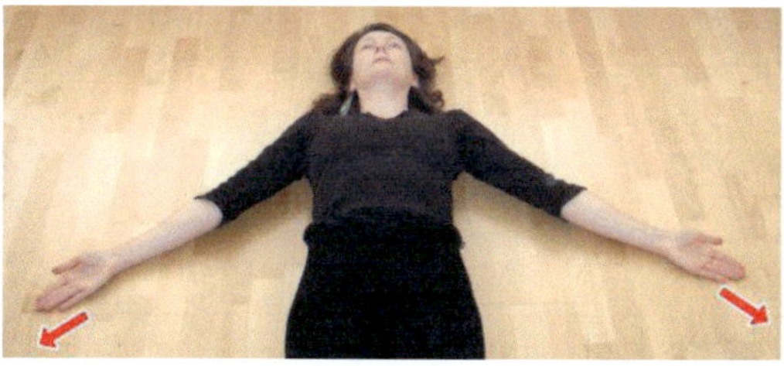

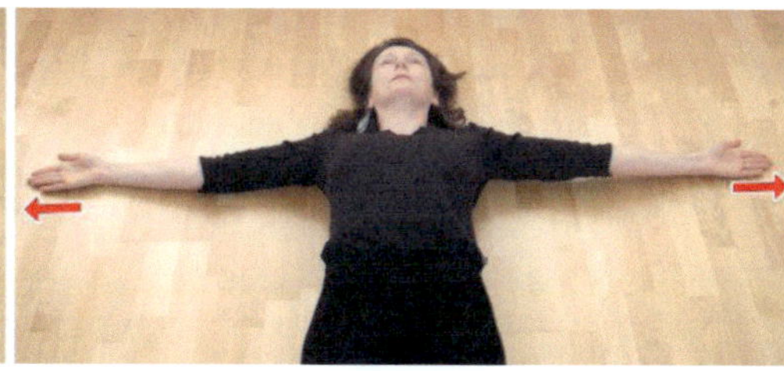

Abb. 5.89

Entspannte Schultern, Weite zwischen Schultern und Kopf

- Rückenlage, Kopf zur Seite gedreht. Dehnen in zwei Richtungen, indem die Nase zur Unterlage strebt, und die Fingerspitzen des ausgestreckten gegenüberliegenden Arms in den Raum hinein streben. [Abb. 5.90] Seitenwechsel.

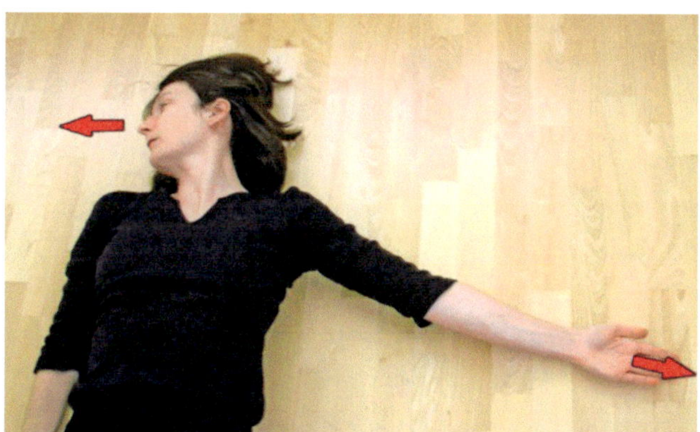

Abb. 5.90

- Stehend den Kopf wie einen gasgefüllten Luftballon nach oben schweben lassen. Die Arme dabei herabhängen lassen wie die Ärmel eines schweren Mantels.

Schultern mobilisieren und entspannen

- Rückenlage. Die Lehrerin stabilisiert mit einer Hand die Schulter des Klienten, während er mit der anderen Hand den Oberarm des Klienten langsam ziehend und kreisend passiv bewegt.
- Der Lehrer steht am Kopfende der Liege und legt seine Hände rechts und links auf den Brustkorb des Klienten, nahe den Achselhöhlen. Seine Hände folgen der Atembewegung des Klienten beim Einatmen nach oben und halten diese Aufwärtsbewegung, wenn der Klient ausatmet. Auf diese Weise übernimmt der Lehrer die vorhandene Anspannung des Klienten. Beim dritten Atemzyklus folgt der Lehrer mit seinen Händen der Ausatembewegung des Klienten nach unten.
- Auf einem gestreckten Bein neben einer Bank stehen. [Abb. 5.91] Unterschenkel und Hand der anderen Seite stützen sich auf der Liege ab. Diese Hand sowie die Füße sind gerade ausgerichtet. Die freie Hand hält ein Gewicht und beginnt kleine Schwingungen und Drehungen zu vollführen. Den anfänglichen Schwung ausnutzen, sodass der Arm dann weitgehend passiv weiterschwingt, wie ein hängendes Glockenseil.
- Kreisen des erhobenen Arms. [Abb. 5.92]

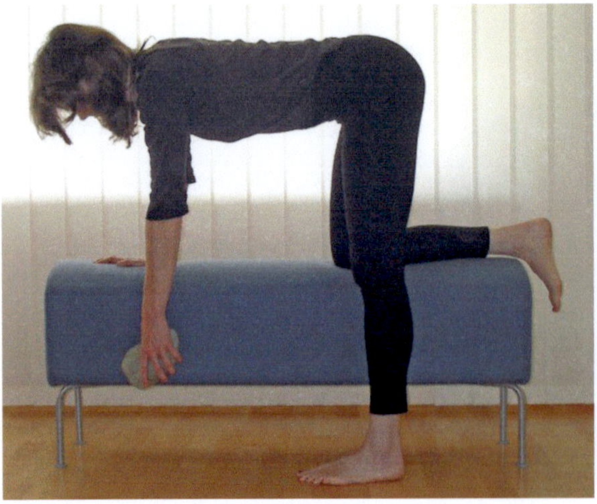

Abb. 5.91

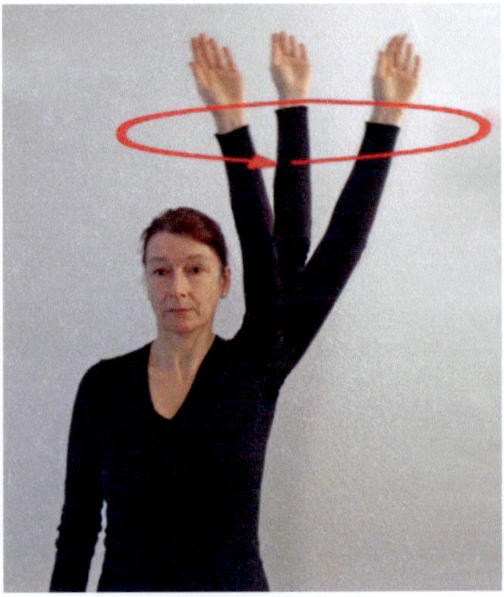

Abb. 5.92

- Jeweils eine Hand flach und mit relativ gestrecktem Arm an der Wand, bewegt sich der Körper möglichst variationsreich um die Schulter herum. Die Idee ist, dass nicht der Arm aus der Schulter heraus bewegt wird, sondern der Rumpf aus der Schulter heraus. Das erweitert den Spielraum im Schultergelenk, weil das Nervensystem nicht auf automatisierte Bewegungsmuster zurückgreift.
- Jeweils eine Schulter kreisen lassen und diese Bewegung in den Raum projizieren (z.B. die Schulter als Scheinwerfer erzeugt einen durch den Raum sich bewegenden Lichtstrahl).
- Kreisen der Schultern nach vorn und hinten. [Abb. 5.93]

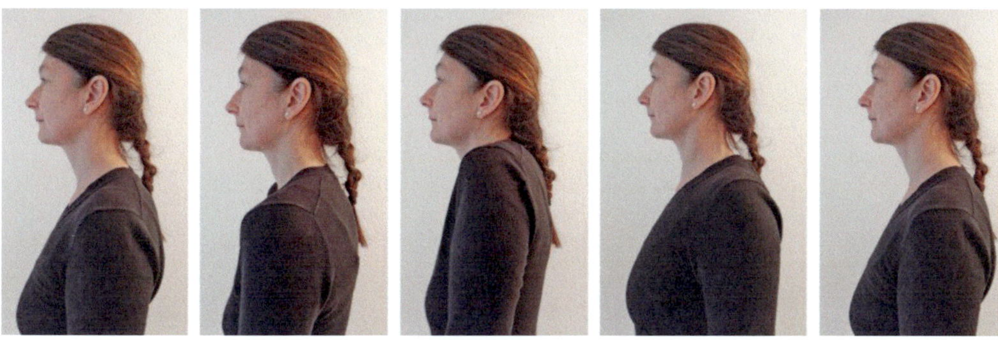

Abb. 5.93

- Armkreisen in der Sagittalebene [Abb. 5.94, B bis D]. Bevor der Arm nach vorn-oben schwingt [B], holt er nach hinten aus (Pendelprinzip) [A]. Entsprechendes gilt auch für das Kreisen in der Gegenrichtung. Auf die Integrität der Vertikalachse des Körpers achten.

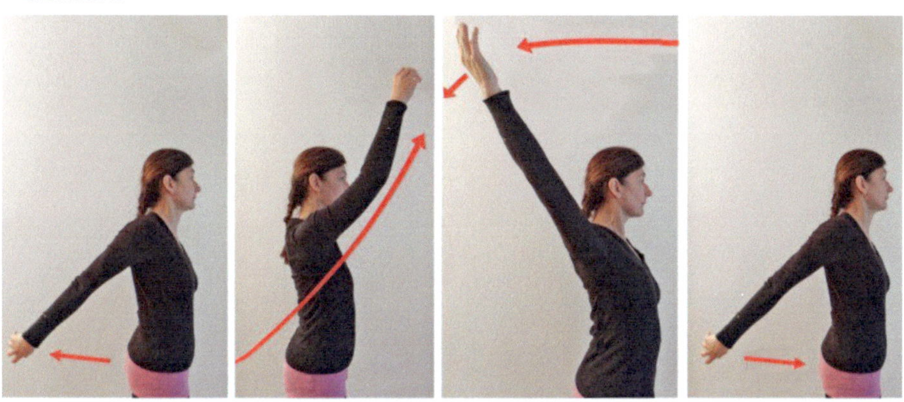

A B C D

Abb. 5.94

- Mit beiden Händen eine kleine Hantel oder einen Stein über den Kopf führen [Abb. 5.95 A] und dort kleine Schwungbewegungen nach vorn und hinten ausführen. Von hinten her ausholend geht der Schwung dann nach vorn und unten, durch die Beine hindurch [A bis C]. Wie ein Pendel schwingen die Arme wieder nach vorn und oben zurück [von C nach D]. Mehrmals wiederholen.
  Vor der Übung aufwärmen.

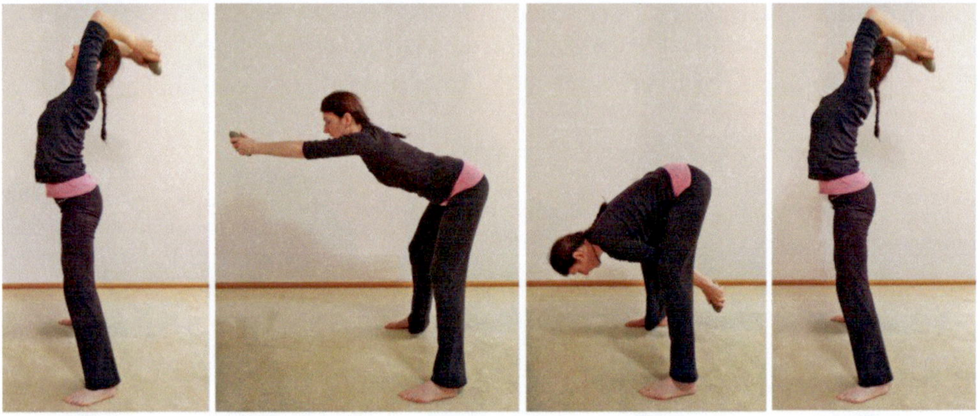

A B C D

Abb. 5.95

- Mit beiden Händen eine kleine Hantel oder einen Stein vor dem Körper von einer Seite zur anderen weit ausholend schwingen [Abb. 5.96]. Etwa auf der Mitte des Weges löst sich die eine Hand vom Gegenstand, während die andere weiterschwingt [C bis D]. Wie beim Pendel nutzt man nun den Schwung für den Rückweg zur anderen Seite. Mehrfach wiederholen. Dann Seitenwechsel.

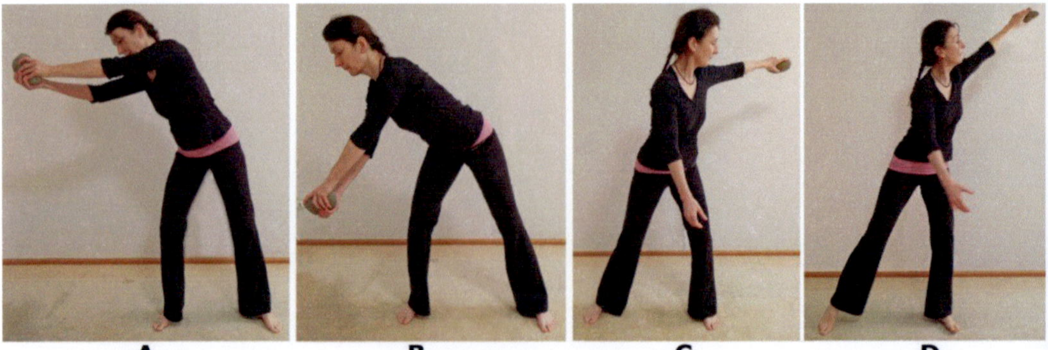

A B C D

Abb. 5.96

- Beide Arme mit einem Handtuch in Stellung bringen [Abb. 5.97, links]. Zunächst zieht die obere Hand mit Hilfe des Handtuchs die untere Hand nach oben (Dehnen u.a. des M. Supraspinatus und des M. Coracobrachialis beim linken Arm) [links]. Danach versucht die untere Hand das Handtuch nach unten zu ziehen, wobei die obere Hand dagegenhält (Dehnen u.a. von M. Teres minor und M. Infraspinatus beim linken Arm) [rechts]. Jeweils ca. 20 Sekunden lang. Dann Seitenwechsel.

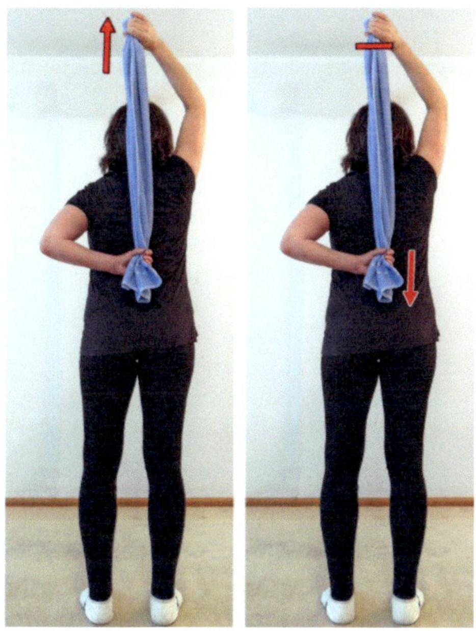

Abb. 5.97

Dehnen des M. Levator scapulae

Sitzend oder stehend. Einen Arm hinter den Rumpf führen und nach unten ausstrecken. Dann mit Hilfe der anderen Hand den Kopf seitwärts nach vorn neigen und zur Seite drehen. [Abb. 5.98]

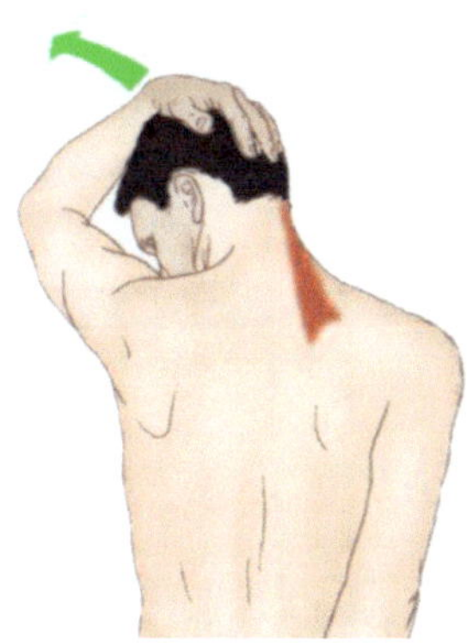

Abb. 5.98

Dehnen der Tricepsmuskeln des Oberarms

Drei verschiedene Armstellungen sind möglich [Abb. 5.99].

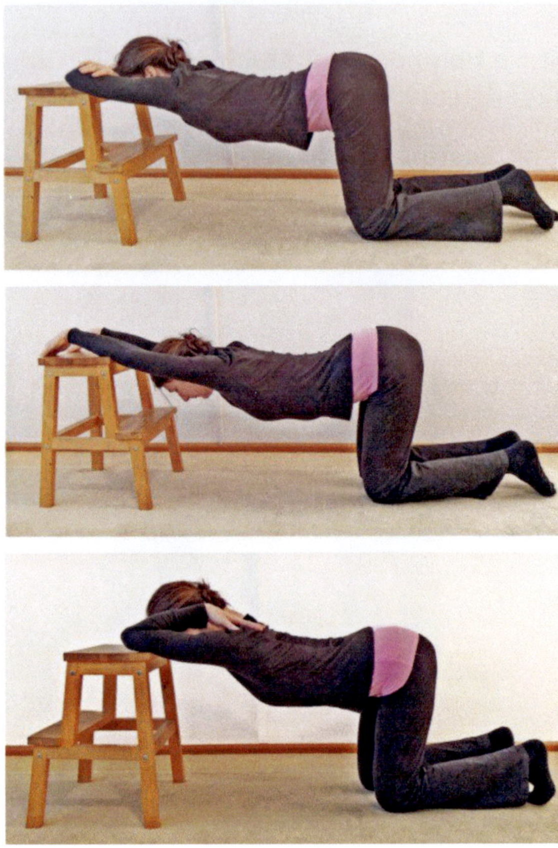

Abb. 5.99

Tracking von Armen und Händen [Abb. 5.100]

Über das Tracking generell siehe S. 158 ff.

Indikationen:

Innen- oder außenrotierte Oberarme; Dysbalance zwischen M. Pectoralis und M. Latissimus.

Vorgehensweise:

Die Klientin steht vor dem Lehrer. Dieser umfasst die Oberarme der Klientin unmittelbar oberhalb der Humerus-Epikondylen und dreht die Ellbogen ein wenig nach vorn (= leichte Innenrotation der Arme) [A].

Das Sternum darf nicht absinken, und der lumbodorsale Übergang der Wirbelsäule soll sich zum Sternum hin ausrichten (Vermeidung von Zwerchfelldysfunktion). Während der Lehrer die Ellbogen der Klientin in der Position hält, bewegt diese die Ellbogen vom lumbodorsalen Übergang bzw. von der Vorderseite der Wirbelsäule her langsam und mit ganz kleinem Bewegungsumfang nach lateral [B und C] und wieder zurück zum Rumpf [D].

Die Schultern sollen entspannt bleiben und nicht nach vorn geschoben werden. Die Bewegung darf also nicht vom M. Biceps her erfolgen. Falls die Schultern strukturell nach vorn geschoben oder innenrotiert sind, soll der Klient in den Brustkorb atmen; falls die Schultern nach außen rotiert oder nach hinten geschoben sind, soll er in den oberen Rücken atmen.

Sobald die Klientin in der Lage ist, obige Bewegung ohne Hilfestellung der Lehrerhände auszuführen, kann der Lehrer seine Hände auch an anderen Stellen als Führungshilfe einsetzen.

Wenn z.B. die Schulterblätter zu weit außen stehen, also zu eng mit den Armen verbunden sind, hält der Lehrer während der oben geschilderten Bewegung die Schulterblätter nach posterior/medial/kaudal, damit diese bei der Innenrotation der Arme nicht nach anterior/lateral/kranial folgen.

Häufige Fehler:
Das Becken wird nach vorn geschoben; der Brustkorb wird eingezogen oder zu weit vorgestreckt; der Atem wird angehalten.

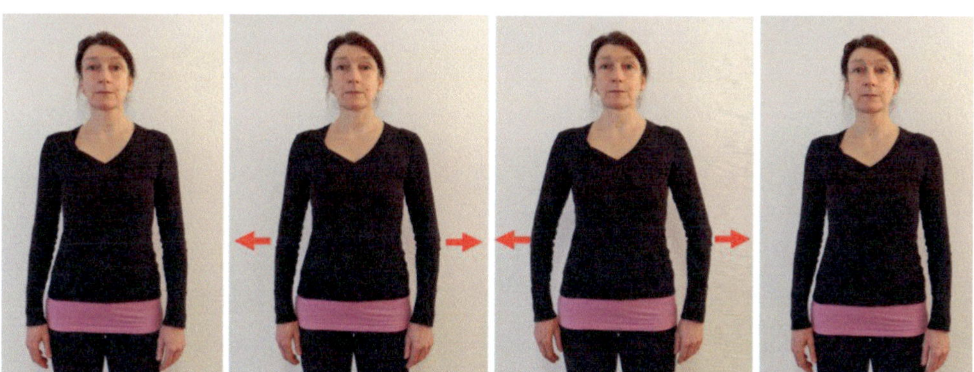

A ***B*** ***C*** ***D***

Abb. 5.100

Schulterblatt (1): Verhärtungen auf dem Schulterblatt lösen

Mit dem Rücken an die Wand lehnen. Einen Tennisball zwischen die Wand und das Schulterblatt klemmen und mit ihm die schmerzhaft-verspannten Stellen punktuell oder kreisförmig bearbeiten.

Schulterblatt (2): Aktivieren des M. Serratus anterior

Zu weit nach hinten vom Rumpf abstehende Schulterblätter sind häufig Ergebnis einer mangelhaft arbeitenden Serratusmuskulatur. Wenn diese nicht aktiv genug ist, kontrahieren kompensierend die Brustmuskeln, die Mm. Rhomboidei und der M. Trapezius.

- Stehend in der Art des Faltens an der Wand (siehe S. 167 f.) mit beiden Händen gegen die Wand drücken [Abb. 5.101]. Das Brustbein soll dabei nach vorn kommen. Erlauben, dass der Gegendruck der Wand die Schulterblätter nach medial und kaudal schiebt. Variante: Sitzend vor einer Wand [Abb. 5.102].

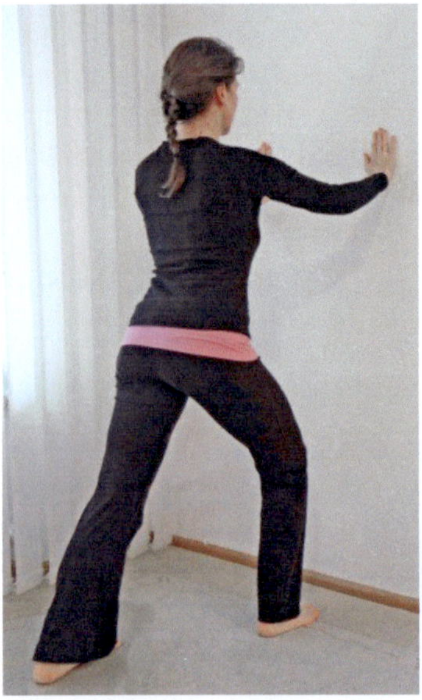

Abb. 5.101

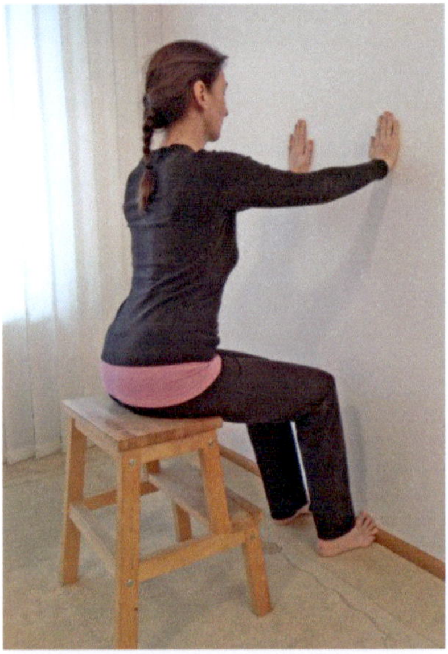

Abb. 5.102

- Bei alltäglichen Aktivitäten (Steuerrad des Autos halten, Gemüse putzen usw.) die – oft wenig benutzte – Kleinfingerseite mehr miteinbeziehen.

- Rückenlage. Einen etwa 2 kg schweren Gegenstand in der Hand des nach oben ausgestreckten Arms halten und *von der Schulter her* einwärts und auswärts drehen. Das Schulterblatt bleibt am Boden bzw. wird zu Boden gedrückt. Den Oberkörper unverkrampft lassen. Ein Gefühl entwickeln für die Verbindung von der Kleinfingerseite der Hand über Arm und Brustkorb zum Schulterblatt und vom Schulterblatt in den Rücken hinein.
- Beim Armheben die Bewegung von der Hand ausgehen lassen. Die Wahrnehmung der Hand löst eine Vorbewegung aus, wodurch der M. Serratus anterior aktiviert wird.

Schulterblatt (3): Aktivieren der Mm. Rhomboidei

Zu weit auseinander stehende Schulterblätter sind häufig Ergebnis mangelhaft arbeitender Rhomboidei-Muskeln.

Rückenlage, Unterschenkel erhöht gelagert. Die Unterarme liegen im 90° Winkel zum Rumpf, die Oberarme sind im 90° Winkel zum Unterarm nach oben gerichtet. Die Fäuste nicht verkrampfen, die Handgelenke nicht krümmen [Abb. 5.103].

Nun die Ellbogen senkrecht gegen den Boden drücken. So wenig Druck ausüben, wie möglich; so viel wie nötig. Die Rhomboidei werden so aktiviert, die Schulterblätter werden dadurch etwas zur Wirbelsäule geschoben. Etwa 10 Sekunden den Druck halten und wieder loslassen. Zehnmal wiederholen.

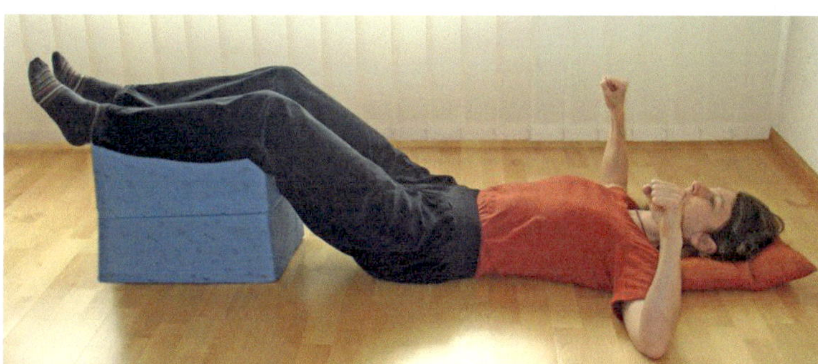

Abb. 5.103

Schulterblatt (4): Stabilisieren und Koordinieren

- Wenn man jemandem die Hand gibt (und bei anderen Armbewegungen nach vorn und/oder oben), mit der Vorstellung arbeiten, dass die Schulterblätter gleichzeitig abwärts gleiten, oder dass ein Gewicht die Schulterblätter nach unten zieht.

- In leicht gefaltetem Stand die linke Hand an die Wand legen [Abb.5.104 a]. Die linke Schulter auf und ab bewegen, ohne dass die Hand ihre Position verändert.
  Nun wie putzend die Hand in einer weiten Bewegung an der Wand entlangführen [a und b]. Das Schulterblatt während der Bewegung so weit hinten-unten halten, wie es möglich ist.
  Die Übung mit dem rechten Arm wiederholen. [c und d]

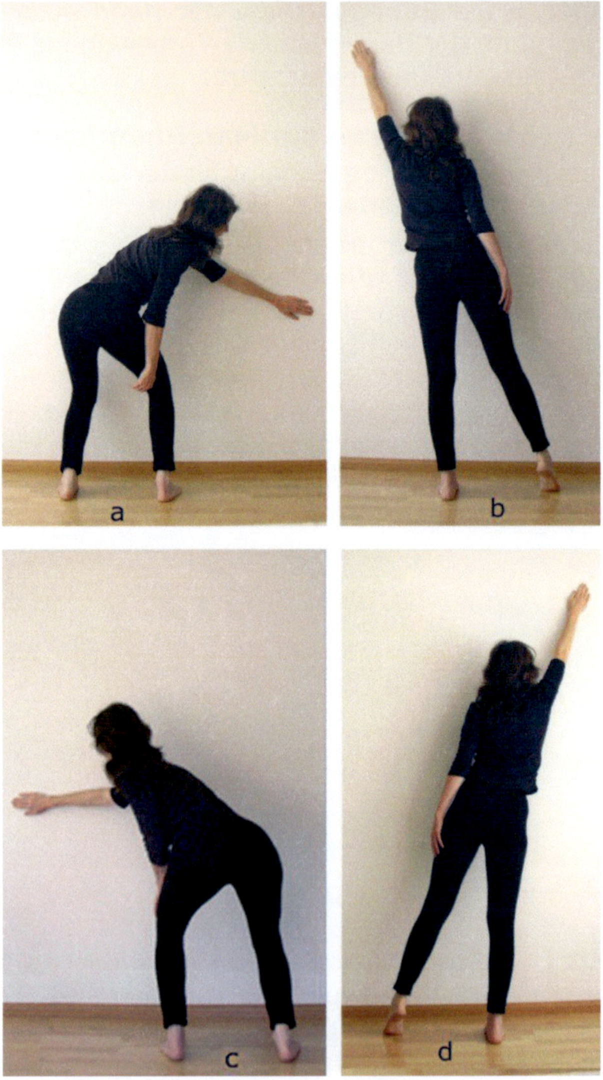

Abb. 5.104

Die Gliedmaßen des Arms heben und senken

Ziele:

Wahrnehmung von zwei Richtungen der Bewegung, von Schwere und Leichte. Dekomprimierung der Gelenke und Stabilisierung der Schulterblätter. Bewegung im Ausdehnungsmodus.

Vorgehen: Rückenlage. Arme liegen seitlich am Körper [Abb. 9.105, A]. Nacheinander werden die einzelnen Abschnitte eines Armes angehoben und wieder gesenkt. Dann Seitenwechsel.

Ablauf:

1. Die Hand wird aus dem Handgelenk heraus nach oben abgewinkelt, während der Rest des Armes schwer bleibt [B]. Dann senkt sich die Hand wieder zu Boden.
2. Der Unterarm bewegt sich mit der Hand nach oben, während Oberarm und Schulter schwer liegen bleiben [C]. Dann senkt sich der Unterarm wieder nach unten, die Hand bleibt noch in der Senkrechten. Zum Schluss kehrt auch die Hand in die Ruhehaltung zurück.
3. Der ganze Arm hebt sich nach oben, während das Schulterblatt auf der Unterlage verbleibt [D]. Dann sinken nacheinander Oberarm, Unterarm und Hand wieder zurück.

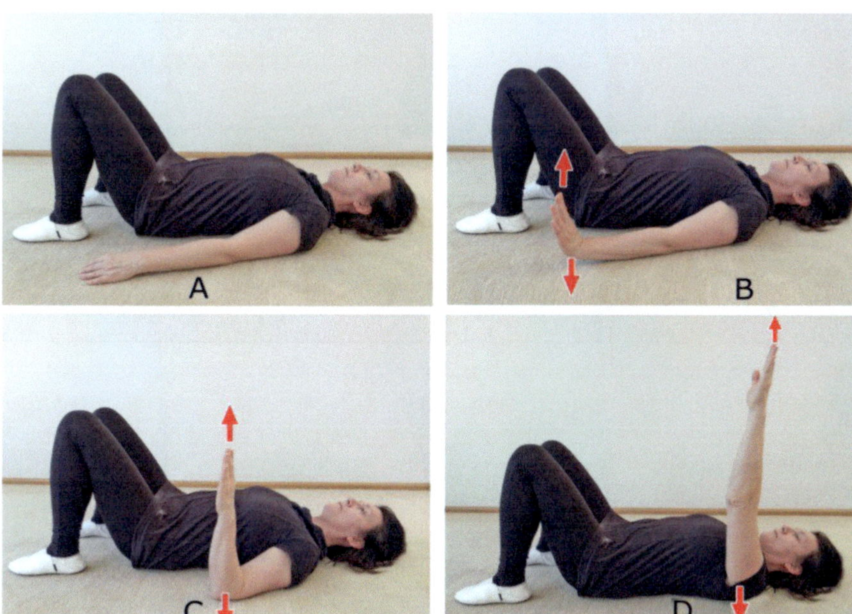

Abb. 5.105

Den ganzen Arm heben und senken

Ziele:

Wahrnehmung von zwei Richtungen der Bewegung, von Schwere und Leichte. Dekomprimierung der Gelenke und Stabilisierung der Schulterblätter. Bewegung im Ausdehnungsmodus.

Vorgehen:

Rückenlage, Beine aufgestellt, Arme seitlich am Oberkörper liegend. Der folgende Ablauf wird erst mit erst mit einem Arm, dann mit dem anderen und schließlich mit beiden Armen durchgeführt.

Ablauf:

1. Den Arm während des Ausatmens Richtung Zimmerdecke bewegen. Dies geschieht im Ausdehnungsmodus, indem die Armrückseite sich verlängert und der Ellbogen führt. Während der Armbewegung nach oben sinken Rücken und Schulter in die Unterlage. Hilfreich können Vorstellungen sein wie z.B. die, dass die Arme wie zwei Flügel sind, die am hinteren oberen Beckenkamm beginnen, oder dass die Arme tiefe Wurzeln im Rumpf haben.
2. Wenn der Arm die vertikale Stellung erreicht hat, durch kleinste Anpassungsbewegungen kreisender Art die Stellung finden, in der die Schwerkraft den Arm in der Vertikalen hält. Die „schwerelose" Stellung des Arms einen Moment lang spüren.
3. Den Arm weich auf die Unterlage zurücksinken lassen.

Müheloses Armheben [Abb. 5.106]

Ziel:

Bewegung im Ausdehnungsmodus. Es geht darum, zu vermeiden, dass das Schultergelenk durch Hochziehen der Schulter komprimiert wird [Abb. 5.106, links].

Vorgehen [Abb. 5.106, rechts]:

Stehend oder aufrecht sitzend. In dieser Haltung die allgemeine Körperspannung reduzieren, besonders die Arme schwer hängen lassen. Sich vorstellen, als ob sich unter den Achseln kleine Luftballons aufblasen. Dadurch den Ellbogen langsam nach außen gehen lassen. Der Arm „schwebt" nach oben bis in die Horizontale. Anschließend den Arm vom Ellbogen her wieder sinken lassen, begleitet von der Vorstellung, dass die Luftballons schrumpfen.

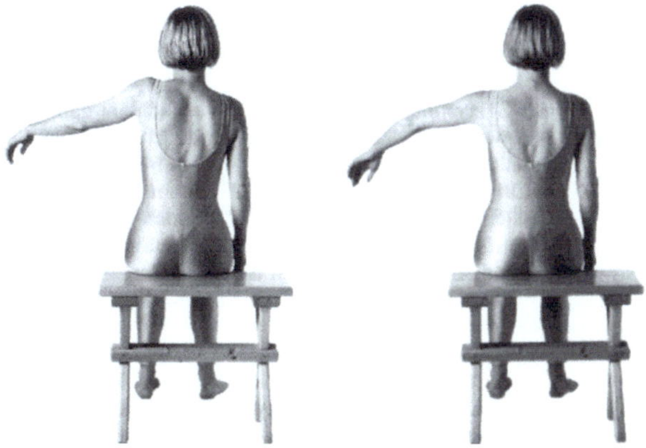

Links: Längsachse kippt nach rechts, Verkürzungen in der Schulterregion
Rechts: Längsachse bleibt vertikal, offene freie Schulterbewegung

Abb. 5.106

Spiralförmige, koordinierte Armbewegungen fördern

Ausgangshaltung im Stehen oder Sitzen:

Ein Oberarm befindet sich – im Ellbogen angewinkelt – seitlich vom Oberkörper, wobei der Handteller nach oben zeigt. Der andere Arm ist nach vorn ausgestreckt, der Handteller zeigt zum Boden [Abb.5.107, links].

Ablauf:

Beide Arme bewegen sich gleichzeitig in einer schraubenden Bewegung in die jeweilige Position des andern Arms hinein [Abb. 5.107, links und rechts]. D.h., der angewinkelte Arm wird unter gleichzeitiger Innendrehung nach vorn ausgestreckt, während der ausgestreckte Arm unter gleichzeitiger Außendrehung zur Rumpfseite gezogen wird. Es handelt sich um eine mehrfach ausgeführte fließende Bewegung, ohne Pausen.

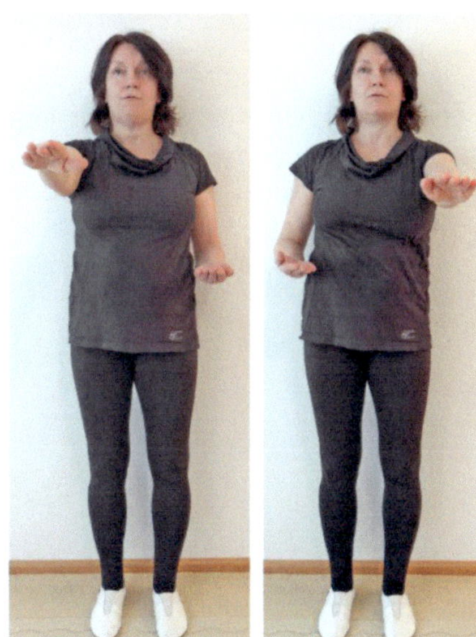

Abb. 5.107

Kontralaterales Armschwingen aktivieren

- Die vorhergehende Übung (Spiralförmige, koordinierte...)
- Die Arme beim Gehen eine kurze Zeit *gar nicht* bewegen und dann loslassend weitergehen. Man nennt das eine paradoxe Intervention.
- Sich beim Gehen vorstellen, die Beine würden am Übergang zwischen Brust- und Lendenwirbelsäule beginnen.
- Übungen auf S.193 ff. und 325

Aktivieren der Armmuskeln

Freies Dirigieren von klassischen Musikstücken (Lufttaktstock) aktiviert die Armmuskulatur auf natürliche Weise.

Optimieren der Vorbewegung (Feedforward)

Zum Feedforward generell siehe S. 56 ff., 63 f., 70 f. und 100 f.)

Ziel:

Das bewusste Spüren eines Gegenstandes verringert den Aufwand muskulärer Anstrengung und lässt die Bewegung freier fließen.

Ablauf:

Man hält einen Holzstab und führt verschiedene Gesten damit aus: vorstrecken, hochhalten, in beiden Händen halten, abwehren usw. Vor Ausführung der Bewegung lässt man sich vom Stab „berühren", indem man dessen Kontur, Temperatur, Schwere und Festigkeit wahrnimmt.

Dehnen der Beugeseite von Unterarm und Hand(gelenk)

- Die Handflächen in einen annähernd 90° Winkel zum gestreckten Arm bringen. Die Schulten während der Übung unten lassen. [Abb.5.108]

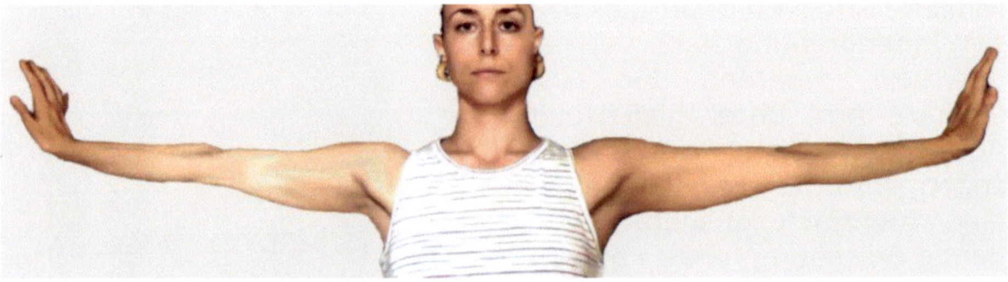

Abb. 5.108

- Die Handflächen zusammendrücken. Dabei die Hände etwas nach unten bewegen, was die Dehnung verstärkt. Die Schulten während der Übung unten lassen. [Abb. 5.109]

- Die Hand mit gestreckten Fingern auf einer Unterlage auflegen, wobei der Ellbogen gestreckt ist. Die Schultern dabei nicht hochdrükken. [Abb. 5.110]

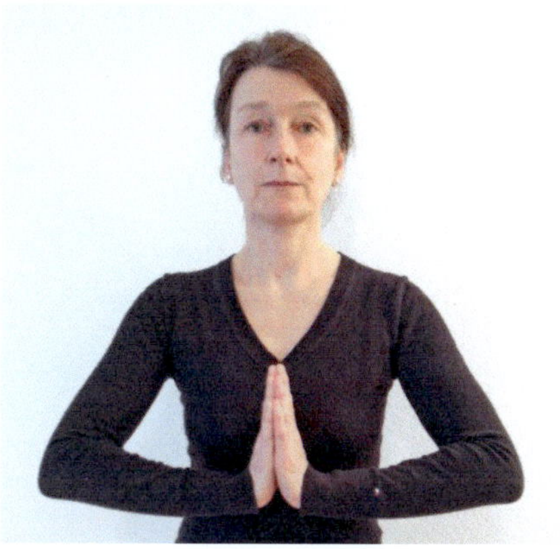

Abb. 5.109

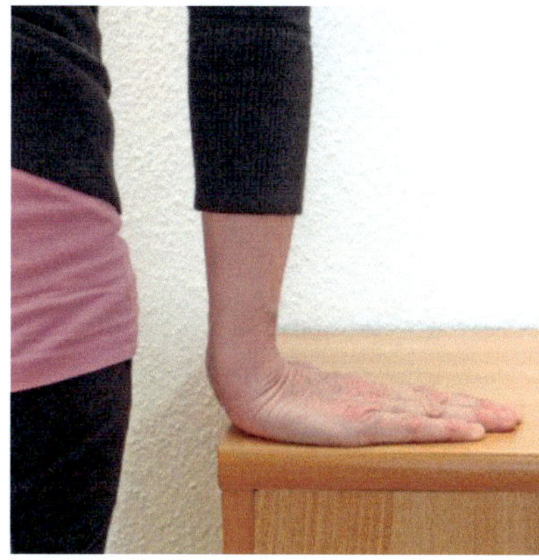

Abb. 5.110

- Man lehnt sich mit gestrecktem Arm gegen eine Wand. Das Handgelenk in die Plantarstreckung bringen. Die Finger werden gespreizt. [Abb. 5.111, links] Während man dehnend in dieser Stellung bleibt, kann man gezielt einzelne Finger sowie Radius und Ulna ansprechen [rechts].

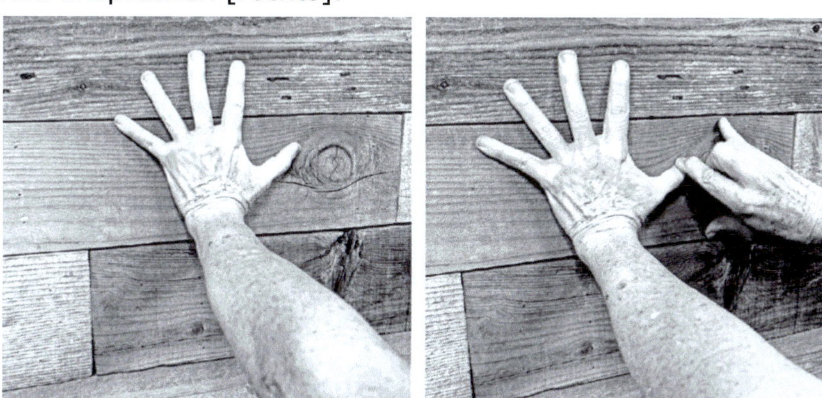

Abb. 5.111

Eingeschränkte Supination oder Pronation des Unterarms

Im Stehen oder Sitzen. Die Lehrerin fixiert mit einer Hand den Radiuskopf, mit der anderen bewegt sie die Hand des Klienten in die Supination bzw. Pronation.

Dehnung der Hand- und Fingerbeuger [Abb. 5.112]

Der Arm ist dabei ausgestreckt.

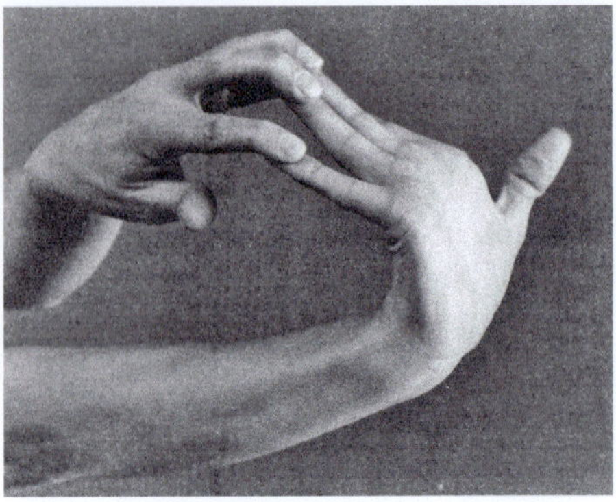

Abb. 5.112

Dehnung der Handinnenflächen

Der Klient steht mit locker hängenden Armen. Jeweils eine Hand wird vom Unterarm in die Waagerechte abgewinkelt. Der Lehrer öffnet die myofaszialen Strukturen der Handinnenfläche von unten her, während der Klient sich mit seiner Hand in die behandelnden Finger des Lehrers lehnt und gleichzeitig den Ellbogen minimal nach außen und innen bewegt. Auf intakte innere Vertikalachse achten.

Komprimierte Fingergelenke

- Finger langziehen.
- Mit Zeigefinger und Daumen der einen Hand von beiden Seiten her einen kraftvollen Druck auf den Gelenkspalt des jeweiligen Fingergelenks ausüben, um den Spalt zu weiten. Den Druck beibehalten, während man nun das Fingergelenk scharnierartig beugt und streckt. [Abb. 5.113]

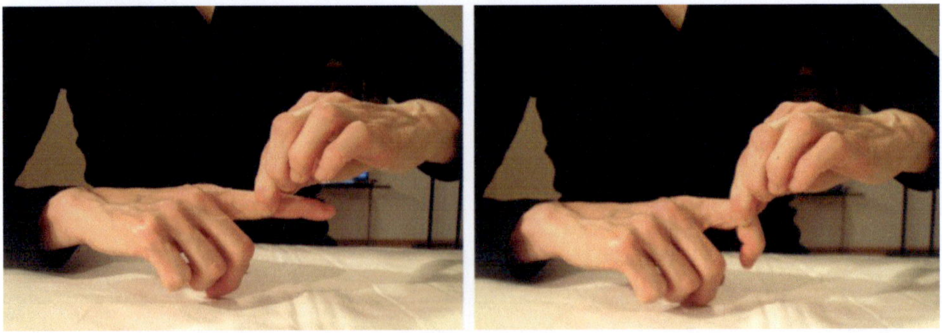

Abb. 5.113

Aktivieren der Hand- und Fingerbeugemuskeln

- Die Finger gestreckt haltend liegen die Fingerkuppen aufeinander [Abb. 5.114]. Beide Hände fest gegeneinanderdrücken. Darauf achten, dass die Brustmuskulatur dabei möglichst unbeteiligt ist.

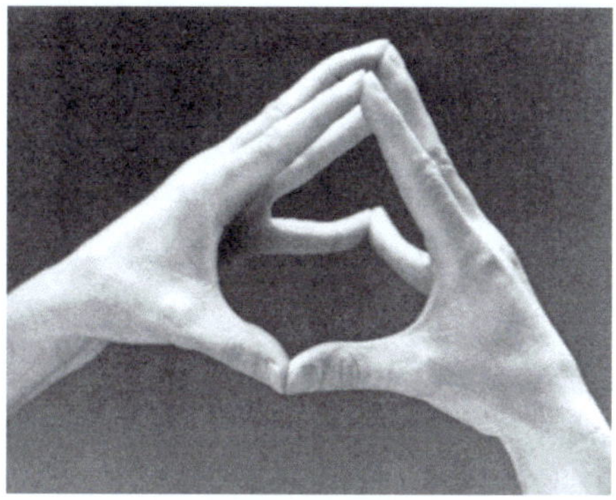

Abb. 5.114

- Mit einer Hand den ausgestreckten Zeigefinger der anderen Hand umfassen und ihn drücken, wobei vor allem der Ringfinger und der kleine Finger benutzt werden. Wenn sich der Griff wenig kraftvoll anfühlt, sollte man die Übung öfter wiederholen.
- Die Fingerkuppen von Daumen und kleinem Finger bzw. Daumen und Ringfinger gegeneinanderdrücken.

Koordinationsübung für die Finger

Finger in verschiedenen Kombinationen beugen, während die anderen Finger gestreckt bleiben. Beispiele: [Abb. 5.115]

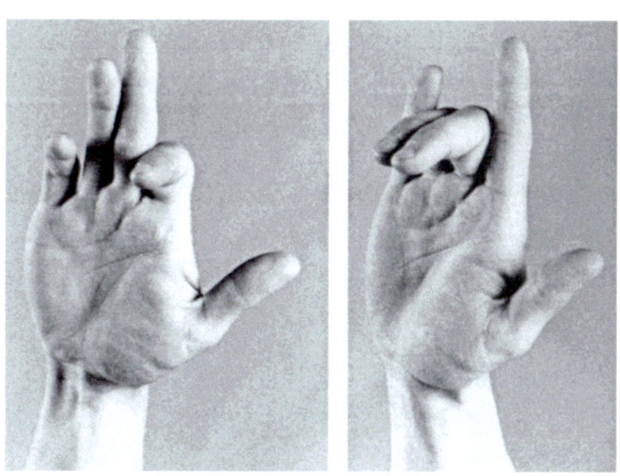

Abb. 5.115

Schulung der Biomechanik der Hand (besonders bei Fokaler Dystonie = „Musikerkrankheit", siehe: Handbuch für SI, Band 5)

- Intrinsische Muskeln aktivieren
  - Mit den Fingerkuppen von Daumen und jeweils einem der anderen Finger ein Blatt Papier festhalten und mit der anderen Hand versuchen, das Blatt herauszuziehen.
  - Die Fingergrundgelenke um 90° beugen und die Finger gerade halten, während die andere Hand versucht die Finger weiter zum Handteller zu beugen.
- Die kleinen Muskeln schulen durch leichten präzisen Griff
  - Die Fingergrundgelenke um 90° beugen und die Finger gerade halten. Dann nacheinander den Daumen zur Fingerkuppe des Zeigefingers und der der anderen Finger bewegen.
  - Mit dem Daumen und allen anderen Fingerkuppen ein gedachtes kugeliges Objekt halten.
  - Im Alltag: Steuerrad, Telefon u.a. Gegenstände mit möglichst wenig Kraftaufwand halten und bewegen. Und beim Ergreifen der Gegenstände diesen erlauben, die Hand zu öffnen, statt die Hand vor dem Ergreifen des Gegenstandes zu öffnen.
- Bewegung der Hand bzw. der Finger vom Unterarm und vom Oberarm aus organisieren
  - Je einen Finger auf einen Gegenstand (oder auf eine Klaviertaste) drücken, indem man die Muskeln in der Hand betätigt (statt die des Unterarms). Dann entspannen, ohne den Finger wieder abzuheben.
- Lernen, die Fingergelenke nicht zu überstrecken
  - Die Hand mit einem kleinen Ball unter der Handfläche auf eine flache Oberfläche legen. Sich leicht auf den Ball lehnen und die Hand rund halten.
  - Die Hand mit einem kleinen festen Gummiball unter der Handfläche auf eine flache Oberfläche legen. Dann mit der Handfläche kreisende Bewegungen machen, während man die Fingerkuppen (nicht die Fingerspitzen) auf die Tischoberfläche fallen lässt.

Kopf

Atlanto-occipitale Verbindung öffnen

- Die Klientin macht langsame und kleine Nickbewegungen, die sie immer kleiner werden lässt, bis sie nicht mehr sicher ist, ob sie die Bewegung überhaupt noch ausführt oder sie sich nur vorstellt.
- Vorstellung: der Kopf liegt auf dem Atlas wie auf einem Rettungsring im Wasser. Bei ansteigendem Wasserspiegel steigt der Ring und damit auch der Kopf nach oben.
- Der Klient macht stehend oder sitzend langsame und sehr kleine Nickbewegungen, während die Lehrerin mit Daumen und Zeigefinger die atlanto-occipitale Verbindung kontaktiert und offenhält.
- Occiput-Tracking im Gehen: Der Lehrer umfasst mit Daumen und Zeige- oder Mittelfinger den unteren Rand des Occiput und gibt ihm einen leichten Lift nach oben, während die Klientin mit ihrem Daumen am Gaumen diesen Lift von vorn ergänzt. [Abb. 5.116]

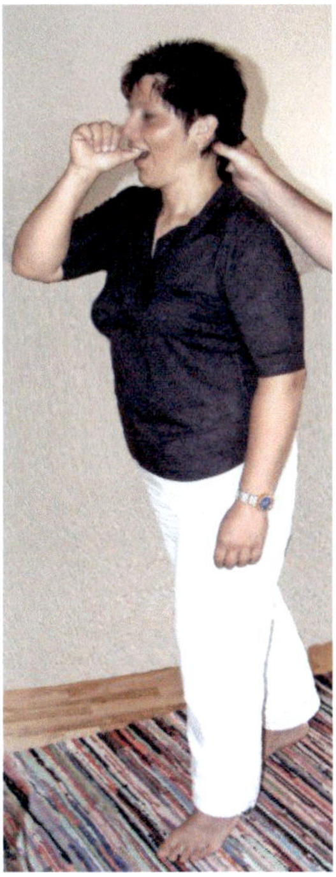

Abb. 5.116

Kopf und Rumpf verbinden

Es geht darum, der Klientin ein Gefühl der Verbundenheit zu vermitteln.

- Die Klientin liegt auf der Seite, die Beine etwas zum Brustkorb hin angezogen. Die Lehrerin legt eine Hand an das Occiput und die andere Hand an das Kreuzbein der Klientin. [Abb. 5.117]

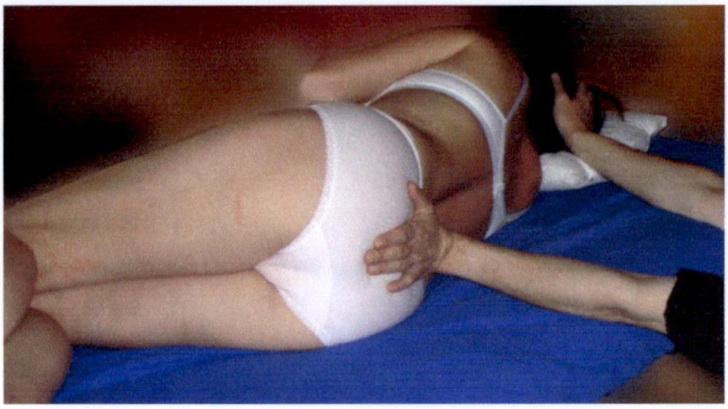

Abb. 5.117

- Rückenlage. Die Lehrerin legt eine Hand unter die atlanto-occipitale Verbindung und die andere Hand erst auf den Brustkorb, dann auf den Bauch der Klientin.

Beweglichkeit des Kopfes

- Vorstellung: der Kopf ist ein Ball, der auf der Wassersäule eines Springbrunnens tanzt
- Vorstellung: der Kopf ist eine Boje, die auf ruhigem Wasser tänzelt Die Boje ist mit einer frei schwingenden Kette am Meeresboden befestigt.

Kopfdrehen um die Vertikalachse ohne Seitneigung

Der Kopf folgt den Augen nach rechts und links. Sich dabei vorstellen, dass die Drehung des Kopfes weiter unten beginnt, nämlich in der Brustwirbelsäule auf Brustbeinhöhe. Es ist wichtig, dass die Achse zwischen den Augen horizontal bleibt, damit der Kopf sich beim Drehen nicht zur Seite neigt. [Abb. 5.118]

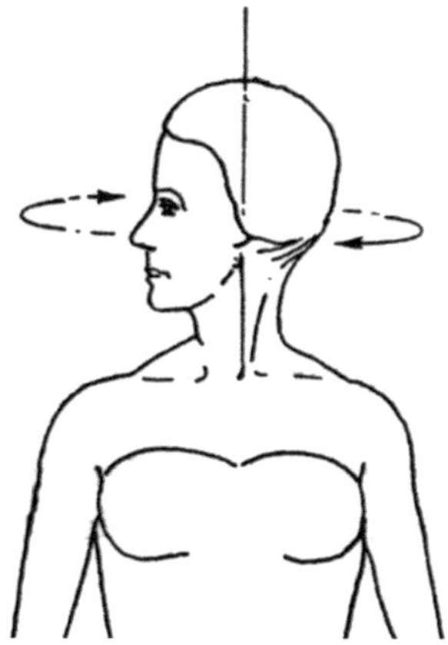

Abb. 5.118

Radius der Kopfdrehung vergrößern (1)

Wie weit der Kopf sich drehen kann, hängt u.a. von der Haltung und vom Bodenkontakt ab. Bei jedem der folgenden Schritte wahrnehmen, wie weit sich der Kopf frei dreht:

1. Zunächst zusammengesunken sitzen und kaum oder gar keinen Bodenkontakt mit den Füßen aufnehmen. Sich vorstellen, man würde von der Seite gerufen. Wie weit dreht der Kopf, wenn man in die Richtung schaut, aus der der Ruf kommt?
2. Derselbe Ablauf, aber diesmal *aufrecht* sitzend.
3. Derselbe Ablauf, aufrecht sitzend und zusätzlich mit gutem Bodenkontakt der Füße.
4. Ablauf wie unter 3., jetzt aber drückt sich der Fuß der Seite, die der Drehrichtung entgegengesetzt ist, fester gegen den Boden.

Radius der Kopfdrehung vergrößern (2)

Wie weit der Kopf sich drehen kann, hängt u.a. davon ab, ob das Sehen zu sehr fokussiert oder zwischen Fokus und Peripherie ausbalanciert ist. (Siehe auch die Übung für weiches Sehen auf S. 271)

Bei jedem der folgenden Schritte wahrnehmen, wie weit sich der Kopf frei dreht:

1. Mit fokussiertem Blick auf einen Gegenstand schauen, der sich in ca. 30 cm Entfernung vor einem befindet. Nun stellt man sich vor, jemand rufe einen von rechts/links. Sobald man den Ruf hört, schaut man in die entsprechende Richtung.

2. Jetzt auf ein weiter entferntes Objekt schauen und gleichzeitig den peripheren Raum im Auge behalten. Nun stellt man sich wieder vor, jemand rufe einen von rechts/links, und schaut in die entsprechende Richtung.

Kopfbalance vorn-hinten

- Der Kopf ist ausbalanciert, wenn der Hinterkopf ein minimales Übergewicht nach hinten hat.
- Der Kopf ist ausbalanciert, wenn in der oberen und in der unteren Hälfte des Sehfeldes das gleiche Raumvolumen sichtbar ist.

Wenn der Kopf nach vorn verschoben ist

- Sich vorstellen, dass die Augen vom Kopf*inneren* her schauen.
- Sich erlauben, dass die Bilder von außen zu einem kommen statt, dass man sie aktiv mit den Augen hereinholt.
- Sich vorstellen, dass die Sinneswahrnehmungen ohne vorherige Filterung direkt ins Gehirn gehen.
- Sich vorstellen, dass der Kopf wie ein gasgefüllter Luftballon nach oben schwebt.
- Sich vorstellen, dass man einen nach oben zeigenden länglichen Spitzhut auf dem Kopf trägt.
- Beim Gehen ein Reissäckchen o.ä. auf dem Kopf balancieren.
- Den Kopf vom Hinterkopf her drehen statt vom Gesicht aus.

Mangelhafte Orientierung des Kopfes im Raum verbessern

Seelische und körperliche Traumata können dazu führen, dass das unbewusste innere Körperschema (siehe S. 56) in Bezug auf den Kopf insofern unvollständig ist, als der „innere Karte" im Hirn eine funktional adäquate Repräsentation dieses oberen Poles fehlt. Ein typisches Symptom besteht darin, dass jemand häufig mit dem Kopf anstößt.

Um diese Repräsentierung wiederherzustellen, also das Körperimage wieder zu vervollständigen, kann man folgendes tun:

- Sich erlauben, dass die Kopfbewegung angeführt wird durch die Aufmerksamkeit für das periphere Gesichtsfeld oder für andere Sinneswahrnehmungen (Geräusche, Luft, Gerüche usw.).
- Luftballons in der Wohnung aufhängen und mit sanftem Anstoßen des Kopfes an den Ballons experimentieren.
- Zusammen mit einer vertrauten Person (positive Ressource) mit Luftballons Kopfball spielen.

Entspannen der Gesichtsmuskeln

- In der Form einer geführten Reise durch das Gesicht Spannungen - besonders um die Augen sowie um den Mund (Lippen) - spüren und entspannen.

  Eventuell bestehende Spannungsmuster kann man auch erst verstärken, bevor sie losgelassen werden.

  Begleitende Gefühle und seelische Widerstände wahrnehmen.
- Grimassen schneiden, indem nacheinander Augen, Nase, Mund und Unterkiefer sowohl symmetrisch wie auch asymmetrisch bewegt werden.
- Anhaltendes Gähnen.

Entspannen der Kaumuskulatur und des Mundbodens

- Den Mund leicht öffnen und das Gewicht des Unterkiefers wahrnehmen. Zunge flach und entspannt im Mundraum ruhen lassen.
- Entspannung der Kaumuskeln: Eine Hand greift das Kinn. Nun gegen einen moderaten Widerstand des Daumens unter dem Kinn den Mund langsam öffnen (konzentrische Bewegung). [Abb. 5.119, links]

  Dann den Mund langsam gegen einen moderaten Widerstand des Zeigefingers auf dem Kinn schließen (exzentrische Bewegung) [rechts].

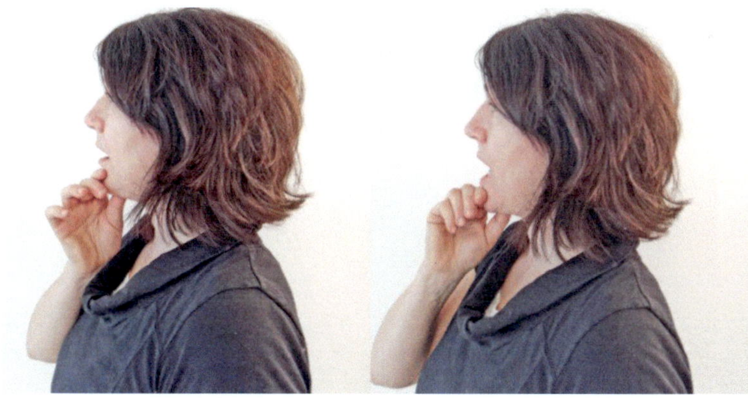

Abb. 5.119

- Wenn der Unterkiefer eingezogen ist: Das Kinn nach vorn schieben, ohne den Kopf mit nach vorn zu nehmen. Einige Sekunden dort halten.
- Durch einen Strohhalm oder an einem Schnuller saugen.
- Den Vokal O tönen lassen zur Entspannung des Beckenbodens.

Die Zunge entspannen und beweglicher machen

- Die Zunge dehnend in verschiedene Richtungen hinausstrecken.
- Die Zunge herausschnellen lassen und wieder zurückziehen.
- Die Zunge nach hinten einrollen und entrollen.
- Die Zunge im Mund kreisen lassen.

Peripheres (weiches) Sehen fördern

Gewohnheitsmäßiges fokussiertes Sehen (kortikal gesteuert) bei eingeschränkter Fähigkeit zu peripherem Sehen (subkortikal gesteuert) beeinträchtigt Bewegungsqualität und Körperstruktur.

- Sich erlauben, dass die Bilder von außen zu einem kommen statt, dass man sie aktiv mit den Augen hereinholt.
- Sich vorstellen, dass die Augen in der Mitte des Kopfes sitzen, dass man also aus der Tiefe des Kopfes heraus schaut.
- Einen nahen Gegenstand fokussieren und dreidimensional mit den Augen abscannen. Dann dasselbe mit weiter entferntem Gegenstand machen.
- Beide Daumen vor sich halten. Einer nah, der andere genau hinter dem anderen, aber etwas entfernt vom vorderen [Abb. 5.120, links].
  30 Sek. lang den nahen Daumen mit den Augen fokussieren, während der entferntere Daumen nach rechts bewegt wird [Mitte] und nach links. Dasselbe nochmal, aber jetzt den sich seitlich bewegenden entfernteren Daumen fokussieren [rechts].
  Anschließend beide geschlossenen Augen mit den Händen bedecken.

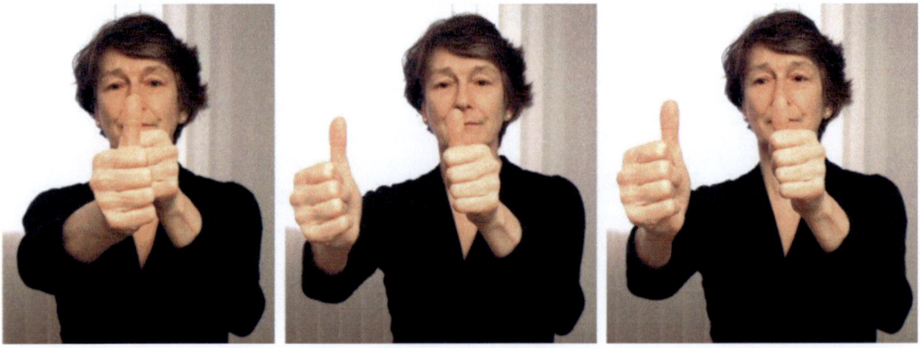

Abb. 5.120

Nochmals in die Ausgangsstellung gehen. Dann den geschilderten Ablauf schrittweise wiederholen, wobei diesmal der entferntere Daumen allerdings nicht nach rechts und links bewegt wird, sondern noch weiter weg nach vorn [Abb. 5.121] und wieder zurück.

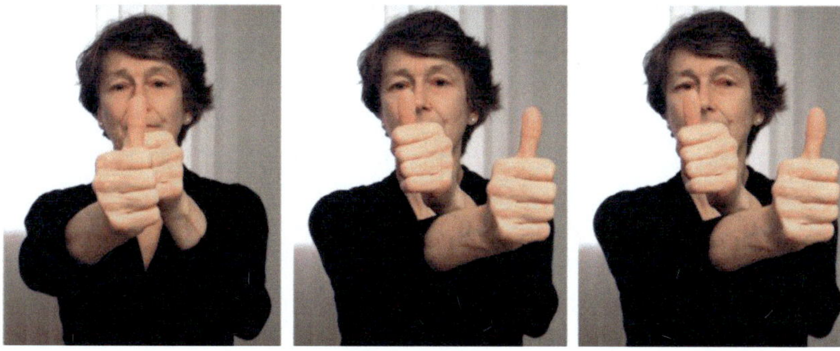

Abb. 5.121

- Im Stehen geradeaus schauen, mit beiden Händen vorn in der Mitte des Sehfeldes. Die Zeigefinger sind nach oben gerichtet, die Hände berühren sich. [Abb. 5.122, links]
  Langsam die Hände horizontal nach rechts und links auseinander bewegen, während der Blick weiterhin geradeaus gerichtet ist auf den Punkt, wo er am Anfang war [Abb. 5.122, rechts]. Gleichzeitig jedoch die Zeigefinger in ihrer Bewegung voneinander weg in die Peripherie verfolgen. Die Hände/Finger bewegen sich so weit nach außen, wie man fähig ist, sie im Auge zu behalten. Wenn man die Grenzen des peripheren Sehens erreicht hat, wackelt man mit den Fingern, um diese Grenzen zu stimulieren, sich weiter auszudehnen.
  Nun die Arme sinken lassen, das Sichtfeld aber weit lassen. Alles wahrnehmen, vom Zentrum bis zu den äußersten Rändern, die man vorher beim Verfolgen der Fingerbewegung erreichen konnte.

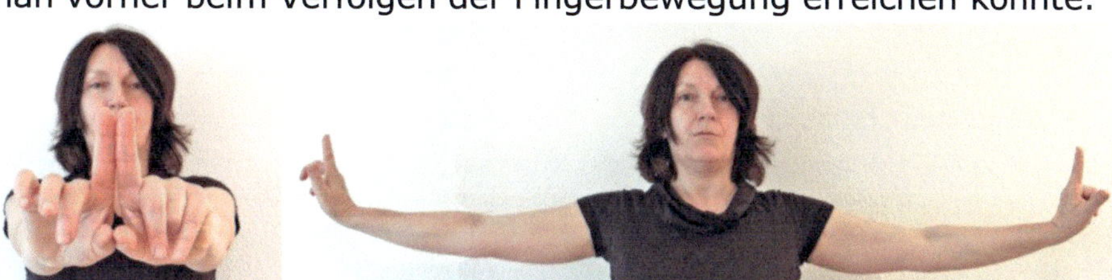

Abb. 5.122

- Stehend den Rumpf kreisförmig nach rechts und links schwingen. Dabei über die jeweils hintere Schulter schauen. Dann dasselbe mit geschlossenen Augen machen.

3. Bewegungsarten

Liegen

Entspannung im Liegen

Den Klienten verbal schrittweise durch alle Körperregionen führen, wobei er jeweils spüren kann, ob er irgendwo festhält, anspannt oder sein Gewicht nicht abgibt.

- Anspannungen: Bewusst verstärken und dann loslassen.
- Gewicht abgeben: Eine Körperregion vom Untergrund in der Vorstellung „abheben" (oder tatsächlich ein wenig anheben) und dann wieder „sinken" lassen.
- Ganzkörperdehnung durch sich rekeln: Körper und Gliedmaßen in unterschiedlichen Richtungen hin- und herbewegend dehnen und recken. Dabei genussvoll gähnen.

Hinweise für gut unterstützte Schlafpositionen

- Seitenlage: ein Kissen unter den Kopf, damit die unten liegende Schulter nicht zusammengedrückt wird.
- Bei Hyperlordose der Lendenwirbelsäule: Rückenlage. Ein Kissen oder eine Rolle unter die Knie legen. Wenn Bauchlage, dann mit Kissen unter dem Bauch zur Abstützung der LWS.
- Wenn das Liegen auf dem Bauch im Nacken- und/oder in der Brustwirbelsäule Probleme macht: ein Kissen unter die Schulter/Thoraxseite legen, zu der der Kopf gedreht ist.
- Schulter-Arm-Probleme: Seitenlage. Ein dickes Kissen vor dem Rumpf stabilisiert die Seitenlage. Ein kleines Kissen in die Achselhöhle der oben befindlichen Problemschulter legen.
- Wenn es in der Seitenlage Probleme im unteren Rücken oder in der Kreuzbeingegend gibt: Ein Kissen zwischen die Knie, oder, falls nur das obere Bein angewinkelt ist, unter das Knie des angewinkelten Beins legen.
- Für die Wahl einer optimalen Matratze gibt es nur individuelle Lösungen. Deshalb sollte man sich viel Zeit nehmen, beim Fach-Händler Probe zu liegen.

Sich mühelos drehen

- Aus der Rückenlage auf die rechte Seite:

  Rückenlage, Beine aufgestellt, der rechte Arm neben den Kopf gelegt. Die Knie nach rechts zur Unterlage hin sinken lassen.

Währenddessen den rechten Arm weiter nach kranial ausstrecken. Wenn dies zugelassen wird, drehen sich Rumpf, Becken und Kopf wie von selbst seitwärts, sodass man sich auf der rechten Seite liegend wiederfindet. Die Beine sind nach wie vor in Knie und Hüfte gebeugt.

Eine andere Herangehensweise ist das Anwenden der beiden Bewegungsformen Push und Reach (siehe S. 182 f.).

- Aus der Seitenlage in die Bauchlage:

  Die Beine langsam ausstrecken, während beide Arme sich nach kranial ausstrecken. Dann lässt man sich auf den Bauch fallen. Siehe S. 153 mit Abb. 4.9.

- Aus der Bauchlage in die linke Seitenlage:

  Den Kopf nach rechts drehen und die Unterschenkel anheben, bis diese mit den Oberschenkeln einen Winkel von 90° bilden. Beide Füße langsam nach links sinken lassen, während die Arme, besonders der rechte, sich (weiter) zum Kopfende strecken. Dies zulassend, liegt man bald auf der linken Seite.

- Aus der linken Seitenlage in die Rückenlage:

  Wenn Beine und Arme (weiter) gestreckt werden, kann man sich leicht auf den Rücken fallen lassen. Gilt entsprechend auch für die Drehung aus der rechten Seitenlage in die Rückenlage.

- Aus der Rückenlage in die Bauchlage:

  Abfolge: Aus der Rückenlage in die Seitenlage, aus der Seitenlage in die Bauchlage. (Siehe oben)

Vom Liegen ins Sitzen kommen

- Die Hände und der Kopf strecken sich nach vorn-oben, der Zimmerdecke entgegen. Auf diese Weise lässt man sich in das Sitzen „ziehen''. Es darf keine Muskelkraft aktiv eingesetzt werden, stattdessen bleibt der Körper schwer. Wenn man sich wieder hinlegen möchte, stellt man sich dabei vor, dass der Hände und Arme wie an unsichtbaren Fäden hängen.
- Sich auf die Seite drehen (siehe oben und S. 153), dann die Beine aus dem Bett schwingen und schließlich den Rumpf seitlich aufrichten. Entweder im Reach-Modus mit Hilfe des oberen Arms oder im Push-Modus, indem man sich mit dem untenliegenden Arm aufstützt, oder durch eine Kombination von beiden Modi.

Sitzen, Hinsetzen und Aufstehen

Vorübung zum aufrecht-entspannten Sitzen

Die Klientin rollt das Becken abwechselnd nach vorn-unten und nach hinten-unten. Rumpf, Brust und Nacken bewegen sich synchron mit dem Becken. [Abb. 6.1] Siehe auch Punkt 2 weiter unten.

Welche Körpersegmente sind in der Bewegung eingeschränkt? Welche Diaphragmen weisen Restriktionen auf und behindern so eine flüssige Bewegung von Becken, Rumpf und Hals? Die Klientin in zusammengesunkener und in aufgerichteter Stellung spüren lassen, in welcher Haltung es sich leichter atmen lässt.

Anleitung zum aufrecht-entspannten Sitzen

1. Die Füße sollen sich nicht zu weit vor oder hinter den Knien befinden, weil sonst die Unterstützung fehlt und das Becken nicht seine angemessene Stellung finden kann. Die Füße können dabei durchaus etwas versetzt gestellt werden, also ein Fuß weiter vorn, einer weiter hinten.
2. Beckenstellung: In eine optimale, d.h. leicht nach vorn-unten geneigte Position des Beckens kommt man, indem man das Becken um eine gedachte innere Achse, die ein wenig *unterhalb* beider Hüftgelenke, also in Leistenhöhe quer durch das Becken führt, nach vorn kippt; und zwar so weit, bis man spürt, dass man auf der Vorderseite der Sitzknochen sitzt [Abb. 6.1, rechts]. Dies geht nur, wenn Bauch- und Gesäßmuskeln dabei locker bleiben.

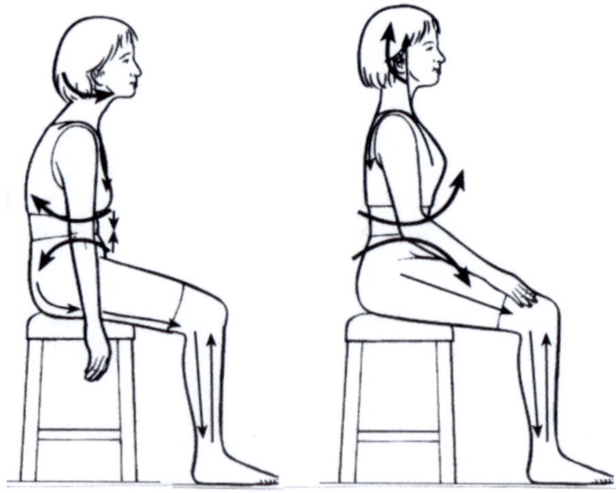

Abb. 6.1

Der Beckenschwerpunkt soll dabei nicht nach vorn gehen, sondern das Becken wird - wie ein angeschnittener Ball beim Tennis – gedreht. Auf diese Weise wird die Lendenwirbelsäule nicht gestaucht.

Darauf achten, dass beim Vorrollen des Beckens der Rumpf seine Aufrichtung behält. Zu diesem Zweck kann die Lehrerin eine Hand auf den Rücken der Klientin legen und sie auffordern, dass sie beim Beckenrollen mit ihrem Rücken den Kontakt zur Hand der Lehrerin nicht verliert.

Treten Probleme beim Beckenrollen auf, kann alternativ zum einfachen Beckenkippen folgendermaßen vorgegangen werden: Zunächst das Becken nach vorn-unten kippen [Abb. 6.2, a], dann aus den Hüftgelenken heraus Becken und Rumpf nach vorn neigen [b]. Von den gegen den Boden gedrückten Füßen her die Sitzknochen nach hinten schieben [b] und sich dann wieder aufrichten [c]. Die Aufrichtung erfolgt durch Druck der Füße gegen den Boden sowie durch Orientierung des Brustbeins nach vorn.

Beide Sitzhöcker sollten gleichmäßig belastet sein. Den Beckenboden entspannen. Das öffnet die Fußsohlen, was rückwirkend wiederum den Beckenboden weitet.

Die Furcht, in ein extremes Hohlkreuz zu kommen. ist unbegründet, wenn man - wie oben geschildert - das Becken *nicht durch Kontraktion der Rückenmuskulatur* nach vorn kippt, sondern durch eine Verlängerung der Rumpfvorderseite. Der Rumpf nimmt eine vorn-konvexe Form an.

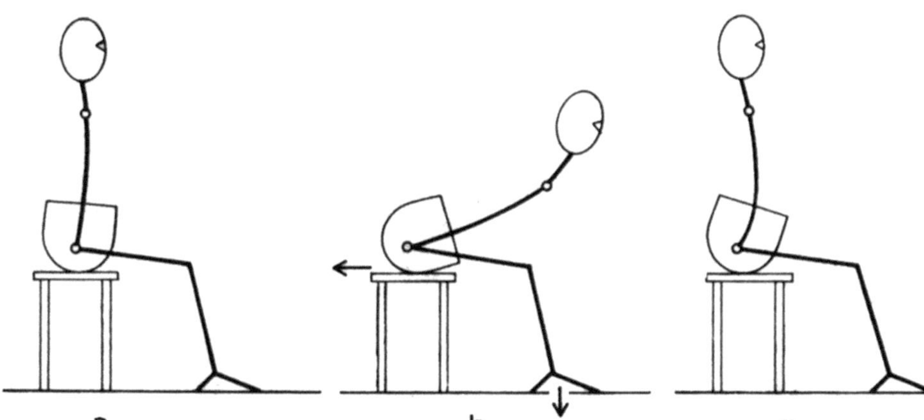

Abb. 6.2

3. Wenn der Rumpf aufgrund eines starken Rundrückens immer noch Übergewicht nach hinten hat, lässt man den ganzen Oberkörper *von den Hüftgelenken her* langsam ein wenig nach vorn pendeln, bis die Spannung im Rücken abnimmt und das Gleichgewicht hergestellt ist.
4. Da der Schwerpunkt jetzt *vor* den Hüftgelenken liegt, kann sich der Oberkörper mühelos auf dem Becken aufrichten, was den Rücken entlastet und eine Entspannung von Nacken und Schultern ermöglicht. Beim Kopfdrehen kann man vielleicht spüren, dass man die Welt souverän und in sich ruhend wahrnimmt.
5. Mit der Klientin prüfen, ob sie entspannt oder noch angestrengt aufrecht sitzt: Senkrecht von oben ihre Schultern nach unten drücken. Dies gibt ihr ein Gespür dafür, dass, wenn der Schwerpunkt sich *vor* den Hüftgelenken befindet, sie trotz Entspannung nicht zusammensinkt.
6. Es gibt eine Situation, die eine andere als die soweit beschriebene ideale Sitzposition nahelegt. Und das ist der Stuhlgang. Der Enddarm befindet sich für die Entleerung nämlich dann in einer optimalen Position, wenn das Becken nach hinten gekippt ist.

Zusätzliche Hinweise für den Lehrer

- Bezugnehmend auf den nach vorn konvexen Rumpf kann der Lehrer dem Klienten erklären, dass es o.k. ist, beim Sitzen auch einmal durchzuhängen. Dass es nur darauf ankommt, in die richtige Richtung durchzuhängen, nämlich mit eben jenem nach vorn konvexen Rumpf.
- Oft ist nicht nur die zusammengesunkene Sitzhaltung das Problem, sondern auch die Art, *wie* Klienten versuchen, sich in eine aufrechtere Sitzhaltung zu bringen. In aller Regel ziehen sie den Brustkorb nach oben und die Schultern nach hinten, verändern dabei aber die Beckenstellung kaum oder gar nicht.
- Wenn beim aufrechten Sitzen der untere Rücken wehtut, sind die M. Ischiocrurales, die Mm. Glutei, die Adduktoren und der untere Rücken u.U. noch zu kurz.
- Bei Menschen mit einer abgesunkenen Niere (meist die rechte) sollte das Becken nur so weit wie nötig nach vorn gerollt werden.

Sitzen auf unterschiedlichen Stuhlarten

- Bei zu weichem Sitz bzw. wenn die Sitzfläche nach hinten abwärts geneigt oder schalenförmig ist: Mit den Sitzknochen so weit wie möglich nach hinten an die Rückenlehne rutschen und dann erst in die Rückenlehne hinein entspannen. Manchmal ist ein Keilkissen hilfreich.

- Sitzen auf einem umgedrehten Stuhl, wobei die Arme auf der Stuhllehne aufgestützt werden: Diese Art zu sitzen eignet sich als entspannende Sitzvariante und als Vorübung für das übliche Sitzen. Ein Fuß oder beide Füße werden dabei auf den Fußballen nach hinten versetzt. Der Rumpf hat eine vorn-konvexe Form, die Sitzknochen sind weit hinten.

Längeres Sitzen

- Stundenlanges Sitzen mit übergeschlagenen Beinen verändert die Struktur von Becken, Beinen, Knien und Füßen asymmetrisch. Häufige Ursache ist eine einseitig verkürzte ischiocrurale Muskulatur.
- Pausen für Entspannung, Dehnungsübungen oder Gehen einlegen.
- Minimale Bewegungen der Wirbelsäule verhindern eine starre Sitzhaltung, verbessern den Stoffwechsel in den kleinen Muskeln sowie den Gelenken der Wirbelsäule und halten die Aufmerksamkeit wach. Eine hilfreiche Vorstellung ist die von der Wirbelsäule als einem Schilfrohr oder Bambusstock, das bzw. der sich sanft im Wind bewegt.
- Sich rekelnd Körper und Gliedmaßen in unterschiedlichen Richtungen hin- und herbewegend dehnen. Dabei genussvoll gähnen.
- Eine Entspannungshaltung für zwischendurch: Der Rumpf ruht vorgebeugt auf den Oberschenkeln, Arme und Kopf hängen entspannt nach unten.
- Die eigene Körperhaltung oft wechseln, um der einseitigen Verspannung einzelner Körperpartien vorzubeugen. Gegebenenfalls die Position von zu bearbeitenden Objekten öfter mal verändern, sodass auch die Körperhaltung geändert werden muss. Ab und zu darf das Sitzen auch einmal „lümmelig" sein; dies sollte der Klientin dann allerdings bewusst sein.
- Bei der Bildschirmarbeit sollte der Bildschirm *frontal* vor einem stehen. Kopf und Hals nicht vorstrecken. Bei der Bedienung der Maus die rechte Schulter nicht nach vorn verschieben oder hochziehen. Ab und zu die Augen vom Bildschirm lösen und weiter entfernte Objekte entspannt anschauen, z.B. aus dem Fenster sehen.

- Um beim Lesen einen verspannten Nacken zu vermeiden, kann man eine Buchstütze benutzen, welche die Lektüre in eine schräg-vertikale Position bringt, so dass Kopf und Nacken nicht ständig gebeugt werden müssen. Manuskripthalter leisten gute Dienste. Es gibt auch in der Höhe verstellbare - notenständerähnliche - Buchhalter, die ein entspanntes Lesen im Sessel ermöglichen.

Sich im Sitzen nach vorn beugen [Abb. 6.3]
Die Sitzknochen nach hinten schieben und sich aus den Hüftgelenken heraus nach vorn beugen. Der Bauch bleibt entspannt, der Rumpf bleibt vorn konvex. Sich durch Strecken der Füße gegen den Boden wieder aufrichten.

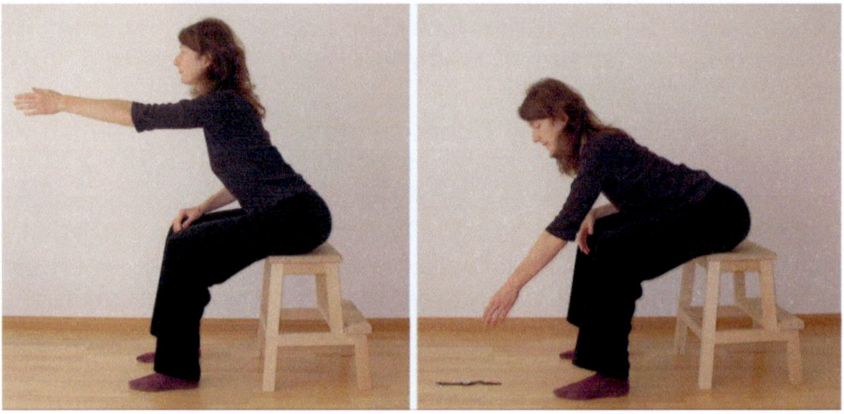

Abb. 6.3

Seitbeugen im Sitzen
Begriffsklärung: die Seite, zu der ich mich neige = Konkavseite; die andere Seite = Konvexseite

Schrittweiser Ablauf:

1. Den Tonus auf der Konvexseite reduzieren, indem der Sitzknochen dieser Seite das Gewicht des Rumpfes übernimmt (Ausdehnung gegen den Boden). Der Rumpf beginnt sich passiv zur Konkavseite hin zu neigen. Darauf achten, dass die Bewegung im weiteren Verlauf nur durch Verlängerung der konvexen Rumpfseite geschieht und nicht durch Kontraktion der Konkavseite. Auf diese Weise bleibt auch die Konkavseite lang und die Mittelachse des Körpers verlängert sich.
   Die Sagittal-Achse, um die herum sich der Rumpf zur Seite neigt, muss sich also auf der Konvexseite befinden, damit die Konkavseite sowie die Körpermittelachse lang bleiben.

2. Das Wiederaufrichten wird eingeleitet durch die Umwandlung der in den entsprechenden Faszien gespeicherte Energie in kinetische Energie. Und zwar entweder durch eine zusätzliche Extension des Sitzknochens der konvexen Seite gegen die Sitzfläche oder durch eine Extension des Sitzknochens der konkaven Seite gegen die Sitzfläche. Der Körper wird so zur Mitte zurückgehebelt.

Rumpfdrehen im Sitzen (1)

Ablauf (hier einer Drehung nach *rechts*):

1. Gewichtsverlagerung auf den linken Sitzknochen (Ausdehnung gegen die Sitzfläche). Dies bewirkt ein fast unmerkliches Gleiten der rechten Schulter nach hinten und der linken nach vorn. Nun der begonnenen Bewegung folgen.
2. Das Zurückdrehen wird eingeleitet durch die Umwandlung der gespeicherten Energie in kinetische Energie. Und zwar entweder durch eine zusätzliche Extension des linken Sitzknochens gegen die Sitzfläche oder durch eine Extension des rechten Sitzknochens gegen die Sitzfläche.

Rumpfdrehen im Sitzen (2)

Die Rumpfdrehung wird durch Drehen des Kopfes eingeleitet. Siehe dazu auch die Beschreibung des Kopfdrehens auf S. 292 ff.

Aufstehen und Hinsetzen

Die Bewegung kann nach vorn oder in seitlicher Richtung erfolgen und wird jeweils entsprechend modifiziert.

Die beiden folgenden Möglichkeiten eines optimalen Bewegungsablaufes können auch kombiniert angewandt werden.

- Raum- und richtungsorientiert
  - Aufstehen:
    Die Klientin steht vom - langbleibenden - Nacken oder vom Brustbein her mit klarer Richtungsorientierung auf. Fuß-, Knie- und Hüftgelenke starten zur gleichen Zeit. Dabei bewusst den Raum um sich herum wahrnehmen.
  - Sich hinsetzen:
    Derselbe Vorgang, nur rückwärts ablaufend. Die Sitzknochen strecken sich zum Stuhl hin aus. Kopf und Brustbein behalten während der Bewegung eine Verbindung nach oben, wie durch ein elastisches Band gehalten.

Assistenz durch die Hände der Lehrerin:

Diese kann mit ihrer Hand am Nacken Länge stimulieren, soll ihn aber nicht überstrecken. Außerdem ist darauf zu achten, dass die Klientin die Muskulatur des unteren Rückens nicht verkürzt/anspannt.

Beim einem mehr seitlich orientierten Ablauf dreht die Lehrerin den kontralateralen Oberschenkel der Klientin am Knie beim Aufstehen nach innen, beim Hinsetzen den ipsilateralen Oberschenkel nach außen.

- Faltend im Ausdehnungsmodus [Abb. 6.4 und 6.5]
  - Aufstehen:
    Zunächst Tonusreduzierung der Mm. Ischiocrurales, der Mm. Glutei und der Bauchmuskeln.

    Dann den Rumpf von den Leisten her vorbeugen und die Sitzknochen nach hinten schieben, bis sich das Gewicht in beiden Füßen oder im zurückgestellten Fuß befindet. Jetzt die Sitzknochen ganz leicht nach hinten-oben schieben und von den Füßen her aufstehen. Beide Füße oder der zurückgestellte Fuß dehnen sich gegen den Boden aus und nutzen für das Aufstehen den Gegendruck des Bodens.

    Darauf achten, dass die Lendenwirbelsäule entspannt bleibt und weder Nacken noch Hals sich verkürzen.
  - Sich hinsetzen:
    Derselbe Vorgang, nur rückwärts ablaufend. Dabei bleibt das Gewicht so lange auf den Füßen, bis das Gesäß die Sitzfläche erreicht. Erst dann wird das Gewicht an den Sitz abgegeben.

Sowohl beim Hinsetzen als auch beim Aufstehen ist es ein Kennzeichen der richtig ausbalancierten Gewichtsverteilung, dass der Bewegungsablauf jederzeit umkehrbar ist.

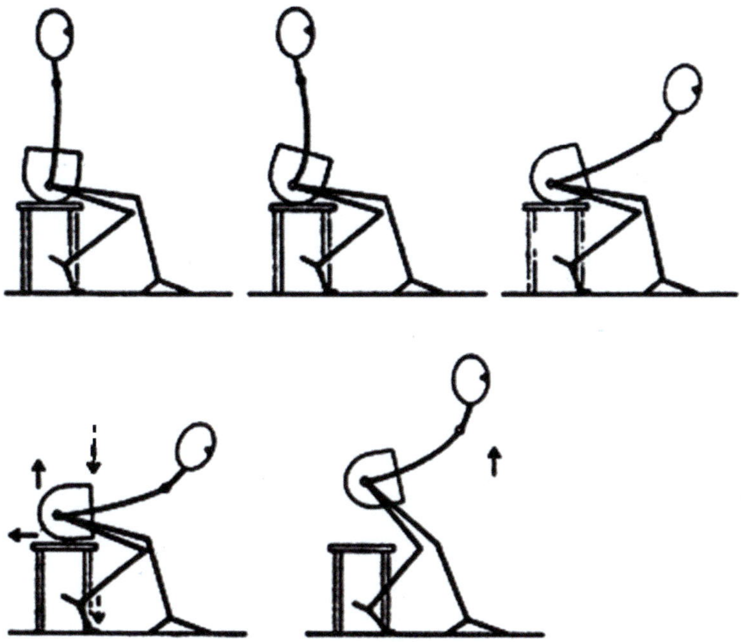

⟶ = *Bewegungsrichtung;* - - -▸ = *Schwerkraftrichtung*

Abb. 6.4

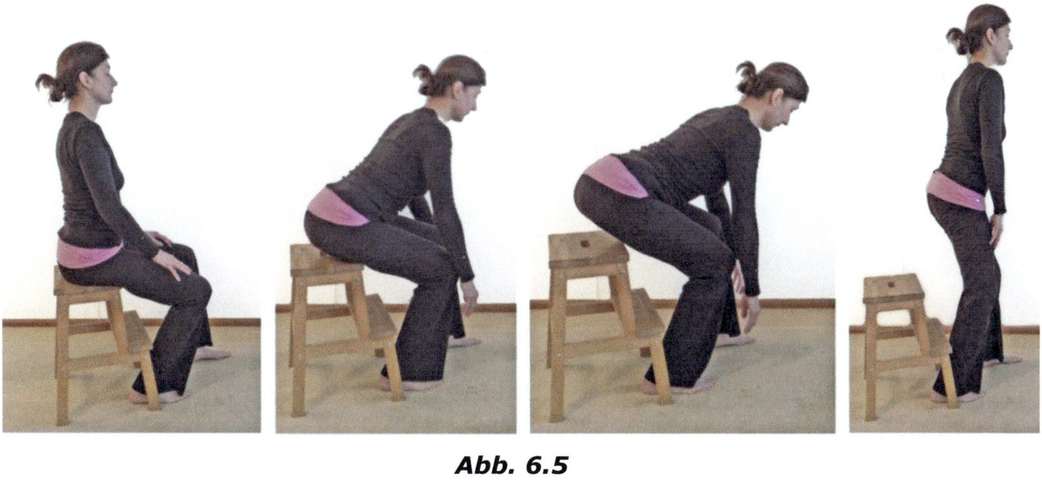

Abb. 6.5

Auto fahren

- Ein- und Aussteigen:

  Der geschilderte Ablauf bezieht sich auf die Fahrerseite.

  Bei geöffneter Tür mit Blickrichtung nach vorn stehen und den Körper auf dem linken Bein falten (siehe Falten auf S. 162 ff.), bis der Rumpf annähernd waagerecht ist. Dann das rechte Bein in den Wagen stellen. Nun den Rumpf vom linken auf das rechte Bein hinübergleiten lassen. Wenn man mit dem Becken auf dem Sitz angekommen ist, den Oberkörper ins aufrechte Sitzen bringen. Schließlich das linke Bein ins Auto stellen. Beim Aussteigen läuft der Bewegungsvorgang rückwärts ab.

- Während des Fahrens:

  Die meisten Autositze sind so geformt, dass das Becken nach hinten abwärts kippt; der Fahrer sitzt eher auf dem Steißbein als auf den Sitzknochen. Eine derart zurückgesunkene Haltung verhindert geschmeidige Körperreaktionen und führt zu typischen Erscheinungen wie Nackenschmerzen, steifen Schultern und Kreuzschmerzen. Was ist zu tun?

  - Zunächst einmal sollte der Autositz so weit wie möglich in eine Position gebracht werden, die wenigstens eine annähernd horizontale Sitzfläche und eine annähernd vertikale Rückenlehne bietet. Ein Keilkissen kann zusätzlich das Becken unterstützen und damit den Rücken aufrichten. Das Gewicht gleichmäßig auf beide Sitzknochen verteilen.
  - Die rechte Hüfte nicht anspannen, während der Fuß das Gaspedal bedient. Auch wenn man bremsen muss, d.h. den Fuß vom Gas auf die Bremse bringt, ist eine entspannte Hüfte günstig, denn verspannte Muskeln arbeiten weniger effizient.
  - Die Hände am Steuerrad und die Beine so wenig anspannen wie möglich. Schultern, Nacken und Unterkiefer locker lassen.
  - Immer wieder einmal auf ein freies Atmen achten.

Hockende Sitzhaltung

Eine schön aufgerichtete hockende Haltung [Abb. 6.6] ist uns Menschen der modernen Industriegesellschaft oft nur schwer möglich, da wir von klein auf das Sitzen auf Stühlen gewohnt sind, was unsere Beinrückseiten chronisch verkürzt. Das Foto gibt aber die erstrebenswerte Richtung wieder, in die das Üben uns führen kann.

Kniende Sitzhaltung (Meditationssitz) [Abb. 6.7]
Hier gilt – entsprechend angepasst - die Vorgehensweise, wie sie für das Sitzen auf dem Stuhl oder auf einem Hocker beschrieben wurde (siehe S. 300 ff.).

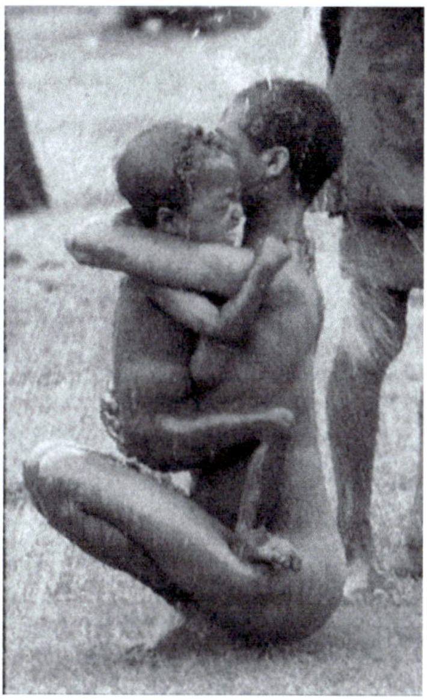

Abb. 6.6

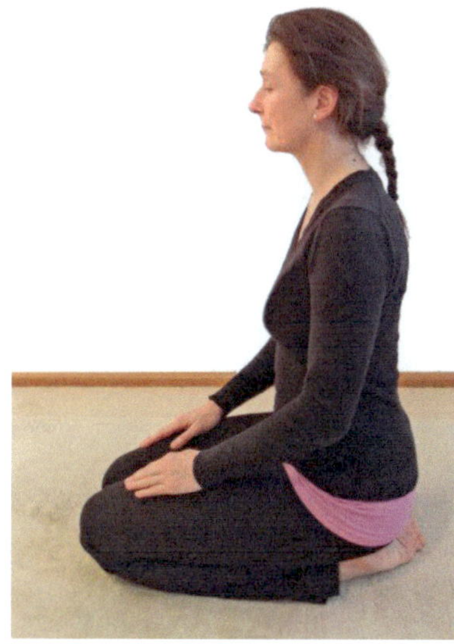

Abb. 6.7

Aufstehen aus kniender Haltung bzw. aus dem Fersensitz

- Variante 1:

  Einen Fuß vor sich aufstellen und – im Fall der knieenden Haltung – den hinteren Fuß auf dem Fußballen aufstellen. Der Rumpf neigt sich aus den Hüften nach vorn. Die Sitzknochen weit nach hinten schieben. Dann steht man auf, indem man sich von den Füßen her gegen den Boden abdrückt in die Raum-Richtung nach vorn-oben.

- Variante 2:

  Die Füße auf den Zehen aufstellen. Dann das Becken und den (vorn konvexen) Rumpf langsam so weit nach hinten kippen, wie es ohne Gleichgewichtsverlust geht. Nun mit Schwung den Rumpf nach vorn bewegen, was die Sitzknochen weit nach hinten bringt. Die Füße nutzen den Schwung aus, indem sie sich blitzschnell vom Boden abdrücken und den Körper ins Aufstehen katapultieren.

Sich auf den Boden setzen und vom Boden aufstehen

In den Knien einknicken und – sich spiralförmig im Halbkreis drehend - auf den Boden hinuntergleiten. Das Aufstehen ist derselbe Bewegungsvorgang rückwärts ablaufend, wobei man sich anfangs mit einer Hand oder mit beiden Händen auf dem Boden aufstützt.

Tipps für den Kauf von Sitzmöbeln

- Die Sitzfläche soll nicht zu weich und nicht schalenförmig sein.
- Die Sitzgelegenheit sollte eine Höhe haben, welche die Knie ein wenig tiefer stellt als die Sitzknochen, d.h. die Oberschenkel zeigen eine leichte Abwärtsneigung nach vorn. Wenn die Sitzgelegenheit zu niedrig ist: einen Fuß vorstellen, einen Fuß zurückstellen.
- Die Länge der Sitzfläche (vorn-hinten) sollte nicht größer sein als die Länge der Oberschenkel.
- Die Tischhöhe soll ein angemessenes Verhältnis zur Sitzhöhe und zur Körpergröße haben. Ist der Tisch zu hoch, drücken die aufgelegten Ellbogen/Unterarme die Schultern hoch; ist er zu niedrig, erzeugt er oft eine Rundrückenhaltung.
- Balancestühle (Stühle, bei denen die Unterschenkel auf einer Stütze liegen) sind nicht so sinnvoll, weil sie die Möglichkeit von Positionsveränderungen reduzieren, welche bei langem Sitzen unabdingbar sind. Außerdem können diese Stühle durch das Körpergewicht bestehende Knieprobleme verstärken.
- Das Sitzen auf einem großen Gymnastikball (Pezzi-Ball) hält wach und flexibel. Der Ball sollte etwas weniger als voll aufgeblasen sein, damit er eine kissenartige Wohlfühl-Oberfläche bietet.

Stehen

Optimales Stehen [Abb. 6.8]

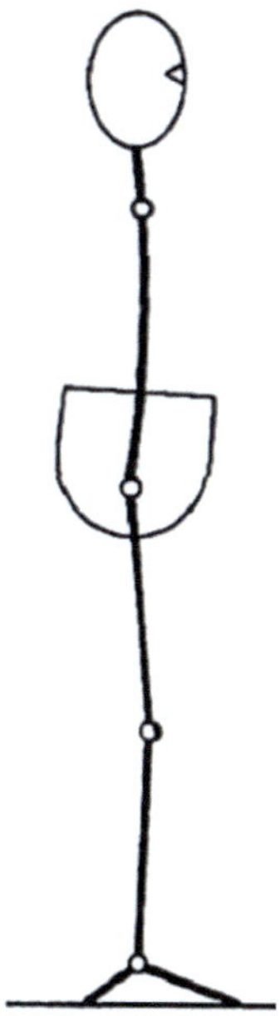

Abb. 6.8

Die Gelenke befinden sich nahe bei der seitlichen Lotlinie; die Knieachse *etwas* vor der Lotlinie, Hüftgelenks- und Sprunggelenksachse *etwas* dahinter.

Der Hinterkopf hat – ausbalanciert – ein ganz unmerkliches Übergewicht nach hinten.

Die Mittellinie des Rumpfes ist vorn konvex und hinten konkav.

Begründung: Die Rückseite des Rumpfes mit der Wirbelsäule ist ein druck-resistentes Element. Die Vorderseite repräsentiert das Spannungselement. Durch die Schwerkraft biegt sich der Rücken langbleibend insgesamt etwas nach vorn durch, die Rumpfvorderseite verlängert sich. Durch diese Verlängerung der Vorderseite bewegt sich das Sternum nach oben, das Schambein nach unten. Die Mittellinie verlängert sich.

In diesem Modus sind Muskeln zur Stabilität des Rumpfes kaum nötig. Die vorn konvexe Biegung der Wirbelsäule wird durch den Spannungszustand der Faszien der Vorderseite austariert. Eine zusätzliche Muskelarbeit der Rumpfvorderseite (der Bauchmuskeln z.B.) würde die vordere Konvexität der Mittellinie unmöglich machen. Auch zusätzliche Rückenmuskelarbeit ist ungünstig, weil sie den Rücken verkürzt.

Die optimale Balance des Stehens testen

- Die Lehrerin steht hinter dem Klienten und drückt dessen Schultern senkrecht nach unten. Abgesehen davon, dass die Knie normal gestreckt bleiben sollen, gibt der Klient dem Druck *passiv* nach. Sind die Körperschwerpunkte vertikal übereinander angeordnet, so sind es auch die Körperunterstützungspunkte. In diesem Fall muss der Klient sich weder muskulär halten noch kollabiert er. Die Lehrerin hat keine Chance, ihn nach unten zu drücken.
- Der Klient bewegt langsam die Arme in die Vorhalte. Bleiben Becken und Rumpf vertikal übereinander?

Korrektur einiger typischer ungünstiger Arten des Stehens

Vorbemerkung: Eine Haltungsveränderung ist nicht notwendigerweise mit einer Korrektur der Körper*struktur* identisch. Denn Struktur und Haltung sind nicht dasselbe (siehe S. 9 f.). Sie können übereinstimmen, aber nicht selten ist die Struktur von der Haltung überlagert.

- Brustkorb und/oder Rumpf sind nach hinten geneigt.

  Korrektur mit dem „Zwei-Wege-Operator", damit sich Bauch- und Brustkorbsegment vertikal übereinander anordnen.

  - bei strukturell nach vorn-unten *gekipptem* Becken [Abb. 6.9]: Den oberen Teil des Brustkorbs (das Brustbein) nach vorn und die Lendenwirbelsäule nach hinten schieben. Ergänzend kann man gegebenenfalls das Steißbein nach unten absinken lassen. Beispielsweise durch die Vorstellung, das Steißbein sei ein Seil, das zum Boden hängt.
  - bei strukturell nach vorn *geschobenem* Becken [Abb. 6.10]: Den oberen Teil des Brustkorbs (Brustbein) nach vorn und das Becken (die Sitzknochen) nach hinten schieben.

  Falls die Klientin das Gefühl hat, sie falle in der korrigierten Haltung nach vornüber, soll sie die Haltung noch etwas übertreiben und dann in einen für sie ausbalancierten Zustand zurückkehren. Das Ziel ist erreicht, wenn die Klientin in der Lage ist, eigenständig zwischen „alt" und „neu" hin und her zu wechseln.

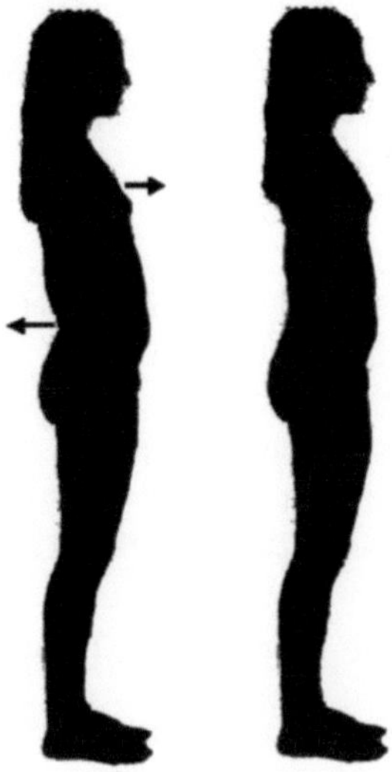

Abb. 6.9

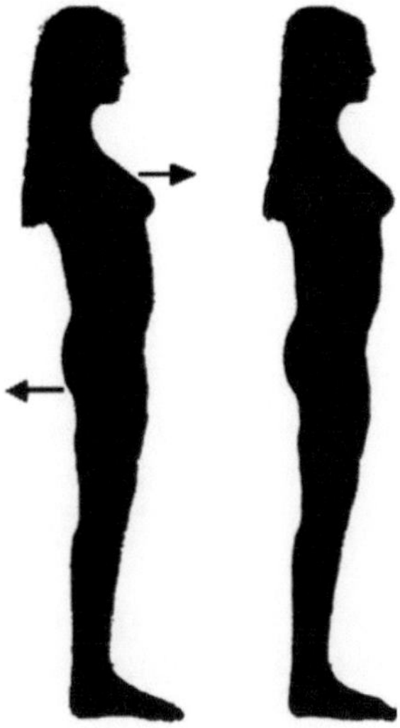

Abb. 6.10

- Beine und Becken sind nach vorn geneigt, der Brustkorb nach hinten.
  Korrektur mit dem „Zwei-Wege-Operator" [Abb. 6.11]

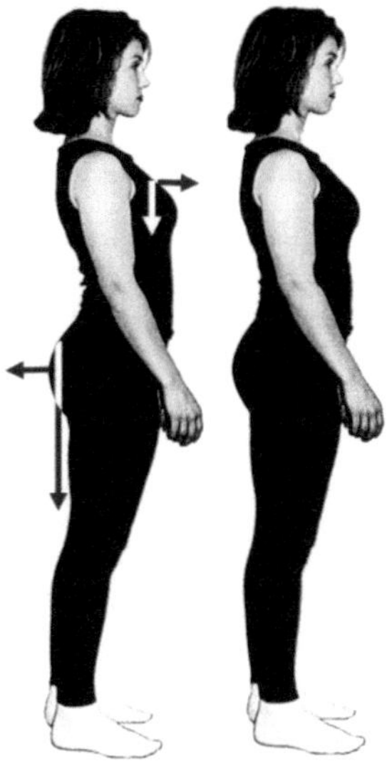

Abb. 6.11

Von den Fußgelenken an aufwärts Beine und Becken aus der vorgekippten Stellung nach hinten in eine vertikale Ausrichtung bewegen. Gleichzeitig den oberen Teil des Brustkorbs (das Brustbein) etwas nach vorn kommen und sinken lassen. Das Steißbein nach unten absinken lassen. Beispielsweise durch die Vorstellung, das Steißbein sei ein Seil, das zum Boden hängt.

Den Erfolg der Korrektur testen

- Die Klientin bewegt nach der Korrektur langsam die Arme in die Vorhalte. Bleiben Becken und Rumpf vertikal übereinander?
- Die Lehrerin stellt sich hinter die Klientin, legt ihr die Hände auf die Schultern und drückt *senkrecht* nach unten. Die Klientin setzt dem Druck keinen aktiven Widerstand entgegen. Nur die Knie hält sie gestreckt. Die Lehrerin stellt fest, ob die Klientin in einem stabil aufgerichteten Gleichgewicht bleibt, d.h. sich nicht nachgebend durchbiegt.

Die Vertikale im Stehen spüren und fördern

- Zwei Richtungen spüren: den Zug nach oben und das Gewicht nach unten.
- Zwei Richtungen intensivieren: Gewicht gleichmäßig auf beide Füße verteilen und mit den Fußsohlen den Boden spüren. Dann einatmend gleichzeitig die Fußballen sanft gegen den Boden drücken und das Herz nach oben schweben lassen.
- Den Körper um die Vertikale herum in kleinen – möglichst unwillkürlichen - Bewegungen ausbalancieren.

- Den Körper von den Fußgelenken aus langsam aus der Vertikalen vor und zurück pendeln lassen, bis das Gewicht in der Fußmitte ist. Beim Pendeln spüren, wie kleine und größere Muskelspannungen kompensierend das Gleichgewicht aufrechterhalten. Wenn das Körpergewicht sich nach hinten auf die Fersen neigt, einatmen; wenn es sich nach vorn auf den Vorderfuß neigt, ausatmen. Die Knie lockerlassen (aber nicht beugen), den Unterkiefer entspannen.
- Sich eine senkrechte Verbindung zwischen den Füßen, den Sitzknochen und dem Kopfscheitel vorstellen.
- Sich eine Pflanze vorstellen, deren Wurzeln tief in den Boden reichen, und die gleichzeitig der Sonne entgegen aufwärtsstrebt.
- Sich einen hohlen Bambus vorstellen, der vom Wind bewegt wird und sanft um seine Mitte herum schwingt.
- Sich Wasser vorstellen, das in einem Kanal vor der Wirbelsäule nach oben steigt und an allen Körperaußenseiten herabfließt.
- Sich den Körper als einer Kette von Kugeln vorstellen. Die Kette wird auseinandergezogen nach oben und unten, bis sich die Kugeln alle senkrecht übereinander eingependelt haben.
- Sich einen Scheinwerfer vorstellen, der von der Stelle zwischen den Füßen vertikal nach oben scheint, aus dem Scheitelpunkt des Kopfes austritt und die Decke anstrahlt. Der beleuchtete Punkt an der Decke ist genau senkrecht über der Lichtquelle am Boden.
- Sich einen Akrobaten vorstellen, der stehend auf einem Stab balanciert, der vom Mittelpunkt der Erde bis zu den Füßen reicht.
- Sich vorstellen, die innere Körperachse sei an einem Stern des Weltraums aufgehängt. Diese Übung ist besonders geeignet, falls jemandem ein Körperglied durch Verlust oder Lähmung desselben nicht voll zur Verfügung steht

Körperzylinder [Abb. 6.12] **passiv bewegen**

Ziele:

Flexibilität, Durchlässigkeit für Bewegung und verbesserter Gleichgewichtssinn.

Ablauf:

Der Lehrer hält einen oder mehrere Zylinder mit *beiden* Händen als räumliche Gebilde und bewegt sie passiv durch. Als Variante dazu können auch die Zwischenräume zwischen Zylindern, also Knie, Fußgelenke usw. bewegt werden.

Die mal kleinen, mal etwas größeren Bewegungen können drehend, schiebend, ziehend, pendelnd usw. sein. Rhythmus, Geschwindigkeit und Amplitude sollen abwechslungsreich sein, damit das Nervensystem des Klienten immer wieder überrascht wird. Die Hände dürfen das Gleichgewicht jedoch nicht gefährden, sondern geben auch Unterstützung und Halt.

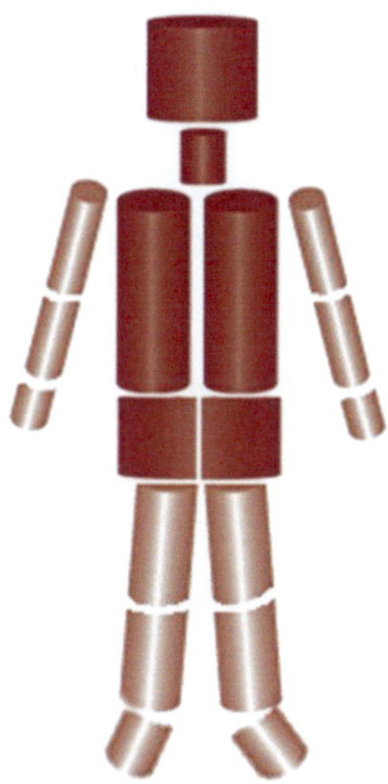

Abb. 6.12

Seitneigung des Rumpfes

Begrifflichkeiten: Seite, zu der ich mich neige = Konkavseite; die andere Seite = Konvexseite

Die Achse, um die herum sich der Rumpf zur Seite neigt, muss sich auf der Konvexseite befinden, damit die Konkavseite sowie die Körpermittelachse lang bleiben.

Ablauf:

1. Den Tonus der Konvexseite reduzieren durch Verlagerung des Gewichts auf den Fuß dieser Seite, indem dieser sich gegen den Boden ausdehnt. Der Rumpf beginnt, sich zur Konkavseite hin zu neigen. Die Bewegung soll im weiteren Verlauf nur durch Verlängerung der konvexen Rumpfseite geschehen und nicht durch Kontraktion der Konkavseite. Auf diese Weise bleibt auch die Konkavseite lang und die Mittelachse des Körpers verlängert sich.
2. Das Wiederaufrichten wird eingeleitet durch eine zusätzliche Extension des Beins der konvexen Seite in den Boden oder durch eine Extension des Beins der konkaven Seite. Der Körper wird so zur Mitte zurückgehebelt.

Rumpfdrehen im Stehen (1)

Ablauf (im Folgenden wird eine Drehung nach *rechts* beschrieben):

1. Gewichtsverlagerung auf das linke Bein (Ausdehnung gegen den Boden). Dies bewirkt ein fast unmerkliches Gleiten der rechten Schultern nach hinten und der linken nach vorn. Nun die begonnene Bewegung fortsetzen.
2. Das Zurückdrehen wird hervorgerufen durch eine Extension des rechten Beins in den Boden.

Rumpfdrehen im Stehen (2)

Die Rumpfdrehung wird durch das Drehen des Kopfes eingeleitet. Siehe dazu auch die Beschreibung des Kopfdrehens auf S. 292 ff.

Wenn man im Stehen ein Knie oder beide Knie beugt

Darauf achten, dass die Knie sich stets senkrecht über den Füßen befinden und nicht medial oder lateral davon. [Abb. 6.13]

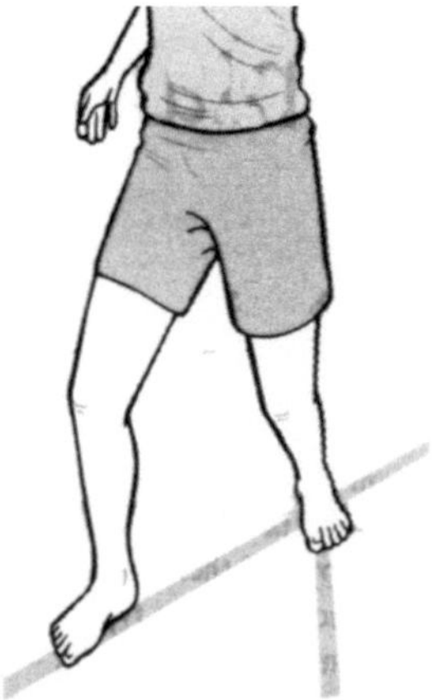

Abb. 6.13

Gehen

Optimales Gehen

- Die Bewegung von Becken und Beinen [Abb. 6.14]:

  Der Muskeltonus in der Hüfte und im Rücken wird herabgesetzt, was zu einer Ausdehnung der Wirbelsäule nach oben und unten führt, sowie zu einem ganz leichten Absinken der betreffenden Hüftseite. Das Bein schwingt nun mit Hilfe der Schwerkraft und mit Hilfe des M. Iliopsoas pendelartig nach vorn („Psoas-Gang"), wobei das Knie führt [Abb. 6.14, rechts].

  Es ergeben sich somit zwei Bewegungsrichtungen: Von der Hüfte aus führt die Bewegung - der Schwerkraft folgend - vertikal abwärts, vom Knie her - der intendierten Bewegungsrichtung folgend - horizontal voran. Die Bewegungskurve verläuft entlang dieser Vektoren, die einen rechten Winkel bilden mit dem Scheitelpunkt im Knie [Abb. 6.14, rechts].

  Test nach *Ida Rolf*: Sandale vom Fuß wegschleudern. Nur wenn die Bewegung vom M. Iliopsoas aus geschieht, fliegt die Sandale fort. Geht die Bewegung vom M. Rectus femoris aus [Abb. 6.14, links], bleibt die Sandale am Fuß.

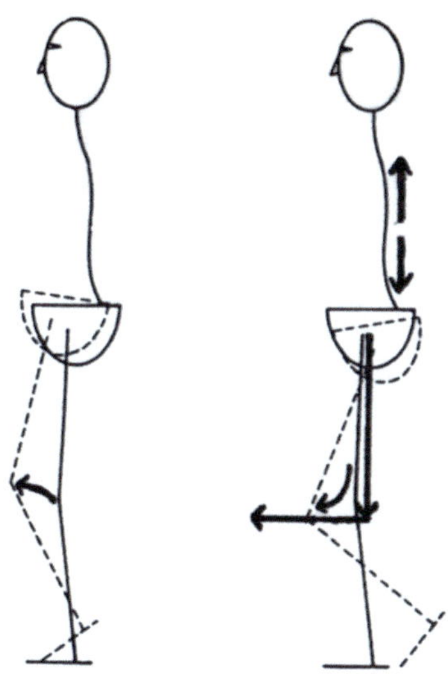

Links: Verkürzungsmodus. Hüftknochen und Bein werden gegen die Schwerkraft arbeitend angehoben.

Rechts: Ausdehnungsmodus. Das Hüftbein sinkt, das Bein schwingt vor.

Abb. 6.14

Wenn das nach vorn gebrachte Bein auftritt, ist das hintere Bein im Knie und besonders in der Hüfte gestreckt. Die damit einhergehende Vordehnung des myofaszialen Gewebes der Oberschenkelvorderseite sorgt für die Speicherung potentieller Energie, die in kinetische Energie umgewandelt wird, indem sich das Bein pendelartig mit Hilfe des M. Iliopsoas nach vorn bewegt. Das Knie führt dabei.

- Spiralige, kontralaterale Bewegungen beim Gehen [Abb. 6.15]:

  Die Wirbel bzw. Wirbelsäulenabschnitte und die beiden Gürtel (der Schultergürtel mit den Armen und das Becken mit dem Kreuzbein) weisen beim Gehen spiralförmige kontralaterale Torsionsmuster auf. Die kontralaterale Bewegung der Halswirbelsäule ist minimal. Grund: Da die Augen für die Wahrnehmung so wichtig sind, braucht der Kopf eine relative Unabhängigkeit von Bewegungen des Körpers.

  Vom unteren Rumpf her geht die Torsion über in eine Gegentorsion des Oberkörpers bei T 8-9, der Torsion des Thorax folgt eine Gegentorsion des Nackens bei C 7. Die Übergänge sind identisch mit den Übergängen zwischen den Wirbelsäulen-Kyphosen und -Lordosen.

  Mehrere Muskelketten sind beteiligt, vor allem diese: Serratus anterior superior, Obliqui, Latissimus dorsi und Iliopsoas. Greifen wir eine Momentaufnahme heraus: Ein Bein ist nach hinten gestreckt. Der ipsilaterale Arm ist nach vorn geschwungen, wodurch der ipsilaterale Rhomboideus und der ipsilaterale Latissimus dorsi gedehnt sind. Gleichzeitig dreht die Lendenwirbelsäule sich durch die Aktivität des Trapezius und des Latissimus dorsi auf der anderen Seite nach hinten. Hierdurch wird der ipsilaterale Iliopsoas gedehnt und durch seinen dadurch ausgelösten Stretchreflex schwingt das Bein nach vorn.

  Wenn die Spiralbewegungen zwischen den Wirbelsäulenabschnitten ungleich stark sind, dann stört das die Gesamtbewegung der Wirbelsäule. So kann die Übertragung der Bewegung von den Gürteln her in die Wirbelsäule durch Hyper- oder Hypomobilität gestört sein. Umgekehrt hängt die kontralaterale Bewegung der Gürtel von der Mobilität der Wirbelsäule ab. Auch Atemprobleme können eine Rolle spielen.

- Die Faszien werden in ihrer Federfunktion genutzt:

  Dieses Prinzip ökonomischer Bewegung wurde auf S. 72 ff. ausführlich besprochen. An dieser Stelle eine generelle Beobachtung: In bestimmten Kulturen legen Menschen lange Wege mit erstaunlicher Ausdauer zurück, und das mit größeren Lasten, die sie auf dem Kopf tragen. Noch mehr erstaunt, mit welcher Leichtigkeit aufrechter Bewegung sie das bewerkstelligen [Abb. 6.15].

  Der Grund ist: Durch das Gewicht von oben werden die Faszien wie eine Feder etwas gestaucht, wodurch potentielle Energie in den Faszien gespeichert wird. Diese potentielle Energie wird beim Gehen in kinetische Energie umgewandelt, die den Auftrieb bewirkt (die Feder dehnt sich aus) und weniger Muskelkraft erfordert. Außerdem muss sich der Körper wegen des Gewichts an der Vertikalen orientieren, und der Kopf wird horizontal gehalten.

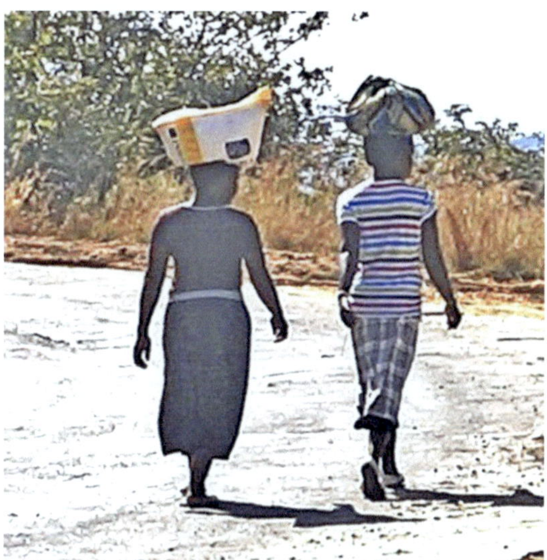

Abb. 6.15

- Die Beziehung zwischen den Mm. Rhomboidei, welche die Wirbelsäule mit den Armen verbinden und der Iliopsoasmuskulatur, welche die Wirbelsäule mit den Beinen verbinden:

  Beim Gehen äußert sich eine optimale Balance zwischen dem Iliopsoas der einen Seite mit dem Rhomboideus der anderen Seite so:

  Der Rhomboideus der Seite, auf der der Arm vorn ist, ist gedehnt. Dadurch treten der untere Trapezius und der Latissimus dorsi der anderen Seite in Aktion, um die Lendenwirbelsäule zu dehnen. Dies wiederum dehnt den Iliopsoas auf der zum Rhomboideus kontralateral gelegenen Seite. Diese Dehnung löst den Dehnungs-Reflex aus, wodurch der Iliopsoas das Bein nach vorn bewegt.

Drei Möglichkeiten, den Fuß zu benutzen

- Fersengang

  Man setzt den Fuß hart mit der Ferse auf. Da sich der Körperschwerpunkt beim Bodenkontakt weit hinten befindet, ist ein ungünstig hoher Kraftaufwand nötig, um das Gleichgewicht des Körpers zu gewährleisten. Zudem wird das Abrollen des Fußes erschwert, wodurch die Funktion des Bodens als Widerlager kaum zum Tragen kommt. Das Gehen insgesamt wird kraftaufwendiger als nötig.
- Fußballengang

  Man setzt den Fuß direkt mit dem Vorderfuß auf. Auch hier befindet sich der Körperschwerpunkt beim Bodenkontakt weit hinten. Denn der Vorfußgeher fängt sein Körpergewicht nach dem Vorfuß und der Plantarfaszie vor allem über die Wadenmuskulatur und die Achillessehne ab. Diese verkürzen und bewirken außerdem Symptome wie die Plantarfaszitis. Auch beim Fußballengang kann der Boden als Widerlager kaum benutzt werden. Das Gehen insgesamt ist unökonomisch.
- Ganzfußgang

  Man setzt zuerst relativ leicht mit der Ferse auf, die aber noch wenig Gewicht trägt. Erst beim Abrollen, also beim Aufsetzen des Mittel- und Vorfußes kommt der Hauptteil des Körpergewichts zum Tragen. Der ganze Fuß wirkt dabei wie eine Längsfeder, die den Boden als Widerlager nutzt. Wichtig ist der Schwerpunkt beim Laufen, der etwas vor dem Lot liegen muss. Gemäß einer großen Studie einer internationalen Forschergruppe ist diese Art des Gehens die effizienteste. (Cunningham C.B et al., *Journal of Experimental Biology*, March 2010, 213(5):790-7)

Flüssiges und harmonisches Gehen

- Gewohnheitsmuster des Gehens unterbrechen: Mit dem Fuß loslaufen, der normalerweise nicht als erstes nach vorn geht.
- Wenn man losläuft, geht die Bewegung von einer Körperregion aus. Verschiedene Möglichkeiten, die es gibt, erspüren:

  Zuerst den Kopf die Bewegung anführen lassen. Der Rest des

Körpers folgt der Bewegung. Nach einer Weile den rechten Arm die Bewegung anführen lassen, der Rest des Körpers folgt wieder. Dann nacheinander linken Arm, Brustbein, rechte und linke Hüfte, rechtes und linkes Knie, rechten und linken Fuß führen lassen. Jeweils spüren, ob und welche Gefühle, Gedanken, Assoziationen sich einstellen.

- Zwei Richtungen spüren: einen Zug nach oben und das Gewicht nach unten. Dabei die Vorderseite des Brustkorbs von der *Innen*seite her wahrnehmen.
- Die Klientin legt einen Daumen an den Gaumen, der Lehrer legt bei ihr eine Hand auf die Gegend des atlantooccipitalen Übergangs. Klientin und Lehrer geben auf diese Weise Gaumen und Hinterkopf einen *sanften* Lift, sodass die Klientin sich an beiden Stellen „aufgehängt" fühlt. (Siehe Abb. 5.116 auf S. 291)
  Auf diese Weise kann sie den Rest des Körpers – repräsentiert durch Schambein und Steißbein – schwer bzw. nach unten hängen lassen.
- Sich vorstellen, die innere Achse sei an einem Stern aufgehängt.
- Sich vorstellen, die Arme würden an der Brustwirbelsäule oder am Übergang zwischen Brust- und Lendenwirbelsäule ansetzen.
- Wo kaum Bewegung sichtbar ist, legt der Lehrer die Hände an beim Gehen, um mehr Bewegung zu stimulieren.

Kehrtwendung um 180° beim Gehen

Diese Bewegung erfolgt im günstigen Fall spiralförmig. [Abb. 6.16]

Die Änderung der Laufrichtung wird hervorgerufen durch eine Richtungsänderung der Aufmerksamkeit, welche von einem inneren oder äußeren Impuls erregt wird. Natürlicherweise beginnt die Wendung des Körpers mit einer Drehung des Kopfes (Sinnesorgane!). Spiralförmig folgen die anderen Körpersegmente der begonnenen Bewegung; und zwar in absteigender Reihenfolge, also Hals, Schultern, Rumpf, Becken und Füße. Es ist eine Wendung um die eigene Achse, d.h. der Körperschwerpunkt bleibt die ganze Zeit zentriert.

Ablauf (bei einer Kehrtwende rechts herum):

1. Am Beginn des Wendemanövers ruht das Körpergewicht auf dem vorn stehenden linken Bein. [A]
2. Wenn das spiralige Wendemanöver die Füße erreicht hat [B], verlagert sich das Gewicht vom linken auf den rechten Fuß, der sich um 180° dreht. Der linke Fuß dreht sich mit. [C]
3. Damit hat sich nunmehr der ganze Körper um 180° gedreht [D].

Die Bewegung kann auch langsam durchgeführt und so sequentiell erspürt werden.

Die Einleitung dieses Manövers kann erfolgen, indem der Lehrer die Klientin von hinten ruft (Simulation einer Alltagssituation).

Typische Abweichungen von diesem natürlichen Ablauf sind: Der ganze Körper wird auf den Füßen gewendet. Dadurch dreht sich der Körper nicht um die eigene Achse, sondern läuft um diese herum. Oder das Wenden wird von Schultern oder Becken eingeleitet.

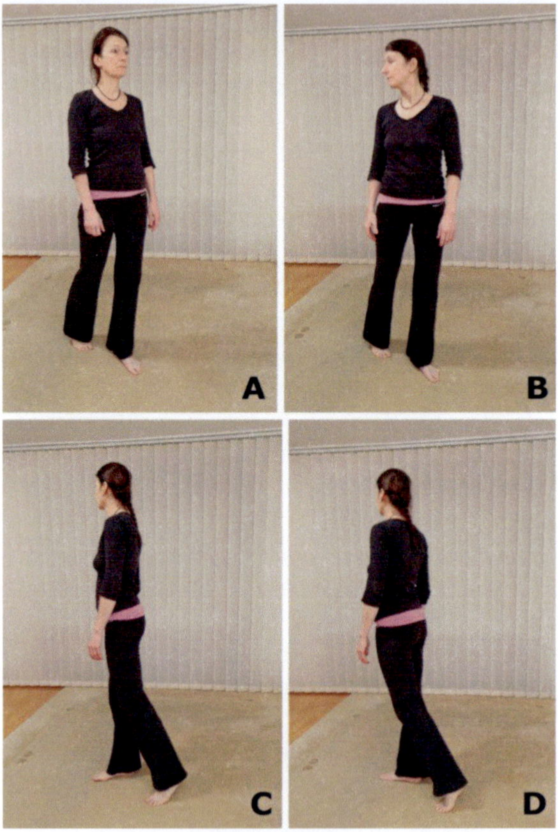

Abb. 6.16

Treppensteigen und ansteigendes Gehen [Abb. 6.17, A]

Ablauf:

1. Leichtes Falten in den Hüften. Das sich nach oben bewegende Bein faltet in der Hüfte stärker ein und schwingt pendelartig vom Knie her nach vorn. [A, links]

2. Vom Brustbein gezogen, gleitet der Rumpf nach vorn. Der Körperschwerpunkt soll dabei anfangs noch nicht steigen. Erst wenn das hintere Bein sich gegen die untere Stufe streckt, verlagert sich das Gewicht sich gegen Ende dieser Phase auf das vordere Bein. [A, Mitte]
3. Wenn das Gewicht vollständig auf dem vorderen Fuß angekommen ist, streckt sich das vordere Bein, der Körper entfaltet sich auf der höheren Stufe, das Brustbein steigt nach oben. [A, rechts]

Treppe heruntergehen, Gehen auf abschüssigem Gelände
[Abb. 6.17, B]

Ablauf:

1. Leichtes Falten in den Hüften Das zunächst auf der oberen Stufe verbleibende Bein faltet sich in der Hüfte und im Knie stärker ein, das Becken schwingt weit zurück. [B, rechts und Mitte]
2. Das andere Bein streckt sich der unteren Stufe entgegen. Der Körperschwerpunkt soll dabei anfangs noch nicht nach vorn-unten gehen. [B,Mitte]
3. Erst wenn das vordere Bein ganz gestreckt mit dem Fuß auf der unteren Stufe angekommen ist, verlagert sich das Gewicht gegen Ende dieser Phase auf das vordere Bein, der Körper entfaltet sich auf der niedrigeren Stufe, das Brustbein steigt nach oben. [B,Mitte und links]

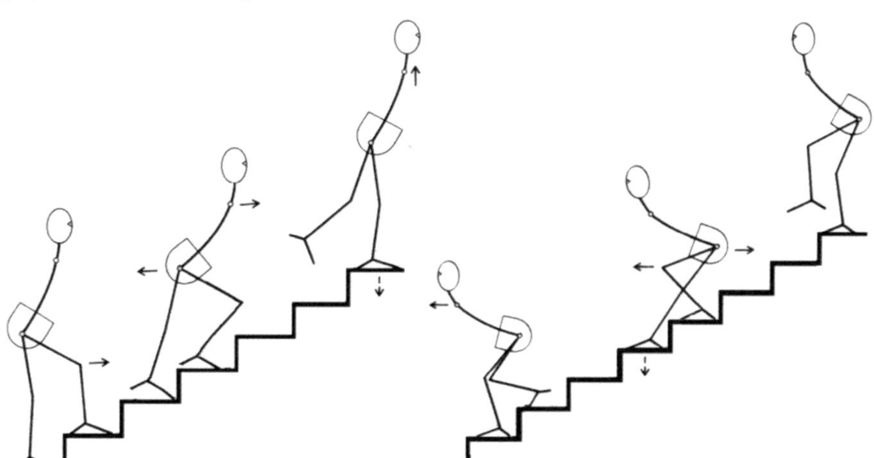

A **B**

Abb. 6.17 *Aufwärts und abwärts gehen im Ausdehnungsmodus*

Das Rennen stoppen

Wenn das Stoppen vom *unteren* motorischen Zentrum (der Gegend um L 3) ausgeht, kommt die Lendenwirbelsäule in eine Lordose und die Beine spannen an. Wenn der Stopp vom *oberen* Schwerkraftzentrum (um T 4) ausgeht, ist das Abstoppen leichter und führt zu geringerer Spannung in den Beinen.

Tragen von Gewichten

- Gehen mit einer Last auf dem Kopf erhöht oft die Gesamtqualität des Gehens (siehe S. 319).
  Die Gelenke von Kopf bis Fuß lockern sich, das Gehen wird federnder und der Kopf wird horizontal gehalten, was wiederum die periphere Wahrnehmung fördert.
  Eine mögliche Erklärung für dieses scheinbar paradoxe Phänomen: Durch das Gewicht von oben werden die Faszien etwas gestaucht, wodurch potentielle Energie in den Faszien gespeichert wird. Der Mensch braucht nur loszulassen, damit diese potentielle Energie umgewandelt wird in kinetische Energie, die den Auftrieb bewirkt.
- Beim einseitigen Tragen eines Gewichts (Tasche, Kind usw.):
  Eine ausgleichende Gewichtsverlagerung sollte von den *Fußgelenken* her erfolgen.
- Schwangere und korpulente Personen neigen dazu, den Oberkörper nach hinten zu kippen und den Bauch sowie das Becken nach vorn zu schieben. Sie sollten mit folgenden Aspekten (kombinierend) experimentieren:
  - Vor dem Losgehen das Körpergewicht von den Fußgelenken her mehr nach vorn bringen und/oder
  - die Sitzknochen etwas nach hinten bringen.
  - Den Oberkörper bzw. den Brustkorb aus der Kippung nach hinten in eine minimale Kippung nach vorne bringen. Die eigene Vertikalachse darf von den Füßen her ein ganz klein wenig nach vorn gekippt sein.
  - Schwangere sollten das zusätzliche Gewicht in sich „hereinnehmen", d.h. mit dem Kind einen gemeinsamen Schwerpunkt bilden.

Wenn ein **großgewachsener Mensch** durch (Tür-)Eingänge geht, dann zieht er meistens den Kopf ein und verkürzt dabei die Halswirbelsäule. Günstiger ist es, beim Passieren des Durchgangs leicht in die Knie zu gehen oder ein leichtes Falten in Hüft-, Knie- und Fußgelenken vorzunehmen.

Kontralaterales Armschwingen beim Gehen fördern

- Zunächst auf der Stelle gehen im Fußballengang. Dann nicht mehr auf der Stelle gehen, sondern in kleinen Schritten vorwärts und auch rückwärts gehen. Jedes Mal mit angewinkelten Armen kontralaterale Armbewegungen machen.
- Übungen auf S. 193 ff. und 286.

Ein Arm schwingt mehr nach hinten als der andere

- Dies ist ein Hinweis darauf, dass die kontralaterale Hüfte härter arbeiten muss
- In der ipsilateralen Körperhälfte ist eventuell weniger Bewegung, z.B. wenn das Gewicht des Rumpfes mehr auf dieser Seite ist. Eine andere Folge dieser Gewichtsverlagerung ist, dass das Bein der kontralateralen Seite nach außen und dann nach innen rotiert (Schleudergang).
- Die kontralaterale Schulter ist strukturell wahrscheinlich anterior.

Der **Rumpf schwankt seitlich hin und her** (Seemannsgang)

Ursachen:

- Die Abduktoren dominieren die Adduktoren der Beine.
- Wenn jemandes Schultergürtel zu sehr an den Hals gebunden ist, verwendet er wenig kontralaterale Armbewegung. Die Wirbelsäule bewegt sich hin und her, die Arme werden entweder nahe am Körper gehalten oder weit geschwungen. Es fehlt eine Abstimmung mit den Beinen.

Abhilfe:

- Nicht mit dem gewohnten Fuß loslaufen, sondern mit dem anderen.
- Sich vorstellen, dass die Beine von der Vorderseite des lumbodorsalen Übergangs her nach vorn schwingen.
- Den Kopf beim Gehen abwechselnd unmerklich nach rechts und links seitneigen, und zwar entgegengesetzt der jeweiligen Rumpfseitneigung.

Wenn sich die Lendenwirbelsäule beim Gehen verkürzt

Die Sitzknochen sinken lassen und sich vorstellen, das Steißbein sei ein Schwanz oder ein Seil, der/die nach unten hängt. Dabei dem Rücken erlauben, dass er sich verlängert.

Zu viel Beckenbewegung beim Gehen

- Sich vorstellen, dass das Körpergewicht durch den Becken*boden* nach unten sinkt und nicht um den Beckenboden herum.
- Sich vorstellen, dass die Vorwärtsbewegung beim Gehen vom Unterbauch (vom unteren motorischen Zentrum) her erfolgt, während sich die Hüftgelenke ohne Beteiligung des Beckens bewegen.

Wenig Beckenbewegung beim Gehen

- Siehe Übung „Beckenschwung beim Gehen fördern" auf S. 232 f.
- Größere Schritte machen (das entlastet die Hüftgelenke)
- Sich vorstellen, die Beine würden am lumbodorsalen Übergang beginnen.
- Sich vorstellen, der Brustkorb sei ein nach oben schwebender Gasballon mit dem Becken als Personenkorb [Abb. 6.18]:

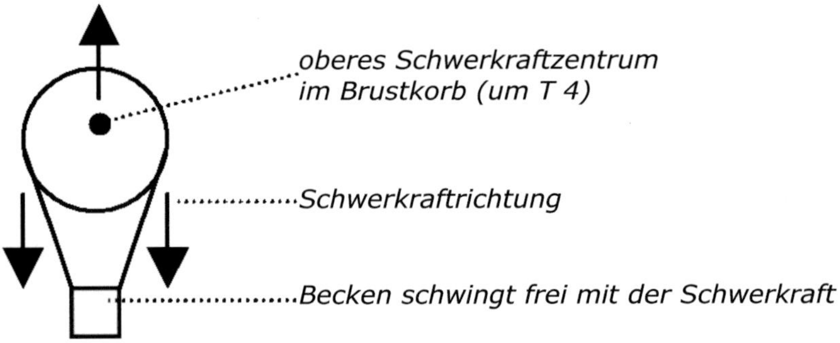

Abb. 6.18

Nach hinten-unten gekipptes Becken beim Gehen

Das Schambein nach unten absinken lassen. Auf diese Weise Steißbein und Sitzknochen nach hinten schieben. Sich das Steißbein als Schwanz vorstellen, der nach hinten (nicht nach unten) zeigt.

Die Beine weichen in Hüften oder Knien von der Geradeausrichtung ab oder schlenkern

Sich vorstellen, dass die Kniescheiben wie zwei Scheinwerfer geradeaus nach vorn leuchten, oder dass von weit vorn kommend Bindfäden die Kniescheiben abwechselnd parallel nach vorn ziehen.

Die Füße weichen von der Geradeausrichtung ab oder schlenkern
Sich vorstellen, dass die Zehen wie Scheinwerfer geradeaus nach vorn leuchten.

Für besseren Bodenkontakt beim Gehen

- Sich vorstellen, dass von der Fußsohle her (direkt vor dem Fersenbein) ein Auge in den Boden hineinschaut.
- Sich mit dem Rücken gegen die Wand lehnen, sich dabei entspannt durchhängen lassen (Affe). Aus dieser Haltung langsam ins Gehen kommen.
- Übungen für ein freies Armschwingen auf S. 193 ff., 286 und 325
- Sich vorstellen, dass man als Person im oberen Schwerkraftzentrum (siehe S. 52 f. und 60) zentriert ist, und sich dieses Zentrum durch den Raum bewegt. Diesen Raum und die Richtung, in die man sich bewegt, bewusst wahrnehmen.
- Übungen für ein verstärktes peripheres Sehen (Siehe S. 296)
- Innerlich im ¾-Takt (Walzertakt) zählen: 1-2-3—1-2-3 .... Es kann auch ein anderer Takt sein, nur ungerade muss er sein.

Zu enge Schrittbreite der Füße
Die Adduktoren der Beine dominieren die Abduktoren. Also: die Adduktoren dehnen (siehe S. 221 ff.)

Zuviel Gewicht des auftretenden Fußes auf der Außenkante

- Die Abduktoren dominieren die Adduktoren der Beine. Also Abduktoren dehnen (siehe S. 224)
- Beim Gehen die mediale Hälfte der Füße im Kontakt mit dem Boden wahrnehmen.

Zuviel Gewicht des auftretenden Fußes auf der Innenkante

- Die Adduktoren dominieren die Abduktoren der Beine. Also: Adduktoren dehnen (siehe S. 221 ff).
- Beim Gehen die laterale Hälfte der Füße im Kontakt mit dem Boden wahrnehmen.

Zu wenig Fußabrollen durch fußballenbetontes Gehen
Hierbei wird das Körpergewicht durch die Plantarfaszie, die Wadenmuskulatur und die Achillessehne abgefangen. Deshalb finden sich

dort auch meist Überlastungsreaktionen und Symptome (z.B. Plantarfaszitis).

Abhilfe:

- Den stehenden Klienten – eine Hand des Lehrers am Brustkorb, die andere am Rücken des Klienten – langsam passiv von den Fußgelenken her vor und zurück pendeln lassen. Dadurch kann der Klient ein Gefühl für die Gewichtsverlagerung in den Füßen entwickeln.
- Der Klient soll die Ferse im Kontakt mit dem Boden wahrnehmen.
- Übung: Beim Gehen den Fußrücken des hinteren Beins nachziehen, d.h. über den Boden schleifen lassen
- Übung: Rückwärts gehen.
- Übung: Sich auf Zehenspitzen stellen mit der Vorstellung, dass die Auflagefläche weich wird und die Zehen sich in den Boden eindrücken wie in Sand.

Zu wenig Fußabrollen durch Fersengang

Hierbei wird, um das Körpergewicht abzufangen, als natürliches Dämpfsystem die Pronation im Hinterfuß eingesetzt, was zu Überlastungsreaktionen der am Innenknöchel liegenden Sehne des M. Tibialis posterior und zum medialen Schienbeinkantensyndrom führen kann.

Abhilfe:

- Vor dem Losgehen die Sitzknochen etwas nach hinten bringen, indem das Schambein nach unten hängen darf.
- Vor dem Losgehen das Körpergewicht von den Fußgelenken her ein wenig nach vorn bringen.
- Der Klient soll die Fußballen im Kontakt mit dem Boden wahrnehmen.
- Den Oberkörper bzw. den Brustkorb aus der Kippung nach hinten in eine minimale Kippung nach vorne bringen.
- Gegebenenfalls die chronisch zurückgezogenen Schultern fallen lassen. Dabei kann die Vorstellung hilfreich sein, dass beim Gehen die Ellbogen nach außen schauen.
- Übung: Sich auf die Fußballen stellen, dort kurz bleiben. Dann in den Zehenstand gehen und dort etwas bleiben. Dann wieder auf die Fußballen, und schließlich wieder auf den ganzen Fuß herunterkommen. Mehrmals wiederholen. Das Gewicht gleichmäßig auf Innen- und Außenseite des Fußes verteilen.

Bei Gleichgewichtsprobleme sich mit den Händen an einer Wand abstützen.
- Übung: Der Klient steht vor dem Lehrer und lehnt sich mit seinem Brustkorb gegen die vorgehaltenen Hände des Lehrers. Er soll sein ganzes Körpergewicht abgeben. Dann lässt er sich mit der Unterstützung der Hände des Lehrers von den *Fußgelenken* her wieder in die aufrechte Haltung zurückpendeln. Danach gehen.
- Übung: Rückwärts gehen.
- Übung: Einen Fuß anheben und mit dem anderen Fußballen nach vorn hüpfen. Dann auf den hinteren Fußballen zurückhüpfen usw. Knie dabei lockerlassen.
- Übung: Zunächst auf der Stelle gehen im Fußballengang. Dann nicht mehr auf der Stelle gehen, sondern in kleinen Schritten vorwärts und auch rückwärts gehen. Jedes Mal mit angewinkelten Armen kontralaterale Armbewegungen.

Der Oberkörper befindet sich beim Gehen hinter Becken und Beinen

Siehe: Zu wenig Fußabrollen durch Fersengang auf S. 328 f.

Die Vorwärtsbewegung scheint mehr mit den Schultern/Armen und/oder dem Brustkorb als mit den Beinen zu erfolgen

- Sich vorstellen, dass man als Person im oberen Schwerkraftzentrum (siehe S. 52 f. und 60) zentriert ist, und sich dieses Zentrum durch den Raum bewegt.
- Brustkorb und Brustbein etwas absinken lassen.
- Ausatmung vervollständigen und die Pause vor dem Einatmen etwas verlängern.
- Die Aufmerksamkeit mehr auf die Füße und den Boden verschieben.

Wenn die Füße nach vorn „geworfen" werden, wobei die Knie kaum gebeugt werden

- Vor dem Losgehen das Körpergewicht von den Fußgelenken her mehr nach vorn bringen.
- Vor dem Oberkörper bzw. den Brustkorb aus der Kippung nach hinten in eine minimale Kippung nach vorne bringen.
- Vor dem Losgehen die Sitzknochen etwas nach hinten bringen.
- Sich vorstellen, dass die Kniescheiben wie zwei Scheinwerfer geradeaus nach vorn leuchten oder dass von weit vorn kommend Bindfäden die Kniescheiben parallel nach vorn ziehen.

Wenn die Knie zu sehr angehoben werden („Storchengang")

Anstelle des M. Iliopsoas wird der M. Rectus femoris benutzt.

Abhilfe:

- Abwechselnd die Fersen und die Fußballen im Kontakt mit dem Boden wahrnehmen.
- Sich vorstellen, dass die Beine von der Vorderseite des lumbodorsalen Übergangs (LDH) her nach vorn schwingen. Siehe auch Übung auf S. 237 f.

  Vorübung für das Schwingen: Auf einem Hocker oder (seitwärts) auf einer Treppenstufe stehen. Ein Bein hängt frei in der Luft und schwingt von der Vorderseite des LDH her vor und zurück.
- Übung: Rückwärtsgehen.

Kriterien für gute Schuhe

- Genügend Platz für die Bewegung im oberen Sprunggelenk.
- Das Fußbett ist so gearbeitet, dass es dem Fuß keine Verlagerung des Gewichts auf die Außenkante aufzwingt.
- Fußbett und Sohle erlauben dem Fuß, sich wechselndem Untergrund anzupassen und gut abzurollen. Holzsohlen und Clogs sind insofern ungeeignet.
- Negativabsätze können für Menschen mit nach vorn-unten gekipptem Becken u.U. hilfreich sein, für Menschen mit nach hinten-unten gekipptem Becken sind sie ungünstig.
- Sandalen mit Riemen an der Ferse entlasten den Fuß vom Festhalten der Sandale. Auf diese Weise können die Füße voll abrollen und Waden/Achillessehnen verkürzen bzw. verhärten sich nicht.
- Immer wieder werden neuartige Schuhe angepriesen, die angeblich besonders lauf- und fußfreundlich sind. Meist sind diese jedoch entweder nur für einen bestimmten Strukturtyp vorteilhaft (z.B. Negativabsätze für Menschen mit nach vorn-unten gekipptem Becken), oder sie nehmen dem Fuß lediglich das Ausbalancieren ab, oder sie verabsolutieren einen Aspekt des Gehens, während andere Gesichtspunkte nicht berücksichtigt werden.

  Nicht selten verschlimmern sich fußbezogene Symptome im Alltag, wenn die Schuhe nicht getragen werden. Darüber hinaus führen sie oft zu Knie- und Hüftproblemen.
- Barfußschuhe können längerfristig eine differenziertere Bewegung der Fußknochen fördern. Allerdings sollte man anfangs nicht zu oft damit laufen, denn die Füße müssen sich erst gewöhnen.

Bücken, Heben, Tragen

Bücken

- Wenn der M. Psoas nicht aktiv ist, kontrahiert der M. Rectus abdominis, und auf dem Rücken lastet ein enormes Gewicht. [Abb.6.19, links]
- Das Falten und Entfalten (S. 162 ff.) sind die Grundlage eines optimalen Bewegungsablaufs beim Bücken. Sie werden entsprechend den jeweiligen Umständen abgewandelt angewandt. [Abb. 6.19, rechts]

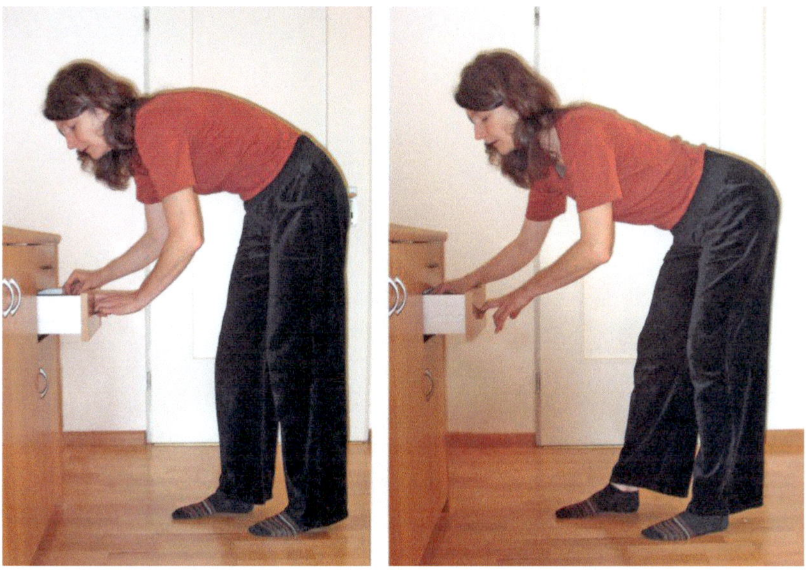

Abb. 6.19

- Wenn man längere Zeit in einer ungünstigen Art gebückt war (Rundrücken usw.), sei es im Stehen, hockend oder knieend:
  Sich zunächst in eine Körperkonfiguration bringen, welche die wesentlichen Elemente des gefalteten Zustands wenigstens annähernd gewährleistet: Rumpf vorn konvex und lang, Brustbein vorn, Sitzknochen zurückgeschoben. Erst dann richtet man sich – entfaltend - auf.

Heben und Tragen von Objekten

- Wie beim Bücken (siehe oben) so ist auch hierbei das Falten (S. 162 ff.) die Grundlage des Bewegungsablaufs, der je nach den Umständen abgewandelt wird.

  Dadurch wird die Brustwirbelsäule abgeflacht, der Rumpf verlängert sich, Kopf und Nacken bleiben frei. Das Gewicht von Rumpf und Objekt „hängt" in den tiefliegenden Faszienschlingen der Rumpfvorderseite, während das nach hinten gebrachte Becken ein Gegengewicht bildet. [Abb. 6.20 und 6.21]

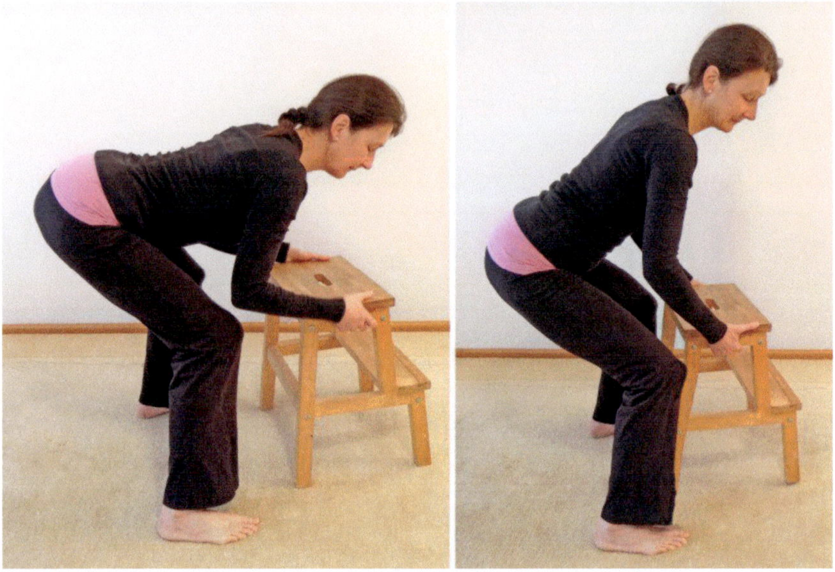

Abb. 6.20

- Die Bein- und Fußstellung den Erfordernissen entsprechend einrichten. Dabei ist ein versetztes, breitbeiniges Stehen in der Regel am besten.
- Sich unmittelbar vor dem Heben eines Gegenstandes dessen Gewicht vorstellen (Feedforward).
- Das Gewicht des Objekts wird erst dann übernommen bzw. später erst dann wieder an den Boden abgegeben, wenn der Körper beginnt sich zu entfalten.

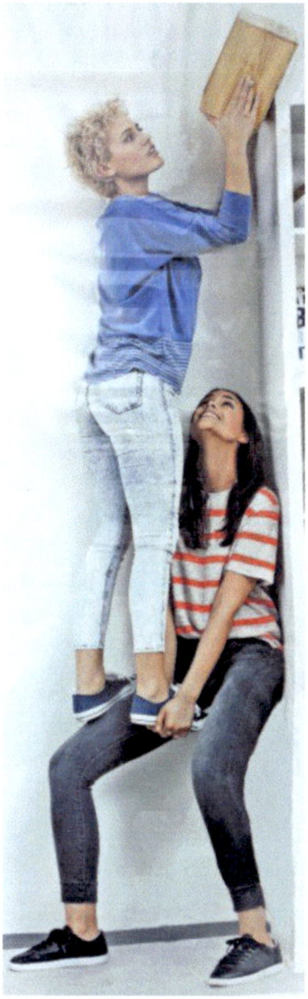

Abb. 6.21

- Während des Hebens und Haltens sinken die Schulterblätter nach hinten-unten, das Brustbein bleibt vorn.
- Keine „parasitären" Muskelverspannungen (Bauch, Beckenboden, Kiefer) zulassen.
- Menschen, die ein Gewicht vor sich tragen neigen oft dazu, den Oberkörper nach hinten zu kippen und den Bauch sowie das Becken nach vorn zu schieben. Stattdessen:
  - Vor dem Losgehen das Körpergewicht von den Fußgelenken her mehr nach vorn bringen und/oder
  - die Sitzknochen etwas nach hinten bringen.
  - Den Oberkörper bzw. den Brustkorb aus der Kippung nach hinten in eine minimale Kippung nach vorne bringen. Die eigene Vertikalachse darf von den Füßen her ein ganz klein wenig nach vorn gekippt sein.
  - Das Gewicht nicht als „Fremdkörper", sondern als zum eigenen Körper gehörig betrachten bzw. in sich „hereinnehmen", d.h. mit dem Zusatzgewicht einen gemeinsamen Schwerpunkt bilden.
- Das Objekt so eng wie möglich am Körper halten, und an sich drücken statt es nach oben zu ziehen. Die Schultern dabei unten lassen.
- Wenn das Gewicht einseitig getragen wird, die Seite nicht verkürzen. Eine ausgleichende Gewichtsverlagerung sollte von den *Fußgelenken* her erfolgen.
- Beim Tragen von Einkaufstüten, Koffern etc. die Schultern nicht hochziehen, sondern erlauben, dass das Gewicht den Arm/die Arme nach unten zieht.

- Wenn das Objekt seitlich abgestellt oder zur Seite weitergereicht werden soll: Die Wirbelsäule *nicht* verdrehen [Abb. 6.22, links]. Stattdessen den *ganzen* Körper von den Füßen her in die gewünschte Richtung drehen [Abb. 6.22, rechts].

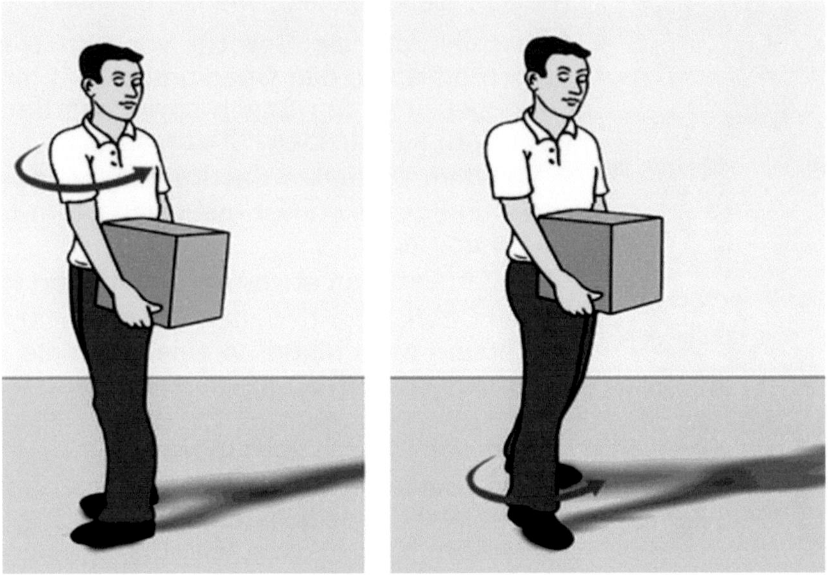

Abb. 6.22

Heben und Tragen von leichten Objekten

- Vor dem Anheben Schulter(n) und Arm(e) sinken lassen, z.B. indem man den Ellbogen schwer werden lässt. Nun kann der Arm wie von selbst nach oben schweben.
- Während des Hebens bleibt der Rest des Körpers schwer.
- Während des Hebens und Haltens das Schulterblatt nach hinten-unten absinken lassen.
- Brust und oberen Rücken offen lassen während des Hebens und Haltens.
- Heben des Arms von der Hand her ausführen mit gleichzeitiger Raumorientierung.

Drücken, Ziehen, sich nach etwas strecken, Werfen, Springen

Drücken oder Schieben [Abb. 6.23]

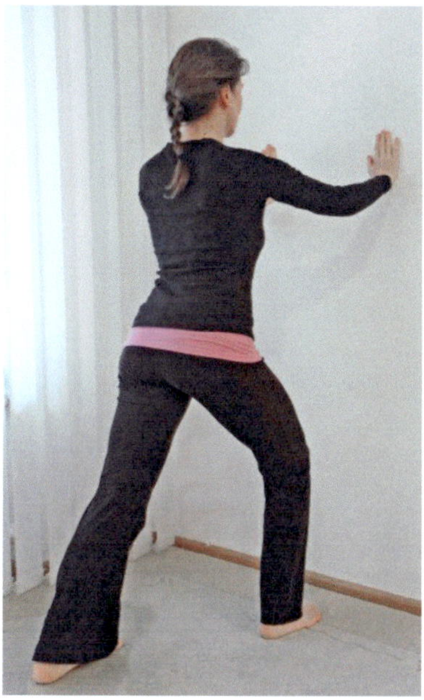

Abb. 6.23

An der Wand stehend mit gestreckten Armen die Hände flach an die Wand legen. Sich vorstellen, die Hände seien an der Wand angeklebt. Die Beine stehen vorn-hinten versetzt. Die Vertikalachse ist nach vorn geneigt. Ähnlich wie beim faltenden Bücken (S. 162 ff.) sind die Sitzknochen weit nach hinten geschoben, das Brustbein nach vorn. Der nach vorn durchgebogene Rumpf dehnt sich nach oben und unten aus.

Das Zusammenspiel von nach hinten geschobenen Sitzknochen und erhöhtem Druck des hinteren Fußes gegen den Boden – dieses Zusammenspiel bewirkt einen erhöhten Druck der Hände gegen die Wand, so dass die von den Armen selbst aufzuwendende Kraft minimiert werden kann, und der Rumpf sich verlängert statt gestaucht zu werden. Besonders bei einem strukturell nach vorn-unten gekippten Becken ist darauf zu achten, dass die Sitzknochen nicht durch Kontraktion in der Lendenwirbelsäule nach hinten geschoben werden, sondern durch Verlängerung der Rumpfvorderseite.

Der Gegendruck der Wand wird über die Arme und die nach hinten-unten geschobenen Schulterblätter in Richtung Brustwirbelsäulen-Spitze gelenkt, wodurch die Brustwirbelsäule in dieser Höhe etwas abflacht und das obere motorische Zentrum nach vorn kommt. Dies entlastet nochmals die Schultern und besonders die Halswirbelsäule. Letzteres ist ablesbar an der erhöhten Freiheit des Kopfes sich zu drehen.

Bei Richtungsänderungen während des Drückens den ganzen Körper von den *Füßen* her umstellen.

Etwas hinter sich herziehen [Abb. 6.24]

Rumpf und Hals können lang bleiben, wenn der Rumpf eine nach vorn durchgebogene Form behält, und das obere Zentrum in Brusthöhe vorn bleibt.

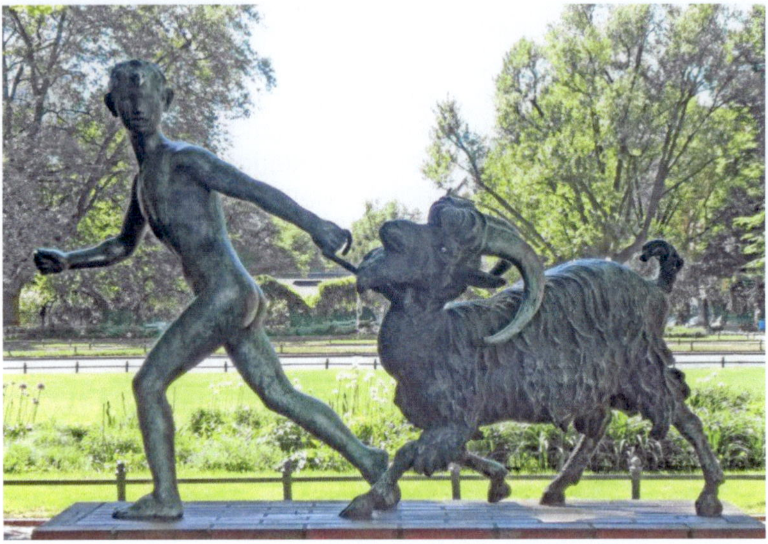

Abb. 6.24

Etwas von vorn zu sich heranziehen

Genügend großen Abstand wählen, da der Körper sich zunächst in Hüft-, Knie- und Fußgelenken einfaltet (Falten: siehe S. 162 ff.). Ein Fuß wird vorgesetzt. Während des Ziehens streckt sich das vorstehende Bein, der Rumpf bleibt in anterior konvexer Haltung, die Sitzknochen werden nach hinten geschoben.

Gegebenenfalls mehrere Wiederholungen des Vorgangs, je nachdem, wie weit gezogen wird. Bei Richtungsänderungen während des Ziehens den ganzen Körper von den *Füßen* her umstellen.

Etwas Leichtes von der Seite her zu sich heranziehen [Abb.6.25] und **Ziehen von hinten nach vorn** [Abb. 6.26]:

In beiden Fällen dreht sich der Körper als Ganzes in die beabsichtigte Richtung, gleichzeitig verlagert sich das Körpergewicht vom hinteren auf den vorderen Fuß.

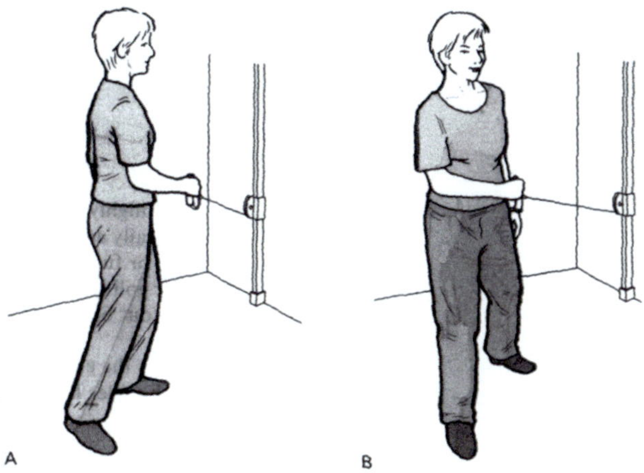

Abb. 6.25

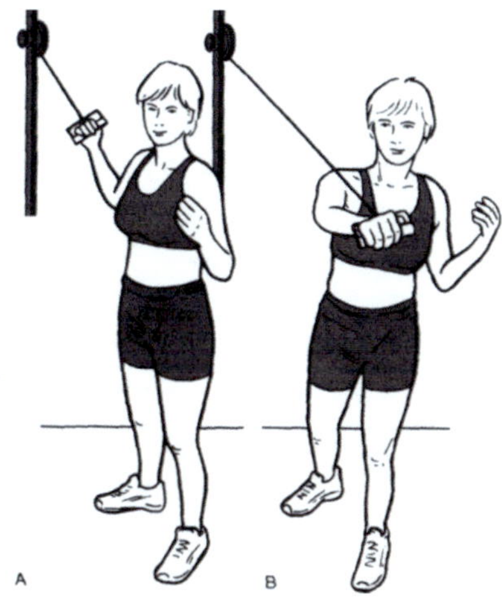

Abb. 6.26

Sich nach etwas strecken

Die Sitzknochen nach hinten schieben, während man sich nach oben streckt. Man dehnt sich also in zwei Richtungen aus. [Abb. 6.27]

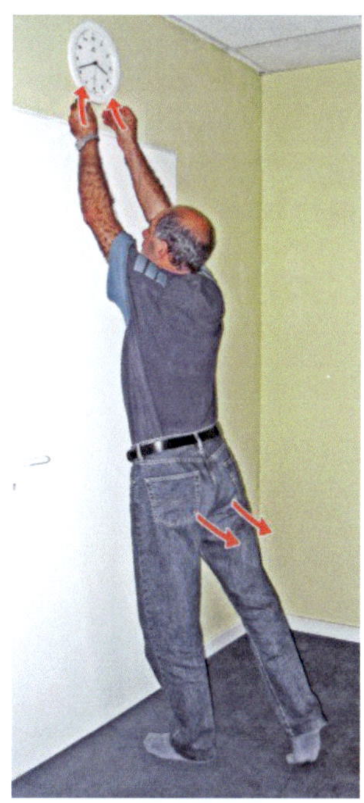

Abb. 6.27

Werfen

Während der Arm nach vorn schwingt, schwingen die Sitzknochen nach hinten (zwei Richtungen). Analog zur Zugbewegung in der Abb. 6.26 dreht sich auch beim Werfen der ganze Körper in die Wurfrichtung, wobei sich das Körpergewicht vom hinteren auf den vorderen Fuß verlagert.

Springen

- Vor dem Absprung und beim Landen sich vorstellen, eine Metallfeder oder ein Ball zu sein, die/der sich zusammenzieht (Speicherung potentieller Energie in den Faszien) und dadurch eine umso größere Sprungkraft erfährt (Umwandlung potentieller Energie in kinetische Energie).
- Springen im Reach-Modus und im Push-Modus

  Es ist hilfreich, wenn Reach-Typ und Push-Typ (siehe S. 52 f., 60 und 178 ff.) ihre jeweiligen Ressourcen kennen und nutzen. Natürlich können beide auch versuchen, sich die spezifischen Ressourcen des anderen Typs anzueignen.

  Reach-Modus:

  Beim Absprung streckt sich der Rumpf nach oben. Schultern und Arme heben sich dabei und beschleunigen so nach oben. Doch auch beim Landen sind die Schultern aktiv, sie pumpen den Körper in die Beugung von Hüften und Knien.

  Push-Modus:

  Beim Landen werden Hüft-, Knie- und Fußgelenke wie „Federn" benutzt, die zusammengeschoben werden. In fließendem Übergang kommen erst die Zehen auf, dann die Ballen und schließlich der ganze Fuß. Jetzt kann man sich vom Boden abstoßen wie eine Sprungfeder. Im Gegensatz zum Reach-Modus werden beim Push-Modus die Arme kaum eingesetzt.

  Damit beim Absprung das Gewicht gleichmäßig auf Innen- und Außenseite der Füße verteilt wird, empfiehlt sich folgende Vorübung: Im Stehen bei gebeugten Knien Fersen heben und senken.

Manuell behandeln (SI, Massage usw.)

Grundlegendes

- Haltung und Bewegung des Behandlers sind eine Botschaft an den Klienten (Kommunikation von Körper zu Körper). Sie können deshalb die Effektivität einer Intervention erhöhen oder herabsetzen.
- Nicht „posieren", sondern Haltung *leben*, Haltung *sein*.
- Sich selber weiten und entspannen in der Gegend, in der man beim Klienten arbeitet.
- Ruhig-gleichmäßiges Atmen des Behandlers weitet, konzentriert und aktiviert.
- Den eigenen Körper in Bewegung halten. Das erhöht die Reaktionsfähigkeit des Klienten.
- Vom eigenen inneren Raum her arbeiten:
  - Sich immer wieder innerlich mit Aufmerksamkeit zentrieren.
  - Empfangend statt scharf schauen.

Körperhaltung und -bewegung

Die Qualität der Bewegung, die man der Klientin vermitteln möchte, sollte der Behandler selber verwirklichen. Das bedeutet:

- Die Aufmerksamkeit sollte nicht auf die Klientin beschränkt sein, sondern den gesamten Raum peripher mit wahrnehmen.
- Genügend Abstand zur Klientin bzw. zur Liege einhalten.
- Um die Kraftübertragung zu optimieren, für die Integrität der eigenen Körperstruktur und zur Schonung der eigenen Gelenke den eigenen Körper in die Richtung der beabsichtigten Kraftwirkung hin ausrichten.
- Seine Gelenke offenhalten. Mit seiner Wirbelsäule in subtiler Bewegung bleiben.
- Unterstützung von unten, also von den Füßen her bzw. im Sitzen vom Becken her. Stehendes Arbeiten: Füße versetzt stellen, Fußgelenke locker lassen. Das ist gut für Atmung und Lebendigkeit.
- Mit dem Eigengewicht arbeiten durch langsame Gewichtsverlagerung von hinten nach vorn. Also stehend von den Füßen bzw. sitzend vom Becken her das eigene Körpergewicht in die Arme/Hände bringen. Dabei Gleichgewicht und Beweglichkeit aufrechterhalten. Voraussetzung ist ein ausreichender Abstand von der Liege.

- Eine direkte Verbindung zwischen Hand und Fuß fühlen und gleichzeitig den Boden durch die Füße spüren.
- Schultern entspannen durch die Vorstellung, dass die Ellbogen schwer werden.
- Unterarm-Hand-Finger möglichst in *eine*r Richtung ausrichten.
- Bei der Arbeit in tiefen Gewebsschichten die Hand leicht runden. Das erhöht die Sensibilität und fühlt sich für Klienten angenehmer an.
- Bei zur Faust geschlossener Hand sollte sich der Daumen *neben* der Faust befinden, aber nicht abgespreizt werden.
- Wenn man seinen Ellbogen oder Unterarm benutzt, die Hand offenlassen und die Schulterblätter nach hinten-unten ziehen.
- Generell im Ausdehnungsmodus arbeiten [Abb. 6.28 und 6.29]:
  - Das faltende Bücken (S. 162 ff.) verinnerlichen.
  - Den Bauch nicht verkürzen/einziehen. Der Rumpf behält eine nach vorn durchgebogene Mittelachse. Die Sitzknochen nach hinten und das Brustbein nach vorn gleiten lassen.
  - Den „Gegendruck", der vom Gewebe der Klientin kommt, über Arme und Schulterblätter in die Brustwirbelsäulengegend leiten (statt über die Arme in den Hals/Nacken).

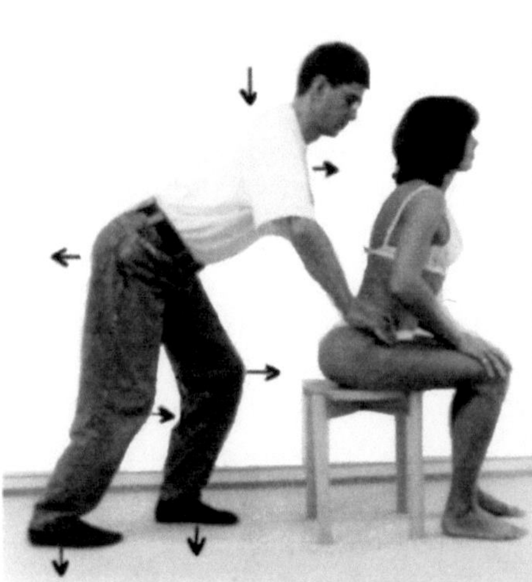

Abb. 6.28

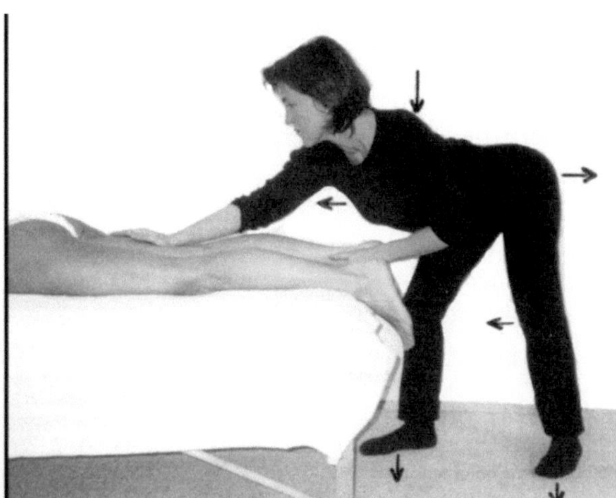

Abb. 6.29

Behandeln im Ausdehnungsmodus: Die Pfeile zeigen die Bewegungsrichtungen an

Sprechen

Stimmübungen

Ziele:

Sprachvolumen, Deutlichkeit und Modulation der Aussprache erweitern; die Ausstrahlung in den Raum verbessern; ausreichende Energie entwickeln.

- Brust- und Bauchraum werden aktiviert, indem man mit geschlossenen Lippen dreimal „MMMM…" summt, wobei das Summen mit jedem Mal lauter wird. Mit einer Hand auf dem Bauch lassen sich dort starke Vibrationen spüren.
- Sich vor den Spiegel stellen. Aus- und wieder einatmen. Dann jeden der folgenden Buchstaben laut aussprechen, solange der Atem jeweils reicht: I – E – A – O – U. Die Abfolge dreimal sprechen. Je nach Bedarf können auch einzelne Buchstaben bevorzugt gesprochen werden.

  Die Reihenfolge beginnt mit dem I, weil es die höchste Frequenz hat. Wenn ich die Hand auf den Kopf lege, kann ich ein leichtes Vibrieren der Kopfhaut spüren. Das E aktiviert den Halsbereich, die Vibration ist mit den Händen an der Kehle spürbar. Beim A öffnet sich der Mund ganz weit, der Brustbereich wird mit Energie versorgt. Beim O ist es der Oberbauch, beim U der Unterleib.
- Deutlichkeit der Aussprache: Betonung auf Konsonanten legen und nicht auf Vokale.
- Stimmstärkung: Folgende Worte laut und mit übertriebenem R sprechen: Rennen, Rasen, Rollen, Reifen, Riemen, reiten, Reiter, Meister, Bier, wir, Tier, verirren, girren, irren, verwirren.
- Stimmklang und -rhythmus: Tief einatmen und entspannt ausatmen.
- Tiefe und Qualität der Stimme: Während der Übende etwas singt, „rüttelt" ein Übungspartner die Nackenmuskeln des Übenden sanft hin und her.
- Massage des Mundinnenraumes: Den Mund schließen. Dann die Zungenspitze – kräftig massierend – kreisen lassen; ein paar Mal rechtsherum und ein paar Mal linksherum.

- Folgende Übung schrittweise durchführen:
  1. Während des Gehens die Aufmerksamkeit auf die Atmung richten. Zwei Schritte lang auf das Einatmen, zwei auf das Ausatmen.
  2. Bei den mit dem Ausatmen verbundenen Schritten den Mund öffnen, den Unterkiefer fallen lassen und ein „Ah" flüstern. Mehrfach wiederholen, mit zunehmender Lautstärke. Dabei locker bleiben und die Kehle weich lassen.
  3. Dasselbe nacheinander mit einem „Oh", einem „Eh", „Ih"und einem „Uh" machen.

  Eventuell auftauchende Gefühle wahrnehmen, aber nicht auf sie eingehen.

Vortrag, Texte sprechen

Folgende Übungen helfen, bei den Zuhörenden Resonanz zu erzeugen und Wirkung zu erzielen.

- Den Partner oder das Publikum vor, während und unmittelbar nach dem Sprechen von der Intention, dem Willen und der Aufmerksamkeit her „adressieren". Dieser räumliche Aspekt wird auch als „Fernenwollen" bezeichnet.
- Der Sprecher überschaut vor dem Beginn und immer wieder während eines Vortrags das Publikum („einsammeln").
- Abspannend sprechen. Abspannen meint, dass jedes Wort auslautend gesprochen wird, z.B. das *t* bei „versetzt" oder das *z* bei „Goldschatz".
- Am Ende eines Satzes die Stimme nicht senken, sondern das letzte Wort ausschwingen, d.h. offenlassen.
- Mit Gefühl für den Charakter jedes Vokals oder Konsonanten sprechen (weich oder hart, hauchend oder stoßend, rund oder spitz usw.).
- Beim Versuch, nachdrücklicher zu sprechen wird nicht selten der Fehler gemacht, den Atemdruck zu erhöhen.
- Der Sprecher bleibt auch bei Sprechpausen dem Partner oder Publikum zugewandt. Ein Hilfsmittel: Begleitbewegungen der Hand, des Fußes usw. während des Sprechens werden während der Sprechpause fortgesetzt.
- Eine sprachliche Aussage ist wirkungsvoller, wenn sie *nach* der dazugehörigen Geste erfolgt und nicht synchron mit der Geste. Beispiel: Zuerst mit der Hand die Tür weisen und dann „Raus!" sagen.

4. Übungen in der Gruppe

Vorbemerkung
Als Gruppenübung eignen sich auch viele der Übungen aus den vorhergehenden Kapiteln, die der Lehrer mit dem Klienten zusammen durchführt.

Atmungs- und Spannungsveränderungen wahrnehmen
Gruppenteilnehmer gehen durch den Raum. Was ändert sich an der Atmung, an Spannungen (z.B. in den Diaphragmen), wenn man schnell oder langsam geht; wenn man Augenkontakt hat beim Gehen; wenn man sich zwischendurch die Hand schüttelt usw.

Schulung der Aufmerksamkeit
Die Gruppe bildet einen Kreis. Ein Ball wird mit der offenen Hand von einem Teilnehmer zu einem anderen geschlagen, der ihn wieder jemand anderem zuschlägt usw. Den Ball zu empfangen und weiterzugeben sind *gestische* Aktionen, d.h. jeder verbindet sich intentional mit dem jeweiligen Mitspieler.

Variationen:

- Beim Annehmen den eigenen Namen sagen, beim Schlagen den Namen desjenigen, dem man den Ball zuschlägt.
- Die Gruppe steht in einem sehr engen Kreis. In diesem Kreis werden mehrere Bälle - in Brusthöhe – flüssig von Hand zu Hand weitergegeben, ohne seitlich zum Nachbarn zu schauen. Mit der Zeit den Kreis immer mehr vergrößern.

Spielregeln für diese Übungen:

- Die Aufmerksamkeit nicht fixieren; stattdessen peripherer Blick.
- Aus der eigenen Achse heraus *reflexartig* reagieren.
- Nicht am Ball „kleben", wenn man ihn bekommt; die Hand ändert lediglich die Richtung des Ballflugs.
- Den Ball schlagen und *sofort* die Aufmerksamkeit für den Ball abschneiden. Also „loslassen", die Aufmerksamkeit wieder zu sich zurücknehmen.
- Das eigene Verhalten (Leistung, Ballverlust usw.) nicht innerlich kommentieren; auch nicht das der anderen Teilnehmer. Wichtiger als Fehlerkorrektur ist der Spielfluss.

Gleichgewicht fördern

Paare bilden (A und B). Die Ausgangsstellung von B: entspannt stehend, nach unten geerdet durch eine ganz leichte Beugung in den Knien, wie wenn er sich soeben setzen will.

A stößt B mit den Händen an verschiedenen Körpergegenden (eventuell von verschiedenen Seiten), die Stärke variierend von ganz leicht bis so stark, dass B gerade noch das Gleichgewicht halten kann. B antwortet mit einer flexiblen Reaktion des Körpers, die genau der Kraft entspricht, die A angewendet hat. Die Reaktion von B beginnt natürlicherweise mit genau dem Körperteil, der den Stoß abbekommen hat. Gegebenenfalls reagiert auch der Rest des Körpers. So bringt B sich wieder zurück in seine Ausgangsstellung (wie durch ein Zurückfedern).

Idealerweise bilden A und B *einen* Energiefluss. B sollte vermeiden, den Stoß vorwegzunehmen oder sich gegen ihn zu versteifen. Falls Gefühle auftauchen (Wut, Verletzung etc.), diese wahrnehmen und gleichzeitig realisieren, dass Energie zunächst nichts ist als Energie, ohne jede Bedeutung. *Wir* sind es, die dieser Energie eine bestimmte Bedeutung verleiht.

Partner spiegeln sich ihre Haltung/Gestik

Paare bilden (A und B). A imitiert mit dem eigenen Körper Haltung/Gestik von B. Die Übung kann auch zu dritt durchgeführt werden: A spiegelt zunächst B und modelliert anschließend C entsprechend (siehe unten: Haltung/Gestik formen und spüren).

Haltung/Gestik formen und spüren

Paare bilden (A und B). A formt B manipulierend in eine beliebige Haltung, Geste. B lässt sich modellieren.

Variation: Eine Untergruppe plastiziert eine andere Untergruppe.

Komplexität und Details von Bewegung wahrnehmen

Paare bilden (A und B). A macht B eine einfache, wiederholbare Bewegung vor. B praktiziert diese Bewegung mehrere Male, bis sie ihm vertraut ist und er versteht, wie sie organisiert ist, aus welchen Teilen sie besteht.

Während A nun zuschaut, zerlegt B die Bewegung in kleine Abschnitte, ohne deren Form zu verändern. Zunächst wiederholt er einen Abschnitt nach dem anderen, dann setzt der die Abschnitte wieder zusammenbringen, bringt sie aber in eine andere Reihenfolge. Falls B die Form der Bewegung verändert, macht A ihn darauf aufmerksam.

Orientierung nach oben und unten fördern

- Übung *Einem Ruf folgen* (S. 346)
- Die Gruppe bildet eine Gasse, durch die jeweils ein Gruppenteilnehmer geht. Zunächst geht die Person einfach einmal hin und zurück. Beim zweiten Mal wird sie von den anderen berührt, durch Drehen, leichtes Schubsen, Ziehen usw. Dabei soll sich die Person der Richtung nach oben und der nach unten gewahr sein. Beim dritten Mal geht die Person wieder einfach durch die Gasse hin und zurück und spürt, was jetzt anders ist im Vergleich zum ersten Mal.

Richtungs- und Zielsicherheit im Raum gewinnen

Ein Teilnehmer steht in einiger Entfernung vor der Gruppe und hält eine Hand erhoben neben seinem Kopf, die Handinnenfläche der Gruppe zugewandt. Nacheinander holt je ein Gruppenmitglied mit dem Arm aus und macht eine Wurfbewegung mit ausgestrecktem Zeigefinger, die exakt auf die Hand der vorn stehenden Person zielt.

Die Aufgabe besteht darin, mit seiner Hand einer präzisen und klaren Raumorientierung zu folgen, ohne unterwegs zu zögern oder über den Verstand die Richtung zu korrigieren.

Übertragung von Empfindungen und Gefühlen

Eine Person aus der Gruppe wird zur Leitung bestimmt. Es werden zwei Untergruppen gebildet. Eine ist aktiv, die andere passiv. Die Aktiven vermitteln ihren passiven Partnern ein Wort oder ein Gefühl oder eine Stimmung oder eine Atmosphäre. Die Passiven leihen zu diesem Zweck den Aktiven ihre Körper.

Ablauf:

Die Passiven liegen mit geschlossenen Augen nebeneinander am Boden. Die Aktiven wählen gemeinsam ein Thema (ein Wort oder ein Gefühl oder eine Stimmung oder eine Atmosphäre) als Ausgangsmotiv aus, ohne den Passiven das Ergebnis mitzuteilen. Vom Gewählten inspiriert manipulieren sie nun die Körper der Passiven. Sie vermitteln den Passiven das gewählte Thema. Die Position(en) der Passiven sind durch die Manipulation über mehrere Gelenke hinweg veränderbar. Der jeweils Aktive spürt durch Berührung den (ganzen) Körper des Passiven. Dieser spürt das Thema des Aktiven.

Das Ausmaß der Passivität der Manipulierten bleibt während der ganzen Aktion nicht immer das gleiche. Der Leiter gibt hierzu im

Verlauf der Übung entsprechende Anweisungen. Wenn er ruft: „Passiv!", dann verhalten sich die Passiven wie spannungslose Puppen in den Händen der Aktiven. Lautet die Anweisung „Semipassiv!", so verharren die Passiven nach jeder Manipulation in der aktuellen Haltung/Geste, bis sie wieder manipuliert werden. „Passiv" und „semipassiv" können (mehrmals) abwechseln.

Jede aktive Person arbeitet mit einer Person aus der Gruppe der Passiven, wobei die Aktiven ihre passiven Partner untereinander öfter einmal tauschen können. Jeder Aktive agiert zunächst für sich, es kann aber auch ein gruppendynamischer Prozess entstehen. Am Ende oder während der Übertragung des zu Beginn gewählten Themas kann so ein aus den Passiven gebildetes Gruppenbild entstehen.

Einem Ruf folgen

Ziele:

- Schulung der Aufmerksamkeit
- Vertrauen auf die eigene Wahrnehmung
- Vertrauen auf den unterstützenden Boden und auf die Mitspieler
- Raumwahrnehmung

Ablauf:

Die Gruppe bildet einen großen Kreis. Jeweils ein Gruppenmitglied steht mit geschlossenen Augen in der Mitte. Eine Person aus dem Kreis ruft die Person, die in der Mitte steht, mit Namen. Diese wendet sich *reflexartig* in die Richtung der Person, die gerufen hat, und geht *ohne Verzögerung* auf diese zu, wobei die Richtung des Gehens nicht korrigieren werden darf. Es kommt nämlich darauf an, der eigenen Wahrnehmung (dem Hören) zu vertrauen und den Körper agieren zu lassen.

Sobald die gerufene Person den Rufer erreicht, sagt dieser rechtzeitig „Stopp!", damit beide nicht zusammenstoßen. Falls der Gerufene zu sehr vom Kurs abkommt, ruft die Person aus dem Kreis den Namen noch einmal.

Selbsteinschätzung und Feedback in der Gruppe:

- Wie groß ist das Vertrauen in die Unterstützung vom Boden und in die Mitspieler?
- Welcher Körperteil ist führend beim Gehen, welcher Körperteil wird eventuell zögerlich oder ängstlich zurückgehalten?
- Ist die gerufene Person eher in sich ruhend oder eher raumorientiert?

Sport

1. Allgemein

Aktive Fortbewegung im Alltag mit Rad, Roller, Inline usw. sowie Wandern, Spiel, Sport oder Tanz usw. sind wesentlicher Bestandteil von **Krankheitsprävention** und **-behandlung**.

Selbst die gemäßigte Bewegungsform eines täglichen 30 Minuten-Spaziergangs gilt inzwischen auch in der Medizin als Therapie- und Präventionsmethode *.

Darauf weisen zahlreiche Untersuchungen hin (*Der Spiegel* Nr.5/2006). Sie zeigten u.a., dass:

- die Sterblichkeitsrate träger Menschen bis zu 1/3 höher liegt als bei sich bewegenden Menschen;
- gesundheitliche Beeinträchtigungen aller Art bei bewegten Menschen statistisch gesehen 12,8 Jahre später auftreten als bei trägen Menschen.

---

* Schon das aktive sich Vorstellen, dass normale alltägliche Bewegungen bereits bis zu einem gewissen Grad gesundende Wirkungen zeitigen, kann im Organismus ähnlich positive Wirkungen haben, wie wenn man tatsächlich Sport betreiben würde. Darauf deutet jedenfalls eine aktuelle Untersuchung hin, die von Psychologinnen der Harvard Universität durchgeführt wurde:

Sie hatten 84 Zimmermädchen aus sieben Hotels zunächst darauf hingewiesen, dass zu einem gesunden Leben täglich 30 Minuten Bewegung gehören. Dann erklärten sie einigen der Angestellten, dass bereits die kleinen Mühen ihres (beruflichen) Alltags ausreichend seien. Nach einem Monat wogen die derart instruierten Angestellten im Schnitt fast ein Kilo weniger, während das Gewicht ihrer Kolleginnen unverändert geblieben war. Außerdem waren die Werte für Blutdruck und Körperfett, die als Fitness-Indikatoren gelten, bei den Informierten besser als bei ihren uninformierten Kolleginnen. (*Der Spiegel* 13/2007)

Als therapeutisch effektiv hat sich Bewegung erwiesen bei:

- Erkrankungen des Bewegungssystems wie Arthritis, Rheuma, Bandscheibenverschleiß, Osteoporose und Muskelschwund
- zerstörtem Gewebe: Verbesserte Reparaturfähigkeit durch Zunahme der Stammzellen.
- Krebs (bes. Brust- und Darmkrebs): Stärkung der körpereigenen Krebsabwehr, Minderung der Nebenwirkungen von Bestrahlung oder Chemotherapie, Reduzierung von Rezidiven.
- Herz- und Gefäßerkrankungen wie Infarkt, chronische Herzinsuffizienz, Arteriosklerose: Erhöhung der Lebenserwartung; auch bei Übergewicht weniger Herzleiden.
- Alterungsprozessen generell
- Altersdemenz und Alzheimer: Erhöhte Neubildung von Neuronen, die abgestorbene Zellen ersetzen.
- Depression: Selbstbild und Selbstvertrauen werden verbessert.
- seelischen Problemen wie Kontaktschwierigkeiten, Nervosität, Neigung zu Grübeleien, Antriebsschwäche, Gefühlen von innerer Stagnation, Zwanghaftigkeit (*Psychologie Heute*, August 2007)

Problematische Phänomene im Freizeit- und Leistungssport

Trotz einer erfreulichen Zunahme des Freizeitsports ist allerdings festzustellen, dass viele Menschen die Fähigkeiten einer *subtilen* Leibes- und Ich-Wahrnehmung verloren haben. Man kann von einer weitverbreiteten „kinästhetischen Dystonie" sprechen. Verursacht wird diese nicht nur durch den modernen bewegungsarmen Lebensstil. Merkwürdigerweise spielen auch Leistungssport, Fitnesskult, Krafttraining usw. eine erhebliche Rolle. Wie kommt das?

Viele Phänomene des modernen Leistungssports resultieren aus einer Einstellung, die den Körper als Objekt behandelt, ihn immer wieder zur Überschreitung und Missachtung von Grenzen treibt. Die Idole unserer Zivilisation sind Athleten, die sich schinden bis hin zur Invalidität, die sich durch Vermarktung seelisch deformieren und die ihren Körper in hochspezialisierte Maschinen verwandeln, z.B. den massigen Fleischberg für das Gewichtheben oder die anorektische Kindfrau für das Turnen.

In gemäßigter Form trifft dies vielfach auch auf Freizeitsportler zu, die einem auf den Körper reduzierten Verständnis von Wellness folgen und die das intensive Körperempfinden mit einem ganzheitlichen Erleben ihrer selbst verwechseln.

Bei Heranwachsenden und jungen Erwachsenen ist dies aufgrund ihrer hormonellen Entwicklung bis zu einem gewissen Grad normal. Sie suchen das Abenteuer, testen ihre Leistungsgrenzen aus, messen sich mit Gleichaltrigen.

Im weiteren Verlauf des Lebens kann jedoch nicht nur das kinästhetische Empfinden dabei auf der Strecke bleiben, sondern es kommt noch hinzu, dass die eigentlich *geistige* Sehnsucht des Menschen, seine Grenzen zu erweitern und sich zu vervollkommnen, unbewusst bleibt. Diese Sehnsucht wird auf die ausschließlich *physische* Ebene projiziert und äußert sich in einer Jagd nach Bestleistungen und der Erfüllung von Schönheitsidealen. Der emotionale Thrill des Sprinters, die nüchtern-kalte Wissenschaftlichkeit des Kraftsports und die Trance des Marathonläufers – all dies sind Versuche, die Grenzen von Zeit und Raum zu überschreiten. Sie können jedoch eine *geistige* Bewusstseinserweiterung auf der Grundlage eines inneren Gleichgewichts von Denken, Fühlen und Wollen nicht ersetzen.

Beispiele ungünstiger Bewegungsmuster im Sport

- Der Körper als Ganzes und bestimmte Regionen werden gestaucht statt sich zu verlängern.
- Zuviel Bewegung von äußeren Muskeln her (statt von inneren). Folge: mangelnde Koordination, vorzeitige Ermüdung, wenig Krafteffizienz.
- „Parasitäre" Muskelarbeit (Beispiele: verkrampfte Kiefermuskulatur oder festgehaltene Schultern beim Rennen). Folge: Energieverschwendung, erhöhte Verletzungsgefahr, Gelenkverschleiß.
- Eine von zwei Bewegungsrichtungen ist oft unterentwickelt. Beispiel: beim Hochsprung oder Tanzsprung mangelnde Nutzung des Eigengewichts oder mangelnde Raumorientierung. Folge: weniger Koordination und Krafteffizienz.
- Beim Dehnen wird nur in eine Richtung statt in zwei Richtungen gedehnt.
- Ungenügende Verbindung zwischen Ober- und Unterkörper.
- Der obere oder der untere Schwerpunkt des Körpers ist zu weit vorn oder zu weit hinten. Folge: Überlastete Gelenke, wenig Effizienz.
- Die horizontalen Diaphragmen (Beckenboden, Zwerchfell, Mundboden) sind häufig übertonisiert. Folge: mangelnde Flexibilität in Wirbelsäule und Gelenken.
- Zu wenig Bodenkontakt, unausbalanciertes Abstoßen/Abrollen. Folge: Fuß-, Knie- und/oder Hüftgelenke sind verdreht (Torsion), komprimiert und arbeiten zu hart.

- Hüftgelenke und/oder Brustwirbelsäule sind zu unbeweglich. Folge: Verletzungsgefahr für Lendenwirbelsäule, Knie und Iliosakralgelenke.
- Überbeweglichkeit des Beckens/der Hüftgelenke und „schlingernde" Bewegung der Beine. Folge: Gelenkverschleiß.

Sportverletzungen

- Ständig wiederholte Bewegungsabläufe bewirken häufig unerkannte strukturelle Veränderungen, die zu Symptomen führen. Beispiel Tennisarm: Der Unterarm ist in einer Außenrotation fixiert, es gibt zu wenig Raum im Gelenk zwischen Oberarmknochen und Ellenknochen sowie im Handgelenk.
- Ungünstige Bewegungsmuster werden oft nicht erkannt und führen zu erhöhter Verletzungsgefahr und Gelenkverschleiß. So erhöht z.B. ein unflexibler Iliopsoas-Muskel das Risiko von Knieverletzungen. Fehlende Hüftbeweglichkeit und mangelhafte Dehnfähigkeit können bei Skilangläufen zu Wirbelsäulenproblemen führen. Schmerzen bei Läufern: Fast immer ist das Wadenbein nicht beweglich genug.
- Muskelverletzungen führen zu Verklebungen benachbarter myofaszialer Strukturen, was lokal Beweglichkeit und Stoffwechsel einschränkt sowie eine unnötige Beteiligung benachbarter Muskeln bewirkt.
- Das Verletzungsrisiko hängt wesentlich davon ab, ob der Organismus genügend Durchlässigkeit für Bewegungsimpulse besitzt. So kann z.B. eine mangelnde Beweglichkeit des Hüftgelenks das Knie destabilisieren, weil die auf das Knie einwirkenden Zug- und Druckkräfte nicht ausreichend verringert werden.
- Wenn man nach einer längeren Pause eine sportliche Aktivität wiederaufnimmt, ist zu beachten, dass man zu Beginn die Leistungsanforderungen in Bezug auf Intensität und zeitliche Dauer gering hält. Viele Sportunfälle und Gelenkprobleme sind auf das Nichtbeachten dieses Umstands zurückzuführen.
- In der professionellen Sport-Massage werden – strukturell und sensomotorisch betrachtet – Brustkorb, Schultern, Arme und Hände sowie bestimmte Bein-Fuß-Regionen zu wenig behandelt. Beispiel: Olympische Spiele in Atlanta, 1996. Nur 6% der Massagen bezog sich auf den Nacken, 2% auf die Arme und 1% auf den Brustkorb. Und bei den Beinen entfielen nur 5% der Massage auf die Vorderseite der Unterschenkel, 4% auf die Iliopsoas-Muskeln, 1% auf die Füße und 1% auf die Oberschenkelaußenseiten.

- In der Rehabilitation wird zu wenig berücksichtigt, dass Verletzungen und Operationen über das myofasziale Netz weitreichende strukturelle und sensorische Wirkungen in anderen Körperregionen haben.

Sport im Kindes- und Jugendalter
Extrem einseitige sportliche Belastungen vor dem 21. Lebensjahr vermeiden. Denn sie führen zu strukturellen und funktionellen Problemen, besonders der Gelenke. Klassische Beispiele: der Turnbuckel um den sechsten Brustwirbel (besonders beim Barrenturnen), der Rundbuckel um den achten Brustwirbel (beim Boxen). Im Gegensatz dazu werden sogar Rennpferde die ersten drei Lebensjahre geschont (entspricht beim Menschen 21 Jahren).

Der Nutzen Struktureller Integration für Leistungssportler

Der Rolfer® und frühere Trainer der brasilianischen Volleyball-Nationalmannschaft *Jose Augusto Menegatti* in einem Interview:

> *„Die Spieler verbringen normalerweise ihre Zeit damit, Teile ihres Körpers zu entwickeln – stärkere Arme, bessere Beine usw. Rolfing®-Strukturelle Integration bringt dem Spieler die umfassendere Wahrnehmung eines integrierten Körpers. Diese Bewusstheit erlaubt Athleten ihre Stärke in einer ausbalancierten Art und Weise zu gebrauchen, mit größerer Bewegungsfreiheit und mehr Effektivität.*
>
> *Rolfing setzt einen Athleten außerdem in den Stand, besser zu atmen. Dies reduziert Ermüdungserscheinungen und erlaubt kürzere Erholungszeiten. Gerolfte Spieler sind sich ihres Atems mehr gewahr und sind daher besser in der Lage, zu entspannen und ihren Grad an Stress zu kontrollieren.*
>
> *Die Hauptsache ist die, dass Rolfing im Körper Räume öffnet, so dass die Spieler sich auf integrierte Art und Weise bewegen können. Und ich meine hier integriert nicht nur im körperlichen Sinne. Ich meine die ganze Person. Diese höhere Ebene von Integration in jedem Mitglied der Mannschaft fördert eine Situation, in der der Respekt untereinander grösser wird. Die Spieler spüren, dass der Vorteil kooperativen Verhaltens höchst wichtig ist. Und so versucht keiner sich als Star herauszustellen, was das Team Punkte kosten kann."*

Sport-relevante Untersuchungsergebnisse zum Rolfing®:

a) *V.Hunt und W.Massey,* California University, Los Angeles 1977:

Gerolfte Personen wiesen gegenüber einer Kontrollgruppe folgende Merkmale auf:

- kürzere und krafteffizientere Muskelkontraktionen bei Bewegungen. Fließender Energieabschwung bei Muskelentspannung, besonders bei Bewegungen mit anhaltender und rhythmischer Kontraktion.
- Weniger Muskelaktivität, weniger Energieverbrauch in Körperbereichen, die nicht direkt in die Bewegung einbezogen sind.
- Bewegungen fließender, weniger erzwungen und geräumiger.
- Weniger unnötige („parasitäre") Bewegungen.

(Untersuchungsmerkmale waren: Dauer und Amplitude der Nervenaktivität beim Gehen, Heben, Sitzen, Werfen.)

b) *J.Silverman u.a.,* USA (Confinia Psychiatrica 1973):

Gerolfte Personen wiesen gegenüber einer Kontrollgruppe folgende Merkmale auf:

- Spontanere, offenere und rhythmischere Reaktionen auf Umgebung und eigene kinästhetische/propriozeptive Sensationen
- Angemessenere und flexiblere Stressreaktionen

Der Gebrauch der **Stimme** durch den Schrei erfüllt **beim Sport** (Gewicht heben, Aufschlag beim Tennis usw.) einen physiologischen Zweck: Das Hervorbringen des Tones aktiviert die Crura des Zwerchfells, wodurch die Mittellinie des Rumpfes anterior konvex wird. Das wiederum verringert den Druck auf die Bandscheiben.

Visualisierung von Bewegungsabläufen

Bewegungsabläufe vor Beginn der Durchführung – in allen Einzelheiten – zu visualisieren, hilft die sportliche Leistung zu verbessern. Denn das Visualisieren aktiviert viele der gleichen sensorischen und motorischen Schaltkreise im Gehirn, die während der tatsächlichen Ausführung in Aktion treten.

Das Laufband als Analyse- oder Sportgerät

Laufen auf dem Band ist nicht zu vergleichen mit dem Laufen auf dem Erdboden. Beim Laufband beschleunigt das Band, nicht der Mensch. Beim natürlichen Boden beschleunigt der Mensch, wodurch der Körpergebrauch ein anderer ist. Deshalb sind Laufbänder als Analysegerät oder Trainingsinstrument eher ungeeignet.

2. Sportarten

Optimale Sportarten

- Höchster Grad an Ganzkörperbewegung:
  Spazieren gehen/Wandern (siehe S. 347), Schwimmen und Skilanglauf.
- Sportarten für Menschen, die einen bewegungsarmen Beruf ausüben und/oder gefühlsgehemmt sind:
  Sportarten mit expressiver Bewegung, z.B. Tanz, Kampfsportarten wie Aikido, Ballspiele.
- Gleichgewichtssinn fördernd:
  Ski, Snowboard, Schlittschuh und Inline-Skating.
- Raum- und Bodenorientierung fördernd:
  Tanz, Golf, Kampfsportarten wie Aikido, Eiskunstlauf, Fußball, Handball, Basketball, Handball usw.
- Das Denken beruhigend und die Aufmerksamkeit fördernd:
  Bogenschießen und Golf, bei denen der Erfolg primär ein Produkt der Körperbeherrschung, der Konzentrationsfähigkeit sowie der Gleichmäßigkeit und Wiederholbarkeit von Bewegungen ist.
- Herz und Immunsystem stärkend:
  Ausdauersportarten und Sex. Intensiver Sex verbraucht ebenso viele Kalorien wie 12 Minuten Joggen. Stresshormone werden abgebaut, das Bindegewebe verjüngt sich.

Weniger optimale Sportarten

- Stauchende Sportarten wie Boxen und Ringen.
- Sportarten, deren Bewegungsabläufe strukturell ungünstige Haltungsmuster beinhalten. Beispiel Rudern: Eine eventuell bereits vorhandene Tendenz zum Rundrücken wird beim Rudern verstärkt [Abb. 7.1].
- Stop-and-Go Sportarten wie Squash oder Tennis können u.U. die Knie zu sehr strapazieren.
- Einseitige Sportarten wie Tennis. Man kann sich nebenher natürlich ausgleichend bewegen, d.h. zusätzliche Bewegungsarten aufsuchen, die den ganzen Körper bzw. beide Körperhälften in gleichem Ausmaß beanspruchen.

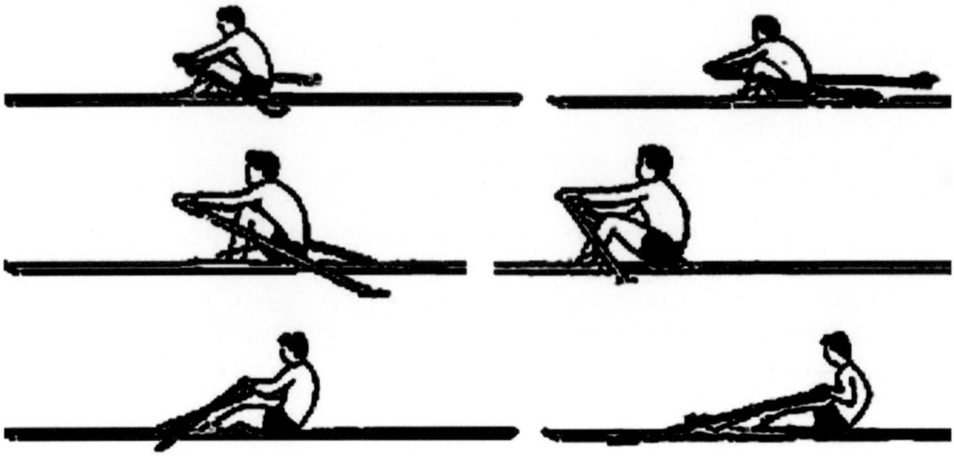

Abb. 7.1

Einzelne Sportarten

Laufen/Joggen

- Wenn der Läufer mit dem Fuß aufsetzt und im Knie einfedert, dehnen sich die Achillessehne und die Patellarsehne an der Kniescheibe beinahe wie Gummibänder und laden sich mit Energie auf. Beim Abstoßen mit dem Fuß wird die Energie wieder freigegeben - und katapultiert den Sportler nach vorn.

  Je elastischer die Sehnen sind, desto weniger Kraft wird verbraucht. Ein Läufer mit einer dehnfähigen, viel Energie aufnehmenden Sehne muss bei gleichem Tempo aus seinem Stoffwechsel fast ein Fünftel weniger Leistung aufbieten als ein Läufer, dessen Sehnen weniger elastisch sind. (Biomechaniker vom Olympiastützpunkt Köln-Bonn-Leverkusen, *Der Spiegel* 41/2003)

  Das federnde Laufen ist nicht nur schneller, es schont auch die Knochen, beugt z.B. Ermüdungsbrüchen der Schienbeine vor.
- Laufsportarten sind gut geeignet für Menschen mit langen Knochen, wenig Fett und gutem Stoffwechsel. Wegen der wiederholten komprimierenden Bewegungsabschnitte sind sie weniger gut geeignet für Menschen mit kompaktem und festem Knochenbau.
- Es empfiehlt sich, auf erdigem Untergrund laufen, da asphaltierte Wege den Körper allzu harten Stößen aussetzen.
- Den Unterkiefer entspannt hängen lassen.

- Die Gesichtsmuskulatur lockerlassen. Die Augen sollten weich schauen, nicht starren.
- Den Nacken entspannt lassen und den Kopf in eine ausbalancierte Position bringen (Augen schauen horizontal). Man kann sich vorstellen, der Kopf sei eine Boje, die auf ruhigem Wasser schwimmend ganz leichte Tänzelbewegungen vollführt.
- Die Arme nicht an den Leib pressen, sondern frei schwingen lassen. Unter- und Oberarme sind entspannter, wenn der Winkel zwischen beiden etwa 90 Grad beträgt. Die Schultern nicht hochziehen und die Hände nicht verkrampfen.
- Falls der Brustkorb zu sehr vorgeschoben ist und die Schultern nach hinten gezogen werden, das Brustbein ein wenig sinken und die Schultern ein wenig nach vorn-unten fallen lassen. Wenn der Brustkorb eher zusammengesunken ist, und die Schultern nach vorne geschoben sind, so kann man sich vorstellen, ein unsichtbarer Faden würde das Brustbein leicht nach vorn ziehen.

Nordic Walking

- Der entlastende Effekt für Hüft-, Knie- und Fußgelenke ist sehr gering (Untersuchung der Europa Fachhochschule *Fresenius*, Idstein, 2005). Wenn bei langgezogenen Schritten das Bein mit nahezu vollgestrecktem Knie aufgesetzt wird, ist der Druck auf die Gelenke sogar größer als beim Joggen.
- Die Hände sind zur Faust geballt. Dies behindert das freie Schwingen der Arme.
- Eine Alternative kann Walking sein (zügiges Gehen ohne Stöcke). Dabei sollten nicht zu große Schritte gemacht werden. Das jeweils vordere Bein nicht gestreckt aufsetzen, sondern mit leicht gebeugtem Knie.
- Wenn jemand dennoch Nordic Walking bevorzugt: Die Wirbelsäule sollte nicht starr gehalten werden. Das unterbricht den Bewegungsfluss durch den Körper und behindert die spiralige Bewegung des Rumpfes sowie die freie Beweglichkeit von Hüften und Schultern. Die Schultern lockerlassen, damit sie sich gegenläufig zu den Hüften bewegen können. Die Stöcke sollten nicht vor, sondern *hinter* dem Körper aufsetzten. Setzt man sie vor dem Körper auf, muss man den Körper quasi hinterherziehen, was kraftaufwendiger ist und zu Verspannungen führt.
- Der Einsatz von Stöcken beim Bergwandern kann trotz der geschilderten Bedenken hilfreich sein, besonders beim Abwärtsgehen.

Gehen

Gehen ist eine Disziplin, bei der folgende Regeln bestehen: Im Gegensatz zum Laufen/Joggen darf kein für das menschliche Auge sichtbarer Verlust des Bodenkontakts vorkommen. Zusätzlich muss das ausschreitende (vordere) Bein beim Aufsetzen auf den Boden gestreckt – d.h. im Knie nicht gebeugt – sein. Hierdurch kommt es zu der so markanten Hüftbewegung. [Abb. 7.2, links]

Diese Art der Fortbewegung stellt erhebliche Risiken dar für die Hüft-, Knie- und Fußgelenke. Die gesamte Beinachse des jeweils hinteren Beins kommt in eine lateral-konvexe Biegung, das Knie wird gestaucht, der Fuß wird stark supiniert und das Hüftgelenk in eine extreme laterale Seitverschiebung gezwungen. [Abb. 7.2, rechts]. Es kommt bei allen drei Gelenken zu Bänder- und Muskelüberdehnungen. Die Muskeln und ihre Faszien auf der Gegenspielerseite verkürzen.

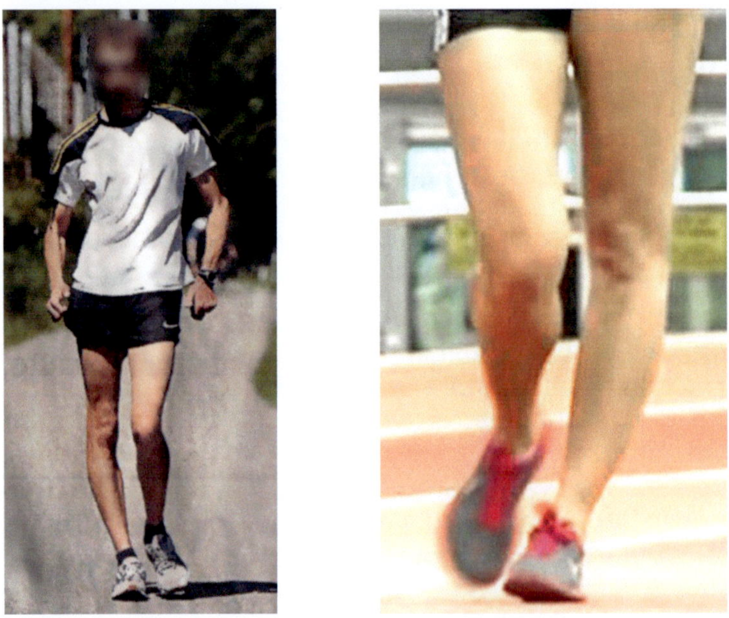

Abb. 7.2

Radfahren [Abb. 7.3]

- Die verbreitete Haltung des Radfahrers ist eine nach hinten runde Form des Rumpfes (Rundrücken), kombiniert mit einer Überstreckung des Nackens [links]. Beides führt längerfristig zu Problemen der Wirbelsäule und zu Rückenschmerzen. Außerdem ist die Kraftübertragung ungünstig und die Atmung eingeschränkt.

- Nackenprobleme können auch Folge eines nicht richtig eingestellten Sattels sein.
- Gefäßprobleme (externe Hüftknochen-Arterie) und Nervenprobleme im Bein und um die Dammgegend sind häufig. Eine Überdehnung dieser Arterie, die für die Blutversorgung des Penis verantwortlich ist, und der Druck auf neurovaskuläre Strukturen der Dammgegend führen beim Mann zu Erektionsproblemen und zu Taubheit der Dammgegend. Ursachen: Wiederholt und langandauernde Hüftbeugung (in Kombination mit überentwickeltem Iliopsoas-Muskel) und zu niedriger Lenker.
- Typische Verletzungen von Profi-Radfahrern sind:
  - Mikrotraumata in der Quadriceps-Sehne und Schmerzen im Gelenk zwischen Schienbein und Oberschenkelknochen.
  - Das Iliotibialband-Syndrom: Das ITB reibt an der äußeren Kondyle des Oberschenkelknochens, was zu Schmerzen auf der Knieaußenseite führt. Bedingt wird dies durch Überlastung, eventuell in Kombination mit einer Beinlängendifferenz oder mit der Fußhaltung oder mit einer Rotation des Schienbeins (nach innen oder außen). Zu beachten ist: Ein zu hoher Sattel begünstigt das ITB-Syndrom, ein zu niedriger oder zu weit vorn befindlicher Sattel führt zur Reizung des Gelenks zwischen Kniescheibe und Oberschenkelknochen.

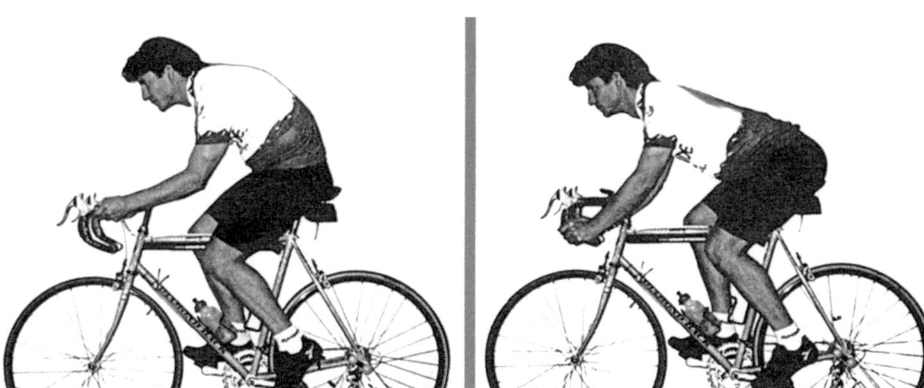

Abb. 7.3
links: ungünstige Haltung; rechts: optimalere Haltung

- Empfehlungen für die Haltung auf dem Rad [Abb. 7.3, rechts]:
  - Nach vorn-konvex gerundete Mittellinie des Rumpfes.
  - Kraftübertragung durch nach hinten geschobene Sitzknochen.
  - Die Knie sollten sich geradeaus bewegen und nicht nach innen oder außen zeigen.
  - Eine scharnierartige Bewegung der oberen Fußgelenke ermöglichen. Voraussetzung dafür ist eine geradeaus gerichtete Fußstellung.
  - Das Pedal mit dem Fuß*ballen* treten, nicht mit dem Fußgewölbe.
  - Die Hände möglichst wenig mit Gewicht belasten. Dies gelingt durch Brustbein-Orientierung nach vorn als Teil des vorn konvexen Rumpfes und durch Entblockieren der Schultergelenke sowie dadurch, dass die Ellbogen relativ nah am Rumpf belassen werden.

Schwimmen
Professionelle Schwimmer gewöhnen sich nicht selten die (ungesunde) Mundatmung an.

Fußball
Eine Beschreibung optimaler Bewegungsabläufe beim Fußball: *H. Flury*, Die neue Leichtigkeit des Körpers, S. 218 ff.

Handballspiele
- Im Vergleich zu früheren Zeiten gibt es heute bei diesen Sportarten weniger Raumspiel und weniger Weitwürfe. Auch die Koordination der Spieler untereinander ist schlechter geworden. Ursache: beeinträchtigte Schulterfunktionen. Folge: Fouls und Verletzungen nehmen zu.
- Wichtig ist die Bewegung in *zwei* Richtungen. Während z.B. der Arm nach vorn schwingt, sollten die Sitzknochen nach hinten gleiten.

Schlagspiele (Tennis, Federball usw.)
Die Bewegung in zwei Richtungen ist auch hier anzuwenden. Während der Arm nach vorn schwingt, gehen die Sitzknochen nach hinten. Eine ausführliche Beschreibung optimalen Bewegungsablaufs beim Tennis: *H.Flury*, Die neue Leichtigkeit des Körpers, S. 221 ff.

Golf

- Vermeiden Sie es, beim Ausholen die Gesäßmuskulatur und den Beckenboden anzuspannen.
- Der linke Fuß sollte zu Beginn des Schlages nicht parallel neben dem anderen stehen, denn dies bringt am Ende des Schlags den Fuß in eine extreme Innenrotation [Abb. 7.4, links] und setzt somit das Knie enormen Scherkräften aus. Stattdessen sollte das linke Bein zu Beginn des Schlages um ca. 40° nach außen gedreht stehen [Abb. 7.4., rechts].
- Die Haltung des Körpers sollte beim Auslaufen des Schwungs um die eigene Achse drehen und aufrecht sein, nicht gebeugt mit einem Rundrücken.

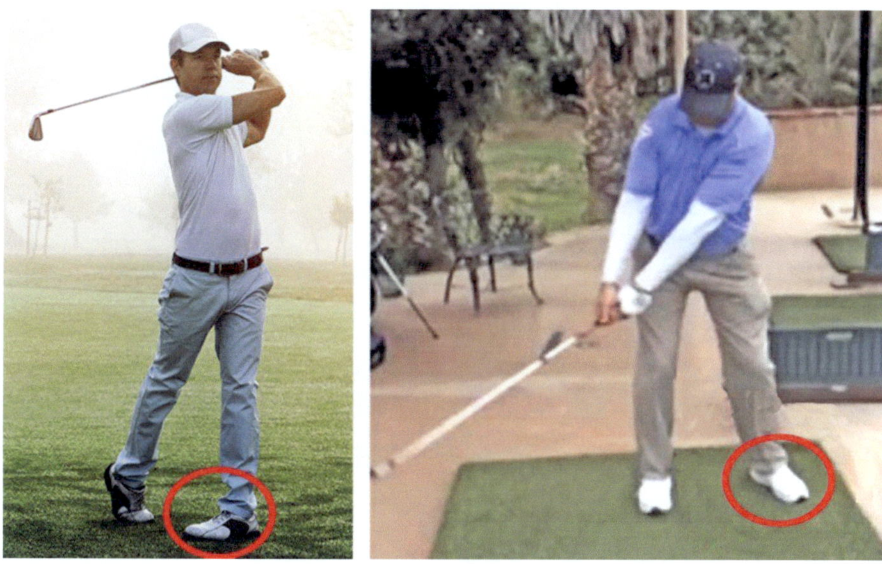

Abb. 7.4

Reiten

Handgelenkstellung beim Halten der Zügel [Abb. 7.5]: Empfehlenswert ist eine neutrale Handposition, bei der die Knochen des Unterarms parallel stehen, um eine gute Transmission in die Hand zu bewerkstelligen [A]. Vielfach trifft man auf typische Fehlstellungen von Unterarm und Handgelenk, die durch Kompression oder Rotation diese Transmission erschweren [B bis E].

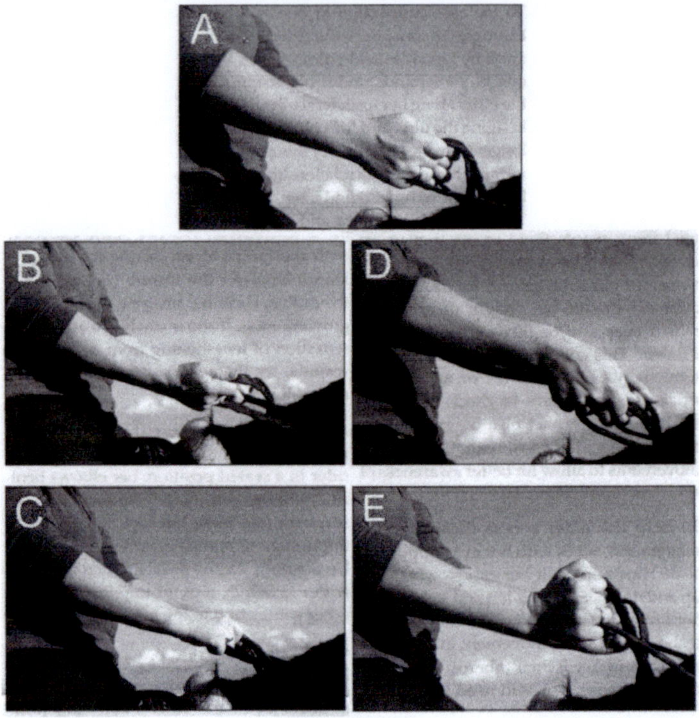

Abb. 7.5

- Galopp-Reiten: Die Standardhaltung des Reiters beinhaltet eine extreme Hyperlordose der Halswirbelsäule und einen Rundrücken. Der Körper wird komplett gestaucht. [Abb. 7.6]

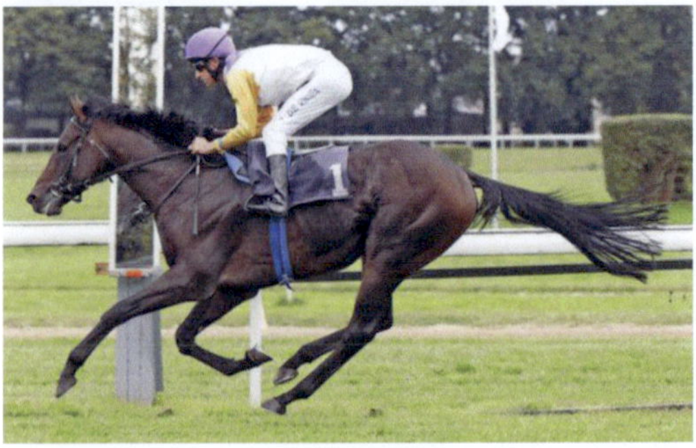

Abb. 7.6

Kugelstoßen [Abb. 7.7]
Der Körper muss nicht nur mit seinem Eigengewicht agieren, sondern mit zusätzlichem Gewicht. Deshalb ist es wichtig, dass Stauchungen der Gliedmaßen vermieden werden, indem konsequent mit dem Ausdehnungsmodus (siehe S. 70 ff.) gearbeitet wird.
Ein häufiger Fehler ist, dass Kopf und Nacken nach vorn schnellen, wenn die Kugel geworfen wird.

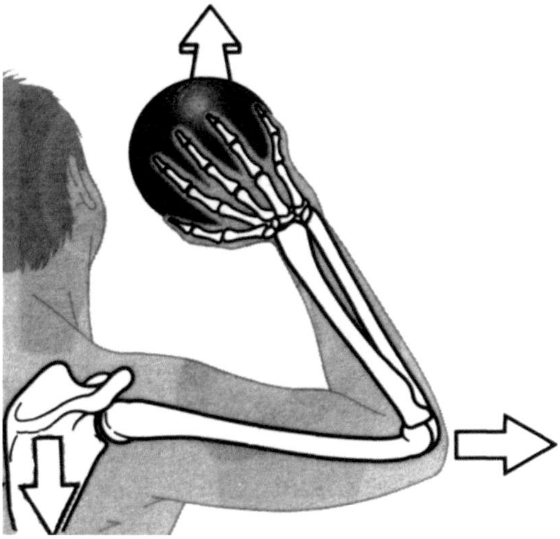

Abb. 7.7 *Ausdehnungsmodus*

Tanzen

Tanzen ist eine hervorragende Bewegungstherapie bei:

- Menschen, die einen bewegungsarmen Beruf ausüben
- Haltungsschäden der Wirbelsäule
- steifen Hüftgelenken und steifen Knien
- Fußschäden
- Muskelverspannungen
- zu wenig aktiven Muskeln
- mangelnder körperlicher Kondition
- mangelnder Raumorientierung (besonders geeignet: Tango, Walzer, Swing)
- mangelnder Bodenorientierung (besonders geeignet: Orientalischer Tanz/Bauchtanz, Salsa, Rumba)

- Koordinationsproblemen (besonders geeignet: Orientalischer Tanz/Bauchtanz, weil bei ihm einzelne Körperregionen unabhängig voneinander bewegt werden)
- Rheuma (aber nur dann, wenn beim Tanz der persönliche Kontakt gepflegt wird)
- Durchblutungsstörungen in Unterleib, Beinen oder Füßen
- Magenschleimhautentzündung (besonders geeignet: Tanzen zu sanfter Barmusik)
- Stoffwechselproblemen
- Verdauungsproblemen (besonders geeignet: Orientalischer Tanz)
- Übergewicht
- Kopfweh und Migräne
- Menstruationsbeschwerden (besonders geeignet: Orientalischer Tanz)
- niedrigem Blutdruck
- chronischem Stress
- mangelndem positiven Stress
- Suchtproblemen
- Konzentrationsstörungen (besonders geeignet: Stücke aus den 20er, 30er und 50er Jahren)
- mangelnder mentaler Fitness
- Altersdemenz
- Depressionen
- Gefühls- und Verhaltenshemmungen
- unharmonischen Paarbeziehungen
- unerfülltem Sexualleben (Tanz stimuliert die Sinnlichkeit und aktiviert die Sexualhormone)

3. Krafttraining

Muskelschwäche ist oft in Wahrheit ein Problem der Gleitfähigkeit der Faszien. Dr. M. Müller-Kluge, Chirurg

Wenn in diesem Kapitel vom Krafttraining eher abgeraten wird, so bezieht sich dies *nicht* auf das gezielte Training im Rahmen von Rehabilitationsmaßnahmen nach Unfällen, Operationen oder längerem Krankenlager. In solchen Fällen ist ein Muskelaufbautraining wegen vorangegangener Muskelatrophie natürlich unverzichtbar.

Krafttraining generell

- Studien belegen, dass für die Prophylaxe und die Behandlung von Gelenk- und Wirbelsäulen-Problemen die Fähigkeit der Muskeln, auf Reize zu reagieren viel wichtiger ist als Muskelkraft. (*Journal of Bodywork and Movement Therapies*, Oktober 2000)
- Ursache von Schmerzen im unteren Rücken ist eher ein Defizit der neuronalen Bewegungssteuerung als Muskelschwäche (Hides et al. 1996; Richardson et al. 1999; O'Sullivan 1997). Der angesprochene neuronale Aspekt von Bewegungsqualität wird beim Krafttraining nicht genügend angesprochen; Propriozeption und Exterozeption (siehe S. 59 f.) werden vernachlässigt bzw. stumpfen eher ab.
- Eine Metastudie von Eyal Lederman, der einen Untersuchungszeitraum von 30 Jahren umfasst (The myth of core stability, *Journal of Bodywork & Movement Therapies*, 2010/14), ergab Folgendes:
  - Faktoren, die über die Bewegungsqualität entscheiden, sind: Balance, Koordination, Muskelsynergie, Reaktionsgeschwindigkeit, Entspannung, Kraft, Geschwindigkeit, Länge, Dauer.
  - Beim Stehen und Gehen ist die Stärke der Rumpfmuskeln unwichtig: Die langen Rückenstreckermuskeln, die äußeren Bauchmuskeln, der M. Quadratus lumborum und M. Psoas werden nur mit 2-5 % ihres Kontraktionsvermögens eingesetzt. Ähnliches gilt für das Sitzen und Bückbewegungen. (*White et al.*, Abdominal and Erector Spinae Muscle Activity During Gait, *Clinical Biomechanics*, 17(3), 2002)
  - Schwache oder dysfunktionale Bauchmuskeln führen nicht zu Rückenschmerzen.
  - Anspannen von Rücken- und Bauchmuskeln bietet keinen zusätzlichen Schutz bei pathologischen Rückenmarksverengungen.

  - Die Bauchmuskulatur ist bei Schwangerschaft, Geburt und Übergewicht oft stark überdehnt, jedoch ohne erkennbare Folgen für die Wirbelsäule.
  - Übungen zum Trainieren einzelner Muskel(gruppe)n sind physiologischen Bewegungsabläufen unähnlich und stehen in Kontrast zu ihnen.
  - Eine kontinuierliche Kontraktion der Rumpfmuskeln komprimiert die LWS.
  - Bei Menschen mit Schmerzen im Beckengürtel kann ein erhöhter intraabdominaler Druck Bänder in der Beckengegend schädigen.

- Krafttraining bezieht sich meist auf die äußere Muskulatur. Die innere Muskulatur bleibt „inkompetent". Eine Analogie aus der Architektur für erdbebensichere Gebäude: Es sind nicht die rigiden Wände, die ein Gebäude stabilisieren, sondern die flexible Unterstützungs-Struktur im Innern des Gebäudes.
  Da, wo die tiefe Muskulatur trainiert wird, führt die Überbetonung von Core-Stabilität häufig zu einer Core-Rigidität und dysfunktionalen Atemmustern.

- Aspekte der ökonomischen Koordination und Kraftübertragung durch den ganzen Körper werden beim Krafttraining zu wenig berücksichtigt.

- Künstlich konstruierte Muskelkräftigungsübungen mit spezifischen Maschinen/Apparaturen sind nicht geeignet, die Muskelaktivität bei alltäglichen Bewegungen wirklich zu verbessern. Eine Erhöhung der Muskelaktivität ist nur dann sinnvoll, wenn sie eingebettet ist in alltägliche, also „reale" Bewegungsabläufe.

- Die häufige Nichtbeachtung der individuellen Körperstruktur beim Krafttraining hat negative Folgen:
  - Bestehende personenspezifische Defizite der Körperstruktur werden verfestigt, da die Bewegung selbst oder ihre Ausführung den bestehenden fixierten myofaszialen und neuralen Mustern folgt.
  - Deshalb nehmen Dysbalancen im Zusammenspiel zwischen den Muskeln (Agonisten und Antagonisten) sowie asymmetrische Muskelzüge an Gelenken zu.
  - Die Unterschiede der Ernährung des Gewebes in verschiedenen Körper- bzw. Muskelregionen verstärkt sich.

- Extremes Krafttraining, besonders wenn es zu sehr auf bestimmte Körperregionen konzentriert ist, hat negative Folgen:
  - Überentwickelte Muskeln führen zu schmerzhaften Überdehnungen der Muskelfaszien, was den Stoffwechsel im Bindegewebe einschränkt
  - Überentwickelte und verkürzte Muskeln führen zu mangelnder Aktionsfähigkeit bei Kontraktion und Dehnung/Entspannung. Außerdem ermüden diese Muskeln leichter.
  - Das Gelenkspiel und der Stoffwechsel in und um Gelenke werden durch strukturelle myofasziale Verkürzungen, die die Gelenke komprimieren, eingeschränkt.

- Alternativ zum Krafttraining können Stabilisierungsfunktionen von Muskeln aktiviert werden durch:
  - die Verfeinerung der Wahrnehmung von Körper, Bewegung und Umgebung (S. 139 ff. und 174 ff.);
  - ein Koordinations- und Gleichgewichtstraining (S. 171 ff.);
  - das Arbeiten mit zwei Richtungen (S. 77 f. und 150 f.). Die eine Richtung ist die intendierte Bewegungsrichtung. Die andere Richtung ist entgegengesetzt; entweder Richtung Boden in Form der Schwere des Körpers oder in Richtung eines Widerlagers (z.B. Wand, Boden, anderer Körper).
  - Übungen zur Aktivierung bestimmter Muskeln (siehe die Kapitel zu den einzelnen Körperregionen).

Bauchmuskeltraining

- Nicht die äußeren Bauchmuskeln (Muskel Rectus abdominis und schräge Bauchmuskeln) stabilisieren den Rumpf, sondern der tiefliegende Muskel Transversus abdominis. Ein Auftrainieren der äußeren Bauchmuskeln schwächt den Transversus abdominis und führt so ironischerweise zu einer *Schwächung* der Lendenwirbelsäule.

- Verkürzte Bauchmuskeln führen zu eingeschränkter Zwerchfellbeweglichkeit. Dadurch entfällt die natürliche Massage der inneren Organe durch ausreichende rhythmische Bewegung von Zwerchfell und Bauchmuskeln. Abgesehen von den funktionalen Problemen für die inneren Organe verlieren diese den Tonus ihres Bindegewebes und der Bauch wird fatalerweise mehr nach vorn hinausgedrückt.

- Durch das Training verkürzte Bauchmuskeln stauchen den Rumpf und ziehen die Rippen abwärts. Dadurch werden Rundrücken, Nackenschmerzen, Bandscheibenprobleme und die Einschränkung der Atemkapazität begünstigt.
- Die Bänder, an denen der Penis aufgehängt ist, werden mit der verkürzten Abdominalfaszie hochgezogen, wodurch der Penis eingezogen wird, an Sensibilität verliert und schrumpft.
- Die „Klappmesserübung" (in Rückenlage Beine und Arme aufeinander zubewegen) und Sit-up-Übungen für die Bauchmuskulatur (aus der Rückenlage den Oberkörper aufrichten, siehe Abb. 7.8 auf S. 367) sind ungünstig:
  - weil sie den Nebeneffekt haben, dass nicht nur die Bauchmuskeln kontrahieren, sondern auch die Iliopsoas-Muskulatur;
  - weil sie im Falle eines Rundrückens im Abschnitt der Brustwirbelsäule diesen noch verstärken;
  - weil sie im Falle einer zu steilen Lendenwirbelsäule dieses Muster begünstigen.
- Siehe die Ausführungen zum Krafttraining generell auf S. 363 f.

Das „funktionale Training"
Hierbei wird ohne Maschinen trainiert, wobei isolierte Bewegungen vermieden werden. Stattdessen wird mit freien und dreidimensionalen Bewegungen geübt (Ausfallschritten, Kniebeugen, Sprüngen, Klimmzügen und Stütz-Varianten). Trainiert wird mit dem eigenen Körpergewicht Hanteln, die ein- oder beidarmig aus der Kniebeuge nach vorn-oben geschwungen werden.

Positiv ist hierbei, dass natürliche Bewegungsabläufe und der ganze Körper eingesetzt werden. Außerdem wird dabei nicht nur Kraft, sondern auch Koordination, Schnelligkeit, Beweglichkeit, Körpergefühl, Haltung und Balance berücksichtigt. Kritisch ist jedoch, dass der Faktor Muskel*kraft* auch hier im Vordergrund steht und dass strukturtyp-unspezifisch gearbeitet wird.

Cross-Trainer
Die Geräte erzwingen aufgrund ihrer Bauweise eine abduzierte Beinstellung, was auf die Dauer zu Knie- und Fußproblemen führt. Außerdem fehlt ein stabiler Untergrund, was dem Körper ein ständiges subtiles Unsicherheitsgefühl vermittelt.

Pilates-Training: siehe S. 389

Viele Menschen *unter*schätzen erfahrungsgemäß ihre eigene Muskelkraft. Hier zwei **Muskelstärke-Tests**

- Rumpf- und Schultergürtelmuskulatur:

  Im Vierfüßlerstand auf Unterarmen, Knien und Zehen aufstützen; mit den Knien etwas nach hinten rutschen (eine halbe Unterschenkellänge). Nun die Knie ein wenig vom Boden abheben. Auf gleichmäßige Atmung achten und die Rumpfstabilisation bis zum Schluss aufrechterhalten. Der Oberkörper darf nicht zwischen den stützenden Armen einsinken.

  Das Testergebnis:

  - Mehr als 20 Sekunden Dauer = sehr kräftige Muskeln
  - 15-20 Sekunden = kräftige Muskeln
  - weniger als 15 Sekunden = aktivierungsbedürftige Muskeln

- Bauchmuskulatur [Abb. 7.8]:

  In der Rückenlage die Beine auf einen Hocker legen, so dass zwischen Unter- und Oberschenkel sowie zwischen Oberschenkel und Becken jeweils ein Winkel von etwa 90° besteht. Mit nach vorn ausgestreckten Armen den Kopf langsam anheben und den Oberkörper nach vorne einrollen, bis die Schulterblätter vom Boden abgehoben sind. Die Position halten und gleichmäßig atmen.

  Das Testergebnis:

  - 20 Sekunden Dauer = sehr kräftige Muskeln
  - 15-20 Sekunden = kräftige Muskeln
  - weniger als 15 Sekunden = aktivierungsbedürftige Muskeln

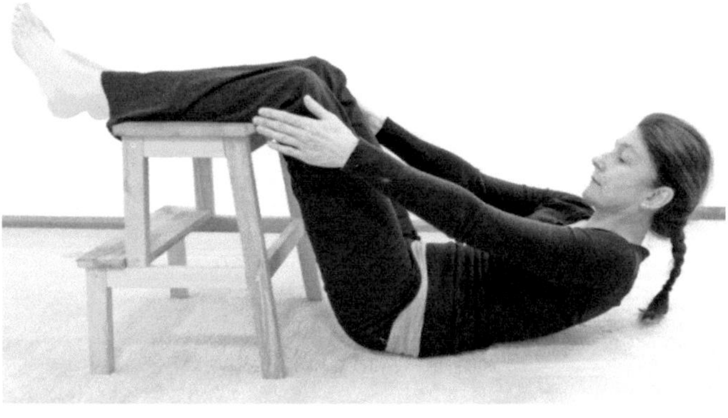

Abb. 7.8

Schauspiel, Tanz, Musik

1. Schauspiel

Alle Richtungen von Schauspielunterricht (Stanislawski, Meyerhold, Tschechow, Grotowski, Lecoq usw.) schreiben - wenn auch auf unterschiedliche Weise - den körperlichen Haltungen, Gesten oder Bewegungen eine eigene Kraft im Gestaltungsprozess der Rolle zu. Bei allen wird in diesem Zusammenhang die Durchlässigkeit des Körpers als eine zentrale Aufgabe gesehen.

Lösung von Verspannungen und Fehlhaltungen, Sensibilisierung der Körperwahrnehmung in der Bewegung, Präsenz und Offenheit, die Fähigkeit auf innere und äußere Impulse zu reagieren – all dies sind Fähigkeiten, die erforderlich sind, um der Herausforderung einer bewussten Rollengestaltung gerecht zu werden

Der Regisseur und Schauspieler *Carlos Repetto* schrieb nach eigenen Erfahrungen mit Rolfing-Struktureller Integration:

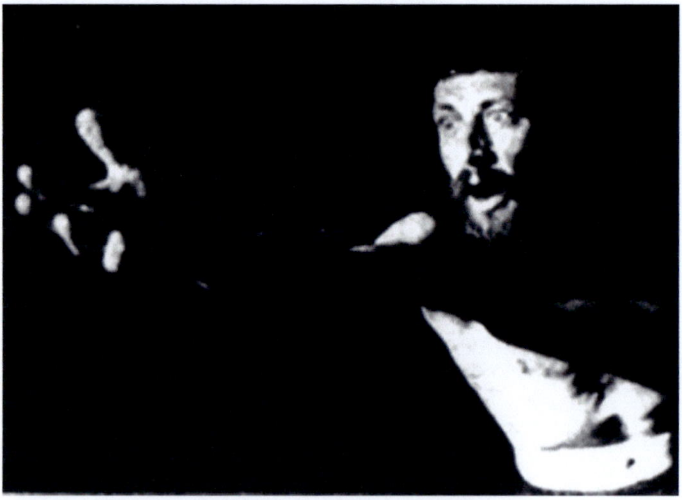

Abb. 8.1 *Carlos Repetto*

Ein Schauspieler ist ständig damit konfrontiert, verschiedene Personen zu spielen. Was für einen Schauspieler interessant ist, ist die Möglichkeit, das in seinem Körpergedächtnis angesammelte Wissen zu benützen, um eine Rolle besser verstehen

und ausfüllen zu können. In gewisser Weise besteht die Anforderung nicht darin, eine Personage zu 'machen', sondern seinen eigenen Körper zu verleihen, sodass er verfügbar sein kann für eine andere Form als die seine.

In diesem Sinne sind das Wissen um körperliche Strukturen im Allgemeinen und seine eigene Struktur im Besonderen wesentlich. Wenn ein Schauspieler sich an eine Haltung annähern kann, nicht auf eine periphere oder karikaturistische, sondern auf eine strukturelle Weise, erhält er im Moment selbst ein direktes Wissen der psychologischen Aspekte, die die Haltung begleiten.

Die Qualität der Stimme

Haltung und Struktur des gesamten Körpers beeinflussen die Qualität der Stimme. Denn die Knochen leiten die Stimme, beeinflussen also die Art des Sprechens. Beispiel: Bei Stimmproblemen liegt eventuell eine Verkürzung der Psoas-Muskulatur vor, welche sich in unmittelbarer Nachbarschaft zum Zwerchfell befindet.

Übungen

- Übungen zur Erweiterung der Atemräume: S. 22 ff.
- Stimme und Sprechen: S. 341 f.
- Beziehung zum Innenraum: S. 141
- Beziehung zum umgebenden Raum: S. 180 ff.

2. Tanz

Der Tanz ist am schönsten, der es vorzieht, die Schwerkraft zu lieben statt sie zu bekämpfen.

Effiziente Bewegung = leichte Bewegung.

Erick Hawkins (Tänzer)

Allgemein

Die dynamische Achse

Eine dynamische 'Linie' hilft uns, Gleichgewichtspunkte zu erkennen, an denen der Körper entlang einer Achse positioniert ist. Diese Linie ändert sich, wenn sich der Tänzer bewegt, und erzeugt unterschiedliche geometrische Muster, Positionen und Aktionen.

Entlang dieser Achsenlinien erfolgt die räumliche Anordnung der Körpersegmente, um Gleichgewicht, Geometrie und Bewegung zu erreichen. [Abb. 8.2]

In diesen unterschiedlichen Positionen und Formen sehen wir, wo Einschränkungen und Einflüsse das Potenzial des Tänzers einschränken. Und hier können Interventionen und Korrekturen die Leistung des Tänzers optimieren.

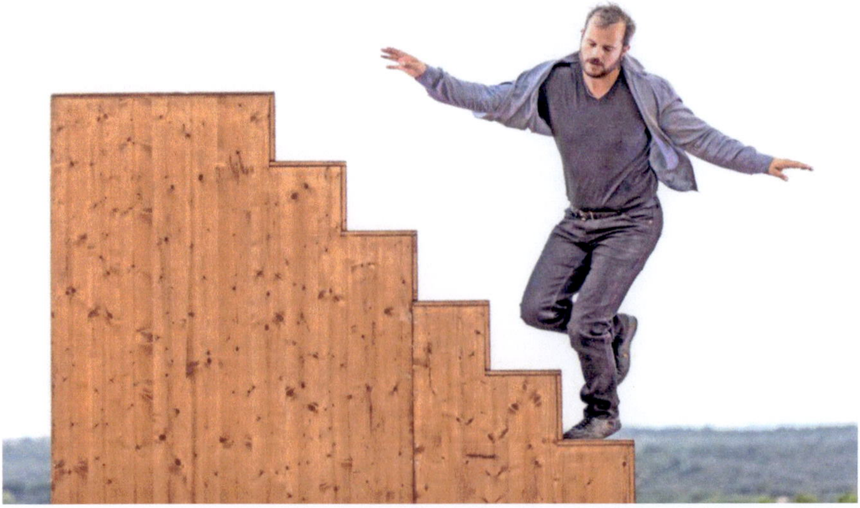

Abb. 8.2 *Der Tänzer Yoann Bourgeois*

Tänzer und ihr dominanter Schwerpunkt der Bewegung (siehe S. 52 f. und 60)

Grundsätzlich hängt die Qualität von Tänzern nicht davon ab, ob ihr dominanter Schwerpunkt das obere oder das untere motorische Zentrum ist. Beste Beispiele dafür waren die Spitzentänzer Gene Kelly (unteres Zentrum) und Fred Astaire (oberes Zentrum). [Abb. 8.3]

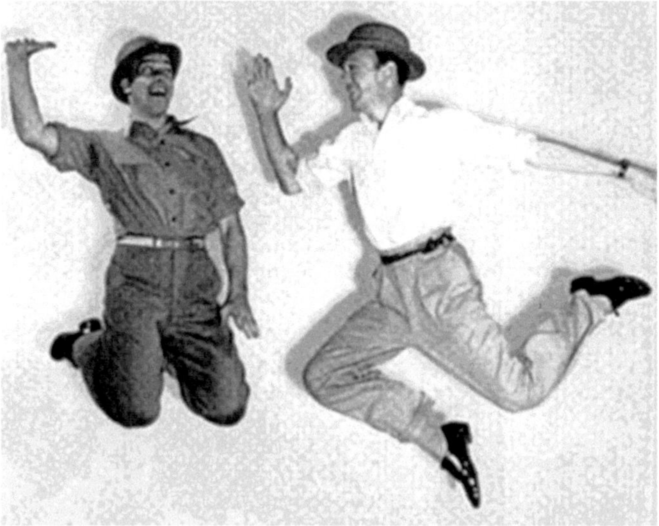

Abb. 8.3 *Gene Kelly (li.) und Fred Astaire (re.)*

Wenn die Präferenz jedoch zu einseitig ausgebildet ist, kann es zu Problemen kommen:

- Unterer Schwerpunkt (unteres motorisches Zentrum)

  Wenn ein Tänzer, der gut am Boden ist, bei Bewegungen im Raum einen mangelnden Rhythmus und eine mangelnde Klarheit der Bewegungsrichtung zeigt, kann er beim einbeinigen Stehen sein Gleichgewicht nur durch Kontraktion der Adduktoren halten, welche gleichzeitig Innenrotatoren sind. Da aber beim Tanz meist eine Außenrotation der Oberschenkel gefordert ist, bekommt dieser Tänzer auf lange Sicht häufig eine Hüftarthritis. Außerdem neigt er zu einem verkürzten inneren Fußgewölbe.

- Oberer Schwerpunkt (oberes motorisches Zentrum)

  Ein Tänzer, der gut in der Luft und im Raum ist, zeigt im ungünstigen Fall bei der Arbeit am Boden eine „fleischlose" Gestik ohne Fluss und Sensualität.

Aufwärtsbewegung beim Tanz

Frei und integriert ist die Bewegung, wenn der M. Quadratus lumborum sich exzentrisch durch Tonusreduzierung in beiden Richtungen (Richtung 12.Rippe und Richtung Becken) verlängern kann.

Wenn eine Hyperlordose der Lendenwirbelsäule durch eine Kontraktion des M. Quadratus lumborum besteht und das Becken nach vorn-unten gekippt ist, ist der M. Rectus abdominis kompensierend übertonisiert. Das untere motorische Zentrum ist nicht frei, die Beziehung zur Schwerkraft ist eingeschränkt. Außerdem ist die Atmung in der Einatmung fixiert.

Wenn eine Hypolordose der Lendenwirbelsäule besteht und das Becken nach hinten-unten gekippt ist, kann sich der M. Quadratus lumborum nicht exzentrisch Richtung 12.Rippe verlängern. Das obere motorische Zentrum ist nicht frei, die Beziehung zum Raum ist eingeschränkt. Außerdem ist die Atmung in der Ausatmung fixiert.

Feste Konzepte als potentielle Widerstände

Feste Konzepte im Kopf eines professionellen Tänzers kann man unterlaufen, wenn man schneller mit ihm arbeitet, als er denken kann.

Die Angst, sein Gesicht zu zeigen

Wenn ein Tänzer diese Angst hat, kann man ihm die Vorstellung nahelegen: „Ich zeige meine Wirbelsäule", also etwas, was sich *hinter* dem Gesicht befindet.

Übungen

- Beziehung zum Innenraum: S. 141
- Beziehung zum umgebenden Raum: S. 180 ff.
- Kontralaterale Bewegung: S. 193 ff., 286 und 325

Klassisches Ballett

Entstehung

Das klassische Ballett entwickelte sich mit dem Beginn der Industrialisierung im 19.Jahrhundert. Die naturwissenschaftlich-technische Weltanschauung jener Zeit sah den Körper als eine Maschine an und prägte dementsprechende Werte und Anschauungen über Bewegung und Tanz. Das äußerte sich in folgenden Idealen:

- Der Quantität von Bewegung wird mehr Aufmerksamkeit geschenkt als der Qualität. Es wird angestrebt, bis an die Grenzen der Biomechanik der „Maschine Mensch" zu gehen, sensorische Poetik und Leichtigkeit einer *menschen*gemäßen Bewegungsart werden dem untergeordnet.
- Es gilt, die Natur in Form der Schwerkraft zu besiegen, anstatt mit ihr zu kooperieren.
- Der Verstand beherrscht den Leib in Form von ausgeklügelten Konzepten und biomechanischer Technik, anstatt dass der Leib den Verstand durch fühlende Wahrnehmung unterrichtet.
- Die Teile des Körpers werden analysiert und eingesetzt, anstatt vom Körperganzen auszugehen und von daher die Teile zu sehen. Das äußert sich in folgendem Bewegungskonzept: Der Rumpf ist statisch vertikal zu halten, Arme und Beine bewegen sich möglichst unabhängig vom Rumpf, anstatt aus der Rumpfmitte heraus.
- Mühe und Arbeit sind Werte an sich. Daher stützt man sich nicht so sehr auf ein optimales Gleichgewicht, als vielmehr auf Muskelkraft.
- Der Tanz ist eher gewollt und künstlich als flüssig und künstlerisch im Sinne von authentisch.

Gelenkschmerzen und erhöhte Verletzungsgefahr

Beide Probleme sind oft Folgen der im Ballett geforderten - physiologisch problematischen -Haltung. Denn sie beinhaltet ein Hohlkreuz, nach außen gedrehte Beine/Füße und überstreckte Knie. Die Probleme sind umso wahrscheinlicher, je mehr die Tänzer(innen) diese Haltung bewusst oder unbewusst in den Alltag übertragen.

Knochenverdickungen unterhalb des Fußgelenkes

Balletttänzer setzen das Fußgelenk bei der Ausbildung der Fußextension anatomisch oft zu niedrig an. Folge: Das tatsächliche Fußgelenk zieht sich zurück und es entsteht eine Verdickung an der vermeintlichen Stelle des Gelenks.

Knieprobleme

- Eine häufige Ursache ist, dass beim Plié (Außenrotation der Beine) häufig das Bein nicht nur im Hüftgelenk, sondern zusätzlich noch in Knie- und Fußgelenken nach außen gedreht wird. Dies betrifft besonders die Kinder, bei denen die Hüftaußenrotation noch nicht so weit geht wie bei Erwachsenen.
- Der häufige Zehenstand begünstigt überstreckte Knie, weil die Knie ohne Überstreckung beim Zehenstand nicht genügend stabilisiert sind.

Fußkrämpfe

Wenn Fußkrämpfe auftreten, sobald der Fuß mit den Zehen auf dem Boden aufgesetzt wird, können folgende Ursachen vorliegen:

- Es werden Zehenschuhe statt „Slippers" oder zu kleine „Slippers" getragen. Zehenschuhe sind zu eng und drücken so die Mittelfußknochen zusammen, weshalb die Muskeln von Unterschenkel und Fußsohle zu hart arbeiten müssen.
- Außenrotation des Wadenbeins und des Fußes anstelle einer Außenrotation des ganzen Beins aus der Hüfte heraus. Dadurch wird das Körpergewicht auf das Fußinnengewölbe geworfen und die Bänder/Sehnen des Fußes werden überstreckt.
- Es werden primär die äußeren anstatt der inneren Muskeln benutzt.
- Der Trainingsort hat keinen Springboden.
- Die Ernährung beinhaltet zu wenig Calcium, Mineralsalze und zu wenig Fett.

Kinder sollten mit dem klassischen Ballett nicht vor dem 7. oder 8.Lebensjahr beginnen. Sonst erhöht sich die Gefahr von Verletzungen und gesundheitlichen Folgeschäden.

3. Musik

Allgemein

Musikpassagen vor Beginn der Durchführung – in allen Einzelheiten – zu visualisieren, verbessert das Spielen. Denn das Visualisieren aktiviert viele der sensorischen und motorischen Schaltkreise im Gehirn, die während der tatsächlichen Ausführung in Aktion treten.

Günstig beim Musizieren sind eine periphere Aufmerksamkeit, die den Raum mit wahrnimmt, und eine gute Erdung der Füße bzw. des Beckens. Übungen für eine verbesserte Beziehung zum umgebenden Raum: siehe S. 180 ff.; Erdungsübungen: siehe S. 190 ff.

Pausen beim Üben sind eine gute Prävention für gesundheitliche Probleme.

Wiederholtes Gähnen (ca. 10 mal) entspannt und wirkt Stress entgegen. Wenn es anfangs Schwierigkeiten bereitet, erst einige Male bewusst das Gähnen einleiten.

Lampenfieber bis hin zum Schreckreflex kann durch eine schlechte Spielposition gefördert oder voreingestellt werden. Da es bereits durch relativ geringen Stress und Angst ausgelöst werden kann, ist es wichtig, das Bewusstsein für Körperhaltung und -bewegung aufrecht zu erhalten, um das zum Tunnel verengtes Hören oder Sehen zu verhindern.

Gesang

Haltung und Struktur des gesamten Körpers beeinflussen die Qualität der Stimme. Denn die Knochen leiten die Stimme, beeinflussen also die Art des Sprechens. Beispiel: Bei Stimmproblemen liegt eventuell eine Verkürzung der Psoas-Muskulatur vor, welche sich in unmittelbarer Nachbarschaft zum Zwerchfell befindet.

Das Singen erfordert gleichzeitig Flexibilität und Stabilität. Ich muss in der Lage sein, einen konstanten Luftstrom aufrechtzuerhalten, während sich der Stimmmechanismus frei bewegt. Sowohl extrinsische als auch intrinsische Muskelgruppen arbeiten in diesem Bereich intensiv, um diese Aktionen zu erreichen. Einschränkungen stehen häufig in direktem Zusammenhang mit dem Spannungszustand von Kiefer und Zunge sowie dem Tonus der Muskelgruppen am Kehlkopf.

Neben all den aufhängenden Muskelgruppen, die mit dem Stimmmechanismus, dem Atem, den Armen und Schultern sowie dem Kernbereich des Körpers verbunden sind, ist die Qualität der Erdung und des Bezugs zum umgebenden Raum wichtig. Ein Mangel an Erdung und/oder Raumbezug führt häufig zu einer Flachheit des Atems, was es sehr schwierig macht, einen ununterbrochenen Luftstrom aufrechtzuerhalten, und es außerdem schwierig macht, die Nerven unter Kontrolle zu halten.

In der Gesangsausbildung bestehen unterschiedlichen Meinungen über die Vorteile der Bauch- oder Brustatmung, der bewegten oder ausgestreckten Rippen und des während des Singens hoch oder niedrig gestellten Zwerchfells. Diese Vielfalt lässt Raum für Individualität und Nuancen ohne eine einzige „richtige Technik" für professionelles Singen. Auf jeden Fall ist es für Sänger/innen von Vorteil, den Atem nicht zu blockieren.

Übungen
Erweiterung der Atemräume: S. 22 ff.
Stimme: S. 341 f.

Instrument

Fokale Dystonie (Musikerkrankheit)

Charakterisierung:

Gliedmaßen wie Finger, Hand, Lippe usw. sind nicht in der Lage, bestimmte Bewegungen auszuführen. Die Bewegung erscheint stattdessen chaotisch und nicht kontrollierbar (Zittern). Die lokale Störung betrifft meist Gliedmaßen, die präzise Bewegungen ausführen. Betroffen sind daher häufig Musiker, Uhrmacher, Chirurgen, etc.

Es handelt sich um eine fehlerhafte Abstimmung der sensorischen Motorik in bestimmten Hirnzonen. Einer Theorie zufolge sind die einzelnen Zonen dermaßen vergrößert, dass sich die Regionen überlappen und somit angrenzend Motorik ausgelöst wird. Der Mittelfinger soll sich bewegen, der Ringfinger wird aber mit angesteuert. Der Ringfinger wird dann wieder „zurückgerufen", steuert gleichzeitig aber den Mittelfinger an. Somit entsteht ein Teufelskreis an Bewegungsinitiation und -hemmung.

Strukturelle Probleme der Kopf-Nacken Region, der Schultern sowie der Unterarme und Finger sind oft ursächlich beteiligt. Eine Schwäche der tiefliegenden Handmuskeln gegenüber den oberflächlichen sowie ungünstige Bewegungsmuster können auch eine Rolle spielen.

Wenn die Erkrankung chronisch wird, können Sehnen und Muskeln degenerieren, Narbenbildung schränkt die Mobilität ein, und komprimierte Nerven erzeugen Schmerz.

Abhilfe:

- Botulinumtoxin wird in bestimmte Muskelregionen gespritzt und hemmt die übermäßig starken Muskelkontraktionen.
- Die manuelle Faszienbehandlung der Strukturellen Integration kann dieses Ziel unterstützen (prominentes Beispiel: *Leon Fleisher*, ein Pianist aus den USA).
- Nicht mit schierer Kraft gegen die Blockierung üben.
- Durch gezielte Übungen die fehlgeleitete Motorik desensibilisieren und die gesamte Motorik neu kalibrieren.

Klavier/Flügel

Verspannte Schultern, schmerzende Handgelenke sowie kalte Hände und Füße sind häufige Beschwerden von Pianisten.

Sie sitzen häufig mit nach hinten durchgebogenem Rundrücken. Schultergürtel und Arme finden so keine gute Unterstützung. Die überanstrengten Schultern sind nach vorn geschoben, sodass Arme und Hände schlecht durchblutet werden. Die Kraft des Spielens kommt bei dieser Haltung nicht aus dem Zentrum des Körpers, sondern überwiegend aus den Armen und Händen, wodurch diese überlastet werden. Darüber hinaus verlieren Pianisten nicht selten die nötige Erdung.

Abhilfe:

Mehr das Eigengewicht des Oberkörpers einsetzen, um so Arme und Hände zu schonen. Dies setzt voraus, dass er vom Becken und vom unteren Schwerkraftzentrum (in Höhe der Lendenwirbelsäule) her gut geerdet ist. Hierfür ist ein nach vorn-unten gedrehtes Becken entscheidend. Übungen für ein aufrecht-entspanntes Sitzen sind dementsprechend das A und O (siehe S. 300 ff.).

Blasinstrumente

- Spieler von Blasinstrumenten verlieren nicht selten die Erdung.
- Oft wird der Kopf nach vorn geneigt, was Kopfweh begünstigt.
- Der konstante Druck einzelner Finger auf Instrumententeile kann zu Nervenkompressionen und zu einer Sehnenentzündung führen. Bei Oboe und Klarinette ist eher der Daumen betroffen, bei der Flöte der Zeigefinger. Zumal Wind- und Blechbläser einen Teil des Gewichts des Instruments in ihren Händen oder sogar an einzelnen Fingern tragen, während die anderen Finger sich so frei und schnell wie möglich bewegen sollen.

  Modifikationen der Haltung und Unterstützungselemente am Instrument (Visser) können hilfreich sein. Die Daumenstütze des Oboe-Spielers muss individuell auf seine Hand abgestimmt sein.
- Oftmals dreht ein Flötist den Oberkörper nach links, während die Beine geradeaus gerichtet stehen.

  Stattdessen die Beine leicht nach rechts drehen, damit der Oberkörper wieder gerade nach vorn ausgerichtet ist. Gegebenenfalls Stuhl oder Notenständer in die dafür richtige Position bringen.
- Bei der Querflöte ist häufig der Rumpf des Musikers auf der Seite verkürzt, zu der das Instrument gehalten wird. Auch die Rumpfvorderseite ist oft diagonal verkürzt. Nehmen wir an, das Instrument wird nach links gehalten. Dann geht die Verkürzung von rechts oben nach links unten. Der Brustkorb ist meist zur rechten Seite verschoben, und der Schultergürtel ist zur linken Seite gekippt.

  Abhilfe: Der Kopf sollte nicht mehr als notwendig gedreht und nicht nach vorn geschoben werden. Die Flöte wird nicht parallel zum Körper gehalten, sondern steht in einem solchen Winkel nach vorn, dass der rechte Arm entspannt in der Verlängerung des Schultergürtels bleiben kann.
- Der Hornist dreht den Oberkörper häufig leicht nach rechts oder links. Das ist an sich kein Problem. Allerdings sinkt nicht selten dabei die Taille ein. Letzteres sollte vermieden werden, weil der Atemraum auf der entsprechenden Seite eingeengt wird und auf der anderen Körperseite ein verspannter Schulterhochstand entsteht, wodurch der Spieler das Instrument zu stark an die Lippen drückt.
- Für den Saxophonisten gilt dasselbe. Zusätzlich sollte er darauf achten, dass der Mundboden nicht verkürzt und die Halswirbelsäule nicht überstreckt wird.

- Um aufgrund des Gewichts eines Fagotts nicht in eine Rundrückenhaltung zu kommen, können Gurtsysteme eingesetzt werden, individuell auf die Körperproportionen abgestimmt.

Streichinstrumente

- Häufig sind Rumpfseite und Nacken auf der Seite verkürzt, mit der ein Geiger das Griffende des Instruments hält. Dies führt zu chronischen Nacken- und Schulterverspannungen, nicht selten auch zu einer Verengung der Halswirbelsäule, verbunden mit Sensibilitäts- und Bewegungsstörungen der Finger. Die rechte Schulter ist oftmals nach vorn gedreht, die Rumpfvorderseite verkürzt, und der Rücken rund. Darüber hinaus ist das Kinn häufig starr. All dies beeinträchtigt nicht nur das Wohlbefinden, sondern auch den künstlerischen Ausdruck und die Feinheit der Tonfärbung.

  Eine Optimierung der Haltung [Abb. 8.4], eine individuell angepasste Schulterstütze und eine verlängerte Kinnstütze können helfen.

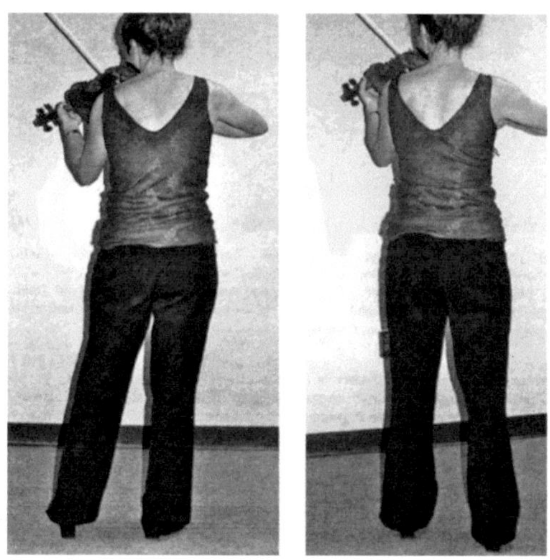

Abb. 8.4

Links: Vor der Haltungskorrektur ist das Gewicht auf den rechten Fuß verlagert, das linke Bein steht abgespreizt. Dadurch neigt sich das Becken nach links unten und die Lendenwirbelsäule ist seitlich gekrümmt. Die rechte Schulter wird angehoben, Brust- und Halswirbelsäule biegen sich nach links. Der Kopf neigt sich nach links.

Rechts: Nach der Haltungskorrektur. Das zurückgestellte rechte Bein sowie eine gleichmäßige Verteilung des Gewichts auf beide Füße sorgen für eine ausbalancierte und entspanntere Stellung von Becken, Rumpf, Schultern, Hals und Kopf.

- Hier eine Übung zur Verbesserung der Ganzkörperorganisation: Lassen Sie den Musiker den Boden durch seine Füße spüren, während die Brust weicher werden kann. Der Druck der Füße in den Boden sollte langsam erhöht werden, so dass der Gegendruck des Bodens einen Impuls durch die Körpervorderseite nach oben gibt, welcher das Schlüsselbein nach oben hebt.
- Wenn man jeden Tag den ganzen Tag Geige spielen, kann dies zu Faszienproblemen in der interossären Membran des Unterarms führen, was die Pronation und Supination hemmt. Möglicherweise besteht eine Tendenz zum Überlastungssyndrom. Es kann damit beginnen, dass die kleinen Knochen des Handgelenks oder der Hand zusammenkleben, daher muss man in der Lage sein, diese akribisch zu mobilisieren. Die Wiederherstellung von Pronation und Supination ist in der Regel das erste Problem bei einem Geigenspieler oder Bratschisten.
- Bei vielen Instrumenten macht die Hand Greifbewegungen. Normalerweise dient der Daumen als starker Antagonist der anderen Finger. Beim Spielen eines Instruments werden die Daumen jedoch häufig getrennt von den Fingern verwendet, was für einen Saiteninstrumentenspieler zum Problem werden kann.

  Wenn die Hand eine Greifbewegung ausführt, um das Instrument zu halten, werden die Finger mit Kraft auf die Saiten gelegt. Dennoch ist der Daumen möglicherweise nicht beteiligt. Er darf sein normales Greifverhalten nicht ausführen. Wenn der Daumen es trotzdem tut, wird er „starr", was seitliche Bewegungen von Saite zu Saite schwieriger, und das Armvibrato praktisch unmöglich macht. Es ist also nötig, einer eventuellen Starrheit des Daumens durch entsprechende Flexibilisierung vorzubeugen.

  Die Daumengelenke können auch dadurch beeinträchtigt werden, dass die kleinen Handknochen sowohl in der linken als auch in der rechten Hand zusammenkleben. Die Flexibilität der Handwurzeln zu erhalten, ist also hilfreich.
- Geigenlehrer bringen den Schülern oft bei, den Bogen zu schieben und zu ziehen, damit es eine Hin- und Her-Qualität geben kann. Das Eindrücken des Oberkörpers beim Schieben des Bogens führt jedoch oft zu mehr Anstrengung. Der Musiker verliert auch oft seinen Sound - er kann in dieser Hin- und Her-Dichotomie stecken bleiben.

  Günstiger ist es, in *beide* Richtungen zu ziehen. Wenn man sich vorstellt, dass etwas den Bogen herauszieht und etwas im Bogen in die andere Richtung zieht, bleibt man expansiv. Dabei kann man modulieren, um die Farbe oder den Ton zu ändern. Der Aktionsraum für den Geiger nimmt dramatisch zu, wenn der Raum seinen Bogen zieht. Man erweitert die Vektoren auf beiden Seiten in den Raum, damit der Klang satt bleibt, damit man eine differenziertere Kontrolle hat, und weniger Aufwand bei besserem Klang entsteht.

- Ein wichtiges Thema für den Bogendruck ist, dass Schülern beigebracht wird: „Kontaktstelle!“, um den Bogen am Anfang gerade zu halten. Eine geeignete Vorstellung dafür ist, sich vorzustellen, dass der Bogenkontaktpunkt niedriger ist als die Saite, nämlich so niedrig wie die Schuhsohlen. Dies kann dazu beitragen, die energetische Vorstellung von Stärke mit fließendem Druck nach unten zu erzeugen.
- Den Raum als eine Erweiterung des Instruments zu nutzen, kann Klangqualität und Resonanz des Spielens erhöhen. Man kann sich z.B. beim Spielen vorstellen, den Raum mit dem Geigenbogen zu füllen, wie wenn er von einer Wand bis zur anderen Wand geht. Dann kann man sich vorstellen, der Bogen solle durch die Mauern in den die Mauern umgebenden Außenraum gehen, dann in den Raum um das Gebäude, und schließlich in die ganze Ortschaft.
- Sitzendes Geigen:
  - Geiger neigen dazu, im Sitzen den linken Sitzhöcker mehr zu belasten als den rechten. Dies sollte vermieden werden.
  - Im Sitzen wird die Lendenwirbelsäule deutlich weniger bewegt als beim Spielen im Stehen. Deshalb sind Mobilisierungsübungen für diesen Wirbelsäulenabschnitt angezeigt.
- Beim Cello-Spieler ist nicht selten der Rumpf auf der Seite verkürzt, mit der der Musiker das Griffende des Instruments hält. Außerdem wird der Kopf oft zu dieser Seite gezogen und die entsprechende Schulter ist niedriger als die andere. Hinzu kommt nicht selten eine Verkürzung der Rumpfvorderseite.

  Abhilfe: Der Cellist lässt den Ellbogen des Arms, mit dem die Saiten gestrichen werden, leicht sinken und drückt den Fuß dieser Seite ein wenig gegen den Boden.

- Kontrabassisten stellen den linken Fuß häufig höher als den rechten, z.B. auf einem Fußbänkchen, damit das Instrument besser am linken Knie anliegt. Das hat jedoch den Nachteil, dass das Becken in eine Verwringung kommt und die Wirbelsäule diesen Schiefstand ausgleichen muss, wodurch sie stark belastet wird.

Gitarre

- Gitarristen positionieren den linken Fuß häufig höher als den rechten, z.B. auf einem Fußbänkchen. Das hat den Nachteil, dass das Becken in eine Verwringung kommt, und die Wirbelsäule diesen Schiefstand ausgleichen muss, wodurch sie stark belastet wird.

  An Stelle der Benutzung des Fußbänkchens kann man ein kleines Kissen unter die Gitarre legen.
- Wenn Rumpf und Schultern beim Spielen nach links gedreht sind (beim Linkshänder anders herum):

  Die Gitarre am Griffende etwas vom Körper weghalten. Das macht die Drehung überflüssig und gibt - als „Neben"effekt - dem Klang des Instruments mehr Volumen.

Notizen zu anderen Bewegungsschulen

1. Allgemeine Überlegungen

Die strukturell orientierte Bewegungsarbeit verdankt neben Ida Rolf auch anderen Pionieren der Körper-Pädagogik wie z.B. *F.M. Alexander* oder *Moshè Feldenkrais* viele Einsichten und Anregungen. Dies soll hier ausdrücklich anerkannt werden.

Wenn im Folgenden einige Methoden der Bewegungsarbeit besprochen werden, so geht es primär darum, auf Verwandtes und auf Unterschiede zur Strukturellen Integration aufmerksam gemacht werden. Es besteht also nicht der Anspruch, über die erwähnten Richtungen umfassend zu informieren oder sie insgesamt zu bewerten.

Leider ist es so, dass bei zahlreichen Schulen die *individuelle* Körperstruktur eines Menschen in der Praxis kaum oder gar nicht beachtet wird. Das kann dazu führen, dass Schüler/Klienten sich Bewegungsformen aneignen oder Übungen machen, die ihre Körperstruktur eher verschlechtern als verbessern.

Hinzu kommt, dass häufig nicht berücksichtigt wird, dass sich die dominierenden Grundformen der Körperstruktur in der westlichen Welt im Laufe der letzten Jahrzehnte verändert haben. So ist der Typus mit nach vorn-unten gekipptem Becken und einer extrem ausgebildeten Lendenwirbelsäulen-Lordose heute bei weitem nicht mehr so verbreitet ist, wie dies im 19. und beginnenden 20.Jahrhundert der Fall war. Der Redlichkeit halber muss man allerdings sagen, dass auch Ida Rolf dies nicht genügend berücksichtigt hat.

Ein weiterer Gesichtspunkt ist bedenkenswert: Wenn man im Westen asiatische Disziplinen praktiziert, berücksichtigt man unter Umständen zu wenig ethnologische Strukturunterschiede, die es problematisch erscheinen lassen, Körperübungssysteme anderer Kulturkreise im Verhältnis 1:1 zu übernehmen.

So fällt der Lotussitz Asiaten leichter, weil ihre Kniegelenke in der Regel dicker und die Beine kürzer sind als bei Europäern oder anderen Westlern. Die mit dem Lotussitz verbundene Rotation der Unterschenkelknochen macht ihnen deshalb viel weniger Probleme als Menschen der westlichen Hemisphäre. (*William S. Leigh,* Zen-Lehrer)

Ein anderes Beispiel: Kulturen, bei denen das hockende Sitzen auf dem Boden von Kindheit an üblich ist, behalten auch als Erwachsene beim Kniebeugen die für den Kinderkörper typische Verlagerung des Oberschenkelknochens zum hinteren Umfang des Schienbeinkapitells. Diese Verlagerung wird ermöglicht durch eine nach hinten abgeknickte Gelenkflächenform des Schienbeins, die für Kleinkinder üblich ist. Bei Menschen, die in Kulturen des Stuhlsitzens aufwachsen, verschwindet sie im Laufe der ersten Lebensjahre. (*Siegfried Mollier,* Anatom)
Wenn die Klientin eines SI-Lehrers/Behandlers Übungen oder Bewegungsstrategien anderer Bewegungsschulen einsetzt, ist es deshalb notwendig, dass der SI-Lehrer sich diese von der Klientin zeigen lässt. Manchmal wird er dann von bestimmten Übungen/Praktiken abraten oder Modifizierungen empfehlen, die der persönlichen Struktur der Klientin gerecht werden.

Um zu vermeiden, dass die Klientin etwas ratlos zwischen die Fronten unterschiedlicher Auffassungen gerät, ist es gegebenenfalls ratsam, sie anzuregen, eigene praktische Erfahrungen mit den unterschiedlichen Konzepten zu machen und sich dann jeweils für das zu entscheiden, was für sie am besten funktioniert.

2. Einzelne Bewegungsschulen

Alexander-Technik

Die Arbeitsweise der Methode von *F. M. Alexander* ist – vereinfacht ausgedrückt - die folgende:

Der Schüler soll verhindern, dass bei Bewegungen sofort eine gewohnte muskuläre Reaktion erfolgt. Er lernt diese Automatismen bewusst zu „hemmen". Es handelt sich also um ein Tun durch Nicht-Tun. Dieser Aspekt der Vorgehensweise ist nicht nur ein physiologischer (alte Spannungs- und neurologische Muster verändern sich), sondern weist auch Merkmale eines spirituellen Schulungsweges auf.

Sanfte passive Bewegungen des Schülers durch die Lehrerin und Selbstinstruktionen wie z.B. „Mein Rücken ist weit" sind wesentliche Hilfsmittel.

Der Schüler lernt dann im Alltag aus einem „Ruhezustand" heraus optimalere Bewegungsformen zu entwickeln, unter Zuhilfenahme der aufzusagenden Affirmationen. Der Schüler „tut" also eine Bewegung nicht, sondern er arbeitet mit Vorstellungen. Dies lässt dem Organismus die Möglichkeit, die Bewegung auf seine Art zu tun, die Bewegung wird nicht vom Großhirn her gesteuert.

Betont wird die Bewegung vom oberen Schwerkraftzentrum her, also die Aufwärtsrichtung. Vernachlässigt werden dabei manchmal die Abwärtsrichtung und der Boden als Unterstützung.

Die zentrale Bedeutung des Beckens für Struktur und Haltung wird hin und wieder unterschätzt.

Betont wird vielmehr die Stellung des Kopfes („primäre Kontrolle"). Manchmal wird dabei eine Überstreckung des Nackens forciert, wodurch die Halsvorderseite allzu leicht verkürzt wird und die atlanto-okzipitale Verbindung an Mobilität verliert. „Alexander hat die Beziehung Nacken-Brustkorb verstanden, nicht aber die Beziehung Kopf-Nacken." (*Ida Rolf*)

Da die Unterstützung des Beckens für die Kopfstellung wenig berücksichtigt wird, müssen Rücken und Nacken den Kopf halten und tendieren dazu, unflexibel zu werden. Rückenverspannungen sind deshalb nicht selten bei Menschen, die Alexander-Technik machen.

Feldenkrais

Bewusstheit durch Bewegung beim Lernen und Umlernen von Bewegungsmustern sind auch das Ziel der Feldenkrais-Methode. Es geht um die praktische Erfahrung des Menschen, *wie* er etwas tut, *wie* er sich bewegt. Diesen Erfahrungshorizont zu erweitern, ist das Ziel der Arbeit. *Moshè Feldenkrais* machte besonders auf die Rolle des Nervensystems aufmerksam.

In dem Zusammenhang betonte er im Gegensatz zu Ida Rolf den Primat der Funktion vor der Struktur. (Zum Verhältnis von Struktur und Funktion siehe S. 67 f.)

Bei Feldenkrais sind das untere Schwerkraftzentrum, die Bodenorientierung und das Becken von zentraler Bedeutung. Vernachlässigt wird dabei jedoch manchmal die Aufwärtsrichtung. Insofern besteht eine Polarität zur Alexander-Technik.

Die Bedeutung der Faszien für Struktur und Bewegung war Feldenkrais wohl nicht bekannt. So schreibt er: „Der *Knochenbau* wirkt dem Zug der Schwerkraft entgegen, und dadurch werden die Muskeln frei für Bewegung." (in: Bewusstheit durch Bewegung, Hervorhebung durch mich) Demgegenüber identifizierte Ida Rolf die Faszien als das Organ der Struktur, welches die räumliche Stellung der Knochen zueinander definiert.

Hervorgehoben wird von Feldenkrais-Lehrern häufig, es gebe bei Feldenkrais keine Vorstellungen von richtiger oder falscher Haltung/Bewegung. Dem widersprechen allerdings Äußerungen von ihm selbst, z.B.: „...man braucht nur einige Augenblicke lang am Fenster oder auf der Straße zu stehen, um eine unglaubliche Vielfalt solcher deformierten menschlichen Gestalten zu sehen." (*Das starke Selbst*, Frankfurt/M. 1992, S. 91) oder: „Anhalten des Atems ist das auffallendste Zeichen von Fehlhaltung und falschem Tun." (ebenda, S. 160)

Feldenkrais schätzte die Menschendarstellung in der altgriechischen Kunst: „Tatsächlich weisen die meisten griechischen Statuen eine sehr gute Haltung auf." *(Das starke Selbst*, S. 249). Für Ida Rolf waren hingegen die *altägyptischen* Menschendarstellungen (im Gegensatz zu griechischen Menschendarstellungen) Ausdruck eines optimalen Gleichgewichts der Körperstruktur.

Trotz dieser Unterschiede eignet sich Feldenkrais für manche Klienten besonders gut als Ergänzung zur Bewegungsarbeit der Strukturellen Integration.

Yoga

Yoga bietet eine Fülle sehr komplexer Dehnungsübungen, die die verschiedenen faszialen Zusammenhänge kombinierend anspricht. Von daher kann Yoga sehr hilfreich sein.

Ida Rolf hatte sieben Jahre lang einen indischen Yogalehrer. Yoga war eine der Wurzeln, aus denen heraus sie ihre Methode entwickelte. Sie bemängelte jedoch, dass Yoga keine wahre Vertikale erreiche, weil der yoga-geschulte Körper nicht die Schwerkraft als seine grundlegende Stütze erkennt und aufsucht.

Über die Problematik, die ein undifferenziertes Übernehmen von Körperübungssystemen anderer Kulturkreise mit sich bringen kann, wurde bereits einiges gesagt (siehe S. 383 f.)

Tai-Chi und Chi Gong

Diese asiatischen Methoden arbeiten mit der Lebensenergie des Chi und mit dem Streckungsprinzip zweier Richtungen, der erfühlten Bewegungs-Intention sowie mit dem Geist.

Allerdings klagen Menschen, die Tai-Chi ausüben, nicht selten über Schmerzen im Quadriceps-Muskel, wenn sie die Knie beugen. Das liegt daran, dass bei bestimmten Übungen unabhängig vom individuellen Strukturtyp eine Kippung des Beckens nach hinten-unten geübt wird, wodurch das Gewicht des Rumpfes zu weit nach hinten kommt und der Quadriceps überbeansprucht wird. Abhilfe: Das Becken etwas nach vorn-unten kippen und den Rumpf über die Füße bringen.

Aikido

Eine Kampfsportart aus Japan, die auf den drei Ebenen Körper, Seele und Geist einen Weg anbietet, sich zu vervollkommnen. Ziel ist es, dass das Selbst des Menschen sich auf allen drei Ebenen offen, flexibel, geschmeidig und dynamisch ausdrücken kann. Eine zentrale Rolle spielen die Kunst des natürlichen Atmens und die Harmonisierung der schöpferischen Lebensenergie (Chi). Die Arbeit an der Raumorientierung und mit zwei Richtungen der Ausdehnung ist ausgesprochen wertvoll.

Faszientraining

Mit dem Faszienhype der letzten Jahre sind diverse Angebote für Faszientraining wie Pilze aus dem Boden geschossen. Bei guter Anleitung und Berücksichtigung der individuellen Körperstruktur können verschiedene Übungen aus dem Faszientraining eine ideale Ergänzung zur Strukturellen Integration sein.

Leider werden häufig unterschiedslos alle möglichen Faszienabschnitte trainiert bzw. gedehnt. Dies ist nur eingeschränkt hilfreich, weil das die Körperstruktur gegebenenfalls verschlechtern kann. Denn jeder Mensch hat eine individuelle Körperstruktur, die auf entsprechend spezifischen Spannungsmustern im Fasziennetzwerk beruht.

Bei vielen Varianten des Faszientrainings spielt der Einsatz der *Black Roll* eine große Rolle, mit deren Hilfe man Faszien selbst behandeln kann. Für viele Faszienabschnitte ist dieses Hilfsmittel allerdings zu groß und damit zu grob. Noch nachteiliger ist, dass beim Einsatz dieser Rolle der Körper eine strukturell oft nachteilige Haltung einnehmen muss [Abb. 9.1]. Dadurch verkürzen sich andere als die behandelten Gewebeabschnitte, und bereits überbewegliche Gelenke werden unter Umständen destabilisiert bzw. blockieren.

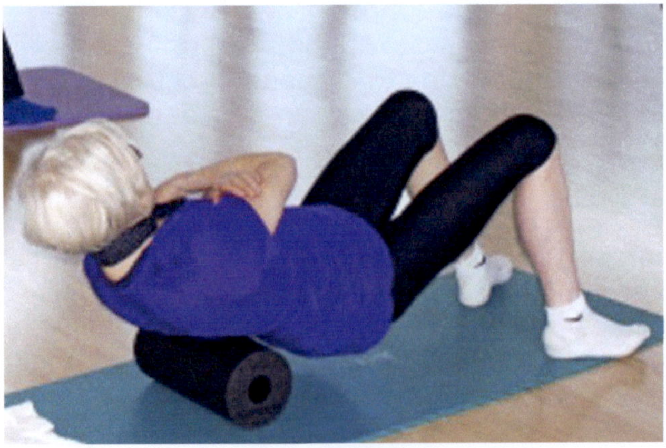

Abb. 9.1

Angespannte Gesäßmuskeln, verkürzte Rumpfvorderseite und verkürzte Muskeln der Halsvorderseite beim Einsatz der Black Roll.

Pilates und Gyrotonics

J. H. Pilates entwickelte ein systematisches Ganzkörpertraining zur Kräftigung der Muskulatur. Gearbeitet wird an Geräten und auf der Matte. Positiv unterscheidet sich Pilates von den üblichen Muskelstärkungsmethoden dadurch, dass es die intrinsische Muskulatur miteinbezieht und die sensomotorische Aufmerksamkeit schult.

Gyrotonics ist eine Mischung aus Turnen, Ballett, Schwimmen und Yoga und wurde von *J. Horvath* entwickelt. Interessant an diesem Ansatz ist, dass viel mit dreidimensionalen Spiral- und Kreismustern der Bewegung gearbeitet wird.

Beiden Methoden liegt das Muskelkraft-Konzept zugrunde, dessen Problematik an anderer Stelle (siehe S. 154 ff. und S. 363 ff.) bereits ausführlich erörtert wurde.

Spiraldynamik

Diese von *Christian Larsen* entwickelte Methode hat einige Affinitäten zur Strukturellen Integration, z.B. in Bezug auf Schwerkraft, strukturelle Sichtweise und bestimmte Gesetzmäßigkeiten von Bewegung. Der Kernpunkt, die Hervorhebung spiraliger Formen von Bewegung, ist eine sehr anregende Bereicherung.

Es gibt allerdings auch unübersehbare Schwächen:

Wie bei manch anderer Schule besteht auch hier die irrige Ansicht, dass der Strukturtyp, bei dem das Becken nach vorn-unten gekippt und eine Lendenhyperlordose vorhanden ist, auf die weit überwiegende Mehrzahl der Menschen zutreffe. Dieser Ansicht entsprechen die Haltungsempfehlungen und Übungen, die gegeben werden. Das führt in der Konsequenz z.B. dazu, dass ein bereits nach hinten-unten gekipptes Becken noch mehr in dieses Muster gebracht wird, und eine bereits zu steile Lendenwirbelsäule noch mehr nach posterior gebracht wird.

Die Rolle der Faszien-Eigenspannung für Struktur und Bewegung spielt in der Spiraldynamik leider kaum eine Rolle.

Eutonie

Ein Übungsweg körperlicher Selbsterfahrung und Entspannung, den *Gerda Alexander* entwickelt und gelehrt hat. Sie entwickelte zahlreiche Übungsprinzipien, mit deren Hilfe sich das aufmerksame Spüren auf verschiedene Körperbereiche richtet (z.B. auf Haut, Muskulatur, Knochen, Innenraum). Verspannungen und Fehlhaltungen sollen durch vielfältige Übungsweisen wahrgenommen und gelöst werden.

Trager

Die Methode von *Milton Trager* beruht darauf, dass sich Körper, Geist und Seele gegenseitig beeinflussen. Die Grundannahme ist: In dem Augenblick, in dem der Mensch Leichtigkeit fühlt, kann er beginnen, sich leichter und freier zu bewegen. Bei der psychophysischen Integration werden sanfte Berührungen und Dehnungen angewandt. Bestimmte Trager-Techniken sind gut geeignet, die Schwingungseigenschaften des Bindegewebes bei Bewegungen zu verbessern.

Psychotonik nach Glaser

Die Atem- und Bewegungslehre Psychotonik wurde vom Arzt *Volkmar Glaser* begründet. Gegenstand der Psychotonik ist die Korrespondenz von Befinden, Verhalten und Körperausdruck. Es sollen psychosomatische Ansätze und östliche Heilkunde (z.B. das Konzept der Meridiane) miteinander verbunden werden.

Ähnlich wie in der Spiraldynamik wird – unabhängig von der individuellen Körperstruktur - eine flache Lendenwirbelsäule idealisiert.

Eurythmie

Die Eurythmie (*griech*.: Gleichmaß von Bewegung oder schöne Bewegung) ist eine darstellende Bewegungs-Kunst, die Anfang des 20. Jahrhunderts durch *Dr. Rudolf Steiner*, den Begründer der Anthroposophie, entstand. Sie wird auch pädagogisch (an Waldorfschulen) eingesetzt.

Im Rahmen der anthroposophisch erweiterten Medizin wird Heileurythmie bei akuten, chronischen oder degenerativen Krankheiten angewendet, z.B. bei Erkrankungen des Nervensystems, des Herz-Kreislaufsystems, des Stoffwechselsystems und des Bewegungssystems. Weitere Anwendungsgebiete sind kindliche Entwicklungsstörungen und Behinderungen sowie Psychosomatik und Psychiatrie.

In der Heileurythmie wird eine Erkrankung als Störung einer gesunden Interaktion von Leib, Seele und Geist des Menschen betrachtet. Gezielte Bewegungsübungen sollen helfen, ein harmonisches Zusammenwirken der drei Anteile des Menschen wiederherzustellen sowie Entwicklungsstörungen ausgleichen.

Diesem therapeutischen Ansatz zufolge haben körperliche Erkrankungen meist seelische Ursachen, und eine seelische Störung geht meist auf organische Ursachen zurück.

Was die physisch-leibliche Ebene angeht, sollen Verhärtungen wieder in Fluss gebracht werden, und labile körperliche an Stabilität gewinnen.

Betont wird die Bewegung vom oberen motorischen Zentrum her, also die Aufwärtsrichtung. Die Abwärtsrichtung und der Boden als Unterstützung kommen dabei etwas zu kurz.

Körpertheater

Bei dieser Richtung des Theaters stehen – im Gegensatz zum Sprechtheater – Gestik, Mimik und Körpersprache im Vordergrund. Elemente aus Tanz und Improvisation bilden die Basis. Körpertheater-Kurse werden an vielen Orten in unterschiedlichen Ausformungen angeboten.

Die Übungsarbeit beinhaltet Atmung, Entspannung, Dehnung, Körperwahrnehmung, Koordination, Sensibilität und Bewusstheit des Körpers. Erforscht und entfaltet werden die unterschiedlichen Ausdrucksebenen des Körpers.

Tanzen

Beweglichkeit und Stabilität, Koordination und Gleichgewicht, Raum- und Bodenorientierung, Erweiterung des persönlichen Ausdrucks und die Pflege zwischenmenschlicher Beziehungsfähigkeit – all das kann durch Tanzen gefördert werden.

Extro

Grazie, so lässt *Heinrich von Kleist* in einer Erzählung* seinen fiktiven Gesprächspartner sagen, Grazie stellt sich am vollkommensten dort ein, wo Reflexion entweder noch nicht vorhanden ist oder wo sie „durch ein Unendliches gegangen ist" - wie das Spiegelbild in einem Hohlspiegel, nachdem es sich ins Unendliche entfernt hat, plötzlich wieder nahe vor unseren Augen auftaucht.

Grazie erscheint also am reinsten in demjenigen Körperbau, der entweder gar nicht reflektiert oder ein unendliches Bewusstsein hat.

„Mithin", so folgert Kleist, „müssten wir wieder von dem Baum der Erkenntnis essen, um in den Stand der Unschuld zurückzufallen?"

„Allerdings", antwortet sein Gegenüber, „das ist das letzte Kapitel von der Geschichte der Welt."

---

* Heinrich von Kleist: Über das Marionettentheater, Frankfurt/M. 1980, S. 10 und 15 f.

Literatur

Strukturelle Integration

Ida P. Rolf: Rolfing. Strukturelle Integration, Hugendubel, München 1997

Ida P. Rolf: Rolfing im Überblick, Junfermann, Paderborn 1993

Hans Georg Brecklinghaus: Rolfing – Strukturelle Integration. Was die Methode kann, wie sie wirkt und wem sie hilft, Lebenshaus Verlag, Freiburg 2015

Hans Georg Brecklinghaus: Rolfing – Strukturelle Integration für Kinder und Jugendliche, Lebenshaus Verlag, Freiburg 2005

Hans Georg Brecklinghaus: Beweglich im Alter durch Rolfing – Strukturelle Integration, Lebenshaus Verlag, Freiburg 2017

Robert Schleip: Respecting Motor Memory Consolidation. Research News for Movement Teachers, www.somatics.de

Robert Schleip: Adventures in the Jungle of the Neuro-Myofascial Net, www.somatics.de

Huijing Peter A., Hollander Peter, Findley Thomas W., Schleip Robert: Fascia Research II. Basic Science and Implications for Conventional and Complementary Health Care, Urban & Fischer, München 2009

Hannes Schlosser/Robert Schleip: Faszien im Zentrum der Aufmerksamkeit, Medical Tribune (dtsche. Ausgabe), 41/13, 25.3.2009

Robert Schleip: The Man Who Had Lost His Head. A Bodyworker's Detective Story, www.somatics.de

Hans Flury: A Structural Approach to Movement, in: Notes on Structural Integration 86/1, H.Flury, Badenerstr.21, CH-8004 Zürich

Hans Flury: On some Aspects of Folding, in: Notes on Structural Integration 87/1, H.Flury, Badenerstr.21, CH-8004 Zürich

Hans Flury: Sitting, in: Notes on Structural Integration 90/1, H.Flury, Badenerstr.21, CH-8004 Zürich

Hans Flury: Normal Function, in: Notes on Structural Integration 91/1, H.Flury, Badenerstr.21, CH-8004 Zürich

Hans Flury: The Line, the Midline, the Postural Curve, and Problems of Stance, in: Notes on Structural Integration 91/1, H.Flury, Badenerstr.21, CH-8004 Zürich

Hans Flury: The Hip Axis, the Zigzag Line, and the Midline of the Trunk as the main Indicators of Normal Erect Posture, in: Notes on Structural Integration 92/93, H.Flury, Badenerstr.21, CH-Zürich

Willi Harder: Physics for Rolfers, in: Notes on Structural Integration 89/1, H.Flury, Badenerstr.21, CH-8004 Zürich

R. Louis Schultz/Rosemary Feitis: The endless Web, North Atlantic Books, Berkeley/CA 1996

Adjo Zorn, Monica Caspari: Why do we hold up the arms while running? Rolfing and Movement, Gravity and Inertia - Toward a Theory of Rolfing Movement, in: Structural Integration, 3/2003; auf der Webseite www.somatics.de von Robert Schleip

Hubert Godard: Reading the Body in Dance. A Model, in: Rolf Lines, October 1994, Rolf Institute, Boulder/USA

Hubert Godard u.a.: Neurophysiological Study of the E-Motion, Handout beim Rolf Movement Training 1989

Aline C. Newton: Basic Concepts in the Theory of Hubert Godard, in: Rolf Lines, March 1995, Rolf Institute, Boulder/USA

Kevin Frank: Tonic Function, in: Rolf Lines March 1995, Rolf Institute, Boulder/USA

Valerie Hunt u.a: A Study Of Structural Integration From Neuromuscular, Energy Field, And Emotional Approaches, Los Angeles 1977

Julian Silverman u.a: Stress, Stimulus Intensity Control and the Structural Integration Technique, in: Confinia Psychiatrica, Nr.16/1973, Basel

Übungen und Selbsthilfe

Hans Flury: Die neue Leichtigkeit des Körpers. Grundlagen der normalen Bewegung; Übungen und Selbsthilfe für Arbeit und Freizeit, dtv, München 1995

Robert Schleip: Der aufrechte Mensch. Übungen für eine gelöste Körperhaltung und einen natürlichen Gang, Hugendubel, München 2000

Pedro Prado: Structural Stretches. Self exploration and cultivating the vertical, Sao Paulo 2001, www.boulderbookstore.com oder www.somatics.de (Artikel für Professionals)

Hubert Godard: Verbesserung der sensorischen Dynamik. Ein Selbsthilfekurs über Bewegung und Schwerkraft, in: P.Schwind, Alles im Lot, Hugendubel, München 2001

Werner Barfod: I A O und die eurythmischen Meditationen, Verlag am Goetheanum, Dornach 1999

Pete Egoscue, Pain Free, Bantam Books, New York 2000

Helle Gotved: Kräftiger Beckenboden - erfüllte Sexualität, Haug Verlag, Heidelberg 2002

Eugene T.Gendlin: Focusing. Technik der Selbsthilfe bei der Lösung persönlicher Probleme, Otto Müller Verlag, Salzburg 1981

Hannes Lindemann: Autogenes Training. Der bewährte Weg zur Entspannung, Goldmann Verlag, München 2004

Adalbert Olschewski: Progressive Muskelentspannung, Haug Verlag, Heidelberg 1996

Micha Krenz: Augen-Entspannung am Computer, Gräfe und Unze, München 1990

Ralph J.MacFadyen: Weg mit der Brille. Wie man durch tägliches Training die Sehkraft verbessert, Goldmann, München 1976

Atmung und Atemübungen

Johannes Ludwig Schmitt: Atemheilkunst, Humata Verlag, Bern 1981

Hans Flury: Elements of a Structural Theory of Breathing, in: Notes on Structural Integration 88/1, Erhältlich bei: Dr.Hans Flury, Badenerstr. 21, CH-8994 Zürich

Mary Bond: Balancing your body. A self-help approach to Rolfing Movement, Healing Arts Press, Rochester/Vermont 1993

Jean-Pierre Barral: The Thorax, Eastland Press, Seattle 1992

Philip E. Greenman: Lehrbuch der Osteopathischen Medizin, Haug Verlag, Stuttgart 1998

Erich Rauch: Diagnostik nach F.X. Mayr, Haug Verlag, Heidelberg 1984

Richard N. Firshein: Reversing Asthma, Warner Books, New York 1996

Swami Rama, Rudolph Ballentine, Alan Hymes: Die Wissenschaft vom Atem. Eine praktische Einführung in Pranayama, Schirner Verlag, Darmstadt 2005

Körpersprache

Paul Ekman: Gefühle lesen. Wie Sie Emotionen (an der Mimik) erkennen und richtig interpretieren, Spektrum Akademischer Verlag, München 2004

Paul Ekman: Weshalb Lügen kurze Beine haben, Walter de Gruyter Verlag, Berlin 1989

Norbert Glas: Zur Physiognomik von Gang und Haltung des Menschen, J.Ch.Mellinger-Verlag, Stuttgart 1981

Samy Molcho: Körpersprache, Mosaik Verlag, München 1983

Samy Molcho: Körpersprache als Dialog. Ganzheitliche Kommunikation in Beruf und Alltag, Mosaik Verlag, München 1988

Samy Molcho: Körpersprache der Kinder, Goldmann, München 1999

Andere Bewegungsschulen und -methoden

Don Hanlon Johnson (Hrsg.): Bone, breath & gesture. Practices of Embodiment, North Atlantic Books, Berkeley 1995

Kisshomaru Ueshiba: Der Geist des Aikido, Werner Kristkeitz Verlag, Heidelberg/Leimen 1993

Michael Gelb: Körperdynamik. Eine Einführung in die Alexander-Technik, Ullstein, Berlin 1992

Yochanan Rywerant: Lehren durch Behandeln. Die Feldenkrais Methode, Kübler & Akselrod Verlag, Heidelberg 1985

Magdalene Siegloch: Eurythmie. Eine Einführung, Verlag Freies Geistesleben, Stuttgart 1997

Rüdiger Grimm (Hrsg.): Heilende Kräfte in der Bewegung. Die Anwendung der Heileurythmie in der Heilpädagogik, Verlag Freies Geistesleben, Stuttgart 1997

Peter Frömm: Bewegungsbild und menschliche Gestalt. Vom Wesen der Leibesübungen, Verlag Freies Geistesleben, Stuttgart 1978

Eric N. Franklin: Befreite Körper. Das Handbuch zur imaginativen Bewegungspädagogik, VAK Verlag, Kirchzarten 2000

Christian Larsen: Spiraldynamik. Die zwölf Grade der Freiheit. Kunst und Wissenschaft menschlicher Bewegungskoordination, Verlag Via Nova, Petersberg 2001

Sonstiges

Johannes W. Rohen: Morphologie des menschlichen Organismus, Verlag Freies Geistesleben, Stuttgart 2000

A. Pischinger: Das System der Grundregulation, Haug Verlag, Heidelberg 1990

Tanja Baumgartner/Stephan Baumgartner/Peter Heusser: Eurythmische Bildekraftfelder - ätherisch-energetische Wirkungen auf Lebewesen, KIKOM Universität Bern (CH), Sonderdruck 2007

Joachim Bauer: Das Gedächtnis des Körpers, Piper, München 2006

Tom W. Myers: Kinesthetic dystonia: What bodywork can offer a new physical education, Journal of Bodywork and Movement Therapies, Vol.2/No.2, April 1998

Erick Hawkins: The body is a clear place and other statements on dance, Princeton Book Company, New York 1992*Ashley Montagu:* Körperkontakt, Klett-Cotta, Stuttgart 1984

James Oschman: Energy Medicine. The scientific basis, Churchill Livingstone, London/ New York/Toronto 2000

James Oschman: Energy Medicine in Therapeutics and Human Performances, Churchill Livingstone, London/New York/Toronto 2003

Horst Coblenzer, Franz Muhar: Atem und Stimme. Anleitung zum guten Sprechen, öbv & hpt, Wien 1976

Nachweis der Abbildungen

Hans Georg Brecklinghaus: 1.1 – 1.10, 2.1, 2.11, 2.13, 4.1 -4.3, 4.7 – 4,9, 4.12 – 4.14, 4.17, 4.21 – 4.30, 4.35 – 4.37, 4.39 – 4.41, 4.45, 5.1 – 5.3, 5.6 – 5.9, 5.11 – 5.14, 5.18, 5.19, 5.22, 5.23, 5.24, 5.26 – 5.32, 5.34 – 5.43, 5.45, 5.47, 5.51 – 5.54, 5.56, 5.59 – 5.67, 5.71, 5.73 – 5.77, 5.79, 5.80, 5.83 – 5.97, 5.99 – 5.105, 5.107 – 5.110, 5.113, 5.116, 5.117, 5.119 – 5.122, 6.3, 6.5, 6.7, 6.9, 6.10, 6.12, 6.14, 6.16, 6.18, 6.19, 6.20, 6.23, 6.24, 6.27, 7.8, 8.1

Walter de Mello Neto / Rosemarie Burkhardt-Meinel: 6.28, 6.29

Pete Egoscue (aus: Pain Free): 5.20, 5.21

Hans Flury: 2.10, 3.1, 3.2, 4.15, 4.18 - 4.20, 5.44, 5.50, 5.57, 5.106, 6.1, 6.2, 6.4, 6.8, 6.17

Kevin Frank: 4.31 – 4.34, 4.38, 4.42, 4.43, 5.111

Dorn: 5.70

Journal of Bodywork and Movement Therapies (Elsevier): 5.68, 6.1., 6.13, 6.25, 6.26

Yoann Bourgeois: 8.2

Adjo Zorn: 2.2 – 2.9

Wir haben uns bemüht, alle Urheber zu finden, was aber nicht in allen Fällen möglich war.

Weitere Bücher des Autors

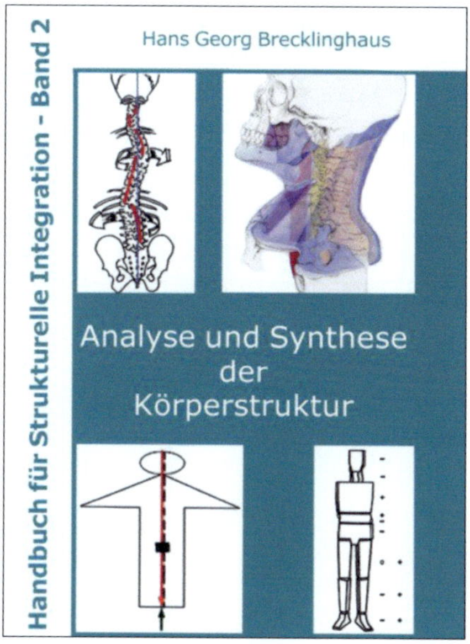

Hans Georg Brecklinghaus

Handbuch für Strukturelle Integration Band 2

Analyse und Synthese der Körperstruktur

316 S., 137 Abb.

Lebenshaus Verlag

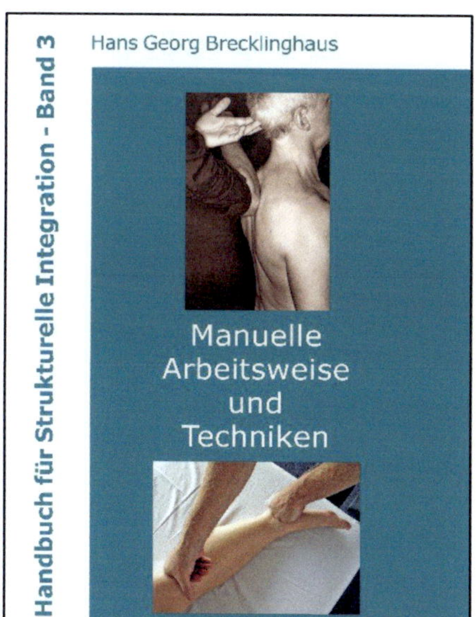

Hans Georg Brecklinghaus

Handbuch für Strukturelle Integration Band 3

Manuelle Arbeitsweise und Techniken

320 Seiten, 427 Abb.

Lebenshaus Verlag

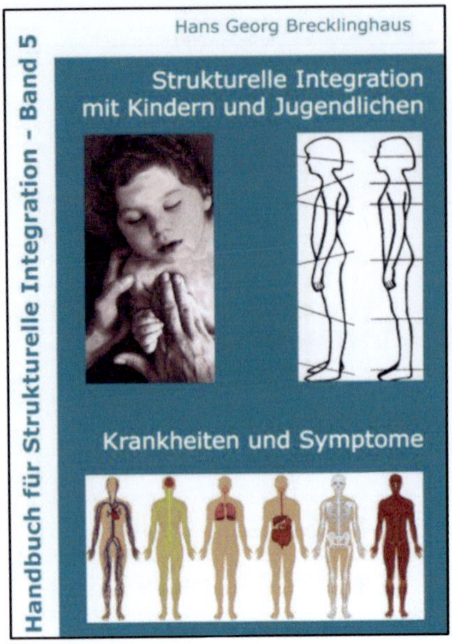

Hans Georg Brecklinghaus

Handbuch für Strukturelle Integration Band 5

Strukturelle Integration mit Kindern und Jugendlichen
Krankheiten und Symptome

188 S., 14 Abb.

Lebenshaus Verlag

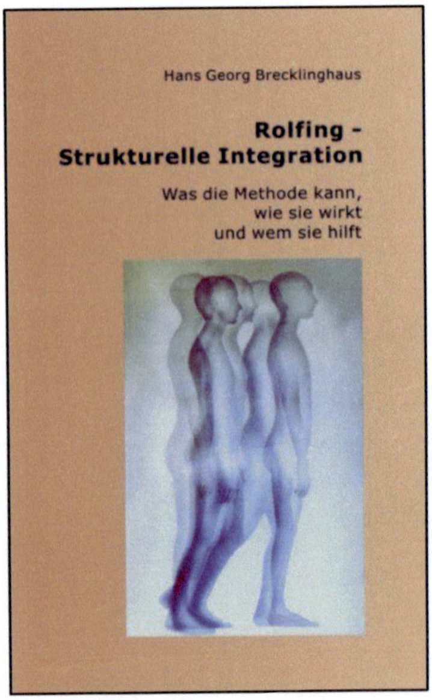

Hans Georg Brecklinghaus

Rolfing - Strukturelle Integration

Was die Methode kann, wie sie wirkt und wem sie hilft

152 S., 45 Abb.

Lebenshaus Verlag

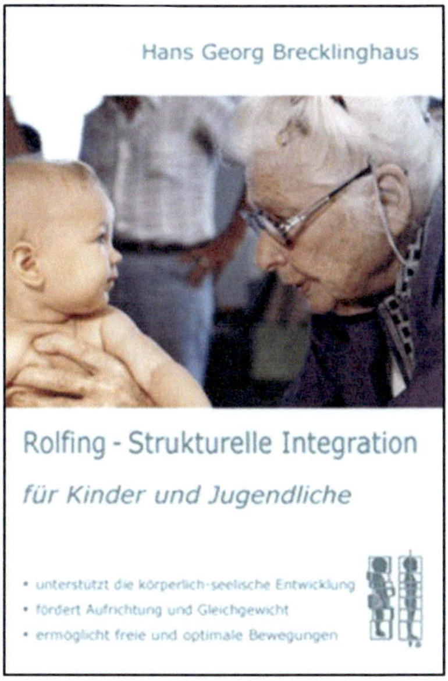

Hans Georg Brecklinghaus

Rolfing –
Strukturelle Integration
für Kinder und Jugendliche

120 S., 38 Abb.

Lebenshaus Verlag

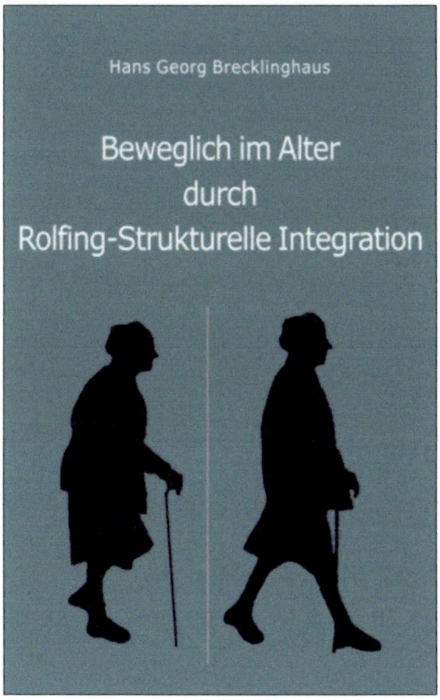

Hans Georg Brecklinghaus

Beweglich im Alter
durch
Rolfing - Strukturelle Integration

130 S., 45 Abb.

Lebenshaus Verlag

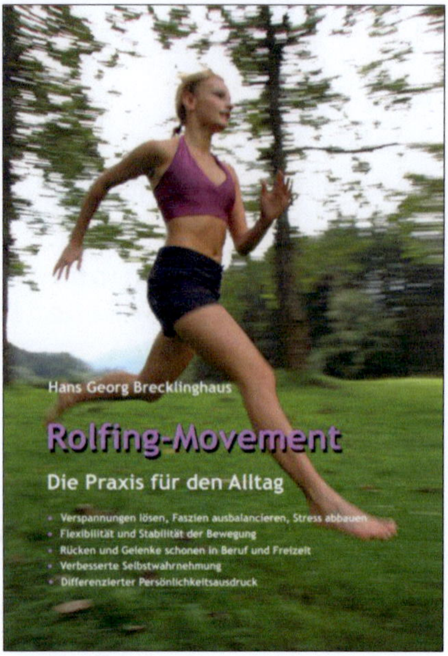

Hans Georg Brecklinghaus

Rolfing-Movement

Die Praxis für den Alltag

360 S., 254 Abb.

Lebenshaus Verlag

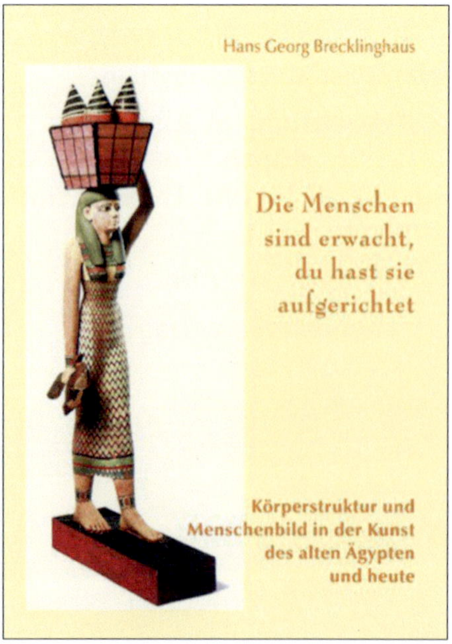

Hans Georg Brecklinghaus

Die Menschen sind erwacht, du hast sie aufgerichtet

Körperstruktur und Menschenbild in der Kunst des alten Ägypten und heute

376 S., 109 Abb.

Lebenshaus Verlag